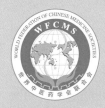

芳香健康产业推广传播平台

药方食谱集锦

YAOFANG SHIPU JIJIN

李思婷　王有江　麻浩珍 ◎ 编著

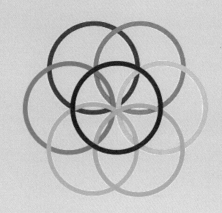

科学技术文献出版社
SCIENTIFIC AND TECHNICAL DOCUMENTATION PRESS
·北京·

图书在版编目（CIP）数据

药方食谱集锦 / 李思婷，王有江，麻浩珍编著. —北京：科学技术文献出版社，2023.3

ISBN 978-7-5189-9400-7

Ⅰ.①药…　Ⅱ.①李…　②王…　③麻…　Ⅲ.①药膳　Ⅳ.① R247.1

中国版本图书馆 CIP 数据核字（2022）第 128933 号

药方食谱集锦

策划编辑：薛士滨　责任编辑：郭　蓉　责任校对：张吲哚　责任出版：张志平

出　版　者	科学技术文献出版社
地　　　址	北京市复兴路15号　　邮编　100038
编　务　部	(010) 58882938，58882087（传真）
发　行　部	(010) 58882868，58882870（传真）
邮　购　部	(010) 58882873
官 方 网 址	www.stdp.com.cn
发　行　者	科学技术文献出版社发行　全国各地新华书店经销
印　刷　者	北京虎彩文化传播有限公司
版　　　次	2023 年 3 月第 1 版　2023 年 3 月第 1 次印刷
开　　　本	710×1000　1/16
字　　　数	441千
印　　　张	27　彩插8面
书　　　号	ISBN 978-7-5189-9400-7
定　　　价	136.00元

内容导读

　　动植物是世界人民宝贵的资源，充分利用是人类生存和发展的需要。动植物既是食物，又是药物，即药食同源。本书从这一基点出发，本着"奇效、易得、价廉"原则，收集了动植物的偏方、秘方、验方和有明显养生功能的食谱。

　　本书收集了薰衣草、芦荟、仙人掌、栀子、芦笋、银杏叶、玉米须、蒲公英、菊花、桃叶、荷叶、枸杞子、橘皮（陈皮）、生姜、梅花、玫瑰花、虎耳草、泥鳅、蚯蚓、白矾等时尚动、植物及矿物药材，重点介绍了芦荟与仙人掌植物。同时，还附带介绍了其他动、植物的药方食谱。

　　本书是中国天然香料产业联盟和世界中医药学会联合会芳香健康产业分会为会员及人民群众进行科普教育与启发文化创意的辅助用书，也是学员实践、应用时的参考用书。此书可作为家庭急救药箱用书，也可作为普及养生知识用书，更可以作为厨师选择具有养生功能性食谱工具书。

　　全书共汇集2000多个药方，500多个食谱，可作为广大人民群众救急、救生、救命的"药箱"和制作功能性饭菜的帮手和参谋。

全面发展芳香健康产业，

让世界人民过上——

芳香、健康、乐活、安全生活！

世界中医药学会联合会国际联络部

王晶

2022 年 11 月 30 日

主 编

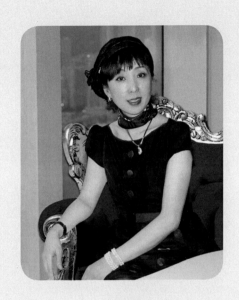

李思婷

· 世界中医药学会联合会芳香健康产业
  分会常务副会长
· 世界中医药学会联合会芳香健康产业
  分会专业技术标准审定委员会主任
· 欧芳生物科技（上海）股份有限公司
  董事长
· 欧洲芳香疗法学会亚太区主席、教授、
  博士
· 中国中药协会中药精油专业委员会
  副理事长

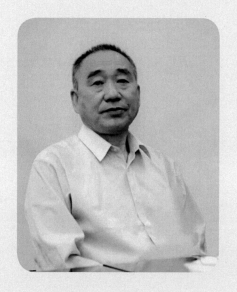

王有江

· 世界中医药学会联合会芳香健康产业
　分会会长
· 中国天然香料产业联盟创始人、主席
· 中国中药协会中药精油专业委员会
　副理事长
· 中国科普作家、高级政工师
· 《中国花卉报》特约记者
· 著名文化创意工作者

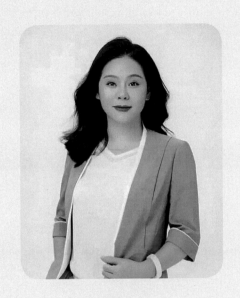

麻浩珍

· 世界中医药学会联合会芳香健康产业

　分会副会长

· 乾宁斋集团董事长

· 中国保健协会副理事长

· 中国机构养老协会副会长

· 中医老字号乾宁斋第 15 代传人、

　民建会员

· 中国医学装备协会音乐医学与技术装

　备分会副会长

编撰团队

主　编

李思婷　王有江　麻浩珍

副主编

陶晓朋　江苏圣彩健康产业集团有限公司董事长、世界中医药学会联合会
　　　　芳香健康产业分会线上乐活营（B）召集人、世界中医药学会联
　　　　合会芳香健康产业分会专家指导委员会成员

叶传财　福建省中药材产业协会香药分会会长、世界中医药学会联合会芳
　　　　香健康产业分会专家指导委员会成员

葛朝红　河北省农林科学院功能性植物研究中心秘书、世界中医药学会联
　　　　合会芳香健康产业分会专家指导委员会成员、河北省植物精油产
　　　　业技术研究院遗传育种部主任

张　梅　世界中医药学会联合会芳香健康产业分会副会长、威胜生物医药
　　　　（苏州）股份有限公司董事长/总经理、高级工程师、博士

杨学军　北京市农林科学院副研究员、博士、中国天然香料产业联盟副会
　　　　长兼秘书长、世界中医药学会联合会芳香健康产业分会常务副秘
　　　　书长

刘沁攸　世界中医药学会联合会芳香健康产业分会常务理事、瑞蓝健康联合创始人、"小攸中医芳疗"私定服务系统创建人、澳门天然芳香产业协会名誉会长、云南大理大学芳香疗法客座教授兼双创导师、AEUA 欧洲芳香疗法学会大中华区副主席、云南整形美容协会"细胞研究与应用"分会副会长、澳门芳香世家技术顾问、和美蓝好睡眠全国连锁教育顾问

李艳玉　内蒙古自治区赤峰市喀喇沁旗农牧局农牧技术推广中心技术人员、牛家营子中药材（桔梗、北沙参）地理标志农产品保护工程项目组成员、万亩硬果番茄优质高效示范园区建设项目技术服务员、色素万寿菊品种选育推广技术指导员、马鞍山村优质高效山葡萄栽培技术推广员、宏福现代农业产业园区项目专班成员

马誉修　世界中医药学会联合会芳香健康产业分会副会长兼执行秘书长

杨志臣　北京市农林科学院草业花卉与景观生态研究所副研究员、博士、世界中联芳香健康产业分会专家指导委员会成员

钱婧倩　上海清本干细胞科技有限公司董事长

黄向阳　莆田市涵江区江夏芦荟开发有限公司董事长、世界中医药学会联合会芳香健康产业分会专家指导委员会成员

陈国生　中国（澳门）天然芳香产业协会会长、世界中医药学会联合会芳香健康产业分会技术标准审定委员会副主任

编　委（按姓氏笔画排列）

于　虹	马　飞	王三六	王当当	王延军	王丽红	王佳楠
王建芳	王娜娜	王艳梅	王晓龙	王爱东	卢　涛	冯培民
师宝萍	吕　娜	乔　波	刘　旭	刘　丽	刘天浩	刘向前
刘昊阳	刘思琦	刘修含	刘美妮	刘莹莹	刘海涛	刘智谋
刘增福	孙　晖	孙浩然	杜海月	李　兆	李　娜	李伟明
李阳兰	李维佳	吴　茜	吴　鸿	吴文刚	吴北峰	吴昊天
吴晓红	邱　晨	何兴国	张　萍	张兴龙	张明明	张宝堂
陈　晔	陈冬民	陈彩华	郑鹏飞	赵　纳	钟　红	侯瑞锋
秦芳俭	秦秀敏	高　铭	高连波	曹誉舯	董　虹	韩艳君
解洪涛	谭周进	谭曾德	潘军英			

插　图

靳桂华　薛红恩　常光武　雷保杰　钟　红

审　稿

李保印　周秀梅　吴克刚

终　审

王　晶

序

倡导绿色健康法　为人民健康服务

近年来，糖尿病、心脑血管病、高血脂、肥胖症、高血压、癌症、胃和十二指肠溃疡、肝病、SARS、新型冠状病毒感染等疾病严重威胁着人类的健康和寿命，而且大有加重之势。这些疾病降低了人们的健康水平，阻滞了全面建成小康社会的进程，影响了中华民族的伟大复兴。面对如此严峻的情势，笔者综合了中国天然香料产业、中医药芳香健康产业界有识之士的研究成果和意见，经过几年的探索和实践，提出了21世纪预防和治疗这些病症的系统工程——绿色健康法。

绿色健康法，是以中医药理论为指导，用天然的香料植物、香料动物等及其科技产品，引导人们药食同用，标本兼顾，同时辅以心理疗法和有氧运动，提高人们健康生活水平的方法。这里的"绿色"是广义、现代、与时俱进的概念，内涵丰富，所指明确，界限清楚。这里的"健康法"，首先，是指一整套预防和治疗疾病的方法，让人们健康生活的具体方法。其次，这是一种崭新的划时代的预防和治疗疾病的理念，认识到只有"天然、绿色之路"才是正确的新时代光明之路。再次，这也是一条具有新时代特色的医疗保健整合法则。我们这个时代的科技在发展，但各种危害人类生存与发展的因素也在"秘密行动"，如环境污染、化肥农药的残留、生长调节剂和饲料添加剂等化学物质的副作用，导致各种"文明病"滋生等，其治本良策是将天然、绿色植物及其产品用于健康生活实践，经过一段时间的努力，全民族的健康水平定会有较大提高。

绿色健康法是来自千百万人的实践和研究成果，绝不是凭空臆想和杜撰出来的。中华民族五千年博大精深的中医药理论奠定了绿色健康法的理论基础；新时代的绿色风暴和概念孕育了绿色健康法的基本原则；健康是金子，是人生第一需要的理念和追求呼唤了绿色健康法的基本内容。绿色健康法是生产企业把提高人民健康水平为主攻方向而打造的服务和施展平台，其将彰显芳香健康文化和芳香企业文化，使之光耀神州大地。

21 世纪以来，全国的天然香料产业和芳香健康产业界企业家们，从遥远的欧洲、非洲、美洲把香料植物、芦荟、仙人掌等引进来，在全国大片种植、推广，推介给百姓做功能蔬菜。同时组织专家研制、生产医疗养生品，让人们去体会香料动植物，以及芦荟、仙人掌和其制品的神奇功效。同时，采取一系列措施提供优质服务，让人们在轻松、方便、自然的氛围中健康生活、快乐工作。为与更多的朋友取得共识，笔者与专家学者携手组织出版芳香健康科普丛书。图书出版的目的是普及绿色健康法，实现企业与消费者双赢。当然，我们还有其他众多举措，但均围绕一个主题：倡导绿色健康法，提高人民健康素质！

中国天然香料产业联盟
世界中医药学会联合会芳香健康产业分会
2023 年 2 月 23 日

前 言

让"奇效、易得、价廉"药材集结号声高扬起来

世界进入 21 世纪以来，中国天然香料产业有了长足发展，中医药芳香健康产业异军突起，天然香料及其产品成了人们关注的焦点，普及芳香健康知识、传播芳香健康文化、应用芳香健康产品、发展芳香健康产业的热潮正在兴起。芳香花卉与香料植物一样，均具有药用、食用、美容、养生、观赏等功能，其中药用是其主要特点与优势，也是开发应用的重点。其次是食用，药食同源，在食用的同时，也收获了保健效果。这些优势得到了企业家关注，使他们开始花时间深入研究，并投入资金开发天然香料、芳香健康产业这个有巨大发展潜力和光辉前景的产业。为达此目的，笔者从 1999 年初开始对香料植物、芦荟和仙人掌等进行研究，对其产业进行了探索，积累了大量资料，写出一批专著。这次，本着"奇效、易得、价廉"原则对一些与香料植物、芳香中药有关的药方和食谱进行加工整理，目的是通过这本有应用价值的药用处方和功能食谱书，让人们亲身体会到药用植物的开发潜力和发展方向。

本书中强调的"奇效、易得、价廉"具有一定的科学内涵：奇效，即是说对于香料植物与芦荟、仙人掌等动植物药，在治疗某些疾病方面，只要坚持按时按量科学服用，便会有良好的效果，甚至是意想不到的效果。易得，即是说香料植物与芦荟、仙人掌等动植物药，比较容易获得。近几年来，国家中医药管理局与科技部、农业农村部、有关社会群众组织和广大关注香料植物与芦荟的人民群众积极倡导和身体力行，促使香料植物与芦荟、仙人掌等动植物药迅速普及，形成了产业，全国大部分地区都有栽培，且许多家庭都有盆栽，很容易获得。价廉，即是说香料植物与芦荟、仙人掌等动植物药，用很少的钱就可买来，家庭盆栽成本也不大，使用方法也很简便，不需要花很多时间和学费就能掌握基本知识，并可大胆应用，因为这些药方均是非处方的安全药物。"奇效、易得、价廉"是笔者选材的 3 项基本原则，也是笔者为广大读者、亚健康朋友开创的一条医疗保健之路、芳香健康之路。

香料植物与芦荟、仙人掌等动植物药用是安全的，食用是有较好养生价值的。在编选这本安全的动植物的药用非处方和食谱时，尽量搜集了近年来各种出版物登载的非处方药物及养生功能食谱，可以说，这本书是众多医药专家、科学家、科普工作者在药用非处方和功能食谱方面辛勤劳动成果的汇集与整理。在这里，笔者向这些朋友表示衷心感谢。在这本书中，笔者侧重从多方面搜集近年来香料植物与芦荟、仙人掌处方，进行了考证和整理工作。这些非处方药，大部分是验方、单方和秘方。所谓验方，是指民间积累的经验方，简单有效；所谓单方，是指只有一两味药，比较简单而有效的药方，多为民间流传，人们彼此相互介绍应用；所谓秘方，是指过去不轻易外传且具有一定疗效的单方、验方。秘方中有的是祖传秘方：祖上一人，染上某种疾病之后，采用多种方法治疗，其中一种方法治愈了其疾病，经多次实践，验证其疗效后即传授给其后代。这种祖辈相传的各种妙方、偏方，只传给其后代，而对外人不传，所以被称为祖传秘方。这些秘方是我们祖先在长期同病魔斗争中积累下来的经验方，是人类的宝贵财富。搜集和整理这些民间妙方，使之能够发展、完善和逐代传承下去，为人类健康作出贡献，是我们大家共同的职责，也是本书的创作宗旨所在。祖传秘方和民间验方疗法不可忽视，其疗效不可轻视，其作用不可小视。请读者朋友们多参与并积极行动起来，努力挖掘中医药这宝贵的资源，大力开发、应用药用植物、动物、矿物、微生物及其产品，为中国及世界人民疗疾养生。

本书是中国天然香料产业联盟与世界中医药学会联合会芳香健康产业分会10多年的劳动成果，是奉献给广大读者、患者的一份礼物。书中尽量按原样录用实用药方与功能食谱，若应用时有疑问，可以请有关专家指导，这样有利于强化功效。若有不妥之处，敬请读者朋友们指正，以便再版时更正和完善。

百战归来再出发，奋进新百年，乘中医药崛起浩荡东风，芳香健康产业界人士踔厉奋发、勇毅前行，让"奇效、易得、价廉"药材集结号声高扬起来，响遍全世界！

编　者

2023 年 3 月 8 日

目 录

11　荷　叶

12　枸杞子

13　橘　皮（陈皮）

14　生　姜

15　梅　花

16 玫瑰花

17 虎耳草

18 泥 鳅

19 蚯 蚓

20 白 矾

附录 其他药方食谱

1 薰衣草

1.1 薰衣草概述

薰衣草（*Lavandula angustifolia* Mill.）为唇形科薰衣草属多年生亚灌木，别名拉文达香草、狭叶薰衣草、真薰衣草、真正薰衣草，全草入药。

薰衣草味辛、性凉。《中华本草》云其具有清热解毒、散风止痒的功效。主治头痛、头晕、口舌生疮、咽喉红肿、水火烫伤、风疹、疥癣。

薰衣草全草挥发性成分得油率为 0.80% ~ 2.50%，主要为芳樟醇（28.64%）、乙酸芳樟酯（26.49%）、薰衣草醇（7.51%）、乙酸薰衣草酯（5.03%）、异丁酸叶醇酯（4.78%）、石竹烯氧化物（2.93%）、3，7－二甲基－1，5－

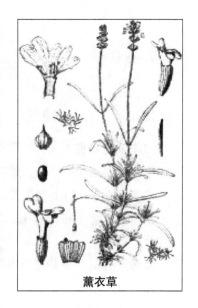

薰衣草

辛二烯－3，7－二醇（2.24%）、顺－氧化芳樟醇（2.01%）、香豆素（1.72%）、冰片（1.70%）、石竹烯（1.64%）、反－芳樟醇氧化物（1.63%）、顺－β－金合欢烯（1.09%）等。薰衣草花得油率为 3.26% ~ 4.50%，主要为乙酸芳樟酯（25.40%）、芳樟醇（14.53%）、乙酸薰衣草酯（7.93%）、2，6－二甲基－3，7－辛二烯－2，6－二醇（3.16%）、顺式氧化芳樟醇（2.75%）、薰衣草醇（2.00%）、乙酸（1.64%）、乙酸辛－1－烯酯（1.63%）、柠檬醛 1.47（%）、丁酸己酯（1.44%）、环氧石竹烯（1.28%）、冰片（1.05%）等。

薰衣草本草中所含的类黄酮化合物有利于调整血压，对中枢神经系统有镇静作用。鲜植株和花朵有较高的药效，能增强和提高免疫能力和皮肤的再生力，常用于外伤和手术后镇痛及关节镇痛消肿。花中的汁液为有益的皮肤调节剂，可促进上皮细胞的更新，对痤疮也有疗效。花茶可治疗焦虑症、头痛、肠胃胀气、恶心、头晕和口臭等病。薰衣草挥发油有杀菌、镇静及止痛作用，可治疗昆虫咬伤、烧伤、喉咙痛和头痛，还可加入浴池作为松弛剂治疗关节痛、失眠症、淋巴充血、高血压、消化不良、月经病等。

薰衣草是香料植物、芳香中药材，含有挥发性成分并具有药用、调味、茶用等功能的一类植物。薰衣草用途十分广泛，具有抗氧化功能、抗菌杀菌功能、调味功能、驱虫和杀虫功能、美容香体功能、平衡心理功能、绿化美化香化功能、食用功能、药用功能、养生功能、生态观光及其他功能等。

1.2　薰衣草药方集结

1.2.1　医疗保健配方

（1）消化不良
选用挥发油　洋甘菊、薰衣草、马郁兰、椒样薄荷等。

参考配方①　将上述挥发油调配成按摩油在胃部按摩，或热敷胃部。

参考配方②　将洋甘菊、茴香、香蜂草或薄荷制成药草茶饮用，可以减轻症状。

参考配方③　香蜂草叶片适量＋柠檬1个＋蜂蜜1大匙＋热水，冲泡成茶饮用。

（2）反胃呕吐
选用挥发油　罗勒、洋甘菊、薰衣草、薄荷、迷迭香、茴香、香蜂草等。

参考配方①　洋甘菊1滴＋黑胡椒2滴＋马郁兰1滴＋甜杏仁油10 mL，用于病毒引起的呕吐。

参考配方②　薰衣草2滴＋薄荷1滴＋柠檬1滴＋甜杏仁油10 mL，用于情绪低落引起的呕吐。

使用洋甘菊、薰衣草、薄荷、柠檬轻轻按摩，或热敷胃部，可以缓解呕吐的症状。如果是情绪低落引起的，用洋甘菊、薰衣草更合适。同时，结合饮用茴香、黑胡椒药草茶。

（3）咳嗽多痰

选用挥发油　百里香、薰衣草、洋甘菊、快乐鼠尾草、天竺葵、牛膝草、香蜂草、薄荷、安息香、尤加利、乳香、茶树、马郁兰、檀香木等。

参考配方①　选用上述一种挥发油进行蒸气吸入，可以抚顺喉咙和支气管，化解痰液。或薰衣草1滴+松木1滴+没药1滴（可用洋甘菊、百里香、天竺葵、尤加利、姜、檀香木代替）。

参考配方②　百里香2滴+尤加利3滴+基础油10 mL，按摩。

参考配方③　薰衣草3滴+快乐鼠尾草2滴（可用洋甘菊、檀香木、柠檬代替）+松木1滴+甜杏仁油15 mL，涂在喉咙及胸部、背部进行按摩。

（4）排汗降温

选用挥发油　罗勒、洋甘菊、薰衣草、迷迭香、丝柏、薄荷、佛手柑、尤加利等。

参考配方①　可用罗勒、洋甘菊、薰衣草、迷迭香、丝柏、杜松等按摩或泡澡。

参考配方②　用薰衣草、薄荷、佛手柑、尤加利等按摩，可直接降低体温。

（5）防止脱发

选用挥发油　薰衣草、迷迭香、百里香等。

参考配方①　薰衣草4滴+迷迭香5滴+混合甜杏仁油5 mL后，按摩头皮。

参考配方②　薰衣草、迷迭香与甜杏仁油混合成头发营养剂，每周1～2次涂抹头发，并用热毛巾包裹2小时，然后冲洗干净。

参考配方③　荆芥9 g，薄荷6 g，艾菊9 g，菊花9 g，防风9 g，藿香6 g，甘松9 g，蔓荆子9 g，水煎洗头，每日1次。用于虚热、受惊、血虚脱发。

（6）止痒去屑

选用挥发油　罗勒、快乐鼠尾草、天竺葵、薰衣草、迷迭香、百里香等。

参考配方①　快乐鼠尾草1滴+迷迭香2滴+无香料洗发精，洗发。

参考配方②　迷迭香5滴+丝柏3滴+夜樱草油15 mL+荷荷巴油15 mL，头皮按摩。

（7）鼻窦发炎

选用挥发油　薰衣草、薄荷、百里香、迷迭香、罗勒等。

参考配方①　迷迭香3滴+百里香1滴+薄荷1滴+热水，蒸气吸入。

参考配方② 迷迭香 2 滴 + 天竺葵 1 滴 + 尤加利 1 滴（可用百里香、薄荷、罗勒、茶树、杜松莓等代替），滴在面纸上吸入。

参考配方③ 迷迭香 5 滴 + 天竺葵 5 滴 + 尤加利 2 滴 + 薄荷 3 滴 +10 mL 基础油，涂抹于头部、耳部前后、颧骨、鼻子及额头处，进行按摩。

这几种挥发油交替使用，每天进行 5 ~ 6 次的蒸气吸入是最佳治疗方式。出现剧烈疼痛时，用薰衣草和百里香挥发油；缓解鼻塞可用薄荷和松树挥发油；也可配合轻叩式按摩。同时，在饮食中提高新鲜大蒜的含量，或服用大蒜胶囊。

（8）痤疮粉刺

选用挥发油 胡萝卜子、薰衣草、天竺葵、迷迭香、快乐鼠尾草、罗马甘菊、玫瑰草、百里香、薄荷、紫罗兰叶、西洋蓍草、广藿香等。

参考配方① 洋甘菊 + 薰衣草 + 茶树各 1 滴，蒸脸，每周 3 ~ 4 次。

参考配方② 罗马甘菊 3 滴 + 玫瑰草 5 滴 + 玫瑰 5 滴 + 没药 3 滴 + 葡萄籽油 30 mL，涂抹或按摩。

参考配方③ 薰衣草 5 滴 + 天竺葵 5 滴 + 佛手柑 3 滴 + 尤加利 2 滴 + 甜杏仁油 30 mL，涂抹或按摩。

参考配方④ 薰衣草 8 滴 + 橙花 6 滴 + 玫瑰 4 滴 + 小麦胚芽油 5 滴 + 葡萄籽油 30 mL，涂抹或按摩。

参考配方⑤ 荆芥 12 g，薄荷 10 g，白芷 10 g，当归 12 g，桔梗 10 g，防风 12 g，川芎 10 g，连翘 10 g，栀子 10 g，黄芩 10 g，黄连 6 g，水煎服。

（9）牙龈发炎

选用挥发油 洋甘菊、薰衣草、茴香、天竺葵、快乐鼠尾草、薄荷等。

参考配方① 洋甘菊 1 滴 + 薰衣草 3 滴 + 茶树 2 滴 + 基础油 10 mL，用棉花签蘸药涂抹在患处，或在下颚及面颊按摩，用于牙龈脓肿。

参考配方② 薰衣草 1 滴 + 柠檬 2 滴 + 尤加利 2 滴 + 白兰地 1 茶匙 + 温水，用于牙龈出血。

参考配方③ 百里香 1 滴 + 洋甘菊 1 滴 + 薄荷 1 滴 + 尤加利 1 滴 + 白兰地 1 汤匙 + 温水，漱口，但勿吞入，用于牙龈出血。

（10）颈肩保健

选用挥发油 薰衣草、迷迭香、墨角兰、杜松等。

参考配方① 迷迭香 4 滴 + 薰衣草 3 滴 + 墨角兰 3 滴，倒入 25 mL 的植物油中混合成按摩油，按摩颈部、肩膀和背部。

参考配方② 薰衣草 3 滴 + 杜松 4 滴，滴入热水中进行芳香浴。

参考配方③ 薰衣草 2 滴 + 迷迭香 1 滴 + 墨角兰 2 滴共同滴入 200 mL 的热水中，浸湿纱布按摩颈部、肩膀和背部。

（11）缓解背痛

选用挥发油 当归、罗勒、快乐鼠尾草、洋甘菊、薰衣草、薄荷、迷迭香，适用于生理性背痛；百里香、橘子、橙花等，适用于精神性背痛。

参考配方① 迷迭香 5 滴 + 快乐鼠尾草 5 滴 + 马郁兰 5 滴 + 荷荷巴油，按摩。

参考配方② 薰衣草 + 迷迭香 + 杜松莓 + 马郁兰，泡澡。

参考配方③ 百里香香熏。

（12）肌肉疼痛

选用挥发油 薰衣草、马郁兰、迷迭香、罗马甘菊、鼠尾草等。

参考配方① 罗马甘菊 4 滴 + 鼠尾草 3 滴，沐浴。

参考配方② 薰衣草 4 滴 + 迷迭香 3 滴 + 香荚兰 3 滴 + 甜杏仁油 10 mL，按摩。

参考配方③ 薰衣草 4 滴 + 迷迭香 3 滴 + 杜松莓，按摩。

参考配方④ 薰衣草 2 滴 + 香荚兰 2 滴 + 浆果 1 滴 + 热水 200 mL，浸泡湿巾。

薰衣草能促进肌肉放松，马郁兰可扩张血管和镇痛，迷迭香能促进血液循环，洋甘菊具有缓和疼痛、平静神经的作用，黑胡椒能促进血液循环。最简单方便的方法是使用上述挥发油进行芳香浴，舒适地泡个澡，使皮肤和鼻孔能够充分吸收香料植物挥发油的有效成分。如果再用混合有促进血液循环强化肌肉的黑胡椒等香料植物挥发油按摩一下，效果更加理想。

（13）缓解头痛

选用挥发油 薰衣草、薄荷、洋甘菊、天竺葵、柠檬、迷迭香等。

对于不同类型的头痛配方如下。

参考配方① 薰衣草 3 滴 + 薄荷 1 滴 + 基础油 10 mL，沿发际按摩太阳穴及头盖骨下方。用于一般性头痛。

参考配方② 薰衣草 3 滴 + 洋甘菊 1 滴 + 10 mL 基础油；或天竺葵 1 滴 + 薰衣草 3 滴 + 柠檬 2 滴 + 基础油 10 mL，沿发际按摩太阳穴及头盖骨下方。用于神经性头痛或胃痛引发的头痛。

参考配方③ 迷迭香 1 滴 + 薄荷 2 滴 + 薰衣草 1 滴 + 基础油 10 mL，滴入面纸吸入或热水蒸气吸入，或按摩。用于鼻窦炎引发的头痛。

直接在太阳穴上擦调和好的挥发油，按摩几分钟。或用薰衣草挥发油冷敷太阳穴、前额或颈后，也可起到止痛的作用。

（14）止神经痛

选用挥发油　洋甘菊、快乐鼠尾草、薰衣草、迷迭香、薄荷、百里香、尤加利、马郁兰等。

参考配方　薰衣草5滴+洋甘菊5滴+丁香2滴+基础油20 mL，按摩患处。在身体疼痛部位用上述挥发油热敷，可以达到最佳的止痛效果。如果能在按摩前先冰敷，则效果更显著。如果是面部神经痛，宜改用迷迭香1～2滴。

（15）伤风感冒

选用挥发油　薰衣草、迷迭香、薄荷、百里香、罗勒、洋甘菊、天竺葵等。

参考配方　薰衣草或茶树挥发油与180 mL水混合制成漱口水漱口，预防感冒。

感冒初期，利用芳香浴和吸嗅法吸入挥发油蒸气，能够益爽喉咙和鼻子，缓和感冒引起的不适，并有抗病毒效果。配合尤加利，效果更好。感冒时出现肩膀酸痛现象，可用薰衣草3滴，配合具有抗病毒效果的罗文莎叶，可以提升免疫力。下述配方也有较好的疗效。

参考配方①　薰衣草+迷迭香+玫瑰各1滴，在香熏炉上熏蒸。

参考配方②　薄荷2滴+薰衣草4滴+尤加利4滴，加入热水中，在白天进行沐浴效果也不错。夜晚泡澡时，可加入薰衣草和马郁兰挥发油，能安眠，有助于早日康复。

参考配方③　百里香2滴+茶树2滴+尤加利1滴+柠檬3滴；或百里香2滴+茶树5滴+薰衣草2滴，加入热水中泡澡。适用于流行性感冒。

参考配方④　百里香1滴+薰衣草1滴+丁香1滴+薄荷1滴+尤加利1滴，滴在面纸上，吸入。

参考配方⑤　迷迭香3滴+柠檬1滴+尤加利2滴+基础油10 mL，或迷迭香2滴+薰衣草3滴+20 mL基础油，在呼吸道区域（胸部、颈、鼻窦区）涂抹按摩。

（16）支气管炎

选用挥发油　薰衣草、罗勒、马郁兰、百里香等。

参考配方　薰衣草1～2滴，马郁兰和百里香1～3滴，加入温水中，吸入蒸气。

治疗的第1阶段，吸入薰衣草等的香气，减轻、缓解痛苦的干咳，退烧和增强免疫力，对抗感染。第2阶段，吸入罗勒、马郁兰、百里香等的蒸气，以清除肺内的痰液，避免并发症。退烧之后，继续吸入祛痰挥发油的蒸气，或泡澡或局部按摩胸部、喉咙。

（17）降低高血压

选用挥发油 薰衣草、香蜂草、天竺葵、洋甘菊、快乐鼠尾草、牛膝草、马郁兰、依兰等。

参考配方① 薰衣草＋依兰各3滴，香炉熏蒸。

参考配方② 薰衣草10滴＋依兰15滴，混合甜杏仁油10 mL，做全身按摩。

参考配方③ 薰衣草＋香蜂草各1滴，擦于太阳穴上按摩。肌肤敏感者不要使用香蜂草。

参考配方④ 薰衣草2滴＋天竺葵1滴＋马郁兰1滴；或薰衣草3滴＋马郁兰2滴，进行沐浴。

薰衣草、马郁兰具有降低血压的作用，香蜂草可以平静心悸。利用这些香料植物挥发油进行芳香浴和芳香按摩，使心情轻松、平静。

（18）静脉曲张

选用挥发油 天竺葵、牛膝草、薰衣草、欧芹、迷迭香、柠檬、丝柏等。

参考配方 天竺葵4滴＋牛膝草2滴＋丝柏4滴＋荷荷巴油20 mL，按摩。

（19）嘴唇干裂

选用挥发油 洋甘菊、天竺葵、芦荟、薰衣草、百里香、柠檬等。

参考配方① 洋甘菊2滴＋天竺葵2滴＋芦荟胶或基础油，涂抹嘴唇，可防治干裂。

参考配方② 天竺葵5滴＋薰衣草5滴＋百里香1滴＋柠檬4滴＋基础油30 mL，涂抹患部按摩。上述挥发油也可用洋甘菊、牛膝草、玫瑰、茶树等替代。

（20）皮肤干裂

选用挥发油 天竺葵、洋甘菊、薰衣草等。

参考配方 天竺葵5滴＋洋甘菊5滴＋薰衣草3滴＋柠檬2滴＋基础油30 mL，涂抹在患处按摩。

（21）瘀青红肿

选用挥发油 薰衣草、茴香、牛膝草、迷迭香、洋甘菊、天竺葵、丝柏、黑胡椒等。

参考配方① 瘀伤一出现，立刻在伤处涂抹茴香、牛膝草、薰衣草等挥发油。

参考配方② 薰衣草2滴+迷迭香3滴+天竺葵1滴，加冰冷敷，或冷热交替敷，可减轻伤势。稍后用薰衣草挥发油涂抹。当瘀伤转成绿或黄色时，再用迷迭香、洋甘菊、黑胡椒等，或用天竺葵2滴+迷迭香2滴+薰衣草1滴+基础油10 mL，进行局部按摩。

（22）伤口流血

选用挥发油 薰衣草、洋甘菊、迷迭香、天竺葵、牛膝草、玫瑰草等。

参考配方 薰衣草等挥发油1~2滴，涂于绷带冷敷伤口。

伤口较小时，可直接将挥发油搽在伤口的绷带上冷敷。如果伤口较大，在纱布上滴些挥发油，覆盖于伤口上，然后去医院治疗。

（23）烧伤烫伤

选用挥发油 薰衣草等。

参考配方 薰衣草挥发油1~2滴，涂抹被少面积灼伤的皮肤处。

小块烧、烫伤，可用纯薰衣草挥发油1~2滴立刻直接涂抹在被灼伤的皮肤上，则不会起水疱，且有止痛、杀菌和促进伤口快速愈合的效果，以及避免留瘢痕的效果。如果是较大面积的烧、烫伤，必须将薰衣草挥发油5滴倒在无菌纱布上，冷敷覆盖在烧、烫伤的皮肤上。每隔几小时换1次纱布。但是如果灼伤面积特大，则一定要到医院治疗。

（24）日光灼伤

选用挥发油 洋甘菊、天竺葵、薰衣草等。

参考配方① 洋甘菊2滴+天竺葵3滴+薰衣草5滴+甜杏仁油30 mL，按摩。

参考配方② 薰衣草或洋甘菊，泡澡。

（25）胃痛厌食

选用挥发油 薰衣草、罗马甘菊、迷迭香、快乐鼠尾草、茴香、香菜、欧白芷等。

当身体不适或精神压力大时，失去对食物的兴趣，可将上述挥发油用以香熏、按摩、沐浴或湿巾擦洗。

参考配方① 豆蔻1滴+甜橙3滴，香熏。

参考配方② 罗马甘菊4滴+迷迭香4滴+柠檬2滴+基础油25 mL，按摩。

参考配方③　迷迭香 3 滴 + 罗马甘菊 2 滴 + 浆果 2 滴 + 热水，沐浴。

参考配方④　迷迭香 2 滴 + 罗马甘菊 1 滴 + 浆果 2 滴 + 热水 200 mL，浸湿布巾敷擦。

参考配方⑤　用茴香和姜泡茶，疗效也不错。

（26）身体过敏

选用挥发油　德国甘菊、罗马甘菊、薰衣草、薄荷等。

参考配方①　用上述挥发油以熏蒸法吸入，对无论是什么原因引起的流鼻涕、打喷嚏、流眼泪、眼睛痒、咳嗽等过敏症有效。

参考配方②　用上述挥发油在室内喷洒，净化空气，能减轻过敏症状。

（27）皮肤湿疹

选用挥发油　薰衣草、德国甘菊、香蜂草、快乐鼠尾草、天竺葵等。

用上述挥发油泡澡或调配成按摩油按摩，可以解毒、缓解心理压力、减轻湿疹带来的痛苦。

参考配方①　德国甘菊 + 茶树 + 杜松莓，泡澡。

参考配方②　薰衣草 5 滴 + 德国甘菊 4 滴 + 天竺葵 6 滴 + 荷荷巴油 30 mL，按摩。

（28）脓疮脓肿

选用挥发油　洋甘菊、薰衣草、玫瑰草、茶树、尤加利等挥发油。

参考配方　洋甘菊 2 滴 + 薰衣草 2 滴 + 茶树 2 滴 + 温水，热敷患处，可以减轻疼痛，避免感染，甚至吸出有毒物质。

（29）毒痛疔疖

选用挥发油　薰衣草、洋甘菊等。

参考配方　每天用 1% ~ 3% 的挥发油冲洗长疔疖的地方 3 次，或每天服用大蒜胶囊，饮用茴香等香料植物茶，可帮助排出毒素。应多吃新鲜蔬菜和水果。

（30）冬季冻伤

选用挥发油　天竺葵、薰衣草、迷迭香、洋甘菊、黑胡椒等。

参考配方　先用天竺葵 1 滴 + 基础油 10 mL，连续 2 日直接涂在患处，2 日后用天竺葵 3 滴 + 薰衣草 1 滴 + 迷迭香 1 滴 + 基础油 10 mL，在患处按摩。

（31）四季便秘

选用挥发油　薰衣草、洋甘菊、迷迭香、茴香、黑胡椒、马郁兰等。

采用下腹部顺时针按摩的方法，促进肠道蠕动，使挥发油从皮肤渗透至体内，缓和心灵深处的紧张。同时多吃新鲜蔬菜、水果。

参考配方①　饮用茴香配置的香料植物茶以补充水分。

参考配方②　迷迭香5滴+墨角兰5滴+基础油25 mL，按摩。

参考配方③　迷迭香8滴+柠檬5滴+薄荷2滴+基础油15 mL，按摩。

参考配方④　用当归根、广藿香、雪松等挥发油按摩也有疗效。最好在就寝前按摩，可促进第2天早晨排便。

参考配方⑤　薰衣草4滴+玫瑰3滴，加入热水中，进行芳香浴。

（32）腰痛

选用挥发油　迷迭香、薄荷、洋甘菊、薰衣草、黑胡椒、姜等。

参考配方①　迷迭香3滴+尤加利1滴+丁香1滴，用毛巾热敷痛处，每日至少3次。

参考配方②　薄荷3滴+迷迭香5滴+洋甘菊2滴+基础油15 mL，涂抹于下背部到脊椎尾端，按摩。

（33）腹泻

选用挥发油　洋甘菊、薰衣草、薄荷、橙花、茴香、黑胡椒等。

参考配方①　洋甘菊、薰衣草、薄荷、丝柏、尤加利、橙花等挥发油加基础油，按摩，适于肠内肌肉痉挛引起的腹泻。

参考配方②　薰衣草2滴+柠檬2滴+茶树1滴+甜杏仁油10 mL，按摩腹部，适于病毒引起的腹泻。

参考配方③　洋甘菊2滴+薄荷2滴+基础油10 mL；或薄荷2滴+百里香2滴+尤加利1滴+基础油10 mL，涂抹腹部按摩，效果显著。适用于食物过敏引起的腹泻。

参考配方④　安息香、姜、茴香或黑胡椒在腹部按摩以减轻疼痛，适用于腹泻引起的疼痛。

参考配方⑤　洋甘菊、薰衣草或橙花挥发油，适用于短期或长期恐惧、焦虑或压力引起的腹泻治疗。

（34）疥癣

选用挥发油　薰衣草、薄荷、迷迭香、洋甘菊等。

参考配方①　用薰衣草、薄荷的混合油按摩患部。

参考配方②　将薰衣草、薄荷、肉桂、丁香、柠檬加入乳霜中涂抹患部。

参考配方③　将薰衣草、薄荷、迷迭香挥发油加入洗澡水中，效果更好（浓度不要超过3滴，也不要加入肉桂、丁香）。

参考配方④ 将薰衣草、安息香、没药和橙花挥发油，混合小麦胚芽油，清除疥癣后在皮肤干燥脱皮处按摩患处，可促进健康皮肤新生。

（35）脚气（脚癣）

选用挥发油 薰衣草、没药、牛膝草、万寿菊、百里香等。

参考配方① 薰衣草1滴+茶树2滴+基础油10 mL，直接在患处擦上调和好的挥发油并按摩几分钟，每天2~3次。

参考配方② 茶树2滴+柠檬1滴+基础油10 mL，直接在患处擦上调和好的挥发油并按摩几分钟，每天2~3次。

参考配方③ 薰衣草5滴+茶树3滴+香橙3滴+适量热水，泡脚15分钟。

（36）双脚疲惫

选用挥发油 薰衣草、橘叶、迷迭香、基础油等，按摩双脚。

参考配方① 薰衣草5滴+橘叶5滴+基础油25 mL，按摩双脚。

参考配方② 薰衣草5滴+迷迭香5滴+基础油25 mL等，按摩双脚。

参考配方③ 薄荷2滴+浆果2滴等，滴入热水中，泡脚。

（37）腿部水肿

选用挥发油 迷迭香、天竺葵、浆果、基础油。

参考配方① 迷迭香3滴+天竺葵3滴+浆果4滴+基础油25 mL，按摩。

参考配方② 迷迭香2滴+薰衣草2滴+浆果3滴+热水，泡脚。

（38）关节炎

选用挥发油 茴香、洋甘菊、薰衣草、迷迭香、牛膝草、马郁兰、安息香、姜等。

使用上述挥发油进行热水泡澡、热敷或温暖按摩，可以排出毒素，减轻疼痛，促进局部血液微循环，使僵硬的关节热起来。

参考配方① 茴香+杜松莓+丝柏+柠檬适量，泡澡或按摩。

参考配方② 黑胡椒+姜+马郁兰，泡澡、热敷、按摩。

（39）虚冷症

选用挥发油 薰衣草、马郁兰、迷迭香、黑胡椒、豆蔻等。

利用这些挥发油进行芳香浴、芳香按摩、泡脚等，可促进血液和淋巴系统的循环，温暖身体，减轻虚冷症状。

参考配方① 薰衣草3滴+马郁兰或杜松2滴，芳香浴。

参考配方② 薰衣草2滴+马郁兰2滴+豆蔻或黑胡椒1滴+基础油20 mL，按摩。

参考配方③　薰衣草3滴+甜橙2滴；或薰衣草2滴+马郁兰2滴+姜1滴，泡脚。

（40）风湿症

选用挥发油　洋甘菊、薰衣草、迷迭香、马郁兰等。

参考配方①　使用上述挥发油热敷患部或冷热敷交替进行。

参考配方②　薰衣草10滴+洋甘菊5滴+尤加利10滴+红葡萄籽油50 mL，进行按摩以刺激血液循环加速排出毒素。

参考配方③　薰衣草+迷迭香+丝柏适量，用于泡澡也很有益。

（41）女性生理痛

选用挥发油　薰衣草、罗马甘菊、香荚兰、香蜂草、快乐鼠尾草、天竺葵、玫瑰等。

参考配方①　薰衣草4滴+罗马甘菊3滴+墨角兰3滴+基础油25 mL。用手掌在下腹部处画圆，慢慢地按摩，然后转到下背部，轻擦臀部上方至腰的部位，可减轻腹部和下背部的生理痛苦。

参考配方②　玫瑰4滴+香蜂草4滴+洋甘菊4滴，热敷肚腹间和腰背部。

参考配方③　快乐鼠尾草3滴+马郁兰2滴，热敷肚腹间和腰背部。

参考配方④　快乐鼠尾草3滴+马郁兰2滴+基础油20 mL，按摩下腹、下背。

参考配方⑤　薰衣草2滴+罗马甘菊2滴+肉豆蔻1滴+甜杏仁油10 mL，按摩下腹。

参考配方⑥　快乐鼠尾草2滴+天竺葵1滴+橙花2滴；或快乐鼠尾草1滴+天竺葵2滴+薰衣草3滴；或快乐鼠尾草3滴+马郁兰2滴，沐浴。

（42）阴道炎症

参考配方①　薰衣草1滴+甘菊1滴+杜松果2滴+茶树2滴+热水，坐浴。

参考配方②　用上述挥发油加甜杏仁油适量，按摩患处。

1.2.2　心理养生方

现代社会中存在着企业整顿、社会不安、联考等各种外界压力，每一个人都很容易感受到精神压力。人们的身心健康往往在不知不觉中受到摧残，造成心灵的不协调，进而引起身体的不适等。薰衣草等香料植物可以刺激大脑，缓解紧张状态，稳定情绪。香料植物的挥发油就像一种取之不尽的聚宝盆，在任何时间都可以向它们提出需求。需要冥思苦想时，不妨点上檀香木，让自己镇定下来整理思路；面试前，不妨将佛手柑等滴在手帕上或面纸上，用力吸闻，可增加个人的自信心；当情绪不佳或受到伤害却无法尽情发泄时，请闻闻薰衣草、玫瑰来安抚情绪；当希望有个愉悦的好心情时，早晨使用葡萄柚来沐浴等。不论何时何地，各式各样的挥发油都能替您的情绪找到一个最佳的出口。

（1）缓解压力

选用挥发油　薰衣草、迷迭香、天竺葵、洋甘菊、快乐鼠尾草、薄荷、百里香、罗勒、胡萝卜子、香蜂草、马郁兰、茉莉、玫瑰、岩兰草、橙花等。利用上述挥发油单方或复方，进行按摩、泡澡，或饮用能放松情绪的香料植物茶，均可有效缓解压力。

参考配方①　薰衣草4滴+橙花2滴+柑橘2滴，适用于香熏。

参考配方②　薰衣草3滴+柑橘2滴+紫檀木3滴+热水；或薰衣草3滴+罗马甘菊2滴，泡澡。

参考配方③　薰衣草4滴+香水树2滴+橘子4滴+葡萄籽油10 mL+甜杏仁油10 mL；或薰衣草4滴+橙花2滴+基础油30 mL，按摩。

（2）消除疲劳

选用挥发油　薰衣草、迷迭香、天竺葵、丝柏、尤加利、杜松莓、葡萄柚等。

参考配方①　薰衣草4滴+天竺葵4滴，泡澡。

参考配方②　薰衣草5滴+杜松莓5滴+葡萄柚10 mL+甜杏仁油10 mL，按摩。

（3）身体虚弱

选用挥发油　罗勒、薰衣草、薄荷、姜、迷迭香、百里香、欧白芷、罗马甘菊、快乐鼠尾草、马郁兰、佛手柑、黑胡椒、丝柏、尤加利、柠檬等，进行香熏、泡澡或与基础油混合成按摩油。

参考配方①　迷迭香+薰衣草+杜松莓适量，香熏。

参考配方②　罗勒+姜+黑胡椒适量，香熏。

参考配方③　薄荷+马郁兰+山苍果等适量，香熏。

参考配方④　迷迭香2滴+柠檬3滴+橙花3滴，香熏。

参考配方⑤　快乐鼠尾草2滴+薰衣草4滴+香水树2滴，香熏。

参考配方⑥　快乐鼠尾草2滴+薰衣草4滴+香水树2滴，泡澡。

参考配方⑦　快乐鼠尾草2滴+薰衣草5滴+香水树3滴+甜杏仁油

10 mL ＋核桃油 10 mL，按摩。

（4）失眠症

选用挥发油　薰衣草、罗马甘菊、快乐鼠尾草、罗勒、马郁兰、岩兰草、柠檬、缬草、檀香木、橙花等。

上述香料植物挥发油具有抗抑郁功效，使用上述挥发油能够平静精神兴奋，缓和精神压力。可以将薰衣草、罗马甘菊等挥发油常带在身边，睡觉前闻几分钟，则有助于快速入眠。也可以作为按摩剂，进行穴位按摩可治疗失眠。也可以用香料植物制成"香料植物枕头""香囊"等，治疗失眠。

参考配方①　薰衣草 3 滴＋佛手柑 3 滴＋檀香木 2 滴，适用于香熏法。

参考配方②　薰衣草 2 滴＋罗马甘菊 2 滴＋柑橘 1 滴＋基础油 20 mL。

参考配方③　薰衣草＋马郁兰＋柠檬适量，制成香料植物枕头、香囊。

参考配方④　薰衣草＋岩兰草＋柠檬等适量，制成香料植物枕头、香囊。

（5）偏头痛

选用挥发油　洋甘菊、薰衣草、香蜂草、茴香、柠檬草、马郁兰、薄荷等。

参考配方①　薰衣草 2 滴＋薄荷 1 滴，冷敷于前额及太阳穴。

参考配方②　薰衣草 5 滴＋薄荷 3 滴＋罗勒 2 滴＋荷荷巴油 20 mL，按摩太阳穴。

（6）焦虑症

选用挥发油　罗马甘菊、快乐鼠尾草、天竺葵、牛膝草、薰衣草、香蜂草、广藿香、柠檬马鞭草等。

将上述挥发油调配成按摩油；或滴入热水中进行泡澡，或进行香熏，效果都非常好。

参考配方①　薰衣草 3 滴＋天竺葵 3 滴＋檀香木 2 滴，香熏。

参考配方②　薰衣草 10 滴＋天竺葵 10 滴＋柑橘 10 滴＋矿泉水 100 mL，空气喷洒。

参考配方③　薰衣草 3 滴＋天竺葵 3 滴＋柑橘 2 滴＋热水，泡澡。

参考配方④　薰衣草 5 滴＋檀香木 5 滴＋葡萄籽油 16 mL＋小麦胚芽油 4 mL，按摩。

参考配方⑤　薰衣草 2 滴＋天竺葵 2 滴＋檀香木 1 滴＋荷荷巴油 10 mL，

太阳穴涂抹。

又方　快乐鼠尾草＋罗马甘菊＋薰衣草；快乐鼠尾草＋罗马甘菊＋薰衣草＋天竺葵等配方也有效果。

（7）恐惧症

选用挥发油　罗勒、罗马甘菊、快乐鼠尾草、茴香、薰衣草、岩兰草、广藿香等。

参考配方　薰衣草＋香水树＋乳香适量；茴香＋檀香木＋乳香适量；安息香＋橙花＋香水树适量。

（8）情绪低落

选用挥发油　香蜂草、薰衣草、罗马甘菊、天竺葵、罗勒、薄荷、快乐鼠尾草、广藿香、迷迭香、当归根、永久花、香菜等。

闻嗅这些香料植物挥发油，或者用这些挥发油进行按摩、泡澡，可以逐渐打开内心感情的郁结，将人从不安、缺乏自信、悲观失望的心情中拯救出来，使心情放松、开朗起来，产生积极向上的信念。

参考配方①　用迷迭香4滴加入热水中，泡澡，可以洗去一天的工作辛劳。

参考配方②　泡薄荷茶，效果也不错。

参考配方③　在香熏灯中加入迷迭香进行香熏，能够保持头脑清醒。

（9）烦躁易怒

选用挥发油　薰衣草、天竺葵、罗马甘菊、快乐鼠尾草、香蜂草、缬草、岩兰草、丁香、安息香、葡萄柚、花梨木、佛手柑等。

当感情起伏激烈、心情不好、大发雷霆时，可以嗅闻这些香料植物挥发油，使精神安定下来。也可以配成按摩油或加入洗澡水中泡澡。

参考配方　罗马甘菊＋佛手柑适量；或广藿香＋丁香＋佛手柑适量；天竺葵＋薰衣草＋橘子适量；罗马甘菊＋薰衣草＋天竺葵＋乳香等适量；薰衣草＋天竺葵＋快乐鼠尾草。

1.2.3　十二星座芳香疗法方精选

（1）双子座的芳香疗法

配方　薰衣草3滴＋天竺葵2滴＋橙花5滴＋基础油50 mL。

疗法　将薰衣草、天竺葵和橙花挥发油混合后，效果十分显著。在按摩脖颈、肩膀、手、脚和心窝等位置时，可以想象按摩油在把体内的精神压力全"吸"出来。

薰衣草和天竺葵是最具放松效果的挥发油,再加上可以令内心充满阳光的橙花挥发油。也可以尝试芳香浴(在芳香浴时,所加入的混合挥发油应为4～5滴)。

(2)巨蟹座的芳香疗法

配方 天竺葵 2 滴 + 薰衣草 3 滴。

疗法 巨蟹座的人和蔼可亲、注重人情、可爱、乐于助人……拥有许多能够赢得他人好感的要素。然而,即使在做人处世上,他们也常常"跟着感觉走"。可以让自己沉浸在天竺葵和薰衣草的可爱花香中,完全放松自己。

天竺葵和薰衣草都可以调整情绪。两种挥发油混合后会散发怡人的芳香,让自己在芳香浴中慢慢放松,告诉自己"这个世界上有形形色色的人"。

(3)双鱼座的芳香疗法

配方 薰衣草 1 滴 + 玫瑰 2 滴 + 紫罗兰 2 滴 + 薄荷 1 滴 + 基础油 50 mL。

疗法 粉红玫瑰再加点薰衣草淡淡的香味,更能衬托浪漫情怀,而优雅的紫罗兰,柔柔的紫色带有芬芳的"感觉"。

1.2.4　薰衣草挥发油香体按摩方

(1)丰满乳胸

选用挥发油 选用茴香、天竺葵、快乐鼠尾草、香水树、玫瑰、依兰、茉莉、橙花等挥发油,加基础油按摩,可促进乳房腺泡和乳管吸收,以带动乳房脂肪发育。如天竺葵 + 快乐鼠尾草 + 香水树 + 基础油,按摩。注意,不要使用荷荷巴油作为基础油。

参考配方 迷迭香 6 滴 + 天竺葵 6 滴 + 薰衣草 12 滴 + 檀香木 6 滴 + 酪梨油 50 mL。

(2)紧实肌肤

选用挥发油 选用天竺葵、薰衣草、玫瑰等挥发油,按摩。

参考配方 薰衣草 2 滴 + 尤加利 3 滴 + 杜松果 3 滴 + 甜杏仁油 10 mL。

(3)预防皱纹

选用挥发油 选用胡萝卜子、德国甘菊、快乐鼠尾草、茴香、天竺葵、牛膝草、薰衣草、广藿香、玫瑰草、迷迭香、百里香、紫罗兰叶、洋蓍草、乳香等挥发油,按摩。

参考配方①　20～30岁，薰衣草4滴＋茴香3滴＋天竺葵4滴＋橙花5滴＋核桃仁油30 mL。

参考配方②　30～40岁，玫瑰草5滴＋广藿香1滴＋茴香3滴＋快乐鼠尾草4滴＋玫瑰4滴＋荷荷巴油30 mL。

参考配方③　40～50岁，薰衣草5滴＋茴香2滴＋乳香3滴＋橙花5滴＋柠檬2滴＋夜樱草油5 mL＋荷荷巴油25 mL。

参考配方④　50岁以后，薰衣草3滴＋紫罗兰叶3滴＋玫瑰3滴＋橙花5滴＋紫檀4滴＋荷荷巴油20 mL。

（4）除妊娠纹

选用挥发油　选用薰衣草、乳香、玫瑰等挥发油，可淡化及平复妊娠纹，使之平滑。

参考配方　薰衣草4滴＋香橙5滴＋甜杏仁油10 mL，按摩腹部。

（5）淋巴排毒

选用挥发油　对于肥胖及各种疾病的治疗，可选用茴香、天竺葵、鼠尾草、薰衣草、广藿香、杜松、雪松等挥发油，能帮助静脉、淋巴管内囤积的毒素排出体外。提取精油与纯露路线见下图。

参考配方　茴香9滴＋葡萄柚10滴＋柠檬10滴＋甜杏仁油30 mL混合，在热水浴后，按摩肥胖部位可加强排毒的效果。

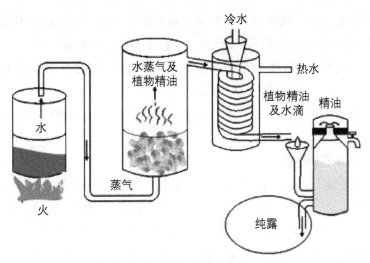

提取精油与纯露路线

1.3 薰衣草功能食谱集结

1.3.1 时尚薰衣草茶类型及配方

（1）薰衣草休闲茶

日常忙碌紧张的都市人，不妨偷闲挑选一个安谧的角落坐下来，放上一曲柔和的音乐，泡上一壶充满自然气息的香料植物茶，搭配一盘清淡爽口的点心，或独自捧读，或三五好友轻谈浅笑，让疲惫的心灵得到休憩。香料植物种类很多，每天都可依不同的场景选用合适的香料植物茶。不仅可以调配出个人喜爱的味道，还能尝试组合各种香料植物配方，调配出各式美味的香料植物茶。舒缓放松的香料植物茶种类有奥勒冈、荆芥、洋甘菊、黄葵、薰衣草、香蜂草等。

薰衣草柠檬冰茶　薰衣草＋柠檬片＋果糖或蜂蜜＋冰片，薰衣草具有镇静作用，柠檬具有美颜效果。以果糖或蜂蜜调味，加入冰片稀释饮用，兼具薰衣草的镇定功效与柠檬的美颜效果。

香料植物三友茶　洋甘菊＋菩提子＋薰衣草，洋甘菊的香味可以放松心情、舒解压力，菩提子与薰衣草，可以提供两种草本植物的味觉，适合知心好友闲聚谈天时，享受一个气氛悠闲的下午，谓之为"悠闲下午茶，聊天润喉又放松"。

洋甘菊安神茶　玫瑰茶＋洋甘菊＋薰衣草＋薄荷，成分以洋甘菊为主，淡黄的茶色，清淡的花香可舒缓情绪、减轻压力，适合睡前饮用。

养生香料植物茶　薰衣草＋柠檬香茅＋玫瑰花＋茴香，冲泡后有甘甜的清香，淡而不腻，香味迷人，可口又养生。

薰衣草凉茶　薰衣草＋红茶，最适合饭后饮用。加入果糖与奶糖，更具风味。

（2）薰衣草功能茶

薰衣草功能茶指具药理功能，可具养生、美容等功能的饮用香料植物茶。

情绪缓和茶　干洋甘菊30 g，干白柠檬15 g，干柠檬马鞭草7 g，干玫瑰花瓣7 g，或薰衣草＋迷迭香＋香蜂花，取少量加热水冲泡即成。

治感冒茶　百里香＋洋甘菊；或椒样薄荷＋薰衣草＋洋甘菊。

抗疲倦和头痛茶　薰衣草＋椒样薄荷。

头脑清醒茶　椒样薄荷＋迷迭香＋薰衣草。

治失眠茶　洋甘菊＋柠檬马鞭草；或薰衣草＋野薄荷＋菩提。

（3）薰衣草养生茶

薰衣草＋金盏花＋柑橘皮＋柠檬香茅，有安神、促进新陈代谢、清油脂的功效，饮后犹如神游普罗旺斯田野。

洋甘菊＋薰衣草＋柠檬香茅＋金盏花，有强化身体功能、明目、美白、放松神经的功效，饮后有午后阳光之感。

薰衣草＋洋甘菊＋甜菊，有放松神经、舒解压力、安神的功效，饮后睡意浓。

薰衣草＋洋甘菊＋玫瑰花，有改善粉刺、痘痘症状的功效，常饮可除痘。

凤梨薄荷＋薰衣草＋柠檬香茅，有消暑解热的功效，饮后顿觉凉爽。

（4）时尚且经典薰衣草茶

听得懂花语的爱茶人，已经不满足于单品薰衣草茶的单一味道了，他们追求的是"百花齐放"。因为将多种香料植物茶混合，变化出其他饮用方式，才可让薰衣草茶的滋味更丰富。将不同的干燥香料植物茶混合，以增强功效为目的，以丰富味道为宗旨，而拼配出来的这种茶被称为"复方薰衣草茶"。

【薰衣草＋百里香＋洋甘菊＝放松减压】

用料　薰衣草、百里香、洋甘菊、甜橙叶、薄荷、马郁兰花叶等。

功效　这道香料植物茶是以薰衣草为主的复方香料植物茶，由于加入其他花草，使得原本浓郁的味道中和了不少，也较为丰富。大部分的用料都具有放松与镇定的功用，因此适合平日工作压力大的人饮用。此外，饮后容易胀气的人也适合饮用这款茶。忙里偷闲来杯此茶，可让身心都休息一下。其中，百里香与薄荷的气味可提振心情，给你重新开始的动力；薰衣草有安眠与镇定的功能；洋甘菊可以消除紧张；马郁兰可产生抗压的作用；菩提也是很好的天然镇静剂；百里香和薄荷则对呼吸很有帮助。

【薰衣草＋柠檬香茅＋果糖＝清心美容】

用料　薰衣草、柠檬香茅、洋甘菊等。

功效　薰衣草具有镇定的功效，与柠檬香茅的美颜效果结合，达到轻松自然的美容效果。

1.3.2　薰衣草糕点配方

【薰衣草饼干】

用料　薰衣草1匙，低筋面粉50 g，杏仁粉30 g，奶油80 g，糖粉50 g，蛋黄 1/2 个。

制法　先把低筋面粉和杏仁粉混匀过筛，加入薰衣草，再把奶油打成乳状，加糖粉搅拌均匀，接着把蛋黄打散，一点一点加入奶油糖粉中，与面粉和杏仁粉混匀。用木勺轻拢成团，保鲜膜包起放入冰箱冷藏 30 分钟。取出面团，揉成直径约 3 cm 的圆棒，再用保鲜膜包起来放入冰箱冷冻 30 分钟，使之变硬。最后取出面团，切成厚 7 mm 的小片，排在烤盘上，放入烤箱内以 170 ℃烘烤 13 分钟即可。

1.3.3　薰衣草酒方

薰衣草酒是指用高度的白酒再加适量香料植物（干燥或新鲜用料均可）浸泡所得的美味可口的薰衣草酒。它可以直接饮用，或用作调制鸡尾酒。其颜色多彩，风味独特。红酒中浸入香料植物，如薄荷、罗勒等，会使酒味变得更加绝美芳香，回味无穷。

将香料植物浸入果酒中，即可享受美味的芳香果酒。每日少量饮用，对身体大有益处，还能用于烹饪食料及制作点心。制作时，将洗净的香料植物擦干水，浸泡于水果利口酒中，避免阳光直射，约 1 个月后取出薰衣草等香料植物，使其慢慢成熟，即可使用。

适宜做酒的香料植物　洋甘菊、矢车菊、锦葵、金盏菊、薰衣草、番红花等的花朵或全株；奥勒冈、山椒、紫苏、鼠尾草、百里香、罗勒、欧芹、牛膝草、薄荷、柠檬香茅、迷迭香、香蜂草、马郁兰等的叶子；茴香、香菜、葛缕子的种子。

【薰衣草香味伏特加酒】

用料　伏特加酒 300 mL，薰衣草 50 g。

制法　取薰衣草 15 g 放入酒中，浸泡 1 周后取出薰衣草。再放入薰衣草 15 g，浸泡 1 周。此过程 3 次后即完成单味薰衣草香酒，可使用于料理或调饮上。

功效　具有安眠效果，可安神、令人熟睡。

注　可用其他自己喜爱的香料植物来替换薰衣草，如迷迭香、罗勒、百里香等，但香料植物量需要加倍。伏特加酒也可以用白酒或威士忌酒替换。

2 芦荟

2.1 芦荟概述

芦荟［库拉索芦荟（*Aloe barbadensis* Mill.）和好望角芦荟（*Aloe ferox* Mill.）或其他同属近缘植物叶的汁液浓缩干燥物］系百合科芦荟属多年生常绿多肉质以药用为主的草本植物。芦荟的品种繁多，大约有500余种，具有食用、药用价值的仅有10来个品种，其余只有观赏价值。

化学成分 全草含有挥发油。

2.1.1 芦荟主要品种

（1）好望角芦荟（*Aloe ferox* Mill.）

好望角芦荟又名开普芦荟、恐怖芦荟、青鳄芦荟。茎直立，株高 1.5 m 左右，茎秆木质化。叶 30 ~ 50 片，簇生于

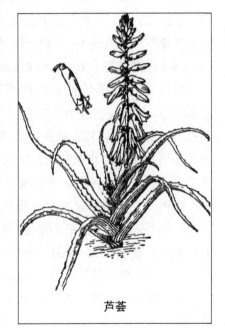

芦荟

茎顶，叶片披针形，长 60 ~ 80 cm、宽 8 ~ 12 cm，叶正背两面、叶缘两边都有刺，叶深绿色至蓝绿色，被白粉。圆锥状花序，长 60 cm 左右，花被 6，呈管状，基部联合，上部分离，微外卷，淡红色至黄绿色，带绿色条纹，雄蕊6，花药与花柱外露，蒴果。

（2）龙爪芦荟（*Aloe arborescens* Mill.）

龙爪芦荟即日本芦荟、树芦荟，又名木立芦荟、木剑芦荟等。茎直立，茎秆木质化，呈树状。叶片细而长，叶肉厚，叶片簇生于茎秆上，边缘呈锯齿

状，叶色为浅绿色。花被 6，呈管状，花色为橙红色，雄蕊 6。花茎单生或有分支，小花序 50 cm 左右，呈火炬状。蒴果。龙爪芦荟在原产地非洲高达 6 m 以上，一般家庭栽培株高达 1 m 左右。

（3）库拉索芦荟（*Aloe barbadensis* Mill.）

库拉索芦荟即美国芦荟，又名巴巴多斯芦荟、美国库拉索芦荟、翠叶芦荟、贝拉芦荟等。须根系，茎短，叶簇生于茎顶，直立。叶呈螺旋状或轮生排列，叶肥厚浓汁，呈披针形；叶长 30 ~ 90 cm、宽 4 ~ 16 cm、厚 2 ~ 5 cm。先端渐尖，基部宽阔；叶呈深绿色，上有白色斑点，随叶片生长白色斑点逐渐消失，到 4 年左右成叶，叶片上几乎难以见到斑点，叶缘有刺状小齿。花茎单生并有 2 ~ 5 个分枝，高 60 ~ 130 cm，总状花序疏散；花点垂，长约 2.5 cm，呈黄色或赤色斑点；花被管状，6 裂，裂片稍外弯，雄蕊 6，花药丁字着生；雄蕊 1 ~ 3 室，每室多数胚珠。蒴果三角形，室背开裂。

（4）中国芦荟 [*Aloe vera* L. var.chinensis（Haw.）Berger.]

中国芦荟主要包括元江芦荟、中华芦荟和上农芦荟 3 种。明代《本草纲目》参释名"卢会""讷会""奴会""象胆"。在日本被称为"中华番拉"。须根系，茎短，叶簇生茎顶部，直立。叶成螺旋状排列或对称排列两种，叶直立肥厚，狭披针形；叶长 30 ~ 90 cm、宽 5 ~ 15 cm、厚 2 ~ 5 cm，先端渐尖；叶呈浅绿色，上有浅白色斑点，比库拉索芦荟叶上的斑点大而明显，随叶片生长白色斑点逐渐消失，叶缘有刺状小齿。花茎单生并有分枝，高 40 ~ 80 cm，总状花序，疏散；花柄长约 2.5 cm，花呈黄色或紫色带斑点，具膜苞片；花被筒状，6 裂，裂片稍向外弯；雄蕊 6，有时突出，花药 2，背着生，子房上侧。蒴果三角形，长约 0.8 cm。

以上主要是指中华芦荟的植物学特征，而元江芦荟、上农芦荟与中华芦荟大同小异。

（5）皂质芦荟（*Aloe saponaria* Haw.）

皂质芦荟也称斑纹芦荟、花叶芦荟。皂质芦荟分为宽叶皂质芦荟和窄叶皂质芦荟两种。须根系，无茎，叶簇生于基部，呈螺旋状排列，叶呈半直立或平行状，当叶长到 40 ~ 50 cm 时，叶稍为向下弯，叶肥厚，狭披扁平状；叶片上有美丽的白色斑点斑纹，比中国芦荟的斑点斑纹还要明显；叶长 20 ~ 70 cm、宽 3 ~ 13 cm、厚 0.2 ~ 2 cm；叶有短而宽的半直立类型和长而窄的平行类型两种。叶先端渐尖，叶缘有刺状小齿。花茎单生或有分枝，高 50 ~ 100 cm；总状花序，疏散，花被筒状、橘红色。蒴果呈三角形。

2.1.2 芦荟鲜叶外用方法

芦荟肥厚的叶片中含有丰富的胶黏液体，这种胶黏液体具有防治溃疡、促进伤口愈合、刺激细胞生长和止血的作用，也是一种天然的防腐剂和湿润剂。直接外敷芦荟叶的胶黏液体，可以有效地治疗常见的皮肤及体表的各种疾病。

（1）新鲜芦荟叶汁涂抹法

在芦荟植株下部剪取一小块芦荟叶片洗净，将芦荟叶的表皮撕去，轻轻地将芦荟液汁均匀涂于消毒处理后的伤口上，每隔一段时间涂抹 1 次。采用这种方法所用的叶片应随用随取，能保证芦荟叶汁新鲜、无污染，治疗效果也比较明显。

（2）敷贴生叶法

取新鲜芦荟叶片一块，面积要略大于患处，将叶片两边小齿切除，再从上下表皮中间平行剖开，形成带有叶肉的两个薄片。将其平贴在经过消毒处理的患处，然后用纱布包好。敷贴带有原生叶肉的芦荟，能使有效时间延长，一般可以隔半天左右再换 1 次新叶，使用比较方便。

（3）捣烂敷贴法

取新鲜芦荟一片，先切成小块，然后用消毒过的玉器或石器将叶块捣成糊状后敷于患处，再用纱布包好，每天换 1 次药。叶片捣烂后，叶肉和表皮中的多种成分充分混合，其杀菌、消炎、消肿、解毒效果更好一些。但操作时要严格注意消毒，以免感染。

（4）芦荟湿布法

将芦荟切碎，加水 2～3 倍，再放入消毒纱布数块，浸没在芦荟叶汁水中，用小火煮开 20 分钟，再将纱布和芦荟汁一起倒入洗净消毒过的广口瓶中加盖保存，随需随取。将芦荟汁浸纱布贴在患处，可以吸热消炎、止痛止痒，使用十分方便。

（5）芦荟酒精浸出液

取适量新鲜芦荟，洗净、捣碎，放在 2 份无水酒精内浸泡 1 周左右，将芦荟内的有效成分浸出，再用纱布将芦荟块滤出，将芦荟酒精浸出液装入棕色瓶内保存备用。芦荟酒精浸出液不仅具有消毒杀菌功能，还可充分发挥芦荟清热解毒和促进伤口愈合作用，使用方便，安全可靠。

（6）芦荟浴法

把芦荟当成浴剂来使用时，芦荟中所含的多种有效成分能够经皮肤渗透促进血液循环，不仅具有美肌效果，对肩膀酸痛、神经痛都有效；对于患肢端寒冷症者，芦荟浴液除温暖身体外，还能促进血液循环。

将洗净的芦荟鲜叶 100 g 切成片，包在纱布或滤布里，直接放入热水中，制成芦荟鲜叶汁，将液汁放入洗澡水中充分拌匀，即可洗泡芦荟浴。

2.1.3　芦荟内服方法

芦荟苦、寒、无毒、无副作用，是较好的治疗药物。主要内服方法如下。

（1）嚼食鲜叶

嚼食鲜叶是内服方法中最简单、速效的方法。首先将鲜叶用温水洗净，除刺，切成小块状，然后放入嘴里嚼烂咽下。由于芦荟有泻下作用，服用量不能过多，一般成年人每日正常服用量为 15 ~ 25 g，小孩、老年人、体质虚弱者减半。

（2）鲜食叶汁

将芦荟鲜叶洗净去刺，绞汁后加温水稀释，服用时加蜂蜜或白糖与芦荟汁混合，非常可口。

（3）煮汁喝

先将芦荟鲜叶洗净，切成 5 cm 左右的块状，加入适量的水后，用强火煮到剩下一半，再用文火煮半小时左右即可。待冷却之后，用纱布过滤。服用时加糖或蜂蜜，每天服用 2 ~ 3 次，每次 1 小匙。

（4）制芦荟酒

先将芦荟鲜叶洗净、除刺、晾干、切成薄片或捣碎。再把芦荟薄片或碎渣汁置于瓶中，与白酒配制。芦荟∶酒 =1∶1.2。然后将瓶口封好，1 个月后即可饮用。最后将渣取出，密封保存 2 ~ 3 个月也可。每次饮 5 ~ 10 mL，早、晚各饮用 1 次。

（5）芦荟浸蜜

将芦荟鲜叶洗净除刺后晒干，切成薄片，再放入瓶中，加入同等量的蜂蜜后密封，放置 1 个星期左右即可服用，十分可口。芦荟蜜具有消炎止咳、健胃壮肠、治便秘、振食欲的作用，是一种较好的保健医疗食品。

（6）芦荟饴糖

将芦荟鲜叶洗净去刺后捣碎，用纱布绞汁，加入白糖和少量的水，用文火焙煮，一直煮到可以用匙取出时服用，非常可口。芦荟饴糖具有止咳化痰、健胃肠、壮身体等功效。还可供小孩当零食，药用效果较好。

（7）芦荟茶

用晒干的芦荟叶子直接熬水喝，或将之与茶叶混合泡服。与茶共饮时，以10%的配合比例为好，可防止苦味太重。芦荟茶有缓泻和促进血液循环的作用。芦荟粉末也可以代替干叶使用。

（8）芦荟粉末

芦荟鲜叶洗净后，切成细丝，在阳光下通风处晒干，再将晒好的叶子放于研钵中研成粉，置于纸袋或瓶中，在阴凉干燥处保存。温开水送服，1天量为0.5～1.0 g。芦荟粉末也可放入果汁、酱汤、牛奶或菜肴里，根据喜爱的口味来调制利用。芦荟粉末有长期存放的优点，在没有芦荟鲜叶的情况下，可随身携带粉末，随时服用。也可以将粉末制成颗粒使用。

此外，芦荟还可制成芦荟酱菜、芦荟果汁等多种家庭的保健食品。在服用新鲜芦荟时，一定要注意芦荟新鲜程度，最好随采随用，及时加工处理。加工后的各种成品要及时放在冰箱中，以免变质。如果保存不慎，产生霉变或变味，就不要食用，以免影响健康。

2.1.4 芦荟日服次数、时间及用量

关于剂量问题，要根据疾病的轻重，患者的体质情况而定。一般情况下每日量如下。

芦荟丸、散，常用量：1.5～4.5 g。

芦荟干叶的常用量：3～9 g，煎汤，内服。

芦荟花（干品）的常用量：3～6 g，煎汤，内服。

芦荟干根的常用量：15～30 g，煎汤，内服。

新鲜芦荟可加倍用量，如成人一般用鲜叶，每日可用10～15 g，最多不得超过25 g。老人和小孩或体质虚弱的妇女，用量适当减少，先小量服用，若无不良情况，再慢慢增量。要注意的是，严禁空腹时服用。这就是说，服用芦荟应在饭后半小时后进行，每日3次，也可每日4次，最后一次可安排在睡前服用。但治疗胃炎、胃溃疡时，应空腹服用，因为只有这样，才能让药附在胃壁上奏效，且在服药30～60分钟内不要吃其他食物。芦荟内服标准见表2.1。

表 2.1　芦荟内服标准

种类	生叶			干燥粉末	
	叶宽	1次服用长度	用法	1次用量	用法
龙爪芦荟	3 cm	1 ~ 3 cm	去刺、带皮，饭后服用，1天3次	0.3 g	用水内服，饭后服用，1天3次
库拉索芦荟	10 cm	2 ~ 4 cm	去皮、内服凝胶质，饭前服用，1天4次	0.25 ~ 0.3 g	用水空腹服用，1天4次
皂质芦荟	6 cm	8 ~ 10 cm	去刺、洗净，饭前内服，1天4次	0.25 ~ 0.3 g	用水空腹内服，1天4次

使用芦荟前应做皮肤试验　一般芦荟鲜叶的外用方法都比较安全，也简单易行，但有人可能会对芦荟过敏，如出现刺痛、起疙瘩、出现红斑点、红肿、腹痛等，严重时腹部有灼热感。首次使用芦荟时应先做皮肤试验，可先将芦荟鲜叶汁涂于耳下或手肘内侧进行 10 ~ 20 分钟皮试，如果没有异常现象，才能外敷。也可在睡前将芦荟凝胶涂于上臂内侧，或者大腿内侧柔软处，第 2 天早上若肌肤没有出现异常症状，就可以安全使用了。如果皮肤发红或者出现斑疹，可以用清水冲洗，但不要用手去抓痒，以防感染。初次内服时，有人会出现呕吐、恶心或泻下的症状，有的人只是暂时的现象。如果这种情况过频，应减量或暂停用药，或者加热服用。如果过敏者还愿食用芦荟，可少量外用或内服，慢慢适应后再增量。

2.2　芦荟药方集结

2.2.1　内科方

（1）感冒

【预防方法】

口服 1 cm 左右的龙爪芦荟叶，或芦荟粉末，或芦荟胶囊，1 天 3 次，同时把新鲜的叶片挤出汁液 3 ~ 4 滴滴入鼻腔内，1 天 2 ~ 3 次。同时用芦荟汁液涂于颜面部也能预防感冒。这个方法在"流感"季节全家应用效果最佳。使用品种,除龙爪芦荟外,尚可用库拉索芦荟或中国芦荟。若常用芦荟,也可预防感冒。

治疗方法 平时健康的人患了感冒,只需要服用芦荟1天就会痊愈。但如果感冒很重,平时又体弱多病,就要坚持多服用几天。龙爪芦荟 1～3 cm,每天 3 次,饭前 30 分钟服用。库拉索芦荟 3～5 cm,每天 3 次,饭前 30 分钟服用。中国芦荟或皂质芦荟 10 cm,每天 3 次,饭前 30 分钟服用。儿童酌减,或合用蜂蜜、果汁等服用。同时,可将被芦荟汁浸湿的纱布,敷在颈前胸骨中央凹陷处(天突穴),重感冒可痊愈。睡前最好喝一些热的姜汤。

【感冒或即将感冒时服用热芦荟汁】

将宽 3 cm、长 4 cm 的鲜芦荟叶,去刺捣碎,去渣取汁,再加 1 杯开水和 1 匙蜂蜜调匀,趁热服用。如风寒感冒,再放入 3 片生姜,祛邪解毒,利咽化痰。

又方 取新鲜芦荟叶 500 g 洗净切碎,60 度左右的白酒 1000 mL,糖 200～300 g,一起放入瓶内存放 1 个月后,用两层纱布过滤去渣取酒,封住瓶口再放 2～3 个月便成了芦荟酒,每次饮服 25～30 mL。此法在感冒或即将感冒时有效。

(2)咳嗽

【治咳嗽且痰中带血】

取芦荟鲜叶 15～30 g,去外皮,加水泡出黏液,水煎服(《广东中草药》)。

又方 干芦荟花 3～5 g,水煎服(《南方主要有毒植物》)。

又方 芦荟鲜叶 25～50 g,去皮、刺,加水泡出黏液后,再用水煎服。此为广东民间验方。

【咳嗽频用芦荟叶制成饴糖】

咳嗽频而体弱时,取芦荟叶洗净,去刺,捣烂取汁 100 g,加其 3 倍的糖稀,文火煎成饴糖,咳嗽时服下,立即止咳。本方对咳嗽可称为特效药。

【咳嗽、咽痛】

患者可长期饮用芦荟果汁饮料,每天 250 mL(内含芦荟汁 20 mL)即有效。

【咳嗽痰多】

将洗净的新鲜芦荟叶 15 g 切段,再任选下列 2～3 味(萝卜子、白芥子、菠菜子、冬瓜子、苏子、枇杷叶或核)各 6～9 g,同煎后饮服,具有化痰止咳之效。

【芦荟渍蜂蜜】

芦荟去刺切成 2 cm 大小，放在蜂蜜中腌渍后移到阴凉的地方放置 1 个星期左右即可食用。可治愈因伤风感冒而引起的咳嗽、喉咙痛、喉中有痰、发烧等症状。

（3）哮喘

【神经性咳嗽、哮喘用芦荟叶】

半年以上的咳嗽、哮喘者，取库拉索芦荟叶，捣烂取汁，每次服 1 盅，每日 3 次，饭后服。芦荟对哮喘有特效。

【哮喘用芦荟】

取芦荟鲜叶 5 cm，细切，于热水中泡 1 小时后去渣，随时服其浸出液，1 日服完，疗效佳。如此往复，直至根治。这是美国民间偏方。

又方　患多年哮喘病的人，长期服芦荟汁后治愈了哮喘病。取鲜芦荟叶，去刺洗净，捣取汁，每日 1 次，饭后服 1 盅。

【支气管哮喘】

用库拉索芦荟、龙爪芦荟或皂质芦荟均可，生吃新鲜的叶肉或库拉索芦荟凝胶质部分，每天服用 4 次，饭前 30 分钟和睡前 30 分钟内服。第 1 周每次服用 1 cm，第 2 周每次服用 2 cm，第 3 周后每次服用 3～4 cm，坚持服用 3～6 个月。6 个月后每天服用 1～2 次，以此来增强体质。同时，长期服用芦荟茶亦有效。

【慢性支气管哮喘和热喘】

取北瓜 1500 g，去子洗净，新鲜洗净的芦荟 250 g，都切成小块，饴糖 500 g，生姜汁 60 g。将北瓜与芦荟煮透去渣留汁，浓缩后掺入饴糖再熬 10 分钟，最后将姜汁倒入搅拌而成。每日 2 次，早晚各 15 g，用开水冲服。急性发作时饮服恐难制止，需在好发季节前连服 2 个月才有效。此法也可用于治疗寒喘。

若是热喘，则每天用 300～500 g 北瓜，在其顶部 1/5 处切开做盖，然后取冰糖、蜂蜜各 30 g，洗净的鲜芦荟 150 g 切成小块，一起装入瓜内，盖好盖，隔水蒸熟，趁热服食瓜瓤，连服 7～10 天为 1 个疗程。第 1～5 天每晚睡前服 2 汤匙，5 天后可根据症状好转情况分 2～3 次服用，每次 1 汤匙或服半量，服后喝些温水。

说明　哮喘的发作，常与气候的骤然变化有关，因此在天气多变的季节，平时尤应注意冷暖的变化和饮食的调节，避免刺激食物等诱发因素。坚持适当的体育锻炼，以增强抵抗疾病的能力，这是至关重要的。

北瓜，一般指南瓜，少数地区指笋瓜。笋瓜，即印度南瓜。北瓜在全国各地均有栽培。

【治感冒、头痛、咳嗽、气管炎、哮喘、咽炎】

服用芦荟鲜汁液，每天3次，每次1～3mL，疗效显著。

（4）肺病

【肺病发烧用芦荟叶】

取芦荟叶3cm，捣烂取汁内服，可退烧，疗效佳。

（5）胃病

【减轻肠胃不适】

一项研究报告指出，芦荟汁能有效治疗胃肠炎症。10位患者每日3次饮用芦荟汁2盎司，连服7天后，所有患者的腹泻均停止，其中4人肠胃蠕动正常，3人觉得体力增加。

【胃酸缺乏症】

胃酸分泌少或者几乎不分泌胃酸的称为胃酸缺乏症，这种胃炎（如萎缩性胃炎）只能用龙爪芦荟内服，日服2～3次，正常量，2～3个月可见效。

【胃痛兼有痔疮、便秘用芦荟叶】

取鲜芦荟叶洗净去刺，细切，捣烂，用米纸包，1次15g，1日3次，饭前用热水送服，久服可根治。

【胃不适用芦荟叶】

胃溃疡初期或其他原因而胃不适时，取芦荟叶捣烂取汁，每天饭前服2匙，1周内见效。

【慢性胃炎】

取芦荟叶15g洗净去刺，磨成浆汁，以两层纱布过滤，滤出绿色透明的汁液，盛于杯中，再加入2茶匙蜂蜜，搅拌后加温开水稀释后即可饮用，每晚1杯。本方尤其对慢性胃炎所致的便秘有特效。

研究人员认为，芦荟能控制胃肠的酸碱度，并改善胃肠蠕动、增加粪便比重、减少某类粪便微生物（包括酵母）的数目。从而令肠内恢复平衡。另外一些研究也显示，芦荟汁有助于排出肠内的毒素、中和胃酸、舒缓便秘和胃溃疡的作用。

又方　先将芦荟叶15g洗净去刺，再去渣挤汁，盛入杯中，加入2小匙蜂蜜，搅拌后，加温开水稀释即可饮用，每晚1杯，此为1日量。

【急性胃炎】

急性胃炎是一种胃黏膜急性可逆病变，临床表现为胃部疼痛不适，食欲不振，恶心呕吐。服用龙爪芦荟、库拉索芦荟和中华芦荟均有效。

治疗方法　摘取芦荟新鲜叶洗净，去除边缘刺，饭前30分钟生吃15 g，每日2～3次。坚持1周，基本可以镇定胃痛和恶心。

又方　服用库拉索芦荟或龙爪芦荟鲜叶约3 cm，或皂质芦荟鲜叶6 cm，每天3次，饭前30分钟服用，坚持服用几天上腹不适感就可消失。在服药时若配合服用胃黏膜保护剂效果会更好。服用芦荟粉末或芦荟胶囊也可。

【胃下垂】

鲜芦荟叶10～15 g压烂，用凉开水冲淡，连渣带水一饮而尽。每天饭后饮用1杯。经过4～5天，胃下垂难受感可有明显改善。

【胃弛缓】

胃弛缓与胃下垂都是由于胃部肌肉松弛、运动能力减弱造成的，患者会出现下痢、胃痛、膨胀感等症状。

治疗方法　先将芦荟叶15 g洗净去刺，再压榨挤汁，盛入杯中，加入2小匙蜂蜜，搅拌后加些温开水稀释即可饮用，每晚1杯。此方对胃弛缓所致的便秘有特效。

【神经性胃炎】

紧张的生活方式或压抑的精神生活是引起神经性胃炎的原因。其症状为胃酸过多和胃酸缺乏。其中以胃酸过多者较为常见。胃酸过多症的特点是饭后1小时左右烧心，酸水反胃；胃酸缺乏症表现为消化液严重不足，引起消化不良，有腹胀感。上述两种症状都是由神经性胃酸分泌失调引起的。治疗时使用龙爪芦荟和库拉索芦荟均可。

治疗方法　对于胃酸过多的患者，取2年以上成熟的龙爪芦荟或库拉索芦荟鲜叶，洗净3～5 cm叶肉或叶片食用，空腹服用，每日4次，每顿饭前和睡前各1次。要坚持服用1～2个月可见效。除特殊情况外，不能饭后立即服用，因为饭后需要充分的消化液，芦荟鲜叶凝胶具有中和胃酸的作用，立即服用芦荟，反而容易造成消化不良。对于胃酸不足的患者，每次取龙爪芦荟23 cm生嚼服用，也可适当增加用量，但以不产生下泻为原则。在饭前30分钟服用，1天3次，需连续服用2～6个月。

（6）胃肠病

【治疗胃肠病】

患胃肠病的老人服用芦荟需用较温和的芦荟（中华芦荟、皂质芦荟均可）煎汁。将干净新鲜的芦荟叶切为薄片，放入砂锅内加水盖住煮，先用强火，开锅后再用弱火，水减少一半时停火，冷却过滤即得煎汁。每次 1 大杯，每天 2～3 次，餐后半小时饮用，便稀后减量。

又方　芦荟汁 1 日量，鲜叶 15～20 g，去刺后捣烂，用纱布过滤取汁，再用水稀释 3～5 倍，并加蜂蜜、盐等调匀饮用。但做苦味健胃剂时，不能加调味剂，必须用原汁。

【胃肠溃疡症喝芦荟粥】

芦荟叶及茎 100 g，小米或糯米 100 g，糖少许。芦荟茎及叶洗净去刺，切碎，水煮沸后去渣，入米为粥食用。因味苦可加少许糖调味。

【胃肠病用芦荟】

取花盆中的芦荟叶洗净去刺，切成细碎的丝，用温开水饭前半小时服，日服 4 次，2～3 天内见效。

【过敏性大肠炎、结肠炎】

芦荟鲜叶 3 g、柑橘 1 个、苹果 1/2 个、鸡蛋 1 个，苹果去核、连皮一起切成块状，橘子去皮、分成 4 份，芦荟去刺、切碎，以上原料倒入果汁机中搅打，打碎后加鸡蛋 1 个，重新搅和，制成复合果汁。视个人爱好，加适量蜂蜜、糖或冰块，即可饮用，以上为 1 日量，分 3 次服用。本方对慢性结肠炎亦有效果。

【恢复肠功能用芦荟叶】

使大肠功能正常化用鲜芦荟叶，取两个手指大小的芦荟叶洗净，去刺，细嚼后用凉开水送服，或捣烂后用米纸包服也佳。1 日 2 次，服 1 周，有效。

【泄泻、加强胃肠功能】

由于饮食过度、夜晚受寒或精神方面的紧张所引起的胃肠功能减弱，肠管水分调节失调，都会导致消化不良，这样一来粪便就会变得很软，甚至排出水一般的粪便，这就是所说的泄泻。用芦荟治疗泄泻主要是利用它的健胃效果，强化胃肠功能。因此，我们要把芦荟看成是整肠剂的一种，在平时服用，有预防泄泻的效果。治疗泄泻的办法是长期且少量地服用芦荟。芦荟酒或芦荟煮红砂糖对治疗泄泻很有效。

治疗方法　准备 3～4 片 10 cm 左右的芦荟生叶，洗净去刺，在盐水中浸泡后削成薄片，与50 g的红砂糖一起用文火煮约40分钟，冷却后分3次服用。

（7）胃及十二指肠溃疡

【胃及十二指肠溃疡】

取煮过的海带15 g、芦荟叶5 g，将海带剪成2 cm长的小段；芦荟洗净，去刺，切成小片。把海带和芦荟放入已盛清水的杯中，浸1个晚上，第2天清晨开始饮用即可，以上为1日量。这是日本医学博士樱井达男推荐的药方。

【消化道溃疡】

胃和十二指肠的黏膜被腐蚀后形成创面，严重时造成穿孔，这是常见的消化道溃疡。现代医学研究表明，大脑皮层受到某种激烈的刺激，如忧伤、恐惧和精神极度紧张，都可能引起胃酸分泌过多，导致胃部炎症和溃疡。抽烟且饮酒人群发病率较高，所以，戒烟和少饮酒十分有益。

治疗时可采用龙爪芦荟和库拉索芦荟，取新鲜芦荟叶片，洗净去刺，库拉索芦荟要去皮，每日4次，每次15 g，饭后和睡前30分钟服用，坚持服用2～6个月可见效。

胃溃疡和十二指肠溃疡治愈后，还应选用芦荟煎汁和芦荟鲜汁继续服用，这样可巩固疗效。

芦荟煎汁　芦荟煎汁药性比较温和，更适于老年人和身体比较虚弱的患者使用。

煎汁制法　先将芦荟鲜叶切成薄片，放入砂锅内加水至芦荟浸没，加盖煮沸，先用猛火，开锅后再用弱火煎煮，当水减少至一半，即可撤火，冷却后，过滤即得芦荟煎汁。服用时每次1杯（约200 mL），每天2～3次，空腹时饮用，如发生稀便现象，可酌情减量。

芦荟鲜汁　每日鲜叶用量15～20 g，去刺后捣烂，用纱布过滤取汁，用凉开水稀释3～5倍，并加蜂蜜、盐适量，充分调匀后饮用。作为健胃剂饮用时，以不加调味剂，饮用原汁为好。

【胃溃疡初期，有不适感】

鲜芦荟叶，洗净去刺，捣烂取汁，每饭前服2食匙，每天服，1周见效。

【胃溃疡用芦荟酒】

取芦荟叶细捣，加入倍量烧酒，再加1/3烧酒量的蜂蜜，放置20天后，过滤取汁。日服3次，1次服1酒盅，久服能获效。

【十二指肠溃疡用芦荟酒】

曾经有位连医生都抛弃的重度十二指肠溃疡患者，服芦荟酒后病情缓解。

取芦荟叶，去刺，细捣，加其1倍的烧酒和1/4烧酒量的蜂蜜，放置20天便成芦荟酒。放置时间越长越好。1次1酒盅，1日服3次，长期服用可根治。

【治疗发生于食道、胃及十二指肠球部的溃疡】

将库拉索芦荟或皂质芦荟鲜叶去皮，食其凝胶部分，每次服用库拉索芦荟3～5 cm，或皂质芦荟10 cm，每天4次。饭前30分钟、睡前30分钟服用为佳，坚持服用2～6个月，可见疗效。

自我辨证表见表2.2。

表 2.2　自我辨证

主 要 症 状	疾 病
上腹痛、恶心、呕吐、食欲减退，可有发热	急性胃炎
嗳气、上腹不适、腹胀，可有烧心、反酸	慢性胃炎
中上腹痛，多在剑突下偏左，多为急痛、灼痛、饥饿痛，常在餐后1～2小时疼痛，后逐渐缓解、反酸、嗳气	胃溃疡
上腹偏右腹痛、空腹和定点夜间疼痛，进食可缓解疼痛。反酸、嗳气	十二指肠溃疡
上腹部疼痛、腹胀、嗳气（50%）、恶心、呕吐、反酸、烧心、食欲下降、出血、乏力等	慢性浅表性胃炎
上腹坠胀、吃东西感到饱胀、没食欲、恶心、嗳气、便秘	胃下垂
上腹部不适及膨胀、食欲减退及消瘦、贫血、头昏、腰痛、便秘等，没有时间限制，上腹坠胀、剧烈疼痛，食欲减退。部分患者无明显胃肠道疾病	萎缩性胃炎
上腹部疼痛和呕吐出胆汁，疼痛呈烧灼样疼痛，常伴有恶心、呕吐、吐淡黄色的胆汁混合液，常出现贫血	胆汁反流性胃炎
药物性胃炎、酒精性胃炎、胆汁反流性胃炎、糜烂性胃炎、疣状胃炎、胃窦炎、胃体炎这些统称为慢性浅表性胃炎（症状可参照以上说法）	—

【因急性胃溃疡或十二指肠溃疡而引起疼痛时】

因急性胃溃疡或十二指肠溃疡而引起疼痛时直接生吃芦荟叶，为使药物充分附着患部，每日2～3次，空腹服用，每日量15～20 g。也可喝1杯生叶擦成的芦荟泥或服用0.6 g左右（1小匙）的芦荟粉末，可以解除疼痛。

（8）呕吐

【恶心、胃痛用芦荟叶】

因饮酒、吸烟过度而恶心、胃痛时，在饭前取芦荟叶 5 cm，去刺嚼吃有效。如此坚持 1 周，可见到好疗效。本方还能防止宿醉。

（9）食滞

【食欲不振用芦荟】

因服感冒药等而食欲不振时，取鲜芦荟叶 4～5 cm，捣烂取汁，饭前服，1 日服 2～3 次，可增进食欲、健胃。也可把芦荟叶晒干在饭前服少许，可增加食欲，健胃肠，方便亦有效。

（10）便秘

【便秘用鲜芦荟叶】

内服芦荟鲜叶治疗便秘的方法很多，但注意要连表皮一起服用。使用的芦荟品种以龙爪芦荟为佳。一般便秘者，取花盆中鲜芦荟叶 15～20 g，绞汁加蜂蜜调服。或直接吃鲜叶，1 日 3 次，餐后生食。老人、小孩、体质弱的女性患者服 3～5 g 即可，等服用情况良好后再慢慢增量。睡前服用，坚持多日服用可见效。

【便秘喝芦荟饮料】

将鲜芦荟叶绞汁过滤，其汁用水稀释成芦荟饮料，早晚喝。

做法　将鲜芦荟叶洗净去刺，绞汁后其澄清液用水稀释成 3 倍，再加上少量盐和柠檬汁即成。

【便秘用芦荟和朱砂】

取干芦荟 56 g，朱砂 40 g，共研细末，用好酒调和制成豆粒大小的丸药，每次用热水服 5～12 g。本方是治便秘的特效药，早晨服药晚上见效，晚上服药翌日早晨见效。

【习惯性便秘、热结便秘】

取芦荟干块 6 g，研为细末，分装在 6 枚胶囊中。成人每次用温开水冲服 2～3 枚，小儿每次 1 枚，均为每天 2 次。如无胶囊，亦可用白糖温开水吞服，用量同前。此方如无芦荟干块可用芦荟干粉代替。

功能　泄热通便。

【便秘用润肠丸】

芦荟 40 g，当归 40 g，朱砂 10 g，共为细末搅匀，用蜂蜜调和，再加朱砂，制成黄豆粒大小的丸药，每次饭后服 3～4 粒。此方谓之润肠丸。

【恶性便秘用芦荟汁】

取老芦荟叶，最好是3年生以上的鲜芦荟叶，洗净去刺，捣烂，用纱布过滤取汁。每日早晚各服1次，1次服2~4匙，连续服2~3天见效。严重便秘，坚持服芦荟汁，显效。

【习惯性便秘】

将龙爪芦荟鲜叶洗净去刺，每次1~3 cm，饭前30分钟服用，每天3次，连服2个月以上可见效，要坚持经常服用。在服用芦荟的同时，要注意改善饮食生活习惯，要多吃水果和新鲜蔬菜，少吃肉，养成定时排便的良好习惯，多饮水，每晚睡觉前饮1杯凉白开水，同时做锻炼肛门括约肌的运动，每天坚持做5分钟，效果会更佳。

【治实热通便（更衣丸）】

芦荟43 g，朱砂31 g，将朱砂研至极细粉，干芦荟也研粉，混匀，加面粉30 g，白酒适量，打糊为小丸，每次1.5~3 g，每日1~2次，孕妇忌服。本方尚具有安神除烦之功效。

【治疗习惯性便秘服用芦荟通便丸】

①芦荟干块（研细）35 g，朱砂（研如飞面）25 g，滴好酒和丸，每服15 g，酒吞（《本草经疏》）。

②芦荟6 g，研细末，分装在6枚空心胶囊内，成人每天用温开水或蜂蜜水吞服2~3枚，每天2次；小儿每天服2次，每次服1枚。如无胶囊，可用温糖水或蜂蜜水吞服，成人每次2~3 g，每天2次；小儿每次1 g，每天2次。

【喝芦荟酒治便秘】

饮用芦荟浸酒治疗便秘效果也很好，能喝白酒患者可用此法。

治疗方法　早晚各1次，每次1杯，每杯约50 mL，一般在空腹时饮用。通过连续几天的服用，大多数便秘患者病情均可有明显好转。

在利用芦荟酒治疗便秘过程中，每次服用量多少要根据本人体质、酒量决定。对于体质较好、酒量较大的患者，可以适当增加芦荟酒的用量，这样疗效会更明显。

芦荟酒可自制，也可购买芦荟企业生产的优质芦荟酒。

（11）肝脏疾病

【肝脏疾病】

肝脏疾病有多种，芦荟对急性肝炎、慢性肝炎、肝硬化初期的患者有效。然而，利用芦荟治疗的同时要配合专业医生的诊疗。慢性肝炎是由肝炎病毒引起的。在现代医疗药品中，还没有直接杀死肝炎病毒的药物，芦荟也没有直接杀死病毒的功效。肝炎的一般疗法是经过适当的休息和摄取高蛋白物质，以增强机体抵抗力等间接疗法进行治疗。用芦荟可强化全身功能，对治疗肝脏疾病可起一定作用。可利用的芦荟品种有库拉索芦荟和龙爪芦荟，单用也可，兼用更佳。

急性、慢性肝炎，服用芦荟 1～4 周可好转；肝硬化患者服用 5～6 个月或 1 年以上可见效果。用芦荟治疗各种疾病时，肝脏疾病是治疗时间最长的。肝脏疾病患者在服用芦荟的过程中，要经常接受医生的检查和诊断。

使用芦荟治疗肝脏病，采用生食、绞汁或煎服新鲜芦荟叶（也可用干芦荟叶）均可，如果能在中药汤剂中加入适量的芦荟，一同煎服效果更佳。

我国前人经验认为芦荟引药入肝的效力最快。用芦荟 0.3 g 左右为末，装入胶囊中，随汤药（柴胡、黄芩、半夏、焦三仙、槟榔、白蒺藜、皂角刺、红花、草豆蔻、炒莱菔子等）吞服，治疗慢性肝炎，对恢复肝功能及消除症状，均有一定作用。对儿童肝炎、肝功能长期不恢复者，也可用本品配合胡黄连、柴胡、黄芩、黄连、焦三仙、苍术、槟榔、炒鸡内金、红花、茜草、半夏、枳实等，制成蜜丸，服 2～3 个月，可渐见好转。

【治慢性肝炎用芦荟胶囊】

芦荟粉末 0.3 g，装入胶囊中吞服，每日 2 次。如服后腹泻则日服 1 次，配合辨证用药，治疗慢性肝炎锌浊度异常有效，一般共用芦荟粉末 10 g 左右，即可使锌浊度下降。

锌浊度试验　一种肝功能试验，肝功能减退时，由于血清中蛋白的质和量的改变，加入含锌的反应剂（如硫酸锌）时，产生沉淀反应，使清澈的溶液变为混浊。正常人试验的结果为 8～12 单位。

【治慢性肝炎用芦荟注射液】

用芦荟注射液，每日肌注 4 mL（每 mL 含芦荟生药 0.1 g），连续使用 2 个月，疗效明显。

【慢性肝炎】

芦荟叶 3 片约 150 g，柠檬半个。芦荟洗净去刺，切成 2～3 mm 厚度，柠檬横切成片，将两者置于有盖容器中，注入蜂蜜适量（以蜂蜜完全浸没药面为止）。如此浸 5～6 日后，将柠檬、芦荟取出直接食用，其汁用开水冲淡后饮用。每日早、晚各 1 食匙，10～15 g。对急、慢性肝炎有辅助治疗作用。

又方　生食芦荟鲜叶 3 cm/ 次，日服 2～3 次，或绞汁口服。

【急性肝炎】

服用市售的库拉索芦荟汁或花盆中种的库拉索芦荟叶绞成的汁，早、午、晚1天3次，每次30 mL，1个月后见效。常用此方，泛黑的脸色可变得白净许多。

【肝脏障碍、消化不良用芦荟】

治疗肝脏障碍、消化不良用芦荟的服法有多种，但多以生汁、粉剂、丸剂使用，可使肝脏强壮，清除胃脏障碍。其中，用鲜叶取汁效果为佳。取鲜芦荟叶15～20 g，捣烂取汁，每次半杯，每日2次，空腹服，久服特效。若嫌生汁难饮，可将芦荟叶晒干，研末，日服正常量。

【治肝脏病综合法】

肝病分为肝炎、肝硬化、肝癌。肝病患者均有食欲不振、恶心、呕吐、全身无力、皮肤黄染、转氨酶升高等症。当出现上述情况必须到医院就诊，同时可服用芦荟。服用品种为库拉索芦荟或兼服龙爪芦荟。

急性肝炎服用1周至1个月，肝硬化服用2～6个月或1年，每天服用4次，以饭前30分钟及睡前30分钟服用效果最佳。库拉索芦荟服用4～6 cm，龙爪芦荟1～3 cm，以稀便但未到泻的程度为标准量。但是肝病患者就有溏便，这就需要患者仔细观察自己的粪便情况，如果与服药前一样，表示量还需继续加用。服用芦荟视自己的身体情况而定，如果身体状况较好，每次服用5～6 cm就能缩短病程。另外，芦荟汁加少许食盐，用蔬菜汁或果汁调和，早、晚各1次饮用，也会收到满意的效果。

又方　治疗慢性活动性肝炎、肝原性低热可用下列方剂。

方剂　芦荟1.5 g，胡黄连1.5 g，黄柏3 g，共研细末，水泛为丸，每服3 g，口服，每天2次。

汤头歌诀——成药当归龙荟丸：当归龙荟用四黄，龙胆芦荟木麝香；黑栀青黛姜汤下，一切肝炎尽能攘。

本方用当归、龙胆草、黄连、黄柏、黄芩、黑栀子各50 g，大黄、芦荟各25 g，木香1分，麝香2.5 g，青黛25 g，共研细末，用白蜜和成丸药如小豆大，每次服20丸（5～10 g），生姜汤送下。治疗肝胆实火引起的神志不宁、惊悸搐搦、头晕目眩、两胁痛引少腹、大便秘结、小便赤涩等症。次方，对一切肝胆实火都能攘除，但对虚火切不可误用（录自《汤头歌诀白话解》，人民卫生出版社，1972年2月第2版修订）。

用法　成人每天两次，每次6～9 g，空腹温开水服下，7～12岁儿童服用成人的 1/2 量，3 ~ 7 岁服成人的 1/3 量。孕妇禁用。

（12）高血压、低血压

【治高、低血压饮芦荟茶】

取芦荟叶洗净去刺，切成细丝，用沸水冲后，在杯中待 10 ~ 15 分钟饮用，似饮茶样慢慢频饮。此方也可治疗胃肠病。

【使血压维持正常用芦荟】

每天服用芦荟的丸药或生汁，对高血压和低血压均有效果。看起来好像奇怪，其实并不怪，这是因为芦荟具有提高血管柔软性之功能。

【治高血压】

正常人的血压标准 收缩压 140 mmHg，舒张压 90 mmHg，超过了这个标准，就是高血压。治疗时，取芦荟适量，洗净，切细丝，每日 4 次，温开水送服，2 ~ 3 天见效。为方便，也可服用芦荟粉末，但效果不如鲜叶。最好还能在每天的食谱中加入芦荟做菜肴。如果不习惯芦荟的苦味，可以根据个人的喜好制成汁，或加入蜂蜜，使其便于服用。不管用什么方式，最重要的是要有耐心地长期服用，不要期待能快速见效。同时，要注意控制盐分的摄取量，少食肥厚脂肪较多的食品。防治结合，以预防为主。此方对中风、脑梗死等也有一定疗效。

【治原发性、继发性高血压】

选用龙爪芦荟，也可兼用库拉索芦荟。取新鲜芦荟叶长 1 ~ 3 cm、宽约 2 cm，洗净去刺，切成细丝，用水送服，每天 3 次，坚持服用 6 个月左右，可见疗效。服芦荟同时，若配合其他药物，如氢氯噻嗪、硝苯地平、盐酸贝那普利等治疗高血压会更有效。

【治低血压和贫血】

由于低血压患者身体虚弱，多数低血压患者常伴有贫血症，所以一开始应避免生食新鲜芦荟叶片或绞汁和擦泥等刺激性强的服用方法，最好先服用干燥粉末之类（剂量遵医嘱），或配以较温和中药调剂成制品。或用芦荟酒、木瓜芦荟酒、芦荟食品，或煮食芦荟等方法，效果也不错。

木瓜芦荟酒制法 选用新鲜干净大叶 3 年生以上的芦荟 1000 g，洗净切细，将木瓜子数粒打碎后放入干净容器内，再加入适量砂糖或蜂蜜于米酒 1800 mL 内，将瓶口盖紧密封保存 1 个月后，过滤后去渣取酒，即可饮用。

服法 饭前和睡前饮用 50 mL。

又方 用龙爪芦荟鲜叶或兼服库拉索芦荟凝胶部分，口服，每天 3 次，坚持 3 ~ 6 个月，可见效果。注意保证大便每天不超过 2 次。经用芦荟治愈本病后，长期服用芦荟可防止低血压复发。

又方　由于低血压而体质弱者取芦荟叶，去刺，细切，用其 3 倍的水煎，代茶随时饮，坚持服用可恢复血压正常。

（13）肾炎

【慢性肾炎】

慢性肾炎常并发肾功能不全、心力衰竭、高血压脑病等危及生命的并发症。肾炎的症状会因疾病的种类和进程而产生很大的差异，仅靠芦荟是无法治愈的，但是芦荟可以减轻某些症状和并发症，其对肾脏的无刺激性，可使肾脏较快恢复功能。

治疗本病用龙爪芦荟和库拉索芦荟两种合用为好。腿有水肿的患者兼外用效果更佳。方法：把 10 cm 的龙爪芦荟鲜叶捣烂后在夜间临睡前贴在脚底涌泉处，腿水肿很快就可消失。服用时为 1 天 3 次，连续服用 3 ~ 5 个月或 1 年有效。

【由肾脏病引起的严重水肿】

将鲜芦荟叶捣烂取汁，用白酒调和，贴敷于足心，2 ~ 3 个小时后排尿可消肿，继续坚持可根治。

（14）脑血栓

因脑血栓昏迷引起半身不遂时，取芦荟软膏涂搓全身，同时每日服芦荟丸 15 g，服 1 个月后可见效。

芦荟药丸制法　取芦荟叶干燥研末后，和蜜制成黄豆粒大小丸剂即可。芦荟软膏和芦荟丸均可到药店买中成药。

（15）神经衰弱

神经衰弱最典型表现是失眠，同时伴有头晕头疼、精神萎靡不振、心悸气短、夜里多梦，是一组非器质性临床综合征。引起神经衰弱的原因比较复杂，最常见的是精神因素，如心理压力过重、焦虑、恐惧、紧张等。对于轻度的精神衰弱，只要注意自我调节便可自行恢复。治疗时以精神疗法为主，还要注意养成良好的生活习惯，适当参加户外体育锻炼，保持良好心态，睡前不暴饮暴食，戒除烟酒，再配合进行芦荟自然疗法，一般都可以收到较好的治疗效果。

治疗方法　选用库拉索芦荟或龙爪芦荟新鲜的成熟叶片，洗净去刺，库拉索芦荟要去皮，取 3 ~ 4 cm 叶肉，在睡前 10 分钟生吃，或将 1 ~ 2 cm 芦荟叶肉含在口中，可促进睡眠。也可将芦荟鲜叶榨汁再加适量蜂蜜或果汁，制成芦荟饮料，在临睡前服用，也有一定效果。

（16）失眠

【失眠症用芦荟汁】

将芦荟叶洗净去刺，捣烂取汁，睡前用开水服两小匙芦荟汁，有效。长期服用，重症也能治愈。

【失眠症】

经常失眠的人白天头晕、头痛、心悸、易惊、头胀、精神萎靡不振等。芦荟能加强血液循环，降低血压，镇静神经、增强机体免疫力，治疗失眠效果很好。临睡前内服芦荟生汁或芦荟饮料或芦荟酒，能使人很快产生睡意，长期服用则能大大改善症状，效果更佳。睡不着觉时含 1 小块芦荟，有催眠的作用。

芦荟鲜叶 60 g，酒 1 瓶，酸枣仁 30 g，夜交藤 45 g，茯神 45 g。

治疗方法　将芦荟鲜叶洗净去刺，切成条状，浸入酒中，同时加入上述 3 种药，密封并贮放于阴凉处。3 周后即可服用。每晚睡前坚持服用 1 小杯，显效。忌食咖啡、浓茶、辣椒等兴奋与刺激物。

又方　每天睡前将芦荟叶从中间剖开，放在太阳穴下，用纱布固定。然后，再口含 1 片芦荟入睡。

（17）晕车、晕船

【晕车、晕船用芦荟叶】

要改善容易晕车、晕船的体质，平时最好经常服用芦荟。假如能在上车、上船前生食去刺后洗净的芦荟鲜叶 3 ~ 9 g，也能防止晕车、晕船。

此外，上车或船后，如果继续嚼食少量生芦荟叶，能够使精神振作起来。即使已经晕车、晕船，只要嚼食芦荟生叶，也能使得紧张的心情获得缓解而爽快。但要注意，食生叶芦荟不能过量。

在长途旅行时，如果携带生叶不便，不妨带芦荟干粉，或是采用芦荟泥与蜂蜜炼成的颗粒状药丸，以便携带，随时适量服用。

（18）关节炎

【减少关节炎的肿胀】

相关研究指出，芦荟有助防止关节炎的发生，同时能减轻关节的发炎程度。

研究人员将一种能引致关节炎症状的细菌注入动物体内。这种细菌能令关节发炎肿大。为了证实芦荟是否能防止关节炎的发生，研究人员每天在动物皮下注射芦荟（每千克体重注射 150 mg），连续注射 13 天，同时每天量度肿胀和发炎的情况。研究人员发现，芦荟具有抗关节炎的功能。其中一种有机酸能将发炎减少 79.7%，并将自体免疫反应减少 42.4%。另一种芦荟物质（蒽醌），能将发炎减少 67.3%，但对自体免疫反应无作用。

【关节炎用芦荟】

诸般关节炎、风湿症，服用芦荟药丸、芦荟生汁或芦荟叶贴敷患处等，疗效颇佳。芦荟药丸是将芦荟叶晒干，研末，用蜂蜜调和而成，每日 3 次，每次服 5 g。芦荟生汁是每次服 1 小酒盅，每天 3 次，饭前服。湿敷是将芦荟叶洗净竖切，切面朝里，敷满患处，干则换敷。

【老年性关节炎、肥大性关节炎】

治疗方法参照类风湿性关节炎处方。服用龙爪芦荟每次 1～3 cm，服用库拉索芦荟每天 4～5 cm，1 天 3 次，饭前 30 分钟服完。外用时直接涂抹芦荟生叶汁，或以 1：1 比例与葡萄酒混合涂抹也可以，1～2 个月会收到疗效。

【风湿性关节炎】

风湿性关节炎与溶血性链球菌感染后引起机体的变态反应有关。芦荟对关节有消炎及中和沉积毒素的作用，还能镇静、镇痛、促进血液循环，对防止疼痛和滋养关节有效，内服和外用都可以有效地抑制和治愈关节炎症。于饭前 30 分钟和睡前 30 分钟吃 3～4 cm 长的龙爪芦荟或库拉索芦荟，用库拉索芦荟时量要适当，加至 4～6 cm 为好，每天 4 次。胃酸缺乏者用龙爪芦荟为宜，2 周后痛症开始缓和，3～4 个月后疗效显著。有条件的可长期服用，即使极严重的患者，也可明显缓解疼痛。关节疼痛时，取鲜叶外敷或制湿布外敷，可以控制疼痛。若无鲜叶时，可常饮芦荟酒、茶和芦荟醋等，可达到同样效果。

【类风湿关节炎】

类风湿关节炎是一种以关节滑膜炎为特征的慢性全身性自身免疫性疾病，滑膜炎持久反复发作，导致关节内软骨和骨的破坏，关节功能障碍，终致残废。血管炎病变累及全身各个器官，故本病又称为类风湿病。

治疗时用龙爪芦荟或者库拉索芦荟，最好是这两种芦荟并用。除内服生叶或芦荟粉末、芦荟胶囊、芦荟酒、芦荟汁外，结合芦荟浴效果更佳。如果类风湿关节炎患者带有胃酸缺乏性胃炎，则必须服用龙爪芦荟，不能合用或单用库拉索芦荟。一般情况下服用芦荟从 2 周左右开始痛症缓和，但应服用 3～4 个月，条件允许可长期服用更好。

又方　选用龙爪芦荟生叶汁直接涂抹在肿胀的关节处，既可消炎、消肿，又可减轻疼痛。同时配合库拉索芦荟生叶口服，并经常进行芦荟浴，效果会更好。但治疗该病时间长，要持之以恒，方可痊愈。

又方　服用芦荟鲜汁液，每次服2～4 mL，饭前30分钟和睡前各1次，每天服3～4次，需要连续服用3～4个月，有效。

【风湿痛用芦荟】

将芦荟去皮，用凝胶部分在红肿处涂抹，然后在患处贴上油纸，用绷带包扎好。同时配以芦荟酒服用，效果更好。

（19）痛风

【痛风】

利用芦荟利尿和调节内分泌的功能，能将尿酸等体内毒素排出并调节尿酸代谢功能，达到逐渐治愈的效果，而且在疼痛发作时，还有镇痛、镇静、消炎作用。此外，芦荟还能防治肝、肾疾病，强化蛋白质代谢功能，避免过度忌食肉、蛋给机体带来的不良负担。

用芦荟治疗时可内服和外用相结合，用龙爪芦荟和库拉索芦荟鲜叶3～5 cm长，分3～4次服用，连服7天至2个月。同时，用库拉索芦荟凝胶质部分涂抹疼痛部位并适当按摩，干后再涂抹并按摩，反复多次将芦荟贴敷于疼痛部位。外敷也可用芦荟酒。

又方　将芦荟鲜叶剖开，取其汁液，敷于脚趾疼痛处，再覆上塑料薄膜，用胶布固定。敷后疼痛立即可以缓解。若同时服用芦荟汁，效果更好。

【痛风脚肿用芦荟叶】

痛风脚肿时，取鲜芦荟叶，竖切，用其里面贴敷于患部，干则换敷，有效。注意要按时换敷。

（20）内伤吐血、咯血、尿血

【内伤吐血】

取芦荟花9 g，加黄酒煎服。

又方　用芦荟花3～6 g，加适量水和酒煎服，治内伤吐血（《岭南采药录》）。

【内伤吐血用芦荟花】

取芦荟花若干，加适量酒，存放20天后，酌量服。

【活血、吐血、尿血用芦荟花】

取鲜芦荟花6～10 g，水煎服，可加适量白糖。

【血尿】

芦荟叶 25 g，生捣汁，加白糖 50 g，用煮开的米泔水冲服。此为广西地区民间方。

【咯血】

鲜芦荟叶 15 ~ 25 g，治疗咯血效果明显（《全国中草药汇编》）。

（21）醉酒

【解饮酒中毒】

芦荟叶洗净绞汁服 1 酒盅，酒量大者服 2 酒盅，提前服有预防效用。

【宿醉用芦荟汁】

在饮酒前，取花盆里的芦荟，洗净去刺，捣烂取汁，服 1 酒盅则不会有第 2 天因宿醉而遭罪的事情。酒量大者可多服一些。本方对前一天因过饮而出现的头痛，效果亦佳。

又方 取芦荟鲜叶，磨碎挤汁，然后加入适量冷开水与少许食盐，每次口服 1 杯即可。

【解酒】

在饮酒前或饮酒后生吃库拉索芦荟鲜叶 1 片，或皂质芦荟鲜叶 2 片，加些糖或蜜，其效果会更佳。

【解酒用芦荟果汁】

苹果或番茄、芹菜、红萝卜等蔬菜可任选几种，新鲜芦荟叶为 10 ~ 15 g。将上述用料去核、皮，洗净切碎，放在果汁机中搅拌后，去渣取汁倒入杯内，再加入蜂蜜或柠檬汁调和，饮服时冲入 2/3 杯开水即成。

也可用市售中药芦荟干粉 3 g，以开水冲泡饮服，如果再加入一食匙蜂蜜，或柠檬汁，则易饮服，并可发挥芦荟的提神醒脑作用。

（22）提高人体免疫力

【强壮用芦荟酒为佳】

将鲜芦荟叶洗净去刺，细切，加倍量白酒，再加酒之 1/3 量的蜂蜜或白糖，放置 20 天，服其酒。每日早、晚各服 1 次，每次服 1 酒盅，强壮效果佳。

又方 增强体质，提高人体免疫力服金芦荟口服液亦佳。服法：每天 2 ~ 3 次，每次 30 mL，空腹服用。坚持服用，效果明显。

（23）白血病

有人做过试验，证明应用芦荟的方剂治疗慢性粒细胞白血病，在改善上确实有效。

【白血病用芦荟蜜丸】

芦荟叶干浸膏、青黛、大黄各 15 g，木香 10 g，当归、黄柏、龙胆草、栀子、黄芩各 30 g，共研细末，炼蜜为丸，每丸重 10 g，每日服 3～4 丸。如能耐受，可渐增加至每日 6～9 丸。

【慢性粒细胞白血病】

广犀角、丹皮、青黛、甘草各 9 g，生石膏、生地、白花蛇舌草各 30 g，蒲公英、金银花、鳖甲各 24 g，芦荟、柴胡各 6 g，白茅根 18 g，半枝莲 15 g，龟板 21 g，地骨皮、槐花各 12 g，水煎服，每日 1 剂（选自郭爱廷、江景芝编著《肿瘤效验良方》，北京科学技术出版社，2002 年 5 月）。

又方　当归、黄柏、胆草、栀子、黄芩各 30 g，青黛、芦荟、大黄各 15 g，木香 9 g。共为细末，炼蜜为丸，每丸重 6 g，每日服 3～9 丸。服药后可出现腹泻、腹痛现象，一般每日腹泻 2～7 次，腹泻次数与服药量有关。

功效　清热解毒，泻血。出处同前。

又方　当归、黄柏、龙胆草、栀子、黄芩各 30 g，芦荟、青黛、大黄各 15 g，木香 9 g。研末，制蜜丸，每日 3～4 丸，渐增至 6～9 丸。出处同前。

【急性白血病】

青黛 40 g，天花粉 30 g，牛黄 10 g，芦荟 20 g。研细末，每日 2 次，每次 1.5 g。出处同前。

又方　利用古药方"当归龙荟丸"适当加减，增加清热解毒药量，对治疗白血病可有明显效果。出处同前。

（24）腹胀

【五种腹胀】

芦荟、蟾酥各 15 g（酒 1 盏，浸 1 日，蒸化如膏）。以生半夏为末 100 g，巴豆霜 1.5 g，和丸如黍米大，每服 10 丸，淡姜汤早晚服百日（《本草切要》）。

（25）癫痫

【治疗癫痫验方】

芦荟 15 g，生半夏 50 g（切碎，姜汁拌炒），共为细末，水泛为丸，如黍米大，每服 7～8 g，姜汤送下（《芦荟实用百科》）。

【五种癫痫】

芦荟 15 g，生半夏 50 g（切碎，姜汁拌炒），白术 50 g（酒炒），甘草 25 g（炒）。共为细末，水泛为丸，如黍米大。每服 7.5 g，姜汤送下。本方也适用于小儿五种癫痫（《本草切要》）。

（26）糖尿病

【降低糖尿病患者的血糖含量】

国外的一篇报道指出，芦荟能降低糖尿病患者体内的血糖。5 位成年后患上糖尿病（并非因缺乏胰岛素）的患者，每日服用半匙芦荟精华，连服 14 周后，体重并无变化，但血糖平均降低 45%。

【治糖尿病的通用方法——芦荟叶、汁】

糖尿病是胰脏功能减退，胰岛素分泌不足，在尿液中带有糖分的一种疾病。近年来由于生活水准提高，养分摄取过量，糖尿病患者日渐增多。治疗服用芦荟时，以嚼食鲜叶或绞汁饮用最为有效。龙爪芦荟服用量为每天 15 ~ 25 g，1 天分 3 ~ 4 次服用。库拉索芦荟服用量为 50 g，分 3 次服。或用库拉索芦荟干粉，每天 3 g。根据患者自身的情况可适当增减，以不腹泻为每人的适量。

又方　内服芦荟汁 60 mL、花粉 3 粒、蜂胶 3 粒、鱼油丸及矿物片各 2 粒（喜吃甜食者可吃蜂蜜，不会增加血糖），3 餐前食用。

【处方药与芦荟配合吃】

在医生的指导下进行食物疗法和药物治疗，忌烟、酒，少吃大米饭，多吃五谷杂粮，一般以适量米类配以蔬菜（如洋葱）、豆类、瘦肉、鸡蛋为宜，并经常食用由芦荟加工而成的各色清淡菜肴，禁辛辣刺激食物。要保持情绪稳定，心态良好，适度参加体育锻炼，节制性欲。生活要规律，血糖值会很快下降；当生活无规律时，血糖值又升高，同时又增添了胃肠病和脚气病。

医院的药与芦荟配合吃，即医院的药与芦荟粉末间隔 30 ~ 60 分钟食用，芦荟软膏抹于脚上，服用 4 个月后血糖开始下降，疲劳感可明显减轻。坚持 5 ~ 6 个月后可使症状明显好转，但仍要坚持一段时间。若吃芦荟粉剂（指市售的），1 次 2 包。若吃芦荟矿物晶，每次 1 包（盒装），或每次 1 匙（瓶装）。若每天以芦荟饮料代替喝水，效果更佳。

【治糖尿病须用综合疗法】

芦荟能促进新陈代谢，可用来作为治疗糖尿病的辅助药物。使用芦荟治疗糖尿病时，最佳方法是将生叶去掉刺后直接咬食或食用粉末，要是喜欢喝芦荟茶或芦荟果汁也行。服用量为每天 2 ~ 3 cm（5 ~ 15 g），1 天分成数次服用。或每日取芦荟叶 15 g 加水煎服，分 2 ~ 3 次服。另外，绞芦荟汁喝，用鲜芦荟叶做成菜肴吃等均可。但是，患者要切记，必须到医生处接受治疗，不能完全依赖芦荟，只能以其作为一种很好的辅助治疗药物。如已用胰岛素的患者，即使服用芦荟，也不要突然停止胰岛素治疗，并要定期接受医生的检查。服用芦荟要切记：即使效果非常缓慢，也要耐心坚持服用。库拉索芦荟和龙爪芦荟配合起来吃效果佳。但是要避免饮用芦荟酒，因为即使是少量的也会使体内热量增加。

（27）心脏病

【预防和治疗早期心脏病，包括冠心病、心肌梗死和心肌病】

心脏病通常是由心肌和血管发生病变引起的。其中，以冠心病最为常见。临床表现为阵发性心前区针刺样或压榨性疼痛。服用芦荟，不仅在心脏病发病时，在一定程度上可以缓解心绞痛，而且在未发病时，也能对冠心病起到一定的预防效果。

库拉索芦荟与龙爪芦荟兼用或单用均可，每 2 ~ 3 个月为 1 个疗程。生服新鲜芦荟叶 2 ~ 3 cm，服用时量的大小要根据患者本人的排便干稀程度来决定，饭前 30 分钟服用，1 天 3 次，坚持服用 6 个月以上，可见明显效果。若用芦荟葡萄酒，早晚饭前服 1 小酒杯亦可。

（28）脑瘫

【治因脑血管病变引起的瘫痪】

治疗脑出血及脑梗死引起的瘫痪，通常选用龙爪芦荟鲜叶，洗净去刺，饭前 30 分钟或睡前服，每天 3 次，每天总量以 15 g 为宜，坚持服用 3 ~ 6 个月或 1 年左右可见佳效。服用芦荟要因人而异，以不出现稀便为宜，但大便次数以每天不超过 2 次为好。

（29）呼吸系统疾病

【上呼吸道感染】

由于气候多变、冷暖失常，或因起居不慎、身体疲劳、抵抗力下降，特别是在受冷、雨淋以后发生感冒，俗称"伤风"，从而引起上呼吸道感染。这种病一年四季都可能发生，但以冬春季节交替时最易流行。患者口鼻干燥、咽喉肿痛、咳嗽，并伴有流鼻涕、头痛发热、四肢无力等症状。这是由病毒引起的综合症状。芦荟具有清热解毒、润肺理气、杀菌消炎的作用，实践表明，利用芦荟自然疗法对于感冒引起的上呼吸道感染非常有效。

在感冒流行季节，外出回家后，用药皂（也可用芦荟肥皂）洗手和洗脸后，将库拉索芦荟或中华芦荟的新鲜叶汁抹在脖子和胸的上部及脊背上，或生嚼 2 cm 龙爪芦荟鲜叶，可起到预防的作用。感冒初期，感到鼻塞时，可以取少量芦荟汁滴入鼻孔，能减轻鼻塞。经常服用芦荟鲜汁，或者经常服用芦荟千丝（也可称作芦荟茶）可以增强身体对病毒的抵抗能力。感冒患者也可服用芦荟鲜汁，并酌情加入生梨汁和冰糖，坚持服用数日，可以收到较好的治疗效果。能喝酒的患者可适量饮用芦荟酒，也可收到良好效果。

【急性支气管炎】

由于感冒、发烧，或呼吸道炎症不加以控制，就会发展为急性支气管炎，这时患者就会出现咳嗽、咳痰，严重者可有痰中带血。

治疗方法　选用库拉索芦荟或龙爪芦荟，单独服用或兼服均可。服用期1周或2个月。如果服用库拉索芦荟，用去皮的凝胶质 3 ~ 5 cm，每天 3 次，饭前 30 分钟服用。用龙爪芦荟，每次 2 ~ 3 cm，每天 3 次，饭前 30 分钟服用。两种兼用疗效会更好，疗程会缩短，一般 7 ~ 10 天见效显著，1 ~ 2 个月疗效更佳，极个别的需 3 ~ 4 个月。

【慢性支气管炎】

慢性支气管炎是指气管、支气管黏膜及其周围组织的慢性非特异性炎症。临床上以咳嗽、咳痰或伴有喘息及反复发作的慢性过程为特征。病情缓慢发展，常并发阻塞性肺气肿，甚至肺动脉高压、肺源性心脏病。治疗时采用外用和内服的方法。

外用　将芦荟叶从中间剖开，由喉部向胸部涂抹芦荟冻胶状部分，每日反复多次。

内服　每日喝新鲜的芦荟汁 1 小杯；每日吃 1 大匙芦荟饴。

芦荟饴制法　取芦荟 3 ~ 4 片，洗净后去刺，切成细丝，然后浸入装有糖饴的罐中，放置 10 ~ 15 天，即可食用。

（30）结核

【诸种结核】

结核病是一种全身性慢性传染病，共同的临床表现为低热、疲乏无力、食欲不振、夜间盗汗、性情急躁、嗜睡或失眠、消瘦等。治疗时原则上芦荟或抗菌剂并用。芦荟能增强抗菌制剂的效果，并减轻其副作用。

处方　服芦荟汁，每次 1 小茶杯，每日 2 ~ 3 次。若用芦荟注射液，每天皮下注射 0.1 mL，每个疗程 35 天，用药 1 ~ 2 个疗程，即可见效。

【肺结核病的辅助治疗】

肺结核是由结核分枝杆菌入侵引起的呼吸道传染病，其症状表现为乏力、盗汗、咳嗽、伴有低度发烧。此病以抗结核药物治疗为主，而芦荟可作为辅助治疗服用，以提高治疗效果。

治疗方法　在医生指导下，在应用抗结核药物治疗的同时饮用新鲜芦荟汁，服用时可以酌情加入蜂蜜或梨汁少许，以调节口味。具体应用时选用库拉索芦荟、龙爪芦荟、皂质芦荟均可。取新鲜叶片去刺，榨成芦荟汁，每次服15 mL，每日3次，饭前30分钟服用为好。或用芦荟汁做成饮料，每天饮用。

（31）头痛

头痛是一种常见的自觉症状，可单独出现，也可发生于各种急慢性疾病的过程中。疼痛可发生于额前、头顶、头两侧或后脑根部等部位，偏于一侧的则称为偏头痛。治疗时，可采用以下几种方法，可任选1～2种，也可多种方法交替进行。

芦荟沐浴法　用芦荟洗浴和服用1～2种芦荟生叶均可。用芦荟沐浴时取新鲜库拉索芦荟或龙爪芦荟叶片适量，切成薄片，装入纱布袋中，也可用龙爪芦荟干丝纱布袋和沐浴水一起加热，使芦荟中的有效成分自然释放出来，当沐浴水加热到适宜温度，就可入浴，洗浴半小时以上为好。同时，应用鬃毛刷蘸上芦荟稀释液，按身体经络走向刷浴身体各部位，连续刷3遍，效果理想。也可生食鲜叶，或饮用汁液，芦荟酒、芦荟果汁、芦荟茶等均可，也可制成菜肴，如色拉、凉拌菜等。

芦荟湿敷法　将芦荟鲜叶磨成泥后加水煮开，用毛巾或纱布浸湿后敷于头痛部位。这种方法对慢性的肩膀肌肉僵硬引起的头痛有显效。

内服芦荟复方汤　取龙爪芦荟干丝10 g，加干菊花10 g，桑叶10 g，石决明适量，加水煎服。这是民间偏方，治疗神经症（血压正常）引起的头晕、头痛、烦躁易怒，效果很好。

内服中药　如因便秘或肝火旺盛引起的头痛，则可内服中成药"当归芦荟丸"，日服2～3次，每次6～9 g，开水吞服，有效。

又方　头痛之时，在芦荟汁里加些醋和玫瑰挥发油，涂在额头或鬓角便能治愈。

【头痛发烧】

用芦荟鲜叶多次涂抹头部等，外用帮助降温、解热。

【偏头痛】

偏头痛是指阵发性的一侧头痛症。诱因是精神紧张、对事物过敏、睡眠不足，以及疾病引发等。

治疗时，首先患者应静养休息，口服或肌内注射止痛安定药物，如酒石酸麦角胺等，常规预防一般都是长期口服苯噻啶等。如果服用芦荟，可以提高疗效、缩短疗程，作为预防长期服用，效果好而无副作用，并且对诱发偏头痛的一些疾病如肠胃炎、高血压、动脉硬化等有预防和治疗作用。

内服与外用相结合是治疗偏头痛的有效方法。

又方　龙爪芦荟或库拉索芦荟单用或合用均可。内服芦荟胶囊、粉末、生叶、饮料、芦荟酒均有效。内服期限为 4～5 个月。

【顽固性头痛】

芦荟干粉 3 g，冲服，每天 1 剂。1 剂大便通，头痛减；3 剂显效，诸症均减；剂量减为 2 g，又服 1 剂，病获痊愈。

【神经性头痛、血管运动性头痛】

目前针对神经性头痛常用镇痛药、针灸及对症治疗，有的患者症状可缓解，如果辅助以芦荟治疗，不但能缩短疗程，还能增加疗效。

治疗方法　选用库拉索芦荟或龙爪芦荟，内服加外用同时进行。口服龙爪芦荟新鲜叶片 3 cm，每天 3 次，饭前 30 分钟服用，坚持 1～2 个月就会见效。同时用库拉索芦荟凝胶质部分擦在头痛部位，不断按摩，其疗效会更显著。

（32）肩关节周围炎

【肩关节周围炎、肩凝】

肩关节周围炎（简称肩周炎）是指肩周围关节炎症，50 岁左右的人易得此症，所以又叫老人肩。肩关节完全不能活动者称肩凝。

肩周炎可以自愈，但所需时间长，功能恢复不完全。急性疼痛剧烈时，用吊带将肘托起，使肩部充分休息，配合理疗、针灸、推拿、按摩，有必要时可用泼尼松进行局部封闭。

芦荟有促进血液循环的作用，还有镇痛作用，治疗肩周炎很有效果。但芦荟没有封闭作用，不可能短期治愈。治疗时将芦荟鲜叶搅成汁，稍加热后放在纱布上制成湿布贴敷，干后再换，反复多次。若无鲜叶，也可用干叶、干粉煎汁制成湿布贴敷，或用热芦荟酒涂擦贴敷。干燥皮肤用芦荟酒时要稀释 2 倍左右再用。肩周炎患者在肩不痛时最好也内服芦荟，并注意坚持。同时要在不伤肌肉的前提下轻度运动，注意活动肩关节对痊愈有益。

【肩周炎（肩臂痛）】

除内服芦荟胶囊、芦荟粉末、芦荟酒、芦荟汁（任选一样）外，把鲜叶片贴在患处或采用芦荟温湿布疗法效果好。即使是较重的症状，快者数日，慢者 1～2 个月便可痊愈。

【举手困难、活动受限的肩周痛】

通常选用 3 种芦荟配合治疗，口服龙爪芦荟 3 ~ 4 cm，每天 3 次，饭前 30 分钟服。同时用芦荟汁加适量水加热，将纱布浸入溶液中，再将纱布捞出敷于肩周，反复多次，直到症状改善。亦可用库拉索芦荟，剖开上皮，用凝胶质部分直接涂擦患处，同时起到按摩的作用。有条件的可进行芦荟浴，效果更佳。

（33）神经衰弱

【失眠、多梦、头晕、心悸、气短、精神萎靡不振等】

用库拉索芦荟鲜叶 3 ~ 4 cm，口服，在睡前 10 分钟左右，或用芦荟做成饮料，每晚睡前饮用，或制成芦荟酒饮用，均有效。同时用龙爪芦荟洗浴效果更佳。

（34）狐臭

因芦荟可作为除臭剂，故狐臭患者可用于消除异味。方法：将库拉索芦荟或皂质芦荟直接涂在腋下，每天坚持涂，尤其是外出时涂抹，可在一段时间内使狐臭味消除。

（35）半身不遂

【左半部半身不遂】

坚持饮用库拉索芦荟汁加水稀释后的汁液，日服 3 ~ 4 次，每次服库拉索汁 30 mL，加水稀释后服用，并且坚持每晚按摩左半部的身体，使变得僵硬的肌肉得以活动。

（36）自主神经失调症

【患自主神经失调症可用芦荟镇定神经】

现代人由于过于忙碌，多多少少都会出现身体倦怠、容易疲劳、疲劳不容易恢复、焦躁、注意力不容易集中等毛病。这些都属于自主神经失调症，又被称为现代都市症。其症状因人而异，有的轻微不必担心，有的则相当严重必须进行治疗。患者一方面要保持精神安定；另一方面可以服用芦荟预防。

治疗方法　睡前喝 1 杯芦荟酒可以帮助入睡，不过每天服用芦荟汁效果更佳。调制煎汁时，每日需准备 3 ~ 4 cm 长的新鲜芦荟，用水煎出汁液。适当用量为每日半杯左右，分早、中、晚 3 次服用，不多久就会显出效果。

（37）更年期综合征

【更年期障碍以芦荟酒改善体质为佳】

面临更年期（月经停止期）的中年女性会出现肩膀酸痛、面部潮热、目眩、腰痛、气喘、头痛、心悸、失眠等症状，这种病症称为"更年期障碍"

或"更年期综合征"。患者平时要以开朗的心情面对生活，保持心态的平衡。在饮食方面应注意钙、磷、维生素的摄取是否均衡，做适当的运动，并且配合服食芦荟改善体质。

芦荟可以促进血液循环，提升神经功能，最适合消除更年期的老化现象，而其中又以芦荟酒效果最佳。如果能每天坚持就寝前饮用少量的芦荟酒，过不了多久，不断诉苦的症状自会消失，力气也将恢复。如果家里没有芦荟酒或不敢喝芦荟酒，每天可将 2～3 cm 长的新鲜芦荟擦泥，以开水冲淡后饮用。如果是干燥的粉末，1 天的用量以 0.6 g 为准，可视自己的体质增减。一定要保持耐心，坚持服用，日久自见功效。

又方　芦荟治寒症、虚弱体质的更年期综合征。治疗时最好采用热芦荟服用法。将 3 cm 长的芦荟绞汁过滤后倒入 2 菜匙蜂蜜，用开水冲淡，每天就寝前喝 1 杯（普通玻璃杯）即可。要坚持经常服用为好。

（38）脑血管病

【脑血管病】

脑血管病是高血压后期经常出现的并发症。常见的脑血管病变主要有两大类：脑梗死和脑出血。脑血管病的治疗和恢复，需要较长的过程。但是，实践证明，坚持采用芦荟家庭自然疗法，确实对脑血管病及其并发症的稳定、治疗和康复有帮助。

治疗时选用龙爪芦荟为佳。选用 2 年以上的龙爪芦荟鲜叶，洗净去刺，生嚼或榨鲜汁服用，每次 3～5 cm，每日 3 次，服用量和次数可根据患者体质和适应程度，酌情增减。坚持服用 6 个月至 1 年，可使病情得到改善。

【脑出血】

脑出血是脑血管破裂使血液直接流入脑组织。常见的病因为动脉硬化、脑血管畸形，常由于情绪过分激动引起。临床表现为头痛、恶心、呕吐、意识障碍、肢体瘫痪等。

芦荟不仅具有软化血管、改善血液循环的作用，而且一旦发生出血以后，还有帮助毛细血管吸收血液的作用。

虽然如此，在突然发病时单凭芦荟是不可能马上控制症状的。在症状发作时，首先应及时到专门的医院接受诊疗。

脑出血患者，即使没有导致死亡，也可能会在发作后 1 周内处于昏睡状态，醒来之后，应食用芦荟鲜叶、粉末或饮用芦荟汁，每天坚持不间断，与体质相适应，服用最大限量的芦荟为宜。所谓最大限量是指服用量渐渐增加，直到不引起腹泻的界线点。同时，也要服用其他药物。

所使用的芦荟，以龙爪芦荟和库拉索芦荟为好。服用龙爪芦荟效果最佳。口服龙爪芦荟鲜汁，1次1～10 mL，饮前30分钟或睡前服，每天4次。最为关键的问题是长期坚持服用，一般情况下，需要坚持服用1年，在服用初期，可以防止症状的恶化和预防合并症的发生。坚持服用一段时间后，可以改善体质，达到防止复发的目的。

（39）神经痛

治疗时，首先有必要让医生查明病因。一般来说，要注意静养，以增强患者的自身修复能力。同时，也应当根据个人的病情在吃药的同时采用保温、入浴、按摩等方法来巩固疗效。同时，可采用芦荟治疗此症。内服芦荟的同时，采用外用的方法治疗。把芦荟的新鲜叶片取下后，剥去叶片的表皮部分，只利用叶肉，将黏液部分贴敷在疼痛的部位，就可以有效地镇痛抗炎了。另外，使用芦荟酒来擦涂患处也是很有效的。

【神经痛用芦荟汁】

将芦荟捣烂取汁，每晚睡前服用1盅（小杯），每服5～6天为1个疗程，停药3天，接着再服，方法同前。因为连续服用会引起腹泻，大约服用1个月左右，疼痛可缓解。

【手臂神经痛】

手臂隐隐作痛或呈放射性疼痛时，将芦荟磨碎，滤汁，在芦荟汁中加入冰块、清水和糖，每天饮1小杯，十几日即见效。

【神经痛】

神经痛、风湿症取芦荟鲜叶，捣烂，厚敷患处，疗效佳。

又方　选用龙爪芦荟生叶，去面皮后用凝胶质部分反复涂抹疼痛部位，同时按摩疼痛部位，按摩后将芦荟敷在痛部。

又方　取新鲜芦荟叶5 cm长，香油、酱油、精盐各少许。

制法　将鲜芦荟叶采摘后，洗净去刺，切成细丝，加香油、酱油、精盐调味食用。每日3次，随意食。外加贴敷，效果更佳。

【神经痛用芦荟酒】

患神经痛5年的患者，经服芦荟酒后，得到了治愈。方法是，在烧酒中，加入其一半量的捣烂的芦荟叶，再加少许红糖，放置20天，便成味美的芦荟酒。取其酒，频频服，见效。本方对胃肠病也有效。芦荟酒越陈疗效越佳。

【神经痛用芦荟叶内服法】

曾有位护士大腿部神经痛,虽经过打针吃药,但均未奏效。服芦荟叶1周后见效,长期服用后得以根治。方法是取鲜芦荟叶5 cm,去刺,细切,放香油和酱油适量,1日3次,饮前服。

又方 选用库拉索芦荟或树芦荟生叶,将刺去除,每天3～4次,每次3 cm左右,坚持服用1周到1个月,其疗效明显。另外,配合龙爪芦荟浴效果更佳。

【神经痛用芦荟叶湿敷】

用尽各种方法,都未能治愈的神经痛,用芦荟湿敷有效。取鲜芦荟叶,竖切,切面朝里敷患处,每隔2～3小时换1次,敷3～4天见效。湿敷芦荟叶时,用塑料等物缠缚,以防芦荟汁溢出。

【四肢患慢性神经痛用芦荟叶】

神经痛严重而不能动弹时,取鲜芦荟叶去刺,捣烂取汁,每晚睡前服1小酒盅,久服获效。出现腹泻时,停服一段时间后再服。

【神经痛综合疗法】

服用龙爪芦荟或库拉索芦荟的粉末、胶囊、片剂、生叶及芦荟酒、芦荟饮料等均可。内服的同时,将芦荟叶肉贴在痛处,或将芦荟叶片去除刺,捣烂后,将芦荟汁加热到36～37 ℃后,反复涂抹痛处或用棉布敷患部均可。使用期限1周到1个月左右,但长期内服有利于预防和治疗。也可用龙爪芦荟和库拉索芦荟鲜叶3～5 cm,分3～4次服用,连服7天至2个月,同时用成熟的库拉索芦荟鲜叶去一面皮后,用凝胶质部分涂抹疼痛部位,适当按摩,干后再涂抹并按摩,反复多次后将芦荟贴敷于疼痛部位。

神经痛有阵发性,即使疼痛消失了,还要防止复发,需坚持长期服用芦荟制品,如芦荟汁、芦荟酒、芦荟蜜汁、芦荟醋、芦荟干丝茶等。

注 芦荟干丝茶,即把龙爪芦荟成熟叶片用切菜机切成5 mm宽的细丝,经过自然干燥后可保持绿色、清香,喝时可加入冰糖,既是茶,又是药,常喝保健效果十分明显。

【坐骨神经痛】

芦荟并不能立即消除坐骨神经痛,只是能够将病源的毒素进行中和,抑制病痛的发作。

用芦荟鲜叶凝胶反复涂抹疼痛处,并内服芦荟叶肉,服用1个月左右。长期服用可制成芦荟酒或芦荟饮料,同时辅以按摩及一定量的运动。

（40）肾结石、膀胱结石

【肾结石用芦荟胶囊和金钱草煎剂】

据吉林省龙井市东盛勇镇金今玉医生临床实践证明，在曾手术取出肾和一个输尿管内结石后，又出现了两个结石，因担心再次手术痛苦和经济负担，服用了芦荟胶囊和金钱草煎剂。服用两个半月后，原有的顽固性便秘治好了，食欲增加，饭后饱胀和腰痛也消失了，再到医院去复查，B超结果结石影消失了。皮肤色泽洁白光亮了，体重也增加了5 kg，全身感觉良好。

为巩固成果，防止复发，适当坚持服用芦荟胶囊或鲜叶大有益处。

（41）胆囊炎

胆囊炎分急性和慢性两种，常与胆结石同时发作，是临床上胆囊疾病中最常见的一种。胆囊炎大多是由暴饮暴食而引起，其中过多地摄取动物性脂肪和酸性食品是引发此症的直接原因。

对于重症的和慢性的胆囊炎，单凭芦荟是不可能治愈的，但对于初期或症状较轻的胆囊炎，则有较好的治疗效果。治疗时应用库拉索芦荟和龙爪芦荟均可。除忌服芦荟酒外，可以吃芦荟鲜叶，饮用芦荟鲜汁，煎服芦荟汁、芦荟茶、芦荟干粉等，与治疗肝脏疾病的方法相似。常服芦荟可防止胆结石。

（42）甲状腺功能低下症

因工作忙和劳累过度患有多种疾病，如甲状腺功能低下症、便秘、循环系统障碍、高血压等，一方面要解除疲劳，生活要有规律，坚持锻炼身体，改善膳食，多食五谷杂粮、蔬菜、水果、海藻类；另一方面要坚持服用树芦荟粉剂或库拉索芦荟粉剂，1天服用3次，1次1小匙，服用3天后便秘可解除，坚持6个月，粗脖子可变细，其他杂症也会消失。

（43）腮腺炎

腮腺炎是流行性腮腺炎病毒所致的急性呼吸道传染病。传染性强，儿童多发，成人发病有增多的趋势。治疗时将芦荟鲜叶洗净捣碎，敷于两侧腮腺，用绷带固定。待芦荟干后，再换，5日即可见效。严重者可加1周内服药治疗。

（44）解巴豆中毒

巴豆中毒最明显的症状是腹泻不止，解时口嚼芦荟鲜叶，或磨汁，每日喝1杯芦荟汁。

（45）动脉粥样硬化

治疗方法 ①每天口嚼 15 ~ 20 g 新鲜的芦荟叶，或者喝 1 小杯芦荟汁；②将芦荟制成芦荟注射液，每日皮下注射 1 mL，30 ~ 35 天为 1 个疗程。疗程间隔 2 ~ 3 个月；③将芦荟做成菜肴食用。

（46）肩酸背痛

肩膀发酸，后背酸痛，原因是长时间做活或弯腰，或者肌肉受伤后没有恢复正常，造成肌肉纤维肿胀酸痛。

治疗方法 先按摩一下肩部或背部，然后将芦荟叶磨碎，用纱布吸其汁液，直接敷在患处，可将塑料布敷盖在敷料上面固定，还可减缓药液蒸发。

（47）食物及药物中毒

芦荟有良好的解毒作用，能帮助肝脏恢复功能。在食物及药物中毒后，应先接受医生应急治疗，再服用 1 周的库拉索或龙爪芦荟，效果较好。

（48）胃弱

病因与表现 初始感觉是不思饮食，食易饱，食后难消化，或吃东西觉得没有味道，胃感膨胀，有时频繁打嗝、恶心、胃痛，还可伴有便秘或反复腹泻，一些患者有胃下垂症状。此症因脾胃虚弱或脾胃不和、气虚上逆而引起。

治疗方法 芦荟的表皮成分可以调整胃的自主神经，发挥健胃功效，而且芦荟宁、芦荟乌辛等有效成分可通过刺激胃壁后使胃的功能逐渐恢复。治疗上既可食用芦荟鲜叶，也可食服芦荟粉，每次用鲜叶 15 g 或干粉 0.6 g，每天服 2 次。为保证苦味的有效成分，应避免加入砂糖和蜂蜜。另外，可结合补充维生素 C 以促进胃黏膜的新陈代谢。已经胃下垂的人要想根治下垂是很困难的，但长期服用芦荟，能增强胃及胃肌的功能，可慢慢恢复。

（49）贫血

【缺铁性贫血】

病因与表现 血液中红细胞数目或血红蛋白含量低于正常的病变称贫血，这是一种常见病。病因有许多，但大多是由于日常生活中营养不良，特别是铁质、蛋白质不足使血红蛋白和各种含铁酶的合成减少，故称缺铁性贫血。此外，吐血、咯血、便血、严重外伤出血、脾脏功能异常及化学药品等因素导致失血过多或造血功能障碍，也会发生贫血。

治疗方法 首先要增加含铁量高、蛋白质和维生素丰富的食物，妇女妊娠后期、哺乳期以及月经过后，可每天服葡萄糖酸亚铁等活性补血铁剂，寄生虫流行地区要做好寄生虫疾病的防治工作。同时，要常服用芦荟。经常服用芦荟的人，由于芦荟的苦味健胃作用和促进心血管系统功能的作用能增进食欲，提高营养摄取能力，从而改善体质。同时，芦荟醌酊成分对溶血性贫血的溶血作用有较好的抑制效果。芦荟在人体内还能保持铁离子的最活性状态，促进铁质的吸收。服用芦荟品种可为龙爪芦荟、库拉索芦荟、元江芦荟或中华芦荟。每天取芦荟鲜叶 2 ~ 3 cm，去刺生吃，每天 3 次，坚持服用3 ~ 6 个月可见效。长期服用能防止复发。体质较弱者，一开始应避免生食叶片或鲜汁，最好先服芦荟干粉、芦荟煎汁、芦荟酒等温和品。

【贫血】

醋煅皂矾、肉桂、净芦荟各等量，以上 3 味共研细末，装入 0.5 g 胶囊备用，每次 3 粒，每日 3 次，饭前服，孕妇忌服，服时忌茶。

（50）冠心病

冠心病为成年人的常见病之一，是由于供应心脏血液的冠状动脉发生粥样硬化引起的，表现为心绞痛、心肌梗死、心律失常等。

冠心病发生后，关键是终止心绞痛的发作。芦荟不但在疾病发生后能缓解心绞痛，而且还能对冠心病起到预防作用，因为芦荟能降低胆固醇和血脂的浓度，软化血管，防治动脉硬化，同时还能强壮心肌功能，促进血液循环，使心肌供血得到改善，心脏收缩有力，心脏功能增强。所以有冠心病先兆的人应早期和长期服用芦荟，可收到预防和治疗效果而无任何副作用。但是，一旦发生心绞痛和心肌梗死，应及时到专科医院诊治。病情严重时，芦荟是没有急救效果的，它只能起辅助治疗或长期服用控制病情恶化，使疾病缓慢转愈的作用。

治疗方法　生吃龙爪芦荟或库拉索芦荟适量，每天服 3 次，饭前 30 分钟服用，坚持服用 6 个月以上，可见疗效。在服用过程中，如果还有心绞痛发生，是因为芦荟用量低，应加大用量，以不排稀便为宜。当心绞痛发作很剧烈，持续时间较长时，要配合其他扩冠药，同时请医生做心电图检查，防止发生心肌梗死。在预防和治疗冠心病时，宜低脂饮食，切忌暴饮暴食，忌烟、酒。宜生活有规律，保持乐观，劳逸结合，睡眠充足。

目前的精神安全剂对这种病只能达到暂时控制的目的，还没有一种药能够根治，若遇到不良因素则又会发作。芦荟可以促进血液循环，改善心肌等血管的不必要收缩，调节内脏和腺体的内分泌状态，镇静神经，使身体状态得到调整。

又方 睡前喝 1 杯芦荟酒，如无饮酒习惯，可饮 1 小杯芦荟蜂蜜汁，这样可以帮助入睡、静养精神，消除疲劳，也可服用芦荟茶、芦荟煎汁和芦荟鲜叶、芦荟干粉等，鲜叶用量为 3 ~ 4 cm，以成熟的龙爪芦荟为好，分早、午、晚睡前 4 次服用。

（51）梅尼埃病

梅尼埃病又称内耳性眩晕，是一种以晕眩为主要症状的内耳病，主要病变为内耳中的内淋巴液异常增多，压力升高。多数从单侧开始发病，内耳有问题的人，再加上疲劳或精神压力等因素就更易发病。此病呈阵发性，常反复发作，伴有耳鸣、恶心、呕吐和听力减退等症状。

治疗方法 患者发生眩晕时应静养休息，感到耳鸣的一侧朝上，不要移动头部，经过一段时间就会稳定下来。芦荟可有效地调整自主神经功能、内分泌功能，促进血液循环，中和体内毒素，且有利尿作用，可有效防治梅尼埃病，有不少成功治愈的病例。但完全治愈要坚持服用几个月至 1 年。多数情况下，单用芦荟是不能治好此病的。在轻度发作时，首先应当及时到医院诊治，控制病情，然后坚持每天服用芦荟粉末、芦荟茶或生吃芦荟鲜叶，以后依赖医生的时间就会越来越少，直至长时间都不发作，坚持下去就会有显著性的转愈。

（52）隔离辐射

日本的星药科大学（Hoshi University）的研究人员在 *Yakugaku Zasshi* 上撰文，指出芦荟能保护皮肤不受 X 线侵害。他们发现，芦荟是一种有效的抗氧化剂，能清除辐射所产生的游离基，因此能保护人体内两种愈合物质超氧化物歧化酶（一种抗氧化酵素）和谷胱甘肽（一种能刺激免疫系统的氨基酸）。

为使皮肤免受 X 线侵害，一是坚持每天 2 ~ 3 次吃芦荟鲜叶或芦荟制品，二是工作前在皮肤上涂芦荟凝胶质，特别是受 X 线直接侵害部分。

（53）突发性震颤

当手患突发性震颤，即手颤抖、心慌、无力，手不能握笔时，可吃 2 ~ 5 cm 芦荟鲜叶，每天 2 ~ 3 次，坚持半年有效。

2.2.2 外科方

（1）创伤（割伤、擦伤、划伤）

创伤是指伴有体外组织破裂、感觉疼痛的一种损伤。

创伤早期（在 8 小时内）要进行清创，严重时缝合；创伤晚期或已有污染，清创后应加引流。

对于轻度创伤，无论是应急处理还是治疗，芦荟都可以发挥较大作用，因为芦荟具有很强的杀菌、消炎作用，并能中和细菌所分泌的毒素，还有激活细胞，促进血液循环、生肌愈合伤口的作用。即使重度创伤，结合医院诊治辅以芦荟内服和外敷治疗，也能促进痊愈，并消除瘢痕。

治疗方法　先做好消毒处理，用消毒药水清洗伤口，取出针、刺等异物，必要时 24 小时内注射破伤风疫苗。然后可用芦荟鲜叶的凝胶质直接涂抹在伤口上，并将凝胶质贴敷在创面上，用消毒过的纱布和绷带固定包扎。如果是小伤就没有包扎的必要，可待干后涂抹芦荟凝胶质，反复数次，即可止痛，以后每天涂抹 3 次左右，伤口即能很快痊愈。

较重的创伤或流血不止的创伤，一定要速送医院救治。

【创伤疼痛】

因创伤疼痛而肿胀时，取鲜芦荟叶，去皮，敷于整个患部，干则换敷，多换敷为佳。

【摔倒或被打而瘀血、起鼓包时】

取芦荟叶，剥去外皮，贴于患部周围，既化瘀，亦消肿胀，干则随时换之，经过一宿，可见效。

【脚脖扭伤】

取鲜芦荟时，剥去外皮，敷于患部，速愈。干则随时换敷。

（2）切伤

【刀或玻璃割伤】

治疗时，先洗净伤口，必要时在 24 小时内注射破伤风针，然后把经过热水消毒过的芦荟叶切开，将汁液涂于患处。若是轻伤，如此反复数次即可止痛；若是伤势较重而出血较多，宜先清洁伤口，再涂以芦荟胶状物，然后覆以消过毒的纱布，再用绷带固定包扎，但不要包扎太紧。当胶状物干燥时，要常滴入芦荟汁来湿润，约 1 周后可治愈。

但是，当创口较深，或出血不止时，应尽快到医院治疗，或辅以其他方式治疗。

又方　取鲜芦荟叶，洗净去刺，贴敷于受伤处，再用绷带缠缚，即止血。1 日换敷 5～6 次，愈合后不留瘢痕。

【钉子扎脚后疼痛剧烈】

钉子深扎的部位，一般 10 ~ 15 天也不易愈合，疼痛剧烈，这时取芦荟汁，滴涂于伤口处，使汁液渗入到伤口，到 24 小时就能止痛，伤口愈合亦快。

【伤口愈合用芦荟粉、蜂蜜】

将芦荟叶晒干，研为细末，用蜂蜜或香油调和，外涂于伤口，速愈。

（3）灼伤（烧伤、烫伤、晒伤、辐射伤、腐蚀伤）

灼伤亦称烧伤，是指人体受到高温或辐射后所引起的局部损伤。烧伤是一种由于火焰、热水、热气、热油或其他高温液体、闪光、放射能、电能或化学物质作用在身体表面所引起的损伤。从人类认识芦荟的药效以来，芦荟就被作为治疗烧伤烫伤的首选特效应急治疗剂。

烧伤程度Ⅲ度以上时，应立即送医院治疗。即便是Ⅰ度、Ⅱ度的烧伤，如果不及时治疗，也会留下瘢痕，甚至出现发炎溃疡。出现Ⅰ度、Ⅱ度烧伤患者时，首先要将患部用冷水降温，然后将芦荟的凝胶质部分贴于患部，上面覆一层玻璃纸后再用绷带固定。过一段时间芦荟汁液被吸干后，再更换新的芦荟叶，或者在绷带上面滴上芦荟叶汁，这样可以抑制疼痛，防止患部的细菌感染及溃疡的形成，促进皮肤组织肉芽的形成，使患部尽早修复，不留瘢痕。Ⅱ度烧伤，一般在 10 日左右可见效果。

此外，常备一瓶芦荟酒精液带在身边，对处理轻度灼伤和防晒均有效果。

注意 家庭中处理Ⅰ度、Ⅱ度烧伤，应禁止使用任何黏性纱布，也禁止在伤处涂敷油脂、紫药水等。Ⅲ度、Ⅳ度烧伤或头面部、手、脚、会阴部烧伤面积超过全身表面积 10% 的患者，应用干净布单将其覆盖后，尽快送医院急救。烧伤分类见表 2.3。

表 2.3　烧伤分类

度别	症状
Ⅰ度烧伤	表皮浅层（角质层）烧伤，有局部皮肤发红，有微痛和微肿，不会发生感染，全身反应很少，一般经 3 ~ 6 日自愈。愈合后表皮脱落，露出发红的皮肤，不产生瘢痕。在强烈阳光下灼伤即属于这一种
Ⅱ度烧伤	真皮烧伤，可产生水疱，易发生感染，皮肤颜色苍白，其中间有红色斑点。一般需要 2 ~ 3 周可愈合，治疗及时一般没有大的瘢痕

度别	症状
Ⅲ度烧伤	全层皮肤坏死，甚至波及皮下组织、肌肉与骨骼。皮肤颜色发白或烧成焦痂，可见小血管为血栓所堵塞，有水肿，无痛觉，干燥无渗出液。2～3周后发生焦痂下液化，易发生感染，愈合极慢，上皮组织只有从伤口四周长入，治愈后可遗留严重瘢痕
Ⅳ度烧伤	患部焦黑、恶心、呕吐、口渴、烦躁不安，甚至死亡

【轻度烧伤】

轻度的烧灼伤用鲜芦荟叶片，从中剖开，挤出黏状汁液，滴于患处。此方不但可以减轻疼痛，而且愈后不留瘢痕。

又方　用鲜芦荟叶，洗净，捣汁，涂患处，勤涂勤换愈合快。或用鲜芦荟汁直接涂抹于患处，每天2～3次即有效果，可起到止痛、消肿的作用。

又方　在手掌部位烧伤，立即浸泡于凉水或冰水约10分钟，再取芦荟叶，洗净，竖切，贴敷于患部，不留瘢痕。第1天，换敷10次以上，过2～3天后，每日换敷1次。

【烧伤损伤到皮肤的真皮层及肌肉的Ⅲ度烧伤药物配方】

1%芦荟霜剂，芦荟粉1.0 g，维生素C 0.5 g，维生素E 0.5 g，脂肪酸山梨坦0.95 g，聚山梨酯10 g，鲸蜡醇10 g，甘油10 g，单硬脂酸甘油酯3.0 g，尼泊金1.0 g，氮酮5 mL，加水至100 g。这是解放军223医院袁海龙等人用家兔做试验的药物配方。

【放射性皮肤烧伤】

鲜叶捣烂取汁30 mL，加阿拉伯胶20 g，再加蓖麻油至100 mL及防腐剂桉叶油0.5 mL，用力振荡成复方芦荟乳剂，涂在将照射的皮肤上，待干燥后开始照射，照射后可不必擦掉。

【轻度烫伤】

芦荟对烫伤治疗具有奇效，老百姓称芦荟是烫伤草，这是因为芦荟具有消炎止痛、促进上表皮细胞再生、加速伤口愈合的作用。

烫伤是家庭日常生活中较为常见的皮肤损伤，一般是指由开水烫伤，火焰、蒸气等高温引起的灼伤以及由电流和放射性物质引起的灼伤。广义的烫伤还包括强酸、强碱引起的灼伤。烫伤的面积和深度是衡量烫伤程度的主要依据。如烫伤面积超过全身皮肤面积的1%，应立即送医院治疗，以免发生感染和并发症。烫伤深度在Ⅱ度以下的小面积烫伤,应用芦荟治疗效果比较可靠。但对Ⅲ度烫伤,必须及时送医院治疗,以免发生严重感染和溃烂。

治疗轻度烫伤可用库拉索芦荟、元江芦荟、龙爪芦荟、中华芦荟。如果烫伤面积不大,应先用冷水冲洗烫伤处,如有水疱也不要挑破,再用芦荟酒精浸出液对创面周围做消毒处理,再用捣碎的芦荟汁敷于烫伤处,用纱布包扎好,3~4天后,伤痛会逐渐减轻,小水疱也会破裂,此时,再用芦荟酒精浸出液对创面进行擦拭消毒,并换敷新的芦荟叶,以后每隔1~2天,换敷芦荟鲜叶,2~3周即可痊愈。一般情况下,用芦荟酒精浸出液消毒后可不必再用纱布包扎,直接涂抹芦荟凝胶质便可,这样让皮肤暴露在空气中会有利于烫伤痊愈。

(4)脓疮

【严重脓疮用芦荟】

用扯芦荟鲜叶时分泌出的黏液,日涂患部多次,不论多么严重的脓疮都有效。

【臂部脓疮用芦荟末】

将芦荟叶晒干备用,每次使用时拿出研末,用酒调和,厚敷于患部,对臂部等部位的脓疮有效。

【脸部等部位长脂肪团用芦荟】

曾有一人,从嘴唇里面开始长小小的脂肪团,逐渐增大,如同脸上长1个瘤子,还时时疼痛。对此,他到花店买来芦荟,去刺洗净,捣烂取汁,日服3次,饭前服1匙,服1周后脂肪团便自行消失。

【各种脓疮用芦荟】

长在手术困难的部位,如脸、脖颈、阴部之疮,取芦荟叶,捣取汁,涂于患部,显效。干则再涂。睡觉时,可将芦荟叶竖切,用其黏糊面贴敷于患部,再用胶布固定。芦荟是治疗脓疮之妙药,在家中花盆里栽几株,可消除全家人的脓疮之苦。

【手指和脚趾急性化脓用芦荟叶】

将芦荟叶捣烂取汁,涂于患部,日涂3次,同时再将芦荟叶煎服,显效。

【痈肿疔疮用鲜芦荟叶】

芦荟叶50 g,洗净捣烂,外敷患处。

(5)冻伤(冻疮、皲裂)

芦荟具有促进血液循环的作用,在寒冷季节,就算没有患冻疮、皲裂,也可用芦荟汁、芦荟酒、芦荟醋做沐浴液，或浴后用芦荟酒、芦荟汁搓揉肌肤，或睡前饮服芦荟酒等，均有预防作用。

芦荟有消炎、镇痛、止痒和生肌的作用，对冻疮、皲裂和轻微冻伤有较好的效果。治疗时以芦荟凝胶质直接接触患部外敷，开始会有刺痛感，但不久即消失。芦荟的收敛作用不仅能很快治愈创口，而且不会留下难看的瘢痕。外用的同时，可内服芦荟鲜叶、芦荟粉末、芦荟茶、芦荟蜜等，促进胃肠功能和血液循环，效果更好。

【冻伤用芦荟叶酊】

一到寒冷的冬天，有不少人手脚末端和关节部位，甚至面庞及耳垂部，会发红肿大，严重时还会破溃，痒痛相兼。这就是冻伤，或称冻疮、冻疡，其重在预防。治疗可配制芦荟叶酊。

配制法　芦荟叶 500 g，洗净，用布揩干后切成 2 cm 长，与 1500 mL 60 度的白酒一起装入瓶中，瓶口盖紧密封，置于阴暗处，1 个月后启封应用。每次洗过澡后，用此芦荟叶酊遍擦双手、颈部及面颊皲裂处或冻伤处。

【冻伤用芦荟】

鲜芦荟叶洗净去刺，捣烂取汁，涂于患部搓擦，干则再涂，勤涂痊愈快。或直接用鲜芦荟叶肉涂擦冻伤处，晚上可用叶肉敷于患处，有速效。

笔者曾亲身体验过脸部冻伤用此方。寒冬腊月，笔者外出脸颧骨处冻伤，疼痛难忍。用鲜芦荟叶洗净去刺，切成小块用叶肉直接涂患处，10 分钟后疼痛明显减轻，涂 2 次，痊愈。

【脚冻疮用辣椒和芦荟】

脚冻伤成疮患者取几个干辣椒熬水，洗泡患处，之后，用芦荟鲜叶汁涂抹患处，有特效。

【手足冻伤和皲裂用芦荟香脂膏】

原料　芦荟汁、香脂各适量。

制法　将新鲜芦荟叶，去刺，洗净，捣烂用干净纱布包裹绞取汁液，与香脂拌匀，涂于患处，并在涂后反复均匀搓擦，干后再涂，再搓，获效更快。本方治疗由寒冷或使用洗涤剂等导致的冻伤和皲裂效果佳。

（6）足底深部化脓、发炎

将鲜龙爪芦荟叶烧焦，加少许黄酒捣烂，加热敷患处，每天换药 2 次，效果明显。

（7）痔疮

【痔疮手术后】

由于直肠静脉血液回流受阻，直肠下端及肛门边缘的静脉丛曲张，扩大成柔软的静脉瘤，称为痔疮。痔疮有内痔疮和外痔疮，芦荟对哪种痔疮都有特效。痔疮经手术治疗后，便秘患者还会因肛裂而导致痔疮再复发。用芦荟治痔疮，内服和外敷配合应用效果更好。内服生叶或粉末、胶囊的同时可将生叶汁每天 3 ~ 4 次涂抹患部或将生叶敷于患部即可。就寝时将 1 cm 长的库拉索芦荟的叶肉插入肛门或用胶布固定在患部效果较佳。

治疗痔疮病用芦荟哪一个品种都可以，但以库拉索芦荟为佳。10 ~ 30 天治愈率达 90%，约 10% 的患者需要 2 ~ 3 个月的治疗过程。

【痔瘘】

肛门周围的痔疮加剧发炎，在肛门附近产生孔腔瘘管，并不断地有脓液向外排出，称为瘘疾，即痔瘘。实践证明，利用新鲜芦荟，开展自然疗法，对痔瘘的早期治疗是非常方便有效的。芦荟对瘘管有明显的化瘀生肌、排脓拔毒作用，有促进肉芽组织生长的功效。

应用芦荟治疗痔瘘的方法可以分为内服和外用两种。

内服方法　可将新鲜成熟的龙爪芦荟或库拉索芦荟叶片洗净生食，或将芦荟叶片打浆成泥，再用纱布过滤，取汁饮用，每次 10 ~ 15 g，每日 2 ~ 3 次。

外用方法　先用温水将患部洗净，再取新鲜芦荟叶片 1 段，长 5 cm 左右，洗净，去刺，用芦荟凝胶质部分涂抹患部，每日 4 ~ 5 次，或 6 ~ 7 次，也可用脱脂棉或纱布蘸取芦荟汁涂抹患部，再用护疮膏固定，每隔 2 ~ 3 小时更换 1 次，效果也很好。

研究资料表明，在使用芦荟 3 ~ 5 天内，便可抑制溃疡渗出物的微生物菌丛的生长，增加吞噬作用，促进伤口愈合。

【肛门脓肿】

患多年肛门脓肿者，肛门边缘鼓起豆粒大小的肿块，疼痛难忍时，用芦荟叶中黏液涂于患处，一夜涂 3 次，疼痛可明显减轻，2 ~ 3 天脓包可消。

【严重外痔用芦荟叶】

曾用多种药物未能治愈而苦恼的外痔患者，取花盆中的芦荟叶，洗净，捣烂取汁，不间断地涂于患部，获效。之后患者劝比自己更严重的外痔患者用此方，结果亦治愈。

【痔疮出血用芦荟】

取鲜芦荟叶，洗净去刺，切细丝，空腹服，每次 15 g，每日 2～3 次，对兼有寒证的痔疮出血有效。每次的量要根据患者及病情和芦荟品种有所增减，若出现下泻，应减量和日次数。

又方　取库拉索芦荟 5 cm 鲜叶，去掉刺和皮，把凝胶切下一小块塞进肛门。如果塞不进去，可把芦荟凝胶放到冰箱里冷却，待硬实了再往肛门里塞便可。连续用 3～5 天可愈。

【难以忍受的痔疮痛用芦荟】

将肛门洗净，用芦荟汁浸湿脱脂棉，贴敷于疼痛部位，每日换敷 3～4 次，止痛。

又方　将芦荟与白矾捣烂合用，治痔疮有特效。

【痔瘘胀痛、血水淋漓】

芦荟数分，白酒磨化，和冰片二三厘，调搽（《本草切要》）。

又方　取芦荟叶 3 片（每片约 3.5 cm×2.5 cm），劈开，刮下中间肉质约 50 mL，加水适量，煮沸 5 分钟，冲蜜糖 2 汤匙，1 次服完，小儿酌减，每天 1～2 剂，约服药 30 天。

【外痔严重者】

治疗方法　①将芦荟切碎，放入葡萄酒中，搁置 2 天后服用，每天服用 1 酒杯（20～30 mL）。效果很好。②《本草纲目》中记载：治痔瘘胀痛、血水淋漓时，用白酒将其磨化，再加入点冰片（大约 1 g），取芦荟汁的干燥品数克，调好后，搽患部。③把芦荟的果冻状叶肉像生药一样插入 20～30 分钟，即有效。或涂芦荟软膏。

又方　取鲜芦荟叶，洗净去刺，捣烂取汁，涂于患处，每隔 2 小时涂 1 次。

【治疗痔疮综合法】

应用龙爪芦荟或库拉索芦荟，或皂质芦荟，取其新鲜叶片分别为 1～3 cm、3～5 cm、10 cm，或将其绞汁，加蜂蜜服用，或做成芦荟酒服用，每天 2～3 次，坚持服用 1～2 个月，同时配合外用疗法，即用脱脂棉，沾上芦荟汁液，涂于患部，每天数次，或者在睡前切 1 cm 新鲜芦荟叶，去掉一片皮贴在肛门上，放纱布数层，用胶布固定。或把库拉索芦荟凝胶质生叶（去皮）在冰箱里微冻一下，然后在睡前塞进肛门。这个办法亦很好，最好是浴后外敷，促进局部血液循环效果会更好。也可把芦荟做成外用软膏涂在患部或仔细擦揉，则效果亦佳。

（8）瘀毒

【跌打瘀血并红肿】

鲜芦荟叶剥去外皮，贴患部周围，干则随时换之，既化瘀，又消肿。

【去瘀散毒】

取鲜芦荟叶洗净和适量的盐捣烂，敷疮即可（《岭南采药录》）。

（9）甲沟炎

【甲沟炎疼痛时用芦荟】

取鲜芦荟叶捣烂绞汁涂患处，或将鲜芦荟叶焙软、剖开、套于患指，或用芦荟1片，于炭火上熨软后刮其黏液，厚涂患处，每天3次。有奇效。

笔者某日左手指尖甲沟处突然红肿疼痛，疼得心烦意乱，情急之下想到了芦荟，用药后5分钟后疼痛减轻，晚上，按前面办法把芦荟叶套在手指上，连续用了2次，痊愈。

（10）疮肿

用龙爪芦荟或库拉索芦荟，或皂质芦荟叶，加盐捣烂，敷疮即可。

又方　长了脓疮，且原因不明者，用成熟的库拉索芦荟鲜叶凝胶涂抹，同时每天服2~3次库拉索芦荟鲜叶，每次不超过15g，2~3天见效。

（11）止血

【对各种原因引起的外伤出血应用芦荟粉治疗】

针对出血量较大者，采用芦荟粉适量，用消毒药棉或油纱布条蘸黏芦荟粉末填堵，或压迫出血处。对于出血量少的患者，可用芦荟粉5~10g撒于出血处。对于少量鼻出血、鼻衄、间断出血、其量较少者，可用芦荟粉3~6g，加温开水10~20mL，搅化（水呈褐色，其中不溶于水的黑色胶黏物可去除），用塑料滴瓶吸入，令患者仰面，每次滴鼻腔内1~2滴，每天3~5次。

主治　外伤、血小板减少、拔牙、鼻衄、血友病、肛裂、痔疮、下肢溃疡等引起的各种出血。

功用　凉血止血。

又方　用芦荟花3~6g，加适量水和酒煎服，治内伤吐血（《岭南采药录》）。

（12）乳头裂伤

哺乳期妇女大部分都有过乳头裂伤的经历。乳头裂伤会出现红、肿、热、痛，甚至不敢给小孩喂奶，有的甚至发展成乳腺炎。若使用其他药物治疗（如涂红霉素药膏等），效果远不如使用芦荟好。治疗时，将新鲜的芦荟叶捣烂挤榨，得浸汁备用。在给小孩喂完奶后用此汁擦洗裂伤乳头，每天4次，连续2～5天就能治愈。

（13）脸冻伤加辣伤

【脸冻伤后又蹭上辣椒疼痛难忍用芦荟叶】

脸部有轻度冻伤后又不慎蹭上干红辣椒而疼痛难忍时，取中国芦荟（元江芦荟或中华芦荟、上农芦荟）鲜叶，洗净去刺，竖切，用叶肉反复涂抹脸疼痛处，10分钟后疼痛即可消失，显效。为巩固疗效，临睡前遍涂脸部，第2天早晨洗脸时洗掉。

笔者于2000年4月22日外出，因天突降雨夹雪，气温骤降，雨雪扑面，脸部轻度冻伤。回家后有疼痛感，偏在这时，老伴要我把干红辣椒剪碎一些，干完活洗手时，生怕手洗不净，连续洗了两次，紧接着又洗了脸，"坏了！"我喊着，怕发生的事发生了，全脸呈现红肿状并发热，疼痛如刀割，情急无他药时，想到了花盆中栽培的龙爪芦荟，即刻割下1片，洗净去刺后掰了1块，用肥厚叶肉遍涂脸部。凉凉的芦荟凝胶质涂到患处，立即使肿痛发热的脸皮降了温，随着不停地涂抹，疼痛也逐渐减轻，10分钟后疼痛消失，一切如初。（王有江）

（14）腰椎间盘突出等

【椎间盘突出症】

椎间盘突出症是一种由组织病变导致的神经痛。临床上疼痛发作时，多采用推拿、针灸、理疗或手术治疗。但是，对此症的治疗不应只着眼于缓解或消除一时的疼痛，应从改善体质和精神状况着手，注重体育锻炼和腰部的适度变曲运动，防止过度疲劳。

芦荟具有消炎、镇静和促进血液循环、改善神经受压缺血状况、缓解疼痛等作用，还能改善体质，芦荟醋还能防止骨质疏松，增强腰椎功能。因此，可以常服芦荟，并适当补钙。疼痛发作时，先用芦荟鲜叶制湿布外敷，干后改用温湿布再敷，反复交替，可促进血液循环，镇痛、消炎效果很好。

【治扭伤、肩痛、腰痛、骨质增生、腰椎间盘突出】

将芦荟叶捣烂加热敷于患处，每天数次。同时配合内服芦荟口服液或芦荟蜂蜜水，1日3次，每次5～10mL。可消炎、软化肌肉组织、活络关节，使血液运行顺畅，效果颇好。

（15）治疗出血性损伤

由刀伤、摔伤和裂伤等引起的伤口出血都统称为出血性损伤。常见的情况如被钉子、玻璃片、石片等划破皮肤后造成伤口出血等症状。遇到这种情况，首先应清洁伤口，用过氧化氢或生理盐水消毒伤口，仔细检查，消除可能留在伤口的各种异物，防止伤口感染。然后用芦荟汁在伤口处轻轻揉擦，也可将浸有芦荟汁的药棉敷在清洁后的伤口上，或者将芦荟叶肉敷在伤口上，再用纱布将伤口包好。芦荟不仅具有止血、杀菌作用，而且还可去腐生肌，促进伤口愈合。

（16）疔、痈

疔　由葡萄球菌或链球菌侵入毛囊或皮脂腺引起的化脓性炎症。

痈　恶性脓疮等化脓性疾病。

芦荟对疔和痈有效。芦荟的杀菌作用很强，连难治的绿脓杆菌感染症，芦荟也能治愈。将龙爪芦荟生叶的凝胶质贴在患处用绷带固定，干后再换新鲜叶，1天多次，有显效。快者1～2天内治愈，慢者2周到1个月痊愈。

（17）手指、脚趾溃疡

手指、脚趾溃疡是由血液循环障碍导致的细胞坏死现象，一般是常做手指、脚趾的切断术进行治疗。

芦荟能促进血液循环，解除堵塞血管的血栓，扩张毛细血管，杀死溃疡部位的细菌，促进新细胞的生成。用芦荟治疗本病需要内服和外用结合。外用时利用龙爪芦荟生叶，贴在患处用绷带固定，干后更换或将叶去刺捣烂后，将其糊浆物反复涂抹在患部或者是用纱布包芦荟糊浆物贴患处，效果神奇。

在用芦荟治疗期间患部可能会有疼痛感，是因为杀死溃疡周围的细菌，形成新细胞而产生的暂时性现象，不必惊慌。

（18）软组织损伤（打伤、扭伤）

软组织损伤是指人体受到外力打击或碰撞，使人体皮肤、皮下组织、肌肉、肌腱、韧带和关节囊受损伤而引起的疼痛、瘀血、肿胀或功能障碍等。

治疗软组织损伤的要点就是活血化瘀、消肿止痛。芦荟有消炎与镇痛作用，对治疗打伤和扭伤都有很好的功效，而且还能促进血液循环，对及早消肿止痛也有很大帮助。在伤势较轻的情形下，只需涂敷芦荟叶汁便可达到很好的效果。

在确认没有内伤和骨折后，要先对患部进行冷敷处理，然后再将芦荟叶汁贴敷在患部，也可将纱布浸入叶汁中，然后取出敷患部，干后再更换新的叶汁或湿布，反复多次，直到症状缓解为止。症状消失后，有时会因寒冷或潮湿发生疼痛，此时可使用热芦荟进行热敷，即在洗净磨成泥的芦荟中加少许水，加热至比体温略高的温度时，将热汁敷于患部。

将芦荟泥或芦荟粉与适量医用滑石粉调成芦荟软膏后直接涂敷于患部，或涂在纱布上外敷痛处，也非常有效，因为滑石粉本身亦有清热的作用。

除了外用，同时坚持每天饮服适量芦荟酒，则效果更佳。

2.2.3　皮肤科方

（1）手足癣

手癣、足癣是真菌感染皮肤后引起的疾病，都可经接触传染。手癣俗称"鹅掌风"，发生在手掌或指间，症状为局部丘疹、疱疹、脱屑、皮肤增厚和开裂等。足癣俗称脚气、脚湿气、香港脚，发生在趾间或足底，症状为局部丘疹、脱屑、浸渍、增厚等。

治疗方法　用外敷法，先洗净双脚或双手，取芦荟叶加热后剖开，以汁液涂抹患处及至整个脚部或手掌，重复多次，开始会有刺痛的感觉，坚持一段时间后即可初见成效。也可用芦荟叶汁浸湿脱脂棉，贴敷于患部。癣病的根治一般很难，如香港脚，因为病菌惯常隐身于鞋、袜之中，一旦某人患上此症，其家人、好友便易被传染上。对香港脚最好的预防方法是保持脚部清洁干爽。

【慢性顽固手足癣用芦荟】

将鲜芦荟叶洗净，捣烂取汁，涂抹于洗净的患部，早晚各 1 次。曾有人用此方法治好了患 20 多年的手足癣。

（2）蚊叮虫咬

受到蚊子或其他有毒昆虫的叮咬，局部皮肤会出现红肿、疼痛、瘙痒难忍等症状。若被毒蛾、蜂类蜇咬，还会出现全身灼热、疼痛、欲睡的严重症状。

芦荟对蚊叮虫咬十分有效，且无副作用，见效快，愈后不留瘢痕，效果比一般皮肤防护膏要好。

治疗方法　选成熟的芦荟鲜叶，去刺后连皮磨成汁直接涂敷，或用纱布浸汁贴敷，立即会有吸热止痒的感觉，待敷汁干后，更换新汁再敷，数次后见效。若常备 1 小瓶芦荟酒、芦荟酒精液，对一般蚊虫、跳蚤等叮咬所致的瘙痒，只需反复涂擦数次，即可消除不适感，并且没有红肿现象。

【被蜂等昆虫蜇伤时用芦荟】

取花盆中的芦荟叶洗净，捣烂取汁，涂于患部，无副作用而愈合。亦可用于被蚊子、毒虫和蜈蚣叮咬的治疗。

【毒蛾湿疹用芦荟】

毒蛾湿疹，用药又未能治愈时，取花盆中的芦荟叶，洗净去刺，捣取汁服，效果佳。如果在患部涂抹汁液后再服用，效果更佳。1次不见效，再用3~4次，定能见效。

【治疗毒虫咬伤】

蜈蚣咬伤、蝎子蜇伤，以及各种昆虫的叮咬，统称为毒虫咬伤，一般在夏季常有发生。被毒虫咬伤后，不可挤压伤口，以免毒液扩散，也不要去抓搔，以免抓破伤口，造成进一步感染恶化。最好的方法是用氨水、碱液或肥皂水冲洗伤口，因为上述毒虫的毒液都为酸性，而氨水和碱水可以中和酸性，起到解毒的效果，然后再用新鲜芦荟叶捣碎取汁敷在毒虫所咬处，可以减轻疼痛、消肿消炎、清热解毒。在外敷芦荟叶汁的同时，还可将芦荟绞汁，拌蜜糖服用，可以镇定神经，提高治疗效果。如果症状轻微，涂抹芦荟汁及芦荟酒也有效果。在毒虫蜇伤后，出现气喘、过敏性休克等症状，应速送医院治疗，以免贻误治疗。

（3）痱子

【痱子用芦荟叶】

取芦荟叶5 cm左右，洗净去刺，连皮捣碎，用纱布包裹绞取汁，均匀地涂于长痱子的部位，早晚各涂1次。此方婴幼儿也适用，且不损坏皮肤。婴幼儿使用时，需把芦荟汁用纯净水稀释后再涂。稀释比例为1：（10~20）。

（4）过敏性皮肤病（湿疹、荨麻疹）

过敏性皮肤病是指人体皮肤受外界刺激引起体内过敏反应而致的皮肤病。常见的有湿疹、荨麻疹等。

湿疹是一种常见皮肤病。可发生于任何部位，多见于面部、手、足、下肢、腋下、外阴和肛门等处，有灼热和瘙痒感，皮肤粗糙，可有色素沉着。

湿疹的病因较复杂，体质方面的因素也可引发湿疹，如腺病体质、渗出性体质、胸腺淋巴体质的人较容易患湿疹。另外，有胃肠病、肝病、肾病、糖尿病、贫血症、内分泌障碍、妇科病及月经异常的人，也较易患此症。

荨麻疹，中医学病名为瘾疹，俗称风疹块，是在皮肤上突然发生大小不一的暂时性水肿瘙痒性风块，其块随抓搔而增大、增多，时消时发，消退后不留任何痕迹，故称瘾疹。

【湿疹和汗疹】

芦荟具有消炎、止痒、杀菌的作用，对任何原因引起的湿疹和汗疹都有较好的治疗效果。用法是将芦荟中的凝胶质部分，直接涂抹或贴患部。病情较重的患者内服库拉索芦荟的粉末或鲜叶及芦荟胶囊，效果佳，见效快。1周到2个月可治愈，不留瘢痕。

【湿疹用芦荟汁】

将芦荟叶捣烂取汁，外涂于患部，同时服1酒盅汁，每日3次，饭前服，疗效佳。据报道，患湿疹30多年的患者，用此方得到了治愈。

【湿疹用芦荟叶】

全身起湿疹轻、用药物治疗未获效时，将芦荟叶捣烂取汁3g服用，疗效佳。搽后再服，疗效更佳。

【恶性湿疹用芦荟散】

恶性湿疹溃烂出脓液时，用水洗净患处后，取干芦荟40g和甘草20g，混合研末，撒于患处，几天内治愈。

（5）皮肤炎

【皮肤炎用芦荟叶】

取鲜芦荟叶，洗净去刺，捣烂取汁，搽患部，干则再搽，疗效佳。此方法治好了曾用多种药物都未能治好的皮肤炎，有关这方面的文献报道较多。

【暴晒而致皮肤损伤用芦荟汁】

取芦荟叶竖切，将其黏糊面贴敷于患部，治愈。严重的皮肤损伤，用其治4～5日可愈。

【紧急修护晒后发红的皮肤用芦荟】

如果您一时外出，忘记抹防晒霜或忘记遮阳，而把皮肤晒红、晒肿，那么，当天用芦荟护理，可以收到非常好的效果。用剪刀剪下1小段芦荟，再剪去两边的小刺，并从中间片开，将片开的小段芦荟中的胶状物质涂在发热的皮肤上，稍加固定后保留1夜，使芦荟成分充分渗透，第二天早晨，皮肤发红、发热的现象就会消失。

也可用芦荟做日常的皮肤护理，将切开的芦荟放在皮肤上涂擦，能感觉到滑滑的、黏黏的，几分钟后，皮肤逐渐收紧，过后洗掉即可。经常使用，皮肤湿润而滑爽，并会逐渐改善皮肤的粗糙、细纹等现象，而且晒斑、雀斑的颜色也会逐渐变浅。细胞的分裂与新陈代谢在夜晚 10 点至凌晨 2 点最旺盛，因此睡觉前用芦荟敷脸，并保留整夜，效果很好；也可在芦荟中的透明液中，加入适当的蜂蜜、面粉，调好后均匀地敷在脸上，长期坚持使用芦荟护肤，肌肤会变得越来越细致滑爽，也可改善皮肤粗糙、皱纹、眼袋、雀斑等状况。

（6）脓疱疮

脓疱疮又称天疱疮，是一种夏季常见的皮肤病，有一定的传染性，可接触传染，多见于儿童，好发于面部和四肢。当脓疱情况严重时，化脓症状可能会侵入皮肤深层，导致严重的炎症，特别是儿童，常并发肾炎，应及早治疗，防止病情恶化。

治疗时用龙爪芦荟或库拉索芦荟鲜叶切成块，贴于溃疡或化脓部位，或捣碎鲜叶稍加盐，贴敷在患部，1～2 天就能见效，严重者同时内服龙爪芦荟，每次 2～3 cm，每天 3 次，饭前 30 分钟服用，服 2～4 个月，可以使皮肤再生。

（7）风疹

【慢性风疹用芦荟酒】

几乎每天都起风疹而难忍受时，可自制芦荟酒服用。

自制芦荟酒的方法　在白酒 1800 mL 中加其 1/3 的细切新鲜芦荟叶和 10～15 瓣大蒜（捣碎），放置 10 余天即可，日服 2 次，早、晚饭前各服 1 匙，长期服用可根治。

（8）湿癣

【治湿癣用芦荟】

将鲜芦荟叶烘干研末敷患处。也可购买成品芦荟末敷患处，久用，有效。

（9）皮肤皲裂

【皮肤皲裂用芦荟叶酒】

芦荟鲜叶 500 g，60 度的白酒 1000 mL，将新鲜芦荟叶摘下洗净，用布擦干后，切成 2 cm 长，与白酒一起装入瓶中，盖好密封，置于阴暗处，1 个月后方可应用。每次洗过澡后，用芦荟叶酒遍擦双手、颈项及面颊皮肤皲裂处，有意想不到的效果。

又方　将芦荟酊 6 份蒸发至 3 份时，加甘油 30 份调敷。

（10）胼胝

【胼胝初起】

胼胝，俗称老茧，又叫脚垫。足跟部胼胝，因继发感染而坚硬肿痛不能行走的，中医学上称为"牛程蹇"，即"石硕"。治疗时，将鲜芦荟叶适量置于鲜童尿或自尿中浸1～2小时，取出后用清水漂洗备用。首次贴药前将患部用温水浸洗，使皮肤软化，用刀片刮去表皮面角质层，然后将芦荟切去麦皮，把内质黏性一面贴患处，外用胶布固定，再以纱布包扎，每晚睡前换药1次，轻者连续3～4次，重者6～7次，即炎消痛止，老茧逐渐消失。个别病例未愈者，按上法再贴1星期即愈。或取鲜叶焙焦，加些黄酒，捣烂加热敷贴，日换2次，效果亦佳。

（11）几类典型的皮肤病

【化脓性皮肤病】

化脓性皮肤病，包括脓疱疮、毛囊炎、糜烂、溃疡性皮肤病、背疮、手指化脓、痈、疖等。

治疗时将龙爪芦荟或库拉索芦荟生叶切成患部大小，贴于溃疡部位或化脓部位，或捣碎生叶稍加盐，贴于患部，1～2天方可见效。严重的可同时内服龙爪芦荟鲜叶，每次2～3cm，1天3次，饭前30分钟服用，2～4个月后可使皮肤再生。

【浅表真菌性皮肤病】

把龙爪芦荟或库拉索芦荟切成患部大小，然后切去表皮，把凝胶质部分贴在患部，用胶布固定，2～3小时换1次，7天左右可痊愈。对龙爪芦荟过敏者，可用库拉索芦荟或皂质芦荟。也可取新鲜芦荟叶片带皮打浆取汁，然后用脱脂棉蘸芦荟汁涂抹患处，1～2小时涂抹1次，效果也比较明显。

【病毒性皮肤病】

病毒性皮肤病可分为疱疹、疣类、热疹和性传播疾病。治疗方法是内服兼外用。内服生叶每天3次，每次2～3cm。外用，每天涂抹芦荟生汁5次，或1～2小时涂抹1次，这样连续应用几天即可见效，最慢者1个月亦有效。目前，除采取抗病毒治疗外，还通过外科手术及激光等办法治疗。

【光源性皮肤病】

芦荟具有消炎、杀菌、止痛、抗过敏、消肿、促进细胞再生的功能，故光源性皮肤病应用芦荟直接外涂就有神奇的效果。它能起到止痒、消肿、防晒、促进细胞再生的作用。

（12）褥疮及皮裂

【褥疮】

预防在于做好护理，避免长时间局部受压。治疗应便于局部不受压，保持伤口清洁，引流通畅，及时换药，促进溃疡愈合。

治疗时取芦荟叶切碎，用 75% 的乙醇浸泡，两天后过滤，收集滤出液，将滤出液蒸发到一半时，加甘油 1：10 调敷，即 1 份滤出液加 10 份甘油。

【治褥疮及皮裂】

将树芦荟酊或库拉索芦荟酊或皂质芦荟酊 6 份蒸发至 3 份时，加甘油 30 份调敷。

（13）鸡眼

取芦荟叶适量，置于鲜童便或自己的尿中，浸 1～2 小时，取出后用清水漂洗备用。首次贴药前将患部用温水浸洗，使皮肤软化，用消过毒的刀刮去角质层，然后将芦荟切去表皮，把叶肉质黏性的一面贴患处，用胶布固定，每晚睡前换药 1 次，轻者连续 3～4 次，重者 6～7 次可痊愈。本方经福建省王良如先生临床观察 18 例，均有效。

应用芦荟品种，最好是成熟的龙爪芦荟或库拉索芦荟，皂质芦荟次之。

又方　治疗鸡眼可先将患处在热水中浸泡，使角质层软化，再将芦荟切成薄片状，敷在患部，再用纱布包扎好，1 天换 3～4 次，使鸡眼逐渐软化、变白，直至最后脱落。必要时，可以将芦荟浸醋加热后，再贴敷患处，效果更好。

（14）头癣

芦荟 30 g，炙甘草 15 g，共研细末，用热水将患处洗净，敷药粉于患处，连涂数次。

（15）白秃疮

芦荟 30 g，蟾酥 5 g，切细酒浸，加水 200 mL，文火熬如饴状即成，待冷备用。

用法　剃去患者头发，用所制药外擦患处，每天 3 次，连用 10 天。

（16）顽癣

芦荟干块研末或用芦荟干粉，配伍甘草，同研末，外敷，可治顽癣。同时，生食芦荟 3～5 cm，或每日喝 1 小杯芦荟鲜叶汁亦佳。

（17）癣疮

【治癣疮】

芦荟50 g，炙甘草25 g，研末，先以温浆水洗癣，拭净敷之，立干见瘥（刘禹锡:《传信方》）。

（18）油漆过敏

【治油漆所致皮肤红肿用芦荟汁】

取库拉索芦荟鲜叶，洗净，去刺，竖切1块，与患处一样大，或比患处稍大，贴敷患处，干则换敷，有效。

（19）防治辐射损伤

用芦荟叶片的汁液治疗辐射损伤，科学家们的研究报道已证实确实有效。除了战时的核武器损伤外，辐射损伤在和平时期也有发生，如医院X光机的操作人员、接受放射治疗的患者，以及与辐射源长期接触的科研和工作人员，都有可能遭受辐射损伤危害。对于上述人员除了加强作业防护，增强自我保护意识，减少辐射损伤外，经常用新鲜芦荟叶片的汁液涂擦体表，若条件允许，经常内服芦荟鲜叶，也是一种非常有效的防治辐射损伤的措施。

另外，在夏季，由烈日暴晒而引起的皮肤灼伤，其实也是一种辐射损伤。芦荟汁液可以有效地防治因日晒而造成的皮肤损伤。外出前在身体裸露部位涂上芦荟汁液，可以有效减少紫外线对皮肤的伤害。在出现日晒红斑以后，及时涂抹芦荟汁液，有吸热止痛的功效，可以促进皮肤细胞新陈代谢，软化皮肤，使皮肤及早恢复正常。

（20）治疗脚疮疱

脚疮疱则是由于长时间穿鞋不透气，导致足底部或趾间皮肤角质层泡烂，发生溃烂或起水疱而引起的。利用芦荟消炎抑菌的功效，涂抹鲜芦荟汁液可以有效地治疗。如果用热水将芦荟烫一下，再剖开敷在患处，效果更好，可以止痛、止痒，去腐生肌，促进脚疮疱消退和疮面愈合。

（21）身体白癣症

身体白癣症是头皮和身体皮肤的柔软部位出现像银币那样圆状患部，也是由真菌所引起的疾病。

芦荟有强烈的杀真菌作用。必须坚持外用和内服结合。大约1周左右就能治愈。

（22）疣（瘊子）

疣是病毒性传染病的一种，芦荟对于疣有卓越的功效。芦荟具有很强的抗病毒和杀菌消炎作用，并能改善体质，增强免疫功能，同时还能促进上皮细胞再生。治疗时需外用和内服相结合，每天涂抹芦荟生汁5次或隔1~2小时涂抹1次，也可将库拉索芦荟鲜叶凝胶部分贴在患处用胶布固定，干燥之后更换。内服龙爪芦荟鲜叶，每次2~4cm，每天3次，1周到2个月可治愈。此法也可用于治疗鸡眼，治愈后可不留瘢痕。

（23）皮肤溃疡

【结核性皮肤溃疡】

患结核性皮肤溃疡时皮肤溃烂流脓，久不收口。治疗时，将芦荟叶置于4~8℃暗处，经12昼夜，取出去刺，洗净，切成小块捣碎，加5倍生理盐水稀释，于10~15℃搁置1小时，煮沸1分钟，过滤重复1次，注入安瓿120℃，高压消毒，即得芦荟注射液，皮下注射。

以上芦荟制剂须在医院制备或药厂制备，每天皮下注射1mL（《神奇植物疗法——芦荟》）。

（24）银屑病

据杂志所载，在60位慢性银屑病患者所使用的矿物软膏中加入了0.5%的芦荟精华，并于4周内替他们每日涂3次，连续涂5天（每周共涂15次）。8个月后再次检查患者时，发现使用芦荟药膏的痊愈人数（82.8%）远较使用安慰剂的（7.7%）为多。不单如此，83.3%使用芦荟药膏的银屑病患者能完全康复，对照组则只有6.6%。

附　皮肤病的发病原因、分类与特点

临床上的皮肤病，无论病程长短、病情轻重、皮肤损害怎样，都有一个共同的发病原因。在中医理论中，认为皮肤顽症皆由营血亏损、化燥生风、肌肤失养而生成，初起多为风寒或风热之邪侵袭肌肤，以致营卫失和、气血不畅、阻于肌表而生；或兼湿热蕴积，外不能宣泄、内不能利导，病久则气血损耗、血虚风燥、肌肤失养；或因营血不足、气血循环受阻以致瘀阻肌表；或禀赋不足、肝肾亏损、冲任失调所致。皮肤病主要有以下几类。

①细菌性皮肤病，如毛囊炎、疖子、脓疱疮等。②真菌性皮肤病，如手癣、足癣、体癣、股癣、头癣等。③病毒性皮肤病，如带状疱疹、湿疣、梅毒等。④复杂性皮肤病，如银屑病、扁平苔癣等。⑤昆虫性皮肤病，如疥疮、虫咬皮炎、毛囊虫皮肤病。⑥过敏性皮肤病，如风疹、接触性皮炎、湿

疹、药物性皮炎等。⑦表皮角质化、皮脂分泌旺盛性皮肤病，如痤疮、酒渣鼻、脂溢性皮炎、斑秃、汗多、体臭、腋臭、黄褐斑、白癜风等。

实际在临床上，皮肤病往往是多种病因同时存在，如扁平苔癣、银屑病、鱼鳞病等，既有免疫缺陷，又有微生物感染，但上述疾病都有一个共同特点，即表皮增生、真皮炎症。表皮增生就是发病部位皮肤增厚、角朊细胞无休无止地增殖，无法完全角质化，结果形成一层又一层的鳞癣；真皮炎症就是，由于角朊细胞角化不全，有的结成癣屑，有的各真皮层反向生成，形成大量松散的空隙，由于角外有各种病菌随时入侵，而内部又有细胞组织液渗出，结果引起炎症，化脓感染。所以治疗皮肤顽症，最根本的是抓住表皮增生和真皮炎症这两大关键。在治疗上只要抓住这一关键，除虫咬性皮肤病、细菌性皮肤病外，其他皮肤病都可以获得治愈。在治疗皮肤病中，除用其他医生规定的药外，坚持应用芦荟，持之以恒，定能收到奇效，达到远期巩固和预防复发的效果。

2.2.4　儿科方

（1）哮喘、咳嗽

【哮喘用芦荟叶和蜂蜜】

取花盆中的芦荟叶，捣取汁，加少量蜂蜜，日服 1 次，每次服 2 g，可减轻其发作，久服，根治。

【支气管哮喘】

食用芦荟汁 1 日 5 g，分 3 次用温开水稀释饮服。也可放入果汁，每次服用 1 小匙。

【刚入睡就咳嗽】

服用加砂糖的芦荟汁（加等量的水稀释），患儿很快就会止住剧咳而进入梦乡。

（2）因伤胃而食欲不振

【因服感冒药等伤胃而食欲不振用芦荟】

取鲜芦荟叶 4 ~ 8 cm，剥皮捣细，用米纸包，1 日服 2 ~ 3 次，有效。

（3）肠炎

【患肠炎泄泻用芦荟汁】

2 ~ 3 岁小儿，患肠炎泄泻时，取芦荟汁半匙同止泻药一起服，每日服2 ~ 3 次，有效。服 2 ~ 3 天，可治愈。

（4）**胃肠性感冒**

【因感冒而泄泻用芦荟叶】

小儿由于感冒而泄泻时，取芦荟叶 3 cm，捣取汁同止泻药一起服，有效。

（5）**哭闹不睡**

【因过食而哭闹不睡用芦荟汁】

小儿由于过食而哭闹不睡时，服芦荟汁，每次服 2 g 即可，立即见效。

（6）**瘀血**

【摔倒致额头出现瘀血用芦荟叶】

曾有一小儿摔倒，额头出现瘀血，对此，取芦荟叶洗净，剥皮，贴敷于患部，结果未留瘢痕。

（7）**咬伤**

【因被人等咬伤敷芦荟叶】

曾有名 5 岁的小孩额头被同岁的小孩咬伤流血，对此，取鲜芦荟叶洗净并用热水稍烫一下取出，竖切，用其黏糊面贴敷患处，愈合快，不留瘢痕。

（8）**蚊子咬而肿胀**

【被蚊子咬而局部肿胀时用芦荟汁】

被蚊虫叮咬而局部肿胀时，在小孩搔之前，取芦荟汁外涂，见效。

（9）**婴儿眼不开**

【婴儿眼不开用芦荟花】

月内婴儿眼睁不开时，可用适量芦荟花煎水洗。洗时水需温热为佳。

（10）**婴儿痱子**

【痱子用芦荟叶】

婴幼儿起痱子时，取鲜芦荟叶，去刺洗净，连皮捣碎，用纱布包裹绞取汁，均匀地涂抹在长痱子的部位，有效且不损伤皮肤。

（11）**惊风**

【小儿急惊风用芦荟等】

小儿惊风是指各种原因引起的小儿高热惊厥，病儿常有高热、抽搐。应用树芦荟、库拉索芦荟或皂质芦荟可治疗小儿惊风。用芦荟汁涂抹颈背、前额、手足心，帮助患儿退烧。同时配合内服芦荟配制的中药效果会更好。

中药配方　芦荟干块、胆南星、天竺黄、雄黄各 5 g，共研为末，配制成甘草汤和丸如弹子大。每遇此症，用灯心汤化服 1 丸（《本草切要》）。

（12）癫痫

小儿患五种癫痫时，取芦荟干块 15 g，生半夏 30 g（切碎，姜汁拌炒），白术 30 g（酒炒），甘草 15 g（炒），共研为细末，水泛为丸，如黍米大，每次服 4.5 g，姜汤送下。本方也适用于成人（《本草切要》）。

（13）脾疳

小儿患脾疳，取芦荟干块和使君子各等份，共研为细末。米饮调下，每服 3～6 g（《儒门事亲》）。

（14）尿路感染

芦荟根 15～30 g，水煎服（《南方主要有毒植物》）。

（15）疳积（消瘦症）

小儿疳积表现为小儿消化不良、腹胀，手心、足心发热。很早的时候，古人就知道用芦荟可治五疳。近代人们对芦荟做了许多研究，证实芦荟治疗疳积确实有效。

【疳积、虫积】

芦荟叶、砂仁、胡黄连、大黄、六曲、槟榔、麦芽各 60 g，炒山楂、炙甘草各 15 g，使君子仁 90 g，共研细末，水泛为丸，每日 2 次，每次 1.5 g。

又方　内服龙爪芦荟鲜叶 1～3 cm，也可服芦荟鲜汁，早、晚各 1 次，可以加糖或蜂蜜吃，或用蜂蜜浸泡 7 天后服用，但切勿过量，以免致泻。

【走马牙疳】

芦荟、胡黄连、石膏、羚羊角、栀子、牛蒡子、银柴胡、桔梗、黄连、玄参各 2.5 g，薄荷叶 2 g，升麻、甘草各 1.5 g，加竹叶 10 片，水煎，食后服。

【脾疳】

芦荟、使君子各等份，研为细末，每次服 3～6 g，米饮调下。

【肝疳】

炒五谷虫、炒扁豆、炒山药、炒神曲各 100 g，生芦荟、炒胡黄连、黄连（姜炒）、炒芜荑各 50 g，炒银柴胡 60 g，山楂、炒使君子各 125 g，煅虾蟆 4 个，煨肉豆蔻 35 g，槟榔 25 g，炒麦芽 80 g，炒鹤虱 40 g，朱砂（水飞）、麝香各 10 g，为细末醋糊为丸，黍米大，每服 5 g，米汤送下（《芦荟实用百科》）。

【疳积用芦荟根和使君子】

小儿患疳积时，取芦荟根干块和使君子各等份，研末，每日 3～6 g，米汤送服（《花卉栽培与药用价值》）。

【小儿疳积】

芦荟 10 g，使君子 10 g，研为细末，每次 2 g，日服 3 次，米汤水送下。适于蛔虫病所致之疳积。

又方　芦荟干根 5 ~ 15 g，水煎服。

【治小儿诸疳】

用芦荟、厚朴、橘红、甘草、青黛、香菜、百草霜、旋覆花为末，以砂仁汤吞，1 岁 0.5 g，效甚。

（16）烫伤

若不是很严重的烫伤，只是出现红肿、水疱，可先即刻用自来水冲洗患处，然后用鲜芦荟叶 5 cm，将汁液涂抹于患处，反复涂后再把芦荟竖切成薄片，切面敷于患处，用透气胶带固定。没有透气胶带用纱布也可。早晚更换 2 次芦荟，10 天左右可痊愈。

·（17）尿布疹

尿布疹是由于婴儿的尿布更换不及时引起的一种炎症，皮肤有轻微的发痒和痛感。如果不及时治疗，会出现湿疹症状，发生红肿且有较强的疼痛感。

治疗方法　把芦荟鲜叶从中间切成两片后，直接贴在患处，或将磨碎的汁直接涂在患处，在芦荟汁快干燥的时候迅速更换。在治疗时，由于婴儿的皮肤细嫩，应避免用鲜叶擦抹。将磨碎的芦荟汁过滤，再将过滤汁稀释 4 ~ 5 倍后，用脱脂棉蘸上汁，在更换尿布时轻轻涂在患处。另外，也可以使用不刺激皮肤的芦荟化妆水。

（18）厌食症

【患儿纳呆少食、头发稀疏、面黄肌瘦、大便溏臭或大便秘结】

芦荟开胃汤方剂　芦荟 1 g，胡黄连 2 g，苍术 6 g，使君子、党参、山楂、麦芽各 8 g。若患儿体弱多病，精神萎靡，可加黄芪、山药，以健脾益气。

用法　上述各药加水煎煮 2 次，取药液 100 mL 左右，加少许蔗糖（无蔗糖可加普通白糖），每天 2 次，5 天为 1 个疗程，一般服用 1 ~ 2 个疗程见效，饮用时患儿可能一次不能服进 100 mL，可分多次频饮。

注意　在应用该方治疗的同时要嘱家长注意患儿的饮食调摄，饥饱适宜，食清淡食物。

说明　本方是湖北省罗田县万密斋医院的邵金阶自拟方，曾治疗 107 例患儿，其疗效明显。

（19）百日咳

取芦荟叶适量，按小儿年龄的大小，选择芦荟叶的长短，2~3岁小儿选长18~21 cm的1张，短小的可用2张，不满周岁的小儿酌减。加冰糖或白糖煎煮，去渣取汁。饮汁，每天1剂，连服4~5天即可见效。若稍多服，亦无副作用。

功效　清肺止咳。

又方　用鲜芦荟叶6~10 g，去刺捣烂，绞汁至1茶匙，加糖炖服治疗有效。

又方　芦荟4.5 g，加适量水，文火煎服，每天1剂，分3~4次口服，效果亦佳。

又方　将芦荟叶洗净切片，放入锅内，然后放入适量的水及冰糖，煎煮，待水变成原来的一半时，过滤即可。每次服2大匙。

（20）小儿水痘、麻疹

芦荟具有消肿、止痒的作用。针对小儿水痘、麻疹的奇痒可用芦荟制成芦荟汁直接涂抹于水痘部位。亦可与白酒混合涂抹于水痘，同时具有消炎作用，故涂抹后的部位一般不会感染。

（21）虫疳鼓胀

芦荟用治小儿虫积，日久生疳，身体羸瘦、潮热、不思饮食、口干而渴、牙龈蚀痛等，相当于寄生虫病，营养不良，可配伍党参、白术、茯苓、使君子、芜荑、胡黄连等，方如肥儿丸。

肥儿丸方　人参、芦荟（煨）各2钱5分，白术（土炒）、胡黄连各5钱、黄连2钱、茯苓3钱、麦芽（炒）、神曲（炒）、山楂肉各3钱5分，甘草（炙）1钱5分、使君子肉4钱，各研细末，黄米糊为丸，如黍米大，每服20~30丸（现改炼蜜为丸、每丸重1钱，每服1~2丸），米汤送下（《汤头歌诀白话解》）。

（22）耳下腺炎

耳下腺炎是流行性疾病。多发生于15岁以下的儿童。其症状为食欲不振、全身无力、头痛、有呕吐感。一侧或两侧耳下腺肿胀并有疼痛感。

治疗方法　将芦荟叶去刺剥皮后的凝胶质敷在患处，用胶布固定再用绷带包紧，芦荟叶汁干燥后再更换新的芦荟叶。芦荟可有效地消肿和止痛，约1周左右就能治愈。

（23）杀虫疗疳、健脾益胃

芦荟具有杀虫疗疳的功能。小儿疳积多见于 5 岁以下儿童，是小儿时期最常见的一种肠寄生虫病，因哺乳不足、饥饱不匀、食物不洁、慢性腹泻、寄生虫或细菌感染、病后失养等引起。

治疗方法　在中医上，采用"布袋丸"，即夜明砂、芜荑各 60 g，使君子、白术、人参、甘草、芦荟、白茯苓各 15 g，配作散剂，具有驱蛔消疳、健脾益胃之功能。芦荟与其他食品辅料配合制成食疗保健食品，既防治虫疳又健脾益胃，药食并举，药简效宏（《芦荟治百病》）。

（24）鼓胀

【治五种鼓胀】

芦荟、蟾酥各 15 g，酒 1 盅，浸 1 日，蒸化如膏。以生半夏为末 100 g，巴豆霜 1.5 g，和丸如黍米大。每次服 10 丸，早、晚各 1 次，淡姜汤吞服。忌盐、糖百日。

（25）牙痛

小儿牙痛、虫牙也叫龋齿，是在细菌、食物等多因素复合作用下，发生于牙齿硬组织的一种进行性破坏的疾病。患牙有质、色、形的改变。

治疗方法　用虾蟆白汁、青黛、芦荟、生地黄汁制成汁液服。

（26）慢性痢疾

小儿慢性痢疾表现为不发烧、无疼痛、长期便稀下痢，是受凉或者是消化不良等造成的。芦荟是最好的整肠剂，用他药无效时用芦荟效果佳。

治疗方法　取芦荟根，口嚼 2 ~ 3 日即愈。取芦荟叶，磨汁加水和蜂蜜服。取芦荟提取物，间日肌内注射 1 次，每次 0.3 ~ 1 mL，每个疗程注射 30 ~ 40 次。

以上方法，任选其一，坚持用药，效果佳。

（27）上颌窦火

上颌窦由于感染或其他原因产生炎症，表现出头痛、注意力不集中、鼻塞等症状。

治疗方法　用呋喃西林溶液、抗生素溶液，或用高锰酸钾或碘酒溶液冲洗上颌窦后，再向颌窦内注入芦荟提取物（每个颌窦注射 1 mL），共用 2 ~ 4 次，每隔 2 ~ 3 天 1 次（《神奇植物疗法——芦荟》）。

2.2.5 美容科方

（1）手足皲裂

【手脚皲裂用芦荟搓擦】

对于因寒冷或使用洗涤剂等引起的手足皲裂，取芦荟鲜叶中分泌出来的汁液，多次外涂患部，非常有效。干则再涂，涂后要均匀搓擦，获效快。

【治脚后跟皲裂】

坚持涂抹自制的芦荟软膏和芦荟油，可使脚变得光滑。在洗澡后，从脚到手再到脸部涂抹一层，就可以达到保护和滋润皮肤的目的。

（2）面部损伤

【烫发液损伤面部起水疱时用芦荟叶】

将芦荟叶洗净，捣烂取黏糊汁，涂于患部，早晚各涂 1 次，患部变成咖啡色，结痂，而不留痕迹，愈合。

（3）皮肤粗糙

用芦荟汁浸于蒸热的毛巾中，热敷于面部，这样能使面部柔软光滑，加快血液循环，使芦荟的有效成分被更好地吸收。也可用芦荟鲜叶汁与 1 个鸡蛋清混合，均匀地涂在脸部，轻轻按摩 4 ~ 5 分钟后清洗，只要持之以恒，效果十分明显。或洗完澡后，取芦荟汁或鲜芦荟叶，搓擦于脸部等皮肤，坚持使用，可使皮肤白嫩。

（4）粉刺、酒刺

【粉刺（青春痘）综合法】

作为预防、治疗措施，患有粉刺的人每天应坚持用优质的香皂，最好是抗菌止痒的芦荟香皂或洗面乳清洗脸部 2 ~ 3 次，彻底地洗掉堵住毛孔的油脂和空气中的污物，然后再薄薄地涂上化妆水或美容液等轻淡的基础化妆品，可有效防止细菌的繁殖。

在饮食方面，患者则应当尽量控制高脂肪和糖分食品的摄取，要充分食用含纤维多的蔬菜、海藻类食物，多喝绿茶或者乌龙茶也有一定好处。与此同时，必须耐心坚持涂抹芦荟黏液或含有芦荟成分的软膏、化妆品、芦荟煎汁液等。在内服芦荟汁液时，同时服薏米仁茶或吃薏米仁饭更有效。

【消除粉刺】

人到青春期，内分泌旺盛，刺激了皮脂腺增生肥大，皮脂过多导致皮脂堆积，细菌生长繁殖而形成粉刺。在粉刺上涂芦荟凝胶质，可利用芦荟独特的杀菌能力和皮肤再生能力，消除粉刺及痕迹。严重者，可内服芦荟，调节人体内部机制，减少油脂分泌，从根本上消除粉刺。

又方　将新鲜芦荟叶压榨取汁，以水稀释，涂抹面部。对恶性粉刺，在临睡前以叶肉贴患部，几天内粉刺可消失。

【消除粉刺及其痕迹】

用一面去皮的芦荟凝胶质部分贴于患处，并用之按摩，这样经过1周左右就可基本治愈，且不留痕迹。症状严重时，可并行内服，用鲜芦荟汁早晚加水和蜂蜜服用，或与果汁配合服用。

又方　取芦荟叶1枚，小黄瓜1个，捣碎后调入优质蜂蜜1小匙，涂于患处，1日数次，几天后"青春痘"自消，且不留痕迹。

【酒刺用芦荟叶】

取鲜芦荟叶去刺，洗净，控干，细切，1次3～5g，早晚用水各服1次，长期服用，疗效佳。

（5）痣

【脸上黑痣用芦荟汁】

由于错用化妆品而出现的黑痣，将芦荟汁和乳汁混合，日涂多次，约涂1个月，显效。

（6）酒糟鼻

【酒糟鼻用芦荟搓擦】

取鲜芦荟叶，洗净去刺，捣烂取汁，同雪花膏各半混合，外涂于鼻后搓擦，显效。

（7）恢复皮肤自然美白

【修护晒后肌肤、使皮肤恢复自然美白】

长效美白的修养，修护晒后肌肤，强化皮肤深层角质层的生理功能，抑制黑色素的生成，浅化角质层细胞的黑色素，需要天天做，每日2次，早、晚各1次。

保养程序　白天用适合自身肤质的洗面奶，将脸彻底洗净；再用化妆水将脸上残留的微量洗面奶擦干净，然后用指腹蘸化妆水轻拍脸，促进脸部血液循环，唤醒皮肤细胞；最后用美白防晒粉底遮盖斑点，使肌肤呈现自然透明的质感。粉底具有隔离、遮盖、护理三重功能，成分中的植物精华，可保护肌肤，舒缓红热感。晚上，与白天一样清洁肌肤后，抹上化妆水后轻轻拍打，活跃皮肤细胞。然后使用含有芦荟精华的晒后润肤露，帮助阳光灼伤的皮肤复原，并消除刺痛感，防止脱发、降低灼热发痒的状况。100%不含香精、质地轻盈的柔润成分，可改善日晒后的干荒肤质，提供不黏不腻的润泽。也可使用芦荟胶和海藻精华晒后修复霜，可舒缓及镇定日晒后肌肤的红肿疼痛，对皮肤有清凉镇定作用。

【使黑色皮肤变白】

长期服用芦荟汁，能使身体变苗条、黑皮肤变白。再经常涂抹芦荟化妆水，效果更佳。

【使面部皮肤由黑变白嫩、由粗糙变细腻】

芦荟适量，南瓜1个，水酒少许。取鲜芦荟叶洗净去刺，捣烂取汁；南瓜去皮切成薄片，加高度酒少许，煮成膏药状，加入芦荟汁装瓶收存，晚间涂抹面部，次日早上洗掉。

【芦荟化妆品】

将鲜芦荟叶洗净去皮、刺，捣取汁，直接涂抹于脸部，也有效。或在化妆水中，加入其1/3的芦荟汁混合使用，涂抹面部效果更好。此方可使皮肤白嫩，去面部疮疖。

（8）老年斑、面部色斑

【消除面部色斑】

内服自制芦荟饮料或芦荟果汁，每天喝2～3次，可强化五脏六腑和新陈代谢。外用，将鲜芦荟汁液涂抹面部，再配合按摩，可在沐浴时进行或用蒸热的毛巾热敷。持之以恒，面部会慢慢干净起来。

【治老年斑】

用鲜芦荟叶做成芦荟茶，也可到商店买树芦荟粉末来喝，坚持10个月左右，可使色斑变浅，还可预防感冒和冻伤。

又方　每天坚持吃芦荟药片、服芦荟汁，有利于治老年斑等，同时在长老年斑、雀斑的地方涂芦荟汁，可逐步消除老年斑和雀斑。

（9）减肥

肥胖是指体内脂肪堆积，超出了正常生理需要，而且有害于身体健康和正常功能活动的状态。通常情况下，1个人超过标准体重的10%属超重，超过标准体重的20%属肥胖。目前，减肥方法、产品十分多，但必须遵守"不厌食、不腹泻、不乏力、不片面追求快速"的健康减肥法则。

　　这里有一个标准体重问题，即超过标准体重20%者需要减肥，否则，就不必去减肥。我国成年男女标准体重表见表2.4。

表2.4　我国成年男女标准体重

	年龄（岁）	140	144	148	152	156	160	164	168	172	176	180	身高（cm）
我国成年男子标准体重	17	42	45	48	51	54	57	60	63	66	69	72	体重（kg）
	21	43	46	49	52	55	58	61	64	67	70	73	
	25	43	46	49	52	55	58	61	64	67	70	73	
	29	44	47	50	53	56	59	62	65	68	71	74	
	33	45	48	51	54	57	60	63	66	69	72	75	
	37	46	49	52	55	58	61	64	67	70	73	76	
	41	47	50	53	56	59	62	65	68	71	74	77	
	45	47	50	53	56	59	62	65	68	71	74	77	
	49	48	51	54	57	60	63	66	69	72	75	78	
	53	49	52	55	58	61	64	67	70	73	76	79	
	年龄（岁）	140	144	148	152	156	160	164	168	172	176	180	身高（cm）
我国成年女子标准体重	17	46	47	49	50	51	52	54	55	56	58	59	体重（kg）
	21	47	48	50	51	52	53	54	56	57	58	60	
	25	48	49	51	51	53	54	55	57	58	59	60	
	29	48	50	51	52	54	55	56	57	59	60	61	
	33	49	50	52	53	54	56	58	58	59	61	62	
	37	50	51	53	54	55	56	58	59	60	62	63	
	41	51	52	53	55	56	57	58	60	61	62	64	
	45	52	53	54	55	57	58	59	61	62	63	65	
	49	52	54	55	56	58	59	60	61	63	64	66	
	53	53	54	56	57	58	60	61	62	63	65	66	

【减肥，使身体苗条、皮肤白嫩】

将芦荟叶去刺，洗净，捣烂，用洁净纱布包裹绞取汁液，兑茶水长期服用，并以芦荟化妆品涂抹皮肤。

又方　取树芦荟叶 15 g 左右，洗净去刺，生吃，坚持经常，有明显减肥效果。河南省虞城县芦荟繁育基地老板王进峰先生 36 岁，12 年前体重为 98 kg，因坚持用此方，现体重减至 89 kg。

【减肥用芦荟饮料】

坚持每天早晚喝芦荟饮料，3 个月后可出现明显的减肥效果。芦荟饮料做法：取鲜芦荟叶绞汁后，其澄清液用凉开水稀释成 3 倍，再加上少量盐和柠檬汁，就做成芦荟饮料了。此饮料也可不加盐和柠檬汁，或单加柠檬汁也可。此方也可医治便秘。

【减肥用芦荟浴】

选 2 枚芦荟生叶切细，用纱布包后浸泡在澡盆里，每晚进行芦荟浴，每月至少减肥 1 kg，在芦荟浴期间，要禁吃糖和零食。同时，如能配合使用芦荟皂和芦荟浴乳等，将更具疗效。此方对便秘和痔疮也有疗效。

【减肥综合法】

减肥按下列方法进行。

① 坚持吃芦荟生叶治疗便秘和预防便秘。② 做芦荟料理吃。如芦荟色拉等，特别是晚餐，吃那些鱼肉类时，同时吃芦荟色拉和芦荟汁来加快新陈代谢。芦荟色拉是把芦荟生叶切成细丝与其他蔬菜类（辣椒、胡萝卜、西红柿、洋葱、莴苣）一起混合，再用醋、酱油、胡麻油等调味料一起拌吃。③ 洗芦荟浴。把芦荟生叶切成丝，用纱布包放入浴水里，虽有些刺激感，但能加快新陈代谢和血液循环。④ 用芦荟推拿。洗澡时，用芦荟汁液刷全身，这样不仅能减肥，还能护肤去病。

芦荟洗澡水的调制方法有许多种。其中之一是准备 2 ~ 3 片芦荟叶，仔细洗净后去刺、切薄片，用布袋装好后丢入浴缸。另一个方法是使用市售的干燥芦荟叶，这样方法简单，只需要在入浴前抓一撮干燥叶片放入布袋中即可，非常适合忙碌的人。不过为了让叶片的药效成分充分溶入洗澡水中，需先放入水中煮沸再用。而新鲜芦荟叶就算没用水煮沸也非常有效。洗芦荟浴时肌肤会有刺痛感或强烈刺激感的人，请适度减少分量，一般以皮肤柔细部分感受到少许的刺激感为宜。

【吃芦荟糖减肥】

坚持天天吃芦荟糖 1 个月可减肥 4 kg。这是日本方。

【服用芦荟粉末减肥】

坚持每天晚饭后服龙爪芦荟粉末半勺。这是日本方。

（10）面部黑疣之类皮肤疹

【面部出现黑疣之类皮肤疹等用芦荟杏仁膏】

鲜芦荟叶洗净去刺、捣烂取汁，杏仁去皮捣碎，取鸡蛋黄共和为膏，晚上涂面部，次日早用清酒或温水洗掉，也可在洗澡后涂抹皮肤。此膏常用，可治皮肤粗糙。

（11）消除皱纹

【消除皱纹用芦荟银杏膏】

芦荟汁 200 g，银杏仁 600 g，蜂蜜、蛋清各少许，取鲜芦荟叶若干，去刺洗净，捣烂取汁，银杏仁去核皮、捣碎，与芦荟汁为膏。也可加少许蜂蜜和蛋清，调和成膏涂擦。晚间涂于所需处，次日早晨洗掉。坚持用此膏涂抹面部，还可使脸部皮肤变白嫩。

【消除皱纹，使脸部皮肤变白用四物美容膏】

芦荟、南瓜、杏仁、银杏各等量，蜂蜜适量，芦荟洗净去刺皮，南瓜削去皮切成片，杏仁、银杏仁去核壳及皮，以上 4 物共捣为泥，入蜂蜜适量熬为膏，装瓶使用。每晚临睡前涂面部，次日早晨用温水洗掉，再涂抹芦荟汁掺雪花膏，其效更佳。

【脸部的细小皱纹】

用鲜芦荟汁和鸡蛋清相混合后，涂在纱布上，贴敷于眼周的细皱纹上，每日 1～2 次。

【消除皱纹与唇裂】

使用芦荟凝胶涂于额头及眼角，使芦荟凝胶充分被皮肤吸收，补充皮肤失去的胶质和水分，从而使皮肤显现光泽、湿润、弹性，预防、消除皱纹。

唇裂常发生在寒冷的季节，甚感疼痛。可用芦荟凝胶和蜂蜜混合涂于嘴唇上，数次后就可以使嘴唇变得湿润光泽，治好唇裂。

（12）美容美发

【美容美发】

以鲜芦荟汁加水稀释，每天用来擦脸，可以使面部松弛的皮肤拉紧，毛孔收缩，并给皮肤以营养，保持面部皮肤滋润、白嫩、光洁亮丽。

以芦荟汁涂抹头发，同时按摩头发，能给头皮以营养，使毛根处血液运行良好。不仅能止痒去屑，而且能预防脱发白发，使头发晶莹黑亮。用芦荟汁梳头，既是定发剂，又起美发和养发作用。

【头发干燥、脱发、头皮痒等】

坚持外用皂质芦荟叶肉涂抹头发，每日数次，晚上临睡前多涂一些，以便让芦荟汁液渗进头发。内服库拉索芦荟鲜汁，每日早起时服用，与蜂蜜同吃为好。这样，1 个月后可使头发柔软而有光泽，白发、头皮屑等症得到治愈。

又方 治疗脱发症时，在芦荟汁中加些葡萄酒涂在患处即可。

【美发】

把芦荟汁加入洗头水中或护发水中，可防止头发脆弱和分叉。坚持经常用此方，头发会黑亮，光艳。

又方 使用芦荟口服液，每天 2 ~ 3 次，每次 30 mL，空腹服。坚持一段时间，可使头发变黑、不脱发、自然亮丽、有光泽。

【芦荟使头发变黑】

把芦荟与洗发香波一起使用，在香波里混合芦荟汁。也可用芦荟液涂抹头皮，然后推拿头皮，效果更好。

【芦荟治秃发】

经常用芦荟汁液擦抹皮肤、头皮，或把芦荟叶剖开，其胶质面贴在头上。并每天坚持 10 分钟用手指推拿头皮。最好在洗澡后进行。3 个月后可见效。半年后头上可长出黑发。此方对小于 50 岁的人最有效。

治疗秃发和白发的基本做法：摘一片新鲜芦荟叶，把叶子用水清洗干净，切成 3 ~ 5 cm 长度，去除刺和皮，洗发后，将叶子里的胶质涂擦在头皮上，完全干燥以前，用梳子仔细梳开。

（13）皮肤保养

【保养皮肤用芦荟化妆水】

芦荟里含有大量的收敛剂及水分，从化妆品的角度来说，它是一种非常好的植物。除了这两种成分外，它还含有黏蛋白成分，这种成分可调节皮肤的水分和油分，使它们保持在平衡状态，由此可知芦荟能从各个角度来保持肌肤的健康、美丽。

想要做皮肤保养，不妨自己亲手调制芦荟化妆水，经常使用，会使肌肤变得健康而有弹性。

芦荟化妆水的调制法　将新鲜的芦荟叶片洗净，去除旁边的小刺，用擦菜板擦出汁液。在备好的容器上铺好2层纱布，倒入擦好的芦荟汁，用力扭绞纱布，所过滤出的汁液即是芦荟化妆水。使用时，倒2～3滴在手上，以数倍的水调淡，直接抹在肌肤上。这种化妆水不能长期保存，一般来说只能在冰箱里放上4～5天，所以1次不要调制太多。

如果你很忙，没有时间调制化妆水，可酿制不加糖的芦荟酒，如此既可长期保存，又可当化妆水或作其他用途。

（14）新鲜芦荟叶美容护肤综合法

熏蒸法　首先将脸洗净，然后把芦荟叶切成3 cm长的块。去刺后纵向切开，这样就成为一面带皮一面露出凝胶质的两块（下同）。用凝胶质部分涂抹脸上，然后用蒸气熏蒸或用热毛巾敷面。这样可以加快血液循环，使芦荟有效成分更好地吸收于皮下，使面部更加柔软光滑。粉刺雀斑患者可用此法结合内服治愈。

指压按摩　按照上面的方法把芦荟叶中的凝胶质涂抹在脸上或全身，然后进行指压或按摩。无论哪一种方法都能促进血液循环，恢复活力，消除细皱纹，消除毛孔里的脏物和汗，使皮肤变得更好。

芦荟浴　取1～2片芦荟叶绞汁，放入浸泡1个人浴用热水中，水温40 ℃左右为宜。入浴桶用香皂把全身洗净。这样芦荟的有效成分全部被皮肤吸收，同时，可以消炎除菌，软化皮肤，解除疲劳。

芦荟刷浴　用浴刷沾满凝胶质，根据人体脏腑与经络的分布，有规律地进行刷浴。浴刷可用直线刷、斜刷和螺旋刷。皮肤柔嫩的部分用力要轻一些。刷浴对防病、治病、健身、美容都大有好处。可着重刷与美容有关的膀胱经、三焦经、大肠经、小肠经、胃经、肾经和肝经等穴位，其中刷洗手足是重点，见效也快。

梳理　首先把头发洗干净，选用梳齿适当密度的梳子沾上凝胶质，开始涂抹梳理，动作要轻柔，涂抹要均匀。这样可以补充因头发烫、染、洗后失去的天然营养素，还可以滋润发根。在此基础还可以进行头部按摩。这样可以刺激头发皮上的血管和各种组织细胞，并且提供营养成分，促进新陈代谢，调节脂肪分泌，解除头部疲劳，保持头发健康。经常使用芦荟美发可以预防并治疗脱发、白发，消除头皮屑和减轻头皮瘙痒症。

（15）黑斑、雀斑

以芦荟汁涂抹黑斑、雀斑部位，并配合饮用芦荟酒或芦荟汁，可使后天长出的黑斑全部消除。先天的雀斑、黑斑，经过近1年的治疗，也可消除。

又方　治雀斑、粉刺用芦荟口服液，每天 2～3 次，每次 30 mL，空腹服用。要强调的是，服用芦荟口服液要持之以恒，效果才显著。

（16）嘴唇粗糙、干裂

以芦荟汁配以蜂蜜，涂于唇部，可治愈和预防嘴唇的粗糙、干裂。唇边皮肤吸收了营养，强化了血液循环，唇部就有了血色，并且滋润和富于弹性，效果显著。

（17）美艳面容

芦荟鲜叶汁 30 mL，黄瓜汁 30 mL，面粉 10 g，砂糖 5 g，生鸡蛋 1 只，香精少许，将上述用料混合调匀。此膏不宜久放，置冰箱中或添加少许防腐剂可延长使用期。以此膏敷面，经 40～50 分钟，敷面膏就会干燥、结膜。这时以清水轻轻将膏体洗掉，每周坚持 1 次，几次后，即感到皮肤明显光滑，富有弹性。坚持下去会使皮肤白嫩、红润。此膏对防止肌肤皲裂及出现雀斑、黑痣、皱纹都有效，还能使因冻疮而变色或留有瘢痕的皮肤复原。

（18）黄褐斑

中医称黄褐斑为肝斑，妇女多见，多由肝气郁结、郁火循经上炎于面部而成。

治疗方法　取芦荟 300 g，绿豆 150 g，共研为末备用。用时将药粉调成糊状，薄薄覆盖于面部，保留 30 分钟。早、晚各 1 次。敷上药后，可配合手法按摩以助药力吸收。夏季药粉以西瓜汁调敷，其他季节均用鸡蛋清调敷。1 个月为 1 个疗程。一般 1 个疗程可达到面部肤质改变的效果，2～3 个疗程可使病灶明显好转或消失。配合口服芦荟汁或芦荟柠檬汁效果更好。

（19）痤疮

【青春痘（痤疮）用芦荟汁】

取新鲜芦荟叶 1 片，剪成 2～3 cm 长，用擦菜板擦过，滤取汁液，每天内服 10～15 mL，其余汁液涂抹在脸上。每日 1 次，约 10 日左右可痊愈。

【青年痤疮】

取鲜芦荟叶适量，洗净榨取汁，加入普通膏剂化妆品中（浓度为 5%～7%）。使用时按一般化妆品用法涂擦，但用量宜稍多。轻者每天 1 次，中度者每天早、晚各 1 次，重度者每天早、中、晚各 1 次。

功效　清热美容。

又方　在普通膏剂化妆品中加入芦荟天然叶 5%～7%，每日搽患处 1～3 次，可治青年痤疮。

2.2.6 五官科方

（1）眼疾

据国外资料报道，应用芦荟治疗眼睑炎、结膜炎、各种角膜炎、脉管炎、视神经萎缩、沙眼等均有效。与其他药物联合应用治疗效果会更好，不但能缩短其病程，还会使病情不再复发。

据《埃及本草》记载，经常用芦荟汁洗眼睛，可以除去眼眵、改善视力。精神疲劳或长期看书会导致眼肌疲劳，用芦荟汁制成的滴眼液每天滴眼可解除眼肌疲劳。

【眼部充血】

取新鲜芦荟叶，洗净去刺，捣烂后用干净纱布包裹绞取汁液，直接滴入眼中，并立即洗出，有效。

【沙眼】

芦荟 1 g，黄连 3 g，硼砂 0.5 g，水煎，取药液洗眼，每日 2～3 次。

【针眼】

取花盆中芦荟叶适当长度，洗净、去刺、剥皮，往针眼部位贴敷，日换敷 3～4 次，速愈。本方对针眼部位充血亦有效。严重针眼，可将芦荟汁直接滴入眼内后立即洗出，显效。

【青光眼】

芦荟 50 g，丁香 50 g，黑丑 50 g，磁石 100 g，共研细末，装入胶囊内，依病情每天早晚各服 3～5 粒（重为 2～4 g），饭前 1 小时服，服药后可使眼压下降，头晕、头痛减轻，视物昏蒙改善。

【眼内进入中性洗涤剂而疼痛】

将摘取的芦荟叶绞汁，滴入眼内 2～3 滴，闭上眼睛，在眼睛上再放上去刺、洗净、去皮的芦荟叶，用胶布固定 30 分钟，有效。一次若不见效，可做多次。芦荟叶以厚为佳，并要去刺和洗净。眼内进入灰尘，可用芦荟汁洗眼，显效。

【眼眶疥疮或眼角瘙痒】

将芦荟叶晒干，研细末，用优质香油调和涂于局部，有效。

【白内障】

对于白内障应同医院的治疗结合使用芦荟，才能取得良好的效果。白内障是因为眼睛的晶状体混浊而造成的视力减退，治疗时每天数次以库拉索芦荟汁用蒸馏水稀释后滴入眼中，并且持续数周。老年性白内障和糖尿病性白内障等，兼内服树芦荟或库拉索芦荟鲜叶或粉末，疗效佳。

【胬肉攀睛】

将适量芦荟干块研末，抹于胬肉上，日2次。

【视神经疲倦、结膜炎】

内服和外用同时进行，只用芦荟便可以完全治愈。对于眼部的疾病外用芦荟时必须使用库拉索芦荟，因龙爪芦荟刺激性大。方法：将库拉索芦荟鲜叶洗净去刺，去皮，洗除叶肉上面的黄色液体后将其凝胶质的汁液滴入眼睛里。内服库拉索芦荟或龙爪芦荟均可，使用期限为1周到3个月。

（2）牙病

【牙周炎】

牙周炎是由于细菌侵入引起的炎症，如牙周组织红肿疼痛，甚至出血溢脓。牙周炎患者牙齿松动，咀嚼无力，严重影响食物的消化和吸收。牙周炎经常与牙髓炎和牙痛症一起发作，有时泛指牙痛，芦荟虽然不能根治牙痛，但可以减轻因此而产生的各种炎症，并对龋齿也有一定的预防作用。

治疗时可选用库拉索芦荟、龙爪芦荟或中华芦荟的新鲜叶片，洗净切细，煮水饮用。也可生嚼芦荟叶2~3cm，每天3~4次，3~4天炎症就可以减轻。同时，取库拉索芦荟叶肉在口中含服，或将龙爪芦荟叶截成小段，把叶肉翻开，让叶肉朝外，让患牙咬着叶肉，这样止痛效果十分迅速，连续用1~2天炎症便可消失。

【齿龈化脓】

由于齿龈化脓而脸部肿胀时，取芦荟叶洗净去刺，剥皮贴敷于齿龈肿胀处，见效。1天要换敷5~6次。同时，再服芦荟汁，效果更佳。

齿龈脓肿加重时，全口掉牙还有口臭，甚至危及生命，必须引起注意，必要时必须到医院接受治疗。对于早期症状，芦荟可以作为辅助治疗剂，起消炎和止痛效果。

方法　用龙爪芦荟生叶2~3cm，去刺，切成两半将叶肉部分夹在牙痛处，过2~3分钟就见效。

【龋齿疼痛】

对疼痛剧烈的龋齿，取花盆中的芦荟叶少量，洗净，最好用热水消毒后再使用，用痛齿轻轻咬住，可在20分钟内见效。注意要换新鲜叶片。将干燥粉末擦在牙龈上也相当有效。如果有洞的龋齿痛起来，可将饱含芦荟汁的脱脂棉塞于洞中，能迅速止痛。

【龋齿】

芦荟 1.2 g，捣末，先以盐揩齿，洗净后敷少许末于上（《海上集验方》）。

（3）耳病

【耳聋】

体内气血不调、肝火盛所致的耳聋，选用当归龙荟丸治疗，每天 2 次，每次 1 丸，可减轻耳聋、耳鸣。

【慢性中耳炎】

芦荟干粉、珍珠母各 4 g，枯矾、赤石脂、五倍子各 10 g，冰片 5 g，麝香 2 g，除麝香外，余药共研细末，过筛，再加麝香混匀。将 3% 的过氧化氢溶液滴入患耳内 3～4 滴，停留 1 分钟后，用棉签除去耳内脓液、脓痂，重复 2 次以清洁耳腔。再将上述药粉适量，用麦草秆或塑料吸管载药吹入耳内，外耳道塞入无菌棉球即可。

《实用中医药杂志》报道治疗 376 例 422 只患耳，一般用药 2～3 次后，耳内脓性分泌物即干净。422 只患耳中，治愈 198 只（46.9%）；显效 145 只（34.4%）；好转 66 只（15.6%）；无效 13 只（3.1%），总有效率为 96.9%。

常用偏方　将新鲜芦荟叶去刺后洗净，连皮绞汁，或切碎后用纱布过滤，去渣取汁备用，治疗时先用 3% 的过氧化氢溶液洗净耳窍，然后用消毒棉签蘸满芦荟汁，仔细涂在耳腔内，注意涂时不要损伤耳内黏膜。即使疼痛已消失，也要坚持 1 天涂 4～5 次，或视症状之轻重程度进行加减。

中耳炎大多由感冒致鼻部咽喉炎而导致的，所以平时应注意预防感冒。

又方　芦荟 4 g，枯矾 10 g，冰片 3 g，赤石脂 10 g，麝香 0.3 g，珍珠 4 g 等，共研为末，用过氧化氢溶液洗净耳后，吹上此药，2 日 1 次，2～3 次即可治愈慢性中耳炎。

又方　芦荟干粉 4 g，珍珠母 4 g，赤石脂、枯矾、五倍子各 10 g，冰片 2 g，共研为细末，再加麝香 2 g，混匀备用。将 3～4 滴 3% 的过氧化氢溶液滴入患耳内，停留 1 分钟后，用棉签清除耳道内脓液，再取上述芦荟复方药粉适量，用麦管或塑料管载药吹入清洁的中耳部位，外耳道塞入无菌棉即可。据报道，用此方法治疗中耳炎有效率可达 96.9%。

【急性中耳炎】

芦荟对急性中耳炎都有很好的疗效。外用与内服结合治疗。外用时，用脱脂棉浸芦荟汁液涂入耳朵里，每天4~5次。内服芦荟汁液，每天2~3次，每次5~10 mL。对过敏者，宜服用库拉索芦荟或中华芦荟、元江芦荟。使用芦荟后，不再流出脓液时，也要继续内服和外用芦荟1周以上。

【耳孔化脓】

因中耳炎耳孔出脓时，扯花盆中芦荟叶少许，用脱脂棉蘸其渗出的黏糊汁，均匀地涂于耳孔，显效。1日涂3~5次为宜。

【治疗中耳炎综合法】

常采用内服兼外用相结合的方法。

内服法　取龙爪芦荟生叶，每天服4次，每次3~4 cm，饭前30分钟及睡前30分钟服用。也可内服芦荟汁液，每天3~4次，每次3~5 mL。对过敏者，宜服用库拉索芦荟或中国芦荟。

外用法　将芦荟鲜叶洗净，绞出汁液，用无菌棉球蘸芦荟汁涂于患耳内，每天5~6次。

（4）鼻病

【鼻腔干燥】

鼻腔干燥而闷气时，用脱脂棉蘸芦荟汁，塞入鼻腔深处，显效。

【鼻窦炎】

晚上临睡前，将鲜芦荟叶洗净去刺，竖切为小瓣，将其叶肉朝里贴敷于鼻梁和其周围，用胶布固定至第2天早晨，如此多次有效。长期坚持，可根治慢性鼻窦炎。

【鼻塞】

取少量芦荟叶，洗净，去刺，竖切，将有黏糊叶肉面贴敷于鼻塞侧的鼻翼，用胶布固定，有效。

【治鼻炎综合法】

选用3年以上成熟好的龙爪芦荟、库拉索芦荟或皂质芦荟叶片，去刺绞汁，放入滴鼻液的瓶内，每天5~6次，每次2~3滴，坚持2~3个月。同时可内服芦荟生叶，每次2~3 cm，每天4次，这样配合治疗效果会更好。也可将芦荟鲜叶去刺剥皮后将其凝胶质敷于鼻腔表面，5分钟内其有效成分能透过皮肤渗入患部，所以这种方法同样有效。

对于鼻孔发痒可将芦荟烘干研成粉末，用吹筒载药，轻轻吸入鼻孔内，其效果很好。

治疗萎缩性鼻炎（又称干燥性鼻炎），先以2%丁卡因浸湿之棉球贴附注射部位 5 ~ 10 分钟，然后将芦荟浸出液制成的 20% 芦荟注射液注射于鼻甲黏膜下，其深浅以注射部位黏膜出现苍白水肿状为度，每侧注射药液 2 mL。荐用棉球轻压注射部位以防出血，每 4 次为 1 个疗程，每周 1 次。此症患者，平时应经常用淡盐水（生理盐水）冲洗鼻腔，保持鼻腔清洁卫生和湿润。

【鼻炎用芦荟汁】

若有鼻腔干燥、擤鼻涕时带血的症状，可将芦荟叶捣烂取汁，用脱脂棉蘸湿，塞入鼻腔，1 日换药 2 次，显效，长期坚持可根治。

又方　用芦荟汁液滴入鼻孔，一直流到口腔为止，多次反复，每天点 5 ~ 6 次，连续治疗 1 周。鼻炎重的患者，点滴与内服并用，治疗需要 1 ~ 3 个月时间。另外，也可取少量捣碎的芦荟敷于鼻一侧鼻翼处，用纱布加胶布固定，效果也很显著。

【鼻出血】

中医称鼻出血为鼻衄，是多种疾病常见的症状。肺胃积热，肝火上逆，阴虚火旺，以及脾不统血，均可引起本症。

取干芦荟 3 ~ 6 g，研粉，用油纱布条黏着，填塞出血鼻腔。此法适用于急性出血、量多较涌者。

又方　取芦荟粉 0.5 ~ 1 g，加温开水 5 ~ 10 mL 搅化（水呈褐色，其中有不能溶解的黑色胶黏物可去之），令患者仰面，每次滴入出血鼻腔内 1 ~ 2 滴，每日 3 ~ 5 次。此法适用于间断出血量较少者。

【急性鼻炎】

轻度的急性鼻炎，用脱脂棉蘸芦荟汁，用小钳子拭鼻腔内，芦荟的成分慢慢地浸透鼻内，能消除黏膜发炎。若症状重的话，也可施行同样的治疗，但需配合医生诊断及其他药物治疗。

（5）口腔病

【口腔炎和舌炎用芦荟】

口腔炎、舌炎及舌苔似木耳般的重症，取与患部大小的芦荟叶，洗净去刺，竖切成两瓣，在舌面上每日搓擦 4 ~ 5 次，显效。

如果出现红肿、疼痛的现象，可直接用芦荟涂擦患部，或将芦荟汁、芦荟鲜叶或芦荟粉末含在口中停留片刻后再吞服。连用 3 ~ 4 天，能根治。用稀释过 4 ~ 5 倍的芦荟汁漱口吞服，效果更佳。

【治口腔诸疾病】

扁桃腺发炎、齿龈发炎等一切口腔疾病，只要在芦荟汁中加些蜂蜜和葡萄酒涂在患处即可。也可生吃芦荟叶或粉末，1天3~4次。外用可将芦荟汁抹在口腔内。就寝时，把芦荟叶肉贴在咽喉外部，用胶布或绷带固定，同样有效。

【治口臭】

准备3~4cm长的经过热水杀菌的新鲜芦荟叶，去刺后用擦汁板擦汁，再以4~5倍的凉开水冲淡，含在口中漱口。注意，不要马上将汁液吐出来，要让芦荟的药效成分遍及口腔的每个角落。漱口的次数愈多愈有效，所以要耐心漱口。之后，可将漱口后的汁液直接吞入腹中。

又方　生嚼芦荟。将鲜芦荟叶洗净，去皮、刺后，放在口腔内咀嚼后，吞服。

又方　喝芦荟汁。每晚漱完口后，喝1小盅（小杯），次日清晨再喝1小盅，即可。

又方　用芦荟煎汁漱口。芦荟切碎煎汁，用来漱口，效果佳。

（6）咽喉炎

【咽喉痛用芦荟汁】

芦荟对于鼻咽腔黏膜感染有消除炎症、抑制病菌、清热解毒的作用。饮用温热的芦荟饮料、芦荟茶都有较好的疗效。

取鲜芦荟叶去刺，捣烂取汁服1大匙，有效。每次疼痛时服，能根治。

【咽喉疼痛用芦荟蜂蜜饮】

取芦荟嫩叶若干，洗净去边刺，捣烂，用干净纱布绞取汁，加入适量蜂蜜，每次15~20g，用开水冲后，待冷饮用。慢咽，效果更佳。

【扁桃体炎或咽喉炎用芦荟】

取花盆中的芦荟叶洗净，晒干2~3天，捣烂，装入1/3杯，加水稀释，每日服1杯，有效。有一慢性咽喉炎患者，服此药1个月后，根治了咽喉炎。

【治扁桃体炎和喉炎用芦荟茶】

取芦荟鲜叶，多少不拘，洗净，晒干或烘干，捣烂为末，装入1/3杯，用沸水冲，盖杯盖10分钟后，代茶频频饮服。

又方　外用和内服结合治扁桃体炎和咽喉炎。外用时，将芦荟鲜叶磨汁，然后由咽喉直到胸部都涂抹芦荟汁。内服时，可将芦荟制成芦荟酒，每日服1小杯。

【咽喉痰堵而咳嗽用芦荟】

咳嗽和痰鸣，取芦荟叶洗净去刺，捣烂，每次服1食匙，每日饭后服3次，获特效。本方对哮喘亦有效。

（7）牙痛、牙周炎、口腔炎

牙痛、牙周炎、口腔炎都是由细菌感染引起，患者感到口腔内疼痛，牙痛时较剧烈，有的甚至流脓、红肿。当出现这种症状时可直接咀嚼龙爪芦荟、库拉索芦荟或皂质芦荟鲜叶，然后咽下。也可将芦荟切碎煮水饮用，坚持服用3天就会有效。

又方　扁桃腺发炎、齿龈发炎等一切口腔疾病，只要在芦荟汁液中加适量蜂蜜和葡萄酒再涂抹在患处即可。

（8）睑腺炎

【治睑腺炎】

睑腺炎肿是指眼睫毛基部的皮脂腺因细菌感染而引起的炎症，俗称"偷屎眼"，是一种常见的多发病，芦荟可去炎消肿对睑腺炎肿有较好的疗效。

治疗时可用库拉索芦荟、元江芦荟、中华芦荟或皂质芦荟，取以上任何一种药用芦荟的新鲜叶片，大小略大于眼睛，中间剖开，睡前敷在眼皮上，用胶布固定，白天用芦荟凝胶质轻轻按摩睑腺炎，每天3~4次，一般2~3天就会见效。习惯性发病的人，平时应注意消除身心疲劳和保持清洁卫生，可内服芦荟来改善体质，可以起到预防的作用。

（9）口角炎

口角炎是指口角出现糜烂、龟裂、疮痂等症状。有发生在口的两侧和口的一侧两种情况。

【治疗口角炎用库拉索芦荟或龙爪芦荟】

将芦荟鲜叶洗净、去刺，磨碎，然后将磨碎的汁稀释4~5倍后，每天多次用于漱口，这样芦荟的有效成分便可以留在口腔内，起到消毒作用。

在炎症较重的情况下，可用芦荟汁直接涂擦患部，或者用叶肉抹擦患部。如果结合内服，可取得更好的疗效。此法也适用于舌炎及口腔诸疾病。

（10）口腔溃疡

将库拉索芦荟生叶或粉末用水搅烂成糊浆后涂抹溃疡处。即使是溃疡面相当深和宽，经2~4个月治疗，也能形成完整的新细胞。治溃疡必须结合内服芦荟胶囊、粉末、汁液、生叶等，才能缩短治疗时间，效果甚佳。治疗这种病，库拉索芦荟、中国芦荟、龙爪芦荟、皂质芦荟4种芦荟都可以单独使用。

（11）口腔炎、齿槽脓漏、预防口臭

芦荟的皮与叶肉间含有能杀菌的阿劳辛，要经常利用芦荟这种杀菌作用，以保持口腔清洁。口腔炎、齿槽脓漏是病毒感染、细菌感染及过敏因素造成的，并发出现口臭现象。芦荟的用法是，准备 3 ~ 4 cm 长经过热水杀菌的新鲜芦荟叶，去刺后用擦菜板连皮一起擦汁，再以 4 ~ 5 倍的水冲淡，含在口中漱口。口腔炎有时是因内脏功能衰弱引起的，为使芦荟产生内服效果，可以将漱口后的汁液直接吞入腹中。防止口臭仍旧以芦荟汁最具疗效，漱口的次数越多越有效，切记要耐心漱口。

2.2.7 骨伤科方

（1）撞伤肿痛

撞伤肿痛时，取鲜芦荟叶剥皮，或竖切开，湿敷患处，干则换敷，疗效佳。

（2）扭伤、瘀伤

【脚踝扭伤用芦荟叶】

脚踝扭伤，可取鲜芦荟叶，剥皮，均匀地敷扭伤处，干则换敷，疗效佳。

【强烈碰撞导致内出血瘀伤或关节受力过重导致韧带受伤】

遇到这种情形，应赶快以冷水或冰块冷敷，解除患部的疼痛。若症状轻微，患部做好冷处理以后，接着可用芦荟治疗。

瘀伤时，可将新鲜的芦荟叶片去刺和皮，直接把果冻状的叶肉贴在患部，再以绷带等暂时固定住，当叶肉因患部的热度及体温而变干时，再重新更换新鲜叶肉。重复几次后，芦荟自会发挥消炎效果，不但热度解除，肿、痛也会消失。

扭伤或患部范围太大，叶肉无法直接贴于患部时，可调制成芦荟糊，制成湿布。芦荟糊的做法是将芦荟去刺，用擦菜板擦成泥后混入面粉调匀。放入面粉时要一点点地加入，仔细调匀后用汤匙舀舀看，如果没有滴下来就表示芦荟糊的调制成功。然后再将做好的芦荟糊涂在纱布上面，稍微涂厚一点，贴在患部。如果是瘀伤，就用绷带轻轻地包扎；要是扭伤就用力包扎好。如果芦荟糊因热度或体温变干，要勤于更换。如果没有时间调制芦荟糊，可用含芦荟汁的纱布贴在患部或以芦荟化妆水代替。

注意　如果在进行芦荟治疗之后，还不能消肿、消痛，或者症状更加严重的话，可能是关节部分有骨折，或者韧带出现了扭伤，应及时到医院就诊。

【脚部扭伤用芦荟酒擦揉】

脚部扭伤时，可摘几片家里花盆中芦荟叶，去刺后擦成汁和在酒里，用来反复擦受伤的部位。同时要注意休息，少运动，几天后可痊愈。

又方 脚部扭伤，可将龙爪芦荟粉末放入水中，再用纱布浸透后进行贴敷，干了则换敷，4天左右可愈。

【治疗撞伤、扭伤用芦荟湿布】

撞伤、扭伤后，若骨骼没有出现异常，症状较轻微时，使用芦荟湿布疗法非常有效。

治疗方法 切下芦荟生叶，用水洗净；使用较细的擦板，将芦荟叶擦碎，于擦碎的芦荟中加入等量的水稀释，将芦荟汁液摊在比患部稍大的纱布上，将芦荟湿纱布贴于患部，用透气胶带固定。此湿布疗法还能有效地消除肩膀酸痛。

（3）打伤

打伤一般是指跌打损伤。受到碰撞、敲打的部位会发肿、有压痛，根据部位的不同，还会出现较强的疼痛感。

在轻度的情况下，疼痛很快就会缓解，在程度较重或者骨折的情况下，会出现长时间剧烈的疼痛，这种情况应及时去医院就诊。

如果是脑部遭到打击，可能会引起脑震荡。如果颅内出血，会发生恶心、呕吐的症状，也有一时失去意识的现象。遇到这样症状时，就应立即送医院治疗。芦荟治疗只能作为辅助治疗。

治疗方法 在刚受伤的时候，虽没有大的问题，但以后出现疼痛，发生内出血的现象较为多见，所以应注意观察2~3日。芦荟具有消炎与镇痛的作用，对及早消除疼痛与红肿也有很大的帮助。在伤势较轻的情况下，只需要涂抹芦荟汁便可达到很好的效果。但是，在疼痛或红肿的情况下，为了不让炎症进一步扩大，应先用冷水或湿毛巾将患部降温后，再把芦荟叶肉贴在患处或者用湿布在芦荟汁里浸泡后敷在患处，待湿布干燥后立即更换。用纱布蘸上芦荟汁也行，用面粉混在汁里搅匀后使用也可以，后者还具有易固定、保温时间长的特点。

即使在治好之后，一旦遇上寒冷或潮湿的气候，也有可能又会发生疼痛，此时，可以使用芦荟湿布法来治疗。

在受到较强打击、患部出现了瘤子或疙瘩的时候，将芦荟的叶肉贴在上面，可使瘤子及早地消失。

（4）软组织损伤

人体皮肤、皮下组织、肌肉、肌腱、韧带和关节囊受到较重外力的撞击、扭挫或牵拉均可能发生损伤，一般称为软组织损伤，俗称"伤筋"。其特点是急性患者多有外伤史，慢性患者往往有较长的受风寒湿史，常见局部疼痛、瘀血、肿胀或肌肉萎缩、功能障碍等症状。病变多发生于关节部位，急性者应注意与骨折、脱位等鉴别；慢性者，往往由于慢性损伤未进行及时治疗发展所致，应注意与肿瘤、结核、骨髓炎、关节炎等鉴别。

治疗原则　主要是活血化瘀，消肿止痛。医院骨伤科固然有办法治疗，但若家中栽有芦荟，就地取材，既方便又经济有效，何乐而不为。芦荟有良好的化瘀作用，可促进损伤的软组织再生，消肿止痛迅速且不留伤痕。

治疗方法　在洗净而磨成的芦荟粉中，加少量水，在火上加热到皮肤温度略高时，将此加温过的芦荟汁液涂在重叠数层的纱布或毛巾上，然后覆盖在局部疼痛受伤部位。如属新伤则无须加温，并且予以固定。等到芦荟汁变干时，再度滴上芦荟汁以保持湿度，直到症状缓解为止。

又方　将干芦荟粉或新鲜芦荟泥适量，与饴糖或干粉调成软膏，以不会淌下为度，涂在纱布或牛皮纸上，外敷在疼痛处即有效。

如果先按摩、体疗（运动）或用芦荟沐浴后，再采用上述方法，则效果更好。

如果有神经痛、风湿痛、旧伤等，浑身疼痛，也可使用上述方法治疗。除了外用，同时坚持每日饮服适量芦荟酒，则效果更佳。

英国民间验方更为简单，将芦荟洗净后去刺，去掉一侧外皮后，将黏液部分直接贴在伤痛处，再用绷带包扎即可，症状自会消失。

治疗软组织损伤，活血化瘀、消肿止痛效果最好的是生长期2年以上的龙爪芦荟或生长期3年以上的库拉索芦荟。

（5）非出血性损伤

由于不慎将关节扭伤，导致肌肉受损或骨头出现轻度受伤，外面有红肿或乌青块，但并未出血，这就是常见的非出血性损伤。打伤、扭伤、跌伤、挤伤和压伤都可能引起非出血性损伤。芦荟具有消炎和促进血液循环的作用，在损伤处涂上新鲜芦荟汁液，或将芦荟表皮削去，将里面的胶状物敷在患部，能使患部降温消肿，这样反复进行多次，有利于损伤处散瘀活血，促进损伤痊愈。即使是比较严重的非出血性损伤，在接受医生治疗的同时，配合敷贴芦荟叶肉或用芦荟酒精浸出液涂抹，也可收到很好的效果。当然也可在损伤处搽上医生提供的芦荟软膏，然后用纱布将受伤处包好，同样也可以达到活血散瘀、消炎止痛的目的。

（6）综合性伤痛

【扭伤、撞伤、瘀血、关节炎、风湿痛、酸痛等】

将活化剂滴于绷带上敷患部 10 ~ 20 分钟后，再涂上芦荟胶至擦热为止。关节炎、风湿痛、酸痛需另于每餐前内服芦荟汁 30 mL，餐后加服鱼油（每餐 2 粒）及 2 粒矿物片方可根治。

2.2.8　妇科方

（1）不孕症

【结婚多年未怀孕】

服用芦荟矿物晶，服 2 瓶后可见效。服法：每日 2 次，每次 1 包（盒装），或每次 1 匙（瓶装），以冷开水调匀，浓淡随意，夏天加冰饮用，味道更甘醇。注意勿用金属杯匙。

（2）乳腺硬块

【生孩子后乳腺出现硬块】

按正常用法服用芦荟生叶和芦荟粉末，坚持服用 1 个月后可见效。同时，外用芦荟生叶汁按摩，每天 5 ~ 6 次，效果更佳。

（3）妇科综合征

【生孩子后，因产后调理不好，多病缠身，如头屑严重、失眠头痛、四肢发凉、胸闷、消化不好、恶心、全身水肿、脚部皮肤角质硬、手部触觉不灵敏等症】

坚持饭前、饭后都用芦荟粉末，同时用芦荟生叶汁按摩，并把所有化妆品都换成芦荟制品。如此这般，1 个月后各种杂症可出现明显好转。

（4）膣炎（阴道炎）

膣炎是由多种原因引起的，是一种霉菌性疾病，其症状表现为局部发热剧烈瘙痒，腔内分泌物增多。为了预防和治疗，平时要保持干净，用芦荟汁与水，以 1∶1 的混合液体，有规律地进行清洗。为了更加有效，睡觉前，把浸入芦荟液的纱布，插入膣内，或将洗净的芦荟叶子 1 ~ 2 cm 去掉两面刺，从一面的中间切，而另一面连着不掉，然后翻过来，使凝胶质朝外，睡前插入膣内。如果芦荟滑而不易插入，先把它放在冰箱冷冻，然后在睡前取出插入膣内。

另外，膣的外部有症状时，把芦荟凝胶质放在患部固定，第二天早晨症状就会消失。

（5）白癣

【治阴部白癣】

这种病是真菌性疾病。常发生在潮湿、暖和、常摩擦的大腿内弯侧或阴部，是易发病的皮肤病，其主要症状是瘙痒。

库拉索芦荟生叶对此症状疗效最理想，如果早、晚都用芦荟生叶汁涂抹患部，3～4天就能治愈。

（6）寒症

寒症是指手脚、胳膊、腿、腰等身体的某一部分，经常感到凉的症状。其原因多种，有的因内脏病或体质虚弱引起，最多的是由于自主神经的血管运动系统紊乱造成的。

寒症多于更年期妇女或自主神经不稳定的人，同时伴随头晕、心跳、烦躁，以及肩酸痛等症状。

有寒症的人，容易下泻，而且多见于体质差的人，应避免芦荟的强效果用法，而采用效果缓和的用法为好。

芦荟的促进血液和镇静作用能改善自主神经功能。因此，要坚持不懈地服用。

用法　最好是采用热芦荟服用法。要服用浸于蜂蜜的龙爪芦荟或库拉索芦荟鲜叶，用开水冲淡服，或喝芦荟酒、芦荟热饮料，或用芦荟胶囊、粉末，应经常注意调整服用量。如果生吃鲜叶，每次服用1～3 cm，1天3次，饭前或饭后30分钟用开水冲服，或每天就寝前饮1杯（普通玻璃杯）热芦荟汁液。

一般服用期为1～3个月或长期服用，同时，进行芦荟浴效果会更好。

（7）妇产科杂症

【消除妊娠线】

妊娠中或产后产妇的腹部因膨胀而产生的妊娠线，使上下腹部皮肤破裂，常涂抹芦荟汁可消除。

【乳头疼痛】

妊娠中或哺乳时，如果乳头疼痛，可涂抹龙爪芦荟汁。

【减少腹部肌肉松弛】

在怀孕期和生产期，用芦荟汁液擦腹部，可以大大减小腹部肌肉的松弛。

【促进外阴切开后的愈合】

分娩后，为促进外阴切开后的愈合，可用芦荟汁涂抹。用法：用浸过库拉索芦荟汁的纱布做成生理带或卫生巾之类，使用 4~5 周，其效果显著。

【经期不适】

有些妇女经期有不同症状的不适感，可在经期每天早晚与水果汁一起服用几匙芦荟汁，可大大减轻症状。

【闭经】

用当归芦荟汤治疗闭经亦有效。

方剂　当归 10 g，黄连 10 g，黄柏 10 g，黄芩 8 g，大黄 15 g，芦荟 10 g，青黛 6 g，广藿香 5 g，生山栀 10 g，煎服，每天 2 次，每次 100 mL。

（8）阴道炎

【阴道炎用库拉索芦荟】

阴道炎是由葡萄球菌、链球菌、大肠菌等，以及三鞭虫、子囊菌等造成的，患者会产生白带异常、瘙痒、发热等不适的症状。

治疗时将库拉索芦荟汁以 1:1 的比例加水稀释清洗阴道，然后再将浸过芦荟汁的纱布插入阴道；就寝前将去了皮的芦荟取适当的长度，插入阴道中，效果更佳。

【预防阴道炎、阴道滴虫、子宫糜烂等】

使用成熟的库拉索芦荟、龙爪芦荟或中华芦荟，每晚用 50 g 鲜叶煮水，洗浴阴部或洗浴 10~15 分钟；或把阴部用温水洗净后，用鲜叶肉涂抹阴部，并把叶肉放置阴部 10~15 分钟。

【妇女阴道炎、阴道滴虫、子宫糜烂等】

根据病情轻重，可用 50~100 g 鲜叶煮水坐盆洗浴，先用温水把阴部洗干净，再坐浴到芦荟水中 20~30 分钟。也可将鲜叶去皮后削成长条，睡觉前放入阴道。

（9）冰冷症

【冰冷症用龙爪芦荟】

冰冷症是女性特有的症状，据统计，成年女性每 2 人就有 1 人患有此症。冰冷的部位大多是腰部和脚，也有不少人的手部和肩部会感到冰冷。造成此症的原因有多种，但大多是和自主神经失调症有关，其次则是受荷尔蒙变化的影响。

治疗冰冷症坚持使用龙爪芦荟效果为佳。治疗时可以连续服用鲜龙爪芦荟叶或汁，但如果以芦荟蘸蜂蜜食用，或是将芦荟泡成芦荟酒，每天喝少许，并且长期饮用的话，会更增加效果，冰冷症会在不知不觉中逐渐消失。

（10）疱疹

外阴部出现水疱的称为疱疹。治疗疱疹用哪个品种芦荟都可以，但必须内服和外用结合。用芦荟涂抹疱疹处能杀死引起疱疹的病毒，很快见效。涂抹叶汁1天5～6次以上，或隔1～2小时1次，1～2天就能见效。

【带状疱疹】

福建省长乐市中医院陈久亮医生用鲜芦荟加冰片涂治带状疱疹36例。

治疗方法　用芦荟鲜品50 g，洗干净后捣烂绞汁加少许研极细末之冰片外涂患处，每天3次，7天为1个疗程。

治疗结果　1周痊愈29例，明显好转7例。

（11）妊娠妇女、产妇的芦荟外用

妊娠期的妇女腹部皮肤逐渐伸展，产后腹部皮肤会产生皱纹，即妊娠线。妊娠线虽然不影响身体健康，但影响美观。在妊娠期或产后将芦荟叶涂抹在腹部皮肤上可以防止出现或消除妊娠线。

首次妊娠的妇女在妊娠或哺乳期，因乳头皲裂而疼痛时，涂抹库拉索芦荟叶汁会有神奇的效果。分娩时，自然或人为地造成阴唇破裂，其伤口愈合之前，产妇排尿时很难受，如用芦荟叶涂抹或贴在其伤口处，能促进伤口的愈合，同时防止细菌的感染。

哺乳期服用库拉索芦荟叶汁或粉末可以增加乳汁分泌量。

（12）妇女更年期综合征

妇女由生育年龄过渡到失去生育能力的时期，称为更年期。这种过渡性改变一般可长达数年，发生在40～55岁。在这个时期的妇女会因身体各部分内分泌腺体等生理及心理上产生的一系列变化，表现出比较复杂的更年期症状，有些人会出现比较严重的更年期综合征。其症状有：①自主神经失调，有潮热、出汗、心绞痛等；②神经性症状，有头痛、失眠、闷闷不乐、易怒、抑郁、恐惧等；③与代谢有关的症状，有老年期阴道炎、动脉硬化、血栓形成、皮肤萎缩、乳房萎缩、骨质疏松、关节病变等。虽然症状会因人而异，但有些人会同时出现以上的几种症状。

内服的芦荟品种不限。经观察服芦荟胶囊效果好，携带方便，长期内服（3～6个月）可以治愈更年期综合征。芦荟生叶、芦荟酒、芦荟鲜叶汁均可

应用。内服期限一般情况下需 2 ~ 3 个月，坚持长期服用芦荟为好。如果家里没有芦荟酒或不敢喝芦荟酒，可将 2 ~ 3 cm 长的新鲜芦荟擦泥，以开水冲淡后每天饮用。如果是干燥的粉末，每天的用量以 0.6 g（1 小匙）为准，可视自己的体质增减。总之，服用的关键是一次不要太多，每天服用，这样就能克服更年期综合征。

另外，到更年期之前，每天内服芦荟 1 ~ 2 次，能有效地预防更年期综合征，安全渡过更年期。

（13）乳腺炎

产妇产后 2 ~ 3 天，乳房即大量泌乳，同时乳房的血管和淋巴管也相应扩张，有时因乳管淤塞不通，致使乳汁郁结成块，婴儿吸不出乳汁，乳房胀痛难忍。如果郁积的肿块不消解，或乳头已有皲裂，细菌很容易从破口侵入，从而引起急性乳腺炎。

乳腺炎的郁结程度有轻有重，如果通过婴儿吸吮，或用手挤揉，或用吸奶器抽吸，均可使乳汁排出，病情逐渐缓解，2 天内可逐渐平复，这种属于正常范围。但如果是乳房郁积，乳管阻塞，乳房组织明显水肿，乳房肿胀加重，出现皮肤充血、发硬、发热；重者可见紫红色瘀斑，体温升高，疼痛剧烈而导致乳腺炎，这时就要停乳，要及时请医生诊治。

临床实践证明，用芦荟治疗乳腺炎有特效。

治疗方法　首先是服用芦荟煎汁，每日 3 次，每次 1 杯，再将芦荟鲜叶洗净捣碎，敷在患处，外面用纱布盖住，用橡皮膏贴牢，次日再换 1 次，2 ~ 3 日后，症状可完全消失，除喝芦荟煎汁外，亦可饮芦荟鲜叶水或生食芦荟鲜叶等方法治疗。

（14）血瘀闭经

牛膝 30 g，芦荟、红花各 15 g，水煎，空腹顿服，老酒送下，每日 1 剂。

功效　活血化瘀通经。此方谓牛膝芦荟汤。

2.2.9　泌尿科疾病及性病方

（1）膀胱炎

芦荟对泌尿系感染疗效明显，尤其对膀胱炎治疗有特效。服用芦荟鲜叶或服鲜叶汁，每天 3 次，每次 1 ~ 3 mL，饭前 30 分钟服用。用芦荟治疗尿道感染，内服与外用相结合，还要结合医生的治疗，效果会很好。

又方　患膀胱炎时，可将芦荟去刺，用擦菜板将其擦成泥，1 天喝 2 ~ 3

次，稀释后每次以1杯左右的分量为宜。如果想补充水分，可饮用芦荟汁或将芦荟汁做成茶饮用，效果都不错。若晚上临睡前再饮用芦荟酒1小盅，效果更佳。

又方　患膀胱炎者，取新鲜芦荟，洗净去刺后，用绞汁机绞汁去渣取汁，每次1汤匙，盛放在杯子内用开水冲饮，1日饮服2~3次，效果极佳。

又方　鲜芦荟叶挤汁6~7汤匙，加淡瓜子仁30枚，稍炖温，饭前饮服，1日2次，每次1汤匙，开水冲服（《福建民间草药》）。

又方　尿频、下腹部疼痛的膀胱炎，取芦荟叶3 cm，洗净去刺，捣烂，用米纸包服之，疗效颇佳。1次不见效，服多次，可见效。

又方　服用龙爪芦荟全叶干粉，每次200 mg，每日2次，效果也很好。

（2）遗尿症

因便秘而食欲不振、面黄肌瘦，特别是肠胃不好、有遗尿症者，用树芦荟粉末，每天服3次，每次0.6 g，3天后食欲可增加，服用1个月后，遗尿症、便秘均可明显改善。

（3）肾功能不全症

患有肾功能不全症、全身水肿、排尿困难者，服用龙爪芦荟片剂，每次5片，后加至10片，服用1个月，水肿可消，便秘可改善。若同时服用鲜库拉索芦荟和龙爪芦荟叶，效果最佳。

（4）尿频

【严重尿频症】

患有尿频症、30分钟左右就得去卫生间、每宿起夜5~6次者，服用龙爪芦荟和库拉索芦荟粉末或鲜叶都可，粉末每次不超过0.6 g，鲜叶不超过15 g，每日2~3次，坚持1个月后可见效。如果出现腹泻，要停止服用，腹泻停止后再逐渐加量，到适应为止。

（5）尿道炎、膀胱炎

症状　首先是排尿较频，尿道有痛感，大多数还出现尿混浊现象，痛感一般在排尿初或结束时发生，此外还伴有水肿现象。有炎症的膀胱或尿道的黏膜化脓后，脓液会混杂在尿里，使尿变得混浊。严重的时候，黏膜还会出血，排出的尿是暗红色。另外还有低烧、喉咙干燥、食欲不振和逐渐变得消瘦等症状。

原因　大多是由于细菌感染，除了大肠菌，还有葡萄球菌、链球菌等从体内经路侵入而引发炎症的。另外，淋病也是引发此症的原因。受凉或睡眠不足而致体力下降时，也容易感染此症。此症容易复发，如果多次反复，便容易转化成慢性膀胱炎，难以简单地治愈。

治疗方法 用库拉索芦荟和龙爪芦荟并用或用其中之一进行治疗。应不间断地服用芦荟，服用期限为 1～2 个月。食用鲜叶是最合适的，但考虑到水分的补充，建议常饮芦荟茶或芦荟饮料。

又方 取中华芦荟干根 25～50 g，用水煎服，此为 1 日量，可分 2～3 次服用。也可生嚼芦荟鲜叶 2～3 cm，每日 3 次，饭前服用。如服用后便稀，应酌情减量（此为福建地区民间偏方）。

注意 膀胱炎如果转为慢性，还可能并发肾盂肾炎或膀胱炎综合征，所以应及早根治。如果症状严重，应及时到医院就诊。

（6）白浊（淋病）

【血尿、淋病】

用鲜芦荟叶 15～30 g，去刺、去外皮后捣汁，加白糖 15～30 g 和烧开的米泔水冲服，分 2 次服完。

【治白浊用芦荟花】

将芦荟花洗净，放 15～25 g，加水煮沸后去渣留汁，放入精猪肉 500 g 炖煮，肉熟后连汤服食。

又方 取鲜芦荟花 6～10 g，白茅根 20～30 g，水煎服。

又方 芦荟花 3～6 g，以酒煎服（《岭南采药录》）。

又方 取中华芦荟鲜花 3～6 g，以酒炖服。

【芦荟汁炖瓜子仁治疗白浊】

取鲜芦荟叶去刺洗净，捣烂绞汁，一次放入锅内芦荟汁 6～7 茶匙及淡瓜子仁 30 枚，稍炖。食瓜子仁，饭前服，1 日 2 次。

（7）阴虱疮

【阴部瘙痒难忍、抓破色红、中含紫点】

方剂 芦荟 25 g，黄柏 50 g，熟地黄 400 g，牡丹皮、泽泻、茯苓各 150 g，山茱萸、山药各 200 g，为细末，炼蜜为丸，梧桐子大，每服 15 g，白开水送下（《芦荟实用百科》）。

注 此方中的"芦荟"是指生药芦荟干块，是用好望角芦荟熬制的褐色干燥物。

（8）女性慢性淋病

芦荟具有消炎、杀菌的作用，故对女性生殖器炎症有效。

用磺胺及芦荟联合用药可治疗女性慢性淋病，同时还可预防女性生殖器的炎症。应用芦荟时，要采用内服外用相结合方法。

（9）阴道霉菌

阴道霉菌是成年女性的常见病，多发病。患者阴道分泌出豆腐渣样分泌物，并伴有局部发痒，严重者可合并感染，局部红肿。目前西医常用制霉菌素阴道泡腾片治疗。

治疗方法　应用芦荟既经济又实惠。首先将芦荟汁以 1：1 比例与水制成混合液，每天将会阴部冲洗干净后用混合液清洗，同时睡眠前将无菌纱布或棉球一头用线系住，浸入芦荟液中，待完全浸湿后塞入阴道内，第 2 天早晨取出，坚持应用 7 ~ 15 天，症状就会改善。如果没有无菌棉球，可直接将芦荟鲜叶去刺，中间剖开，将凝胶部位暴露在外，睡前塞入阴道内，第 2 天晨起取出，其效果会更好。有时因为芦荟叶太软，不易塞进阴道，可将制法好的芦荟先在冰箱内冷冻一下，然后再用就容易多了。

（10）尿路感染

目前治疗尿路感染的药物很多，但经过临床观察芦荟也可治疗血尿、脓尿等。

治疗方法　芦荟干根 25 ~ 50 g，水煎服。亦可选用芦荟鲜叶生吃，每天 4 次，饭前 30 分钟服。服用量以患者不出现稀便为宜。

又方　芦荟干根 15 ~ 30 g，水煎服。此为 1 日剂量，可分 2 ~ 3 次服用，小儿减半（《中药大辞典》）。

【血尿】

选用鲜芦荟叶 15 g，生捣汁，加白糖 50 g，用煮开的米泔水冲服，连用半个月，方可有效。

又方　血尿、淋病用芦荟叶 15 ~ 20 g，去刺去外皮捣汁，加白糖 15 ~ 30 g 和烧开的米泔水冲服，分 2 次服完。

（11）乳糜尿

取鲜芦荟叶挤汁 6 ~ 7 匙，加淡瓜子仁 30 枚，稍炖温水煎服，每天 2 次。

（12）系统性红斑狼疮

有人根据芦荟的特点，自制芦荟注射液，治疗系统性红斑狼疮，在改善低热、乏力、关节痛、面部红斑等方面具有明显疗效。

芦荟注射液具体制法：取新鲜芦荟叶，剪去叶尖和刺，称重后捣碎，榨取药汁，在药渣中加入适量注射用水煮沸半小时、过滤，将药汁和滤过液合并煮沸，浓缩至每毫升含药 3 g，加入 95% 乙醇，使含乙醇量达 85%，静置后回收乙醇至无乙醇味，再分别用活性炭及滤纸浆处理，反复过滤至滤液澄清，加注射用水使每毫升含生药 2 g，分装、灭菌。

用法　每 30 天为 1 个疗程，每日肌内注射 1 次，每次 2 mL，间歇 1 周后开始第 2 个疗程。下个疗程，每次 4 mL，每日肌注 1 次，对病变严重者配合服用少量泼尼松。

又方　治疗全身性红斑狼疮，服用芦荟粉剂 5 ~ 6 个月，可见明显好转，继续坚持服用，可治愈。

2.2.10　肿瘤科方

芦荟能否预防和治疗癌症、艾滋病？目前，许多人通过口服芦荟生叶有使肿块缩小、症状减轻的。国内外科学家、医学家科研成果说明，芦荟可能有预防和治疗癌症的效果，甚至是艾滋病。

日本福田博士的动物实验和《中药大辞典》介绍，芦荟的提取物有抑制癌细胞的作用。众多人的应用实践已证实，常用芦荟及其制药对预防和治疗肿瘤、癌症是大有益处。这是因为芦荟中有抗癌成分。许多学者通过对芦荟的深入研究，从中发现了一种抗癌作用极强的物质——阿劳米嗪，被命名为芦荟素 A，这是一种罕见的"免疫赋治剂"，有的学者干脆称它为"特别抗原"。芦荟素 A 分子是一个高分子的糖蛋白，其分子量为 1.8 万，1 kg 的芦荟叶可提制出 0.026 g 芦荟素 A 的白色粉末，约占原用料的四万分之一。据英国《未来药物》杂志报道，从芦荟叶子中分离的芦荟素 A，是一种糖蛋白，有抑制肿瘤而达到延长生存期的作用，能增强体内自然杀伤细胞的活性水平，并能激活腹膜巨噬细胞，具有免疫促进的活性。在新鲜芦荟中虽有微量芦荟素 A，但在人体内会遭分解而被破坏，所以，若用于治疗，唯有用芦荟制剂，方可收效。目前国外已有多种合成制剂品，国内也正在积极开发利用。对待癌症、艾滋病的最佳办法是加强预防工作，"防治结合，以预防为主"。有条件的，最好坚持每天内服芦荟 1 ~ 2 次。患者更应坚持内服、外用相结合，结合医院的抗癌药物和疗法，同时坚持长期服用芦荟，不仅可消除抗癌药物、化疗和药疗的副作用，而且能抑制癌细胞的扩散和其他并发症。对艾滋病亦然。

（1）脑部肿瘤

脑部长瘤、压迫小脑神经、走路不稳、头痛者，可按说明书规定，吃芦荟矿物晶，并坚持吃芦荟鲜叶，最好是库拉索芦荟。也可把库拉索芦荟与龙爪芦荟做成饮料或茶喝。芦荟鲜叶以 3 年生以上的为佳。

（2）囊肿术后

囊肿是妇女常见病。若手术后又发现卵巢瘤，可不必急于手术，可大剂量地服用芦荟生叶和粉剂，同时改善饮食生活，每天以糙米五谷杂粮和蔬菜为主，若 4 ~ 5 个月后未发现扩散，要继续坚持服用芦荟，1 年后可见效果。

注　糙米是指"米脱壳而未舂的状态"的米，泛指五谷杂粮。糙米与精米是相对应的，即是说不要过分苛求精米，或者说人们不要只吃精米。

（3）结肠癌术后

坚持服用芦荟粉剂和实施足部反射区按摩治疗并行，疾病症状可缓解。

（4）胃癌术后

胃癌手术后，为健身和防止癌细胞转移，坚持服用芦荟生叶、芦荟酒、芦荟茶、芦荟饮料，持之以恒，效果佳。

（5）胃癌初期

坚持服用芦荟鲜叶、芦荟酒和芦荟糖。如果有芦荟制品更好。同时，在医生指导下服指定的药，注意饮食和休息，保持轻松愉快情绪，对初期胃癌的治愈有益。

处方　用芦荟注射液，每天皮下注射 1 mL，每个疗程 30 ~ 35 次，疗程间隔 2 ~ 3 个月。

（6）肝癌

【肝癌初期】

肝癌初期，腹阵痛，除了吃医生指定的药外，要坚持吃芦荟鲜叶，每天 2 次，每次服 4 ~ 5 cm，吃时可蘸白糖服用，3 个月后出现好转，6 个月后可进行一般体力劳动和运动。

【肝癌中、晚期】

福建莆田市涵江医院用芦荟治疗原发性中、晚期肝癌方：口服芦荟煎液（芦荟鲜叶 100 g，煎成 250 mL 浓缩液，内服，每天 2 次，每次各半）配合化疗，总有效率达 90% 以上。

（7）胃癌扩散

黑龙江省桦南县驼腰子镇恩公村有位患者，得了胃癌，并扩散到胰腺、肠等部位。经佳木斯市中心医院手术发现治疗价值不大后缝合，出院后经人介绍坚持服用偏方，10个月后到医院检查，发现癌细胞大部分消失，现消瘦的身体胖多了，并能为家人做饭、干轻活了。

处方　每天早晨用3～5 cm龙爪芦荟炒1个鸡蛋吃，午、晚，每次用楸树皮煎水加1个荷包鸭蛋吃，坚持数月，有奇效。

注　楸树皮是指东北民间称作核桃楸树的皮。这种树有野生的，也有人工栽种的。其可为行道树、观赏树。楸树，落叶乔木，叶可治猪疮，种子可供药用，主治热毒及各种疮疖。

又方　胃癌扩散到其周边以及肠部，并呈糜烂状患者，坚持服用鲜库拉索芦荟汁加水稀释后饮用，日服3次，每次30 mL左右，或买市售的库拉索芦荟凝胶加水稀释，比例为1∶10，加10倍水，若无糖尿病，其中可加冰糖或白糖或蜂蜜饮用也可。长期饮服，有效。

（8）乳腺癌术后

坚持服用芦荟鲜叶，每天3次，每天服用鲜叶总量为15～25 g，坚持数月，有效。

又方　绞鲜芦荟叶汁喝，每天3次，每次用鲜叶15 g绞汁，坚持数月，有效。

（9）舌癌、唇癌

患舌癌、唇癌者可将芦荟（必须是2年生以上者）的叶肉，昼夜含在口腔内。治愈的例子虽然不多，但确实有经过一段较长时间坚持用芦荟使此症痊愈的病例。

（10）乳腺癌

双乳中有硬块，疼痛，并有硬块逐渐变大、疼痛也日益加重的乳腺癌患者，坚持服用龙爪芦荟和库拉索芦荟粉末，并用库拉索芦荟生叶贴在乳房的硬块上面，1个月后硬块开始软化，3个月后硬块可消失，痛症也会随之消失。

（11）肿瘤疾病

一些医药科学工作者研究认为，对于癌症的防治，芦荟可以改善人的体质，增强免疫功能。临床结果表明，采用自然饮食疗法和精神疗法，可收到一定的治疗效果。一些芦荟爱好者和患者实践认为，在积极接受医生治疗、遵循医嘱治疗的前提下，应用芦荟自然疗法作为辅助手段，经过一段时间治疗后，确实对肿瘤的预防和治疗有益处。

在治疗时，人们多以龙爪芦荟的鲜叶和干粉为主，也可用库拉索芦荟、元江芦荟和中华芦荟的鲜叶和干粉及其制药。

治疗时取新鲜芦荟叶 50 g，洗净打浆，用纱布滤汁，饭前饮用，每天 3 次。为调节口味，可适量加入果汁或蜂蜜。如有饮酒习惯，可将芦荟打浆后与等量白酒混合，静放 3 ~ 4 小时，取上清液饮用。也可服用芦荟干粉，每次 0.5 ~ 1 g。应用芦荟进行自然疗法过程中，芦荟的服用量要根据患者的年龄、体质、病情等具体情况进行定量。

（12）激发免疫能力以对抗癌症

最近的研究显示，芦荟可能有助于延长癌症患者的寿命，以及刺激患者体内的免疫系统。1994 年日本医学杂志发表一项研究，研究人员给身上带有癌细胞的老鼠连续喂服芦荟达 14 天，虽然芦荟未遏止癌细胞的生长，但却延长了老鼠的平均寿命：每千克体重每日喂服 50 mg 和 100 mg 芦荟的两组老鼠，它们的寿命分别延长了 22% 和 32%。在人体癌细胞上做同样的实验（体外），结果显示高剂量的芦荟明显能遏止癌细胞的生长。

研究人员在将芦荟的一种物质（植物凝血素）直接注射入肿瘤中，可激发免疫系统攻击癌细胞。被注入植物凝血素后，肿瘤细胞开始受到细胞毒性 T 细胞（即杀死入侵细胞的白细胞）的攻击。芦荟借激发巨噬细胞来启动免疫系统，释放出能激发免疫（及抗癌）功能的物质，如干扰素、白细胞介素和肿瘤坏死因子。研究人员表示，芦荟亦能促进正常细胞（即非癌细胞）的生长。

（13）减少艾滋病病毒感染

从芦荟糖分中提取的甘露糖，能遏止 HIV-1（与艾滋病有关的一种病毒）的生长。根据 1991 年的相关研究，将 HIV-1 细胞放入甘露糖精华中做体外试验，芦荟能减慢病毒的繁殖率达 30%、降低病毒的总数量、阻止受感染细胞传播病毒，同时增加受感染细胞的生存机会。

（14）艾滋病患者的营养补充品

根据《医学进展学报》所载，芦荟汁是一种对艾滋病患者有益的营养补充品。29 位患者服用含有必需脂肪酸、维生素、矿物质及氨基酸等补充品之余，还需连续 4 个月饮用纯芦荟汁：1 天 4 次，每次 5 盎司。医生嘱咐患者，除继续正常进食外，无须再服其他补充品。

经过 90 天后，所有患者的偶发感染、真菌性口炎、疲劳和腹泻的次数均减少，而白细胞数目则增加（表示免疫系统有正面反应），而整体健康素质的评估亦有所改善。在 1/4 的患者中，芦荟有效遏止了病毒继续繁殖的能力。研究人员发现，芦荟（甘露糖精华，或许还有其他化合物）能刺激体内的免疫系统，特别是 $CD_4T_4^+T$ 细胞（即增强免疫能力以对抗感染的白细胞）。

说明　癌症由于发病部位的不同而出现各种不同的症状，在此，我们不可能将所有症状都记录下来，并提出完美的药方，只就具有代表性的癌症症状进行介绍。芦荟对癌症的预防、治疗（确切说是辅助治疗）在不断进步，但癌症还属于疑难病中的难治之症，其治疗方法尚未确定，医学界对芦荟预防和治疗癌症和艾滋病的探索正在加速进行。

2.3　芦荟功能食谱集结

2.3.1　芦荟凉菜

（1）葱油海蜇芦荟丝

用料　海蜇皮200 g，芦荟丝、香菜、红樱桃果、醋、味精、精盐、香油、香葱适量。

制法　将海蜇皮撕去紫色筋皮，用水洗净（洗去咸味），切成5 cm长的细丝，放入开水中烫一下，烫完后用凉开水浸泡除咸味。把芦荟叶肉取出，放入清水锅中煮烧，煮沸3～5分钟后取出、切成丝状，香菜洗净，放凉开水中浸泡，将海蜇捞出，沥干水分、摆入盘中，用醋、味精、精盐、香油、香葱兑成汁，浇在海蜇上，海蜇丝堆成馒头状，上面铺上10 g芦荟丝，中间加半粒红樱桃果，盘子边缘摆上绿色香菜嫩叶，上桌即可。

特点　脆嫩、清淡可口、四色调和、配色自然雅致。

（2）番茄块拌芦荟

用料　番茄250 g，芦荟、香菜、细香葱、麻油、味精、鲜酱油适量。

制法　将番茄洗净，去掉蒂把后切成块，装入盆内，把芦荟叶肉取出，在开水中煮烧3～5分钟捞出，把10 g芦荟叶肉切成丁，铺在番茄上。麻油、味精、鲜酱油、细香葱兑成汁，浇在面上，番茄周边摆放香菜嫩叶，即可上桌食用。

特点　酸甜可口，富含维生素C和芦荟素，清热解毒。

（3）盐水花生芦荟

用料　生花生 0.5 kg，芦荟、甜椒片、香菜、食盐适量。

制法　剔除霉变、发芽的花生，洗净花生，放入清水用小火煨，直至喷香酥软，加盐调节口味，倒去花生汁水、装盘，取芦荟叶肉 20 g，煮烧后取出，切成丁，铺摆在花生上，将红色甜椒切成 3 个菱形片组成树叶，菱形尖端对准圆心，周边摆放香菜绿叶。

特点　香酥、清热、营养（花生中的蛋白质易水解被人体吸收）。

（4）彩蛋豆腐芦荟

用料　豆腐 250 g，彩蛋 1 只，芦荟 25 g，香菜、香油、鲜酱油、红油各适量。

制法　将豆腐切成块，彩蛋切成块，两者大小形态接近，将芦荟叶片剖开，去皮挖出叶肉，煮沸 3～5 分钟取出，切成块，大小形状与豆腐块相近，香油、鲜酱油、红油兑成汁，倒入盘中，盘周边放香菜嫩叶。

特点　滑淡素雅、微辣、软糯滑爽。

（5）猪肝芦荟夹片

用料　猪肝、芦荟、香菜各适量，红樱桃半个，盐、味精、花椒、酒、姜适量。

制法　将猪肝放入清水内，煮沸、加盐，加花椒和酒除腥，熟后捞出，冷却切片，取芦荟叶肉 10 g，煮沸 3～5 分钟，捞起叶肉切成薄片，嵌入 2 片猪肝之间，按形状摆齐，加半只红樱桃在盘中间，周围加香菜。

特点　香、软、嫩、脆、健胃、助消化。

（6）凉拌芦荟丝

用料　取新鲜芦荟叶 1 片，香油、酱油、精盐各少许。

制法　将鲜芦荟叶采摘后，洗净去刺，切成细丝，加香油、酱油、精盐调味食用。

注意事项　每人每日食芦荟丝不得超过 15 g。

（7）中式芦荟片

用料　芦荟 5 片，长葱 10 cm，薄荷 1 片，白芝麻 1 大匙，盐、胡椒各少许，芝麻油半匙、酱油少许。

制法　芦荟去刺、剥皮、切成片，长葱切成 5 cm 长、纵剥、去心，再切成纵长丝，泡在水中，薄荷切丝、泡在水中，在器皿中盛上芦荟，沥干长葱与薄荷的水分后，铺于其上，撒上白芝麻、盐、胡椒，再淋上芝麻油与酱油即可。

用蚝油代酱油会更为美味，再加入少许豆瓣酱，就成为辣味菜。

（8）盐渍芦荟花

用料　芦荟花、盐适量。

制法　6月时，芦荟花盛开可将花采下，用盐水渍，到翌年2月就可食用。

（9）芦荟蘸酱

用料　芦荟鲜嫩叶，黄酱或甜面酱，或辣椒酱。

制法　将芦荟鲜嫩叶清洗干净，切成条丝状，像葱蘸酱一样食用。

（10）三色凉拌芦荟

用料　芦荟、黄瓜、胡萝卜适量，葱或蒜、酱油、醋、白糖、香油、盐、胡椒粉、味精或辣椒酱或辣椒油适量。

制法　将黄瓜、胡萝卜、芦荟洗净，芦荟鲜叶去刺、去皮，用清水浸泡几分钟或用水烫一会儿，与黄瓜、胡萝卜分别切成丝状，分别加入辅料拌匀，即可食用。

（11）芝麻拌芦荟

用料　芦荟2片，芝麻1小匙，酱油1大匙，高汤少许，砂糖1小匙。

制法　将芦荟鲜叶用水洗净，把叶两侧的刺去掉，剥下两面的皮，把芦荟叶肉切成2~3cm的芦荟丝，调拌酱油、芝麻、砂糖、高汤，然后淋在芦荟丝上。

特点　品尝芝麻的香味。

（12）芦荟片

用料　新鲜芦荟叶2片，酱油、柴鱼片适量。

制法　先将芦荟叶用清水洗干净，去除芦荟两侧的刺，从根部开始切除两面叶片，将芦荟叶肉切成薄片，蘸酱油和柴鱼片吃。

特点　享受清蒸的口味。

（13）芦荟与黄瓜醋拌凉菜

用料　芦荟叶1条，黄瓜1条，豆芽菜1袋，萝卜5cm，豆腐1块，辣椒1个，醋1/2玻璃杯，砂糖2大匙，胡麻油2大匙，盐1小匙。

制法　芦荟洗净，除去两侧的刺，切成细丝，黄瓜、萝卜与豆芽菜一起水洗，豆腐在切碎前需以热水冲过，把上述原料装在盘中，把混合的调味料加入即成。

（14）鸡丝拌芦荟

用料　熟鸡胸脯肉 100 g，芦荟 15 g，海虾米 15 g，香菜少许，精盐、味精、酱油、醋、香油各适量。

制法　将鸡胸脯肉、芦荟切丝，香菜洗净切段，芦荟丝用开水烫 3 分钟后捞出，芦荟丝码在盘内，上面码鸡丝，放上虾米、香菜段，然后浇上各种调料兑的汁，即成。

特点　味道清香，清淡可口。

（15）蜂蜜腌芦荟银杏

用料　芦荟叶 3 片，银杏 190 g，蜂蜜 1 杯、盐少许。

制法　芦荟叶洗净、去皮，叶肉切成 5 cm 细片，银杏去皮，在水中煮熟，去薄皮，除水分，加入少许盐，将芦荟、银杏装入瓶中，倒入 1 小杯蜂蜜，瓶口密封保存。

功效　银杏自古便是强精剂，对夜尿症也有效，也可以用来配酒。

（16）芦荟蜜

用料　芦荟叶 1 片，枣花蜜或槐花蜜或荆条蜜。

制法　把芦荟叶片洗净，用毛巾或餐巾纸擦干净，用小刀把芦荟叶缘的刺及上下表皮除去，再把叶肉切成条形、菱形或三角形，放入盘中备用，把蜂蜜倒在芦荟块上，搅拌均匀即可食用。

（17）凉拌芦荟西红柿

用料　芦荟叶 1 片，西红柿 2 个，蜂蜜或白糖适量。

制法　把芦荟、西红柿洗净，用毛巾或餐巾纸擦干净待用，把芦荟的刺和上下表皮除去，切成条形、菱形和三角形小块，放在盘中，再把西红柿切成西瓜瓣形小块，放到芦荟上，把蜂蜜或白糖倒入盘中，搅拌均匀即可食用。

（18）凉拌芦荟条

用料　芦荟叶 1 片，香菜、葱、蒜、盐、香油、辣椒油、米醋适量。

制法　把芦荟洗净，擦干水，切成条形、菱形和三角形块，放入开水中焯一下，控干水分，放在盘中。把葱、蒜、香菜洗净，擦去水分，把葱切成细丝，香菜切成小段，蒜捣成泥，均放入盘中，把盐、香油或辣椒油、米醋倒入盘中，搅拌均匀即可食用。

（19）凉拌芦荟口条

用料　芦荟叶 1 片，猪口条 1 个，香油、花椒油、辣椒油、葱、姜、蒜、食盐等适量。

制法 把猪口条洗净,放入锅中,加水、料包(花椒、大料、橘皮、桂皮、草果、丁香、肉豆蔻、茴香子、砂仁等药材),放入食盐、花生油、老肉汤、酱油,加热煮熟,晾凉,切成片状,放入盘中待用。把芦荟叶洗净、擦干,去除刺和上下表皮,把叶肉切成长 1.5 cm、宽 1 cm 的长条,置于盘中,把葱、姜、香菜、蒜洗净,把蒜制成蒜泥,把葱切成细丝,把香菜、姜切成碎末,各调料均放入小碗中,加上食盐、香油或花椒油、辣椒油,搅拌均匀待用,把调料放在口条上,搅拌均匀即可食用。

(20)芦荟肉皮冻

用料 鲜肉 1000 g,茯苓 20 g,白附子、白僵蚕、桃花各 5 g,芦荟叶肉 30 ~ 50 g。

制法 肉皮洗净切成小条,芦荟切成丁与肉皮同入锅内,茯苓、白附子、白僵蚕、桃花四味装袋中扎好,放入锅内,加水 1500 mL,慢火同煮约 2 小时,取出药袋,待肉皮汤凝结成肉皮冻,即可服食,食时可随意加调料。

特点 本品能治面部各种疾病,对去斑纹有效,能使面部皮肤细嫩润滑、富有弹性、光润白皙。

(21)芦荟丸子

用料 莲藕 500 g,鲜肉 100 g,鸡蛋 1 个,芦荟叶肉 30 ~ 50 g,盐、面粉、蚝油、胡椒粉适量。

制法 莲藕 500 g 擦成泥,猪肉 100 g 剁碎,芦荟 5 cm 去刺、带皮擦成泥,鸡蛋 1 个打散,混合调入适量盐和面粉,做成丸子,入旺火油锅中炸至黄熟,捞出沥净油,装入碟中,番茄粒、蒜末适量合炒至软烂,盐、蚝油、胡椒粉适量调味,生粉适量调汁,浇于丸子上,撒少许葱粒,即可食用。

(22)凉拌芦荟黄瓜

用料 芦荟鲜叶 1 片,黄瓜 1 条,葱、香菜少许。

制法 把用料洗净,擦去水分备用,除去用料中不能食用部分,把芦荟肉切成 3 cm 长的条形,放入开水中煮 5 ~ 6 分钟捞出,控去水分,把黄瓜切成 3 cm 长的条形,把葱、香菜切成 3 cm 长的丝状,把各种用料混合在一起,加入适量调料即可。

(23)凉拌芦荟豆腐干

用料 芦荟鲜叶 1 片,豆腐 100 ~ 150 g,尖椒 1 ~ 2 个,香菜、葱、蒜少许。

制法 把用料洗净，擦去水分备用，把芦荟叶肉切成 3 cm 左右的长条，放入开水中煮 5～6 分钟捞出，控去水分，把豆腐干也切成 3 cm 左右的长条，用凉开水冲洗一下、备用，把尖椒去蒂、去籽，切成细丝，把香菜、葱切成长 3 cm 左右的细丝状，蒜制成蒜泥（也可不放），把各种用料混合在一起，再放入适量调料，搅拌均匀即可食用。

（24）凉拌芦荟酱牛肉

用料 芦荟鲜叶适量，酱牛肉 100～150 g。

制法 把芦荟叶肉切成 3 cm 长的薄片，放入开水中煮 5～6 分钟捞出，控去水分、备用，把酱牛肉切成 3 cm 左右的长薄片、备用，把用料放在一起，放入适量调料拌匀，即可食用。

（25）凉拌芦荟酱肘片

用料 芦荟鲜叶适量，酱肘 1 个，各种调料适量。

制法 将芦荟叶肉切成 3 cm 长的薄片，放在开水中煮 5～6 分钟捞出，控去水分，放入盘中备用，把酱肘同样切成薄片、备用，把芦荟叶肉、酱肘片放在一起，根据食者的口味，加入适量调料，搅拌均匀即可食用。

（26）凉拌芦荟肚丝

用料 芦荟鲜叶适量，小肚 100～150 g（成品），香菜适量。

制法 把芦荟叶肉切成 3 cm 长的细丝，并放在开水中煮 5～6 分钟捞出，控去水分放入盘中，把小肚切成 3 cm 左右的细丝，把香菜切成 3 cm 长段，把各种用料放在一起，根据口味加入适量的食盐、香油、辣椒油、花椒油、蒜泥等调料，搅拌均匀即可上餐桌。

（27）芦荟芥末鸭掌

用料 芦荟鲜叶 1 片，鸭掌 5 个，芥末 10 g。

制法 把芦荟叶肉切成片状，放入开水中煮 5～6 分钟捞出，控去水分，晾凉备用，把鸭掌洗净，放入开水中煮 30 分钟，煮熟后捞出，用凉水浸泡 5～10 分钟，沥去水分，用刀从掌底部沿趾爪划开掌皮，取出掌骨和指骨，并切成小块，放入盘中备用，芥末用水调汁，上锅蒸 10 分钟取出，备用，把以上用料放入盘中，加入适量食盐、香油即可食用。

（28）凉拌芦荟腊肉

用料 芦荟鲜叶 1 片，芹菜 50 g，腊肉或腊肠 100～150 g。

制法 把芦荟、芹菜洗净、擦干，除去不能食用的部分，把芦荟叶肉切成片，放在开水中煮 5～6 分钟捞出，控去水分、备用，把芹菜切成 3 cm 长的条，放在开水中焯一下，用水冲凉，沥水备用，把腊肉切成薄片，备用。把用料均放入盘中，加入适量调料，拌匀即可食用。

（29）芦荟酸黄瓜

用料　芦荟鲜叶1片，酸黄瓜1条。

制法　把芦荟叶肉切成3 cm长的条，放入开水中煮5~6分钟捞出，沥水备用，把酸黄瓜切成3 cm长的条，备用，用料均放入盘中，加入适量食盐、香油、辣椒油、花椒油，拌匀即可食用。

2.3.2　芦荟热菜

（1）鸡丁芦荟

用料　鸡胸肉250 g，芦荟叶肉10 g，甜椒1只，番茄半只，胡萝卜片、香菜、油、盐、味精、酒适量。

制法　将鲜鸡胸脯切成丁备用，把芦荟叶肉10 g取出，清水煮烧后切成丁备用，把鸡丁放入热的油锅内，旺火炒鸡丁，加入调料，炒至肉熟嫩，再把芦荟入锅翻炒熟后，即可装入腰盘，盘一端集中放置香菜，上摆3片胡萝卜片，把甜椒切成圆圈形，共切5片，摆成放射状，盘中央放半只红色小番茄。

特点　鸡肉鲜香、芦荟凉脆。

（2）香菇一品素芦荟

用料　香菇150 g，冬笋片100 g，甜椒50 g，芦荟10 g，胡萝卜片、黄豆芽、土豆丝、油、盐、酱油、味精适量。

制法　香菇在1天前浸泡发好，切成小块备用，冬笋切片，绿色甜椒切成小块，芦荟切小块，胡萝卜切10余片，黄豆芽摘头去根1小把，土豆丝50 g，放入油锅内旺火翻炒，加调料，煮烧熟，盛入煲内，加盖。

特点　素菜、清淡、爽口。

（3）银杏芦荟

用料　银杏鲜果400 g，红色甜椒半片，香菜、胡萝卜片、芦荟汁、盐、油、味精、白酱油适量。

制法　银杏鲜果剥壳去皮，装塑料袋放入冰箱冷冻，炒前先化解冰冻的银杏备用，用芦荟叶肉20 g，煎汁少量，将银杏保鲜果肉入锅油炒，放入芦荟煎汁少量，添加红色甜椒丝少许，果肉调至合适口味、装盘，在腰盘顶端放置香菜叶，盖3片胡萝卜片。

特点　保健食品、舒筋活血。

（4）鲈鱼片芦荟

用料　鲈鱼或草鱼1000 g，芦荟叶肉片、胡萝卜片、香菜、蛋清、淀粉、油、盐、味精适量。

制法　把鲈鱼或草鱼剥皮，切下鱼片放入碗中，加入少量蛋清和干淀粉，拌匀后涂在鱼片表面，油锅用旺火烧热，将鱼片、芦荟叶肉片入锅汆一下捞起。油、盐、味素兑成调味汁，汆过的鱼片入锅翻动几下，盛起装入煲内，沿煲边缘放6片胡萝卜片，再加少量香菜，橙色隐约可见。

特点　鱼肉细嫩滑润，味道鲜美可口。

（5）炖金童鸡芦荟汁

用料　香菇、蒜叶、甜椒片、芦荟汁、油、盐适量，用党参、当归、枸杞子、白豆蔻等磨粉，附佐料袋。

制法　待冰冻的童子鸡融化后入砂锅，佐料袋入汤，煨炖，过10～20分钟即可食用，芦荟汁由20 g芦荟叶肉煮出，烧热加入1勺鸡汤，童子鸡为基源，辅以中草药制成。

特点　鸡肉鲜嫩、有弹性。

（6）芦荟花炖猪肉

用料　猪肉、芦荟花、油、盐适量。

制法　将芦荟花除去杂质洗净，水煎数沸后去渣留汁，入猪肉炖煮，肉热后服食。

特点　香、嫩、滑。

（7）芦荟炒什锦

用料　新鲜芦荟叶4 cm切成薄片，韭菜50 g切成段，肝100 g切成碎粒，小虾50 g，红萝卜3 cm切成丁，新鲜香菇8～10粒，大蒜、姜少许切成末。

制法　锅中放油烧热，将蒜蓉、姜末倒入锅中炝锅，再加入韭菜、肝、小虾、红萝卜、新鲜香菇等翻炒，等用料全熟后再倒入调味料、切片的芦荟及调水后的藕粉炒几下，然后淋上麻油拌匀后即可。

特点　香、嫩、糯、鲜、富含维生素C。要过健康的生活，在饮食方面必须要注意蛋白质、维生素等摄取量均衡。这道炒什锦非常符合上述条件，是一道理想的餐桌菜肴。用料中的肝含有丰富的铁，香菇具有降低胆固醇及血压的功能，所以这道菜的营养非常丰富。

（8）炸胡萝卜芦荟

用料 芦荟2片，淀粉2大匙，麦粉3大匙，鸡蛋半个，胡萝卜、盐、味精适量。

制法 芦荟去刺，连皮削成薄片，胡萝卜、切丝，在大碗中调拌辅料与调料，做成面衣，面衣中加入芦荟、胡萝卜拌匀，炸油烧至170～180℃将芦荟面衣放入油中炸熟，沥干油，盛盘即可。

特点 酥、脆、营养丰富。

（9）油炸芦荟

用料 芦荟2片，小鱼干、虾米各10g，麦粉50g，水、酒、盐少许。

制法 切除芦荟叶根部，用菜刀去除刺。不要剥皮，削成薄片，把麦粉、水、酒、盐调和成面衣，加入芦荟片、小鱼干、虾米，在温热油中将芦荟面衣炸熟装盘即可。

特点 香酥可口。

（10）芦荟炒虾

用料 芦荟4片，鲜虾4尾，洋葱半个，酒、盐、胡椒各少许，色拉油、咖喱料各1匙。

制法 芦荟去刺、去皮，切成薄片，洋葱切成1cm宽的梳形，虾去除泥肠、壳，纵切成两半，再各自切成两半，用酒、盐调味，待煎锅中油热以后，爆香洋葱，炒到洋葱透味后，加入虾炒即可，后加入芦荟，用盐、胡椒、咖喱粉调味，迅速拌炒后盛盘。

特点 鲜、香、滑、嫩。

（11）芦荟汤

用料 芦荟、鸡块适量，汤1杯，牛乳半杯，胡椒、盐少许。

制法 沸水中倒入鸡汤块，搁置一旁，使其冷却，芦荟剥皮，切小块，与鸡汤块和牛乳放入果汁机搅拌，撒上胡椒、盐、调料，放入冰箱中冰过以后，装入器皿中，用芦荟薄片点缀，即可端上餐桌。

（12）芦荟蔬菜汤

用料 新鲜芦荟叶2片，菠菜1株，红萝卜1根，花椰菜适量，白菜1片，干香菇2朵，鸡汤或肉汤1杯。

制法 先烧开鸡汤，放入上述用料，文火煮上20分钟左右，煮汤过程中如表面浮出残渣，要小心舀出，如果水分蒸发，可再补充少许水分。

特点 鲜、香、清热、营养丰富。这是一道营养丰富的蔬菜汤，适合没有食欲及病后的患者饮用。

（13）芦荟芹菜炒虾

用料　芦荟 4 片，西洋芹 1 小根，虾 4 尾，洋葱 1/4 个，色拉油 1/2 大匙，酒、盐各少许，咖喱粉 1/2 小匙，胡椒少许。

制法　芦荟洗净去刺、切皮、切成薄片，洋葱切成 1 cm 宽的梳形，芹菜去筋、斜切成薄片，虾去除泥肠，剥骨，纵切成两半，再各自切成两半，用酒、盐调味，待煎锅中油热以后，爆香洋葱与芹菜，炒到洋葱透明以后，加入虾略炒即可，后加入芦荟，用盐、胡椒、咖喱粉调味，迅速翻炒后盛盘。

特点　咖喱香味四溢。

（14）素炒芦荟

用料　芦荟鲜叶、食油、葱、姜末、盐、胡椒粉、味精或小辣椒适量。

制法　将芦荟鲜叶清洗干净，去刺、去皮，切成块状或丝状，用清水浸泡一会儿，然后沥干，炒锅上火，将色拉油注入，油烫后倒入芦荟，然后加入盐、葱等辅料，炒 3 ~ 5 分钟。

（15）芦荟豆芽汤

用料　芦荟叶 2 片，豆芽菜 150 g，香菇 4 个，猪肉 50 g。

制法　将芦荟剥皮切成细丝，豆芽菜洗净，香菇也切成细丝，将猪肉也切成细丝，撒上淀粉、酱油、汤等，将锅烧热放入适量的水，煮沸后放入猪肉，除去渣沫后，放入香菇、豆芽菜、芦荟、适量盐和胡椒，用强火煮沸即可。

（16）芦荟炒牛肉

用料　牛肉 50 g，白菜心 2 个，芦荟叶 1 片，豆油 2 大匙，酱油、盐、胡椒、淀粉、料酒等适量。

制法　牛肉切丝，用酱油、料酒、淀粉拌匀，将白菜心洗净切丝，芦荟也切成丝，将豆油放入锅内烧热，然后将牛肉丝倒入锅中翻炒数下，注意要用强火，然后再放入白菜丝和芦荟丝，以及各种调味品、葱花、盐等，炒 3 分钟即可。

（17）芦荟肉片炒菜花

用料　菜花 500 g，瘦肉 100 g，芦荟 100 g，胡萝卜 100 g，盐 2 g，味精少许。

制法　将菜花切成小块，瘦肉切成片，芦荟、胡萝卜切成细丝，将植物油少许放入锅内烧热，先将肉片炒熟取出，后将菜花翻炒几下，再将芦荟、胡萝卜，一起倒入，翻炒至熟，倒入肉片，加盐、味精，以及各种调味品、葱花、盐等，炒 3 分钟即可。

特点　味道咸鲜可口，颜色红白绿俱全。

（18）芦荟烩里脊片

用料　净里脊 150 g，芦荟 100 g，水发木耳 50 g，泡发净笋（或鲜笋）200 g，植物油 500 g（耗油 40 g），猪油 150 g，酱油 10 g，细盐 2 g，味精 2.5 g，葱末 2 g，水团粉 8 g，蛋清 1 个，料酒 4 g，高汤 300 g，姜汁 1 g。

制法　里脊剔去筋，切成柳叶片，放入碗内，加入盐 10 g，水少许，水团粉 20 g，蛋清，一起搅拌腌好，待用。芦荟切成片，水发木耳大片切成小片，笋切片，用热油锅将腌好的里脊片划开，控净油，将腌好的里脊片、芦荟片、木耳、笋片用开水过一下，捞出控水。另起油锅，用猪油、葱末炝锅，将料酒、酱油做成高汤，再下用料、辅料，加味精、姜汁、盐，勾芡、出锅，上汤盘即成。

特点　肉嫩汁香，清淡可口。

（19）芦荟炒猪肝

用料　猪肝 400 g，芦荟 100 g，菠菜 10 g，水发木耳 5 g，酱油 25 g，醋 15 g，白糖 10 g，料酒 20 g，葱丝 5 g，姜丝 2 g，蒜片 10 g，花椒油 10 g，植物油 500 g（耗油 50 g），水团粉 50 g，鸡蛋半个，细盐 2 g，汤少许。

制法　猪肝去筋洗净、切成片，芦荟切成薄片，菠菜摘去老根、老叶，切成段，木耳大片的改成小片，将猪肝放入碗内，加入水团粉、盐，打入鸡蛋，搅匀腌好，坐油锅，用旺火将油烧至 5 ~ 6 成热，将猪肝倒入锅里，用筷子划开，再倒入漏勺控出油，原锅放葱、姜、蒜片炝锅，后将猪肝、芦荟、菠菜、木耳一起下锅，加烹料酒、醋、油，点汤，下糖，勾芡，倒入花椒油搅匀，出锅即成。

特点　肝嫩、菜香。

（20）芦荟鸡丝

用料　净鸡胸脯肉 75 g，水发玉兰片 50 g，芦荟 20 g，蛋清 1 个，精盐 2.5 g，味精 2.5 g，料酒 10 g，高汤少许，葱末、姜末各 10 g，水团粉 30 g。

制法　将鸡胸脯肉切成薄片，再顺切成细丝，将玉兰片、芦荟切成粗丝，将鸡丝 75 g（分 3 次放）放入碗内加盐，搅拌成浆粥，再放入水团粉，打入蛋清，搅匀待用，坐锅，倒入开水，把玉兰片丝焯一下，捞出控水，待控干后放入碟内，坐油锅，用热锅温油，将鸡丝用筷子慢慢拨入油锅，待鸡丝浮起，即捞出。原锅留底油，用葱、姜末炝锅，倒入玉兰片丝、芦荟丝、鸡丝煸炒，加烹料酒，倒入少量高汤，加味精，翻炒出锅即成。

特点　色白、鲜嫩可口。

（21）芦荟鱼香肉丝

用料　猪后腿肉 150 g，冬菇 15 g，芦荟丝、青红辣子丝各 15 g，油 100 g，料酒 5 g，醋 5 g，白糖 6 g，水团粉 15 g，辣椒油少许，酱油 2 g，蛋清 15 g，盐、葱、姜丝少许。

制法　将肉切成细丝，芦荟、青椒、红椒也切成丝，用鸡蛋清、水团粉和盐拌匀后，将肉丝上浆，用 4～5 成热的油将肉丝滑开，冬菇及芦荟丝用开水焯一下，将料酒、糖、盐、酱油、水团粉放在碗里，用高汤兑成汁，用辣椒油、葱、姜、辣子丝炝锅，放入主料、辅料及兑好的芡汁，颠炒几下，倒入明油，出锅即成。

特点　甜、咸、辣、香、酸俱全，呈金黄色。

（22）芦荟炒三丝

用料　芦荟叶 1 片，尖椒或柿子椒、胡萝卜、土豆、葱、姜、盐、香油、料酒、味精适量。

制法　把芦荟、尖椒、胡萝卜、土豆洗净，擦干待用，除去尖椒的柄蒂及种子，切成细丝，把胡萝卜顶端切除，并削除伤疤等不能食用的部分，切成细丝；把土豆削皮，切成细丝，放入凉水中，浸泡 1 分钟，捞出并控去水分，把芦荟的刺和上下表皮除去，切成长 2 cm 的细丝，以上各料均放入盘中，把炒锅加热，放入食油，待油烧热后，放入葱丝并翻炒一下，待葱发出香味后，马上加入三丝，同样翻炒几下，然后再加入芦荟丝，经过翻炒，再加入食盐、味精、香油即可出锅。

（23）芦荟红烧鸡块

用料　芦荟、黄瓜、胡萝卜、鸡胸脯、葱、姜、胡椒粉、食盐、味精、香油、水淀粉、高汤、料酒适量。

制法　将鸡胸脯切成 1 cm 的方块，加入食盐、料酒和水淀粉，搅拌均匀，把芦荟、胡萝卜、黄瓜、姜、葱洗干净，把不能食用的部分切除后均切成与鸡肉同样大小的块，把食盐、味精、料酒、水淀粉、胡椒粉配成汁待用，炒锅加热后，放入适量食油，油热后，放入鸡块，进行翻炒，再放入芦荟、黄瓜、胡萝卜翻炒后，加入葱、姜，待出香味，再倒入兑好的汁，翻炒几下即可出锅。

（24）芦荟黄瓜汤

用料 芦荟叶1片，水淀粉、葱、香菜、黄瓜、鸡蛋、食油、盐、香油、味精适量。

制法 把芦荟、香菜、黄瓜洗净，除去不能食用部分，把芦荟、黄瓜切成同样大小的片状，把香菜切成碎末，放入碗中，加入食盐、味精、香油，搅拌均匀待用，把鸡蛋打入碗中，搅拌备用，炒锅上火，加入少许食油，油热加入葱花、香油后，加入开水，再开后倒入水淀粉，然后再用筷子把鸡蛋液打入锅中，再开后把以上调料倒入锅中即可出锅。

（25）芦荟砂锅汤

用料 芦荟叶1片，白菜、豆腐、葱、姜、香菜、海米、粉丝、胡椒粉、味精、食盐、鸡汤（也可不用）适量。

制法 把芦荟叶、白菜、豆腐、葱、姜、香菜冲洗一下，把海米、粉丝浸泡在温水中，再把芦荟叶肉取出切成宽0.5 cm、长1.5 cm的条，将白菜切成1 cm长宽的块，豆腐切成与芦荟一样的长条，把葱切成段，把姜切成片，香菜切成碎末待用，在砂锅中放入开水，并加入少许鸡汤（不放也可），把葱、姜、豆腐、海米放入砂锅煮开2分钟，再放入白菜、粉丝，煮2分钟，把芦荟段、香菜末、味精、胡椒粉、香油、食盐放在小碗中，搅拌均匀，放入砂锅汤中煮开后，即可上桌。

（26）芦荟排骨

用料 猪排骨500 g，芦荟叶肉30 g，青辣椒、红辣椒各2个，菠萝1/4个，番茄酱2匙，姜汁、香菜、生粉、老抽、胡椒粉、盐各适量。

制法 排骨斩大块用姜汁、盐和老抽腌透，于油锅中炸到表面呈黄色、里面熟透，捞出沥净油，装盘拼好，辣椒、芦荟切成块，同入锅中炒到软熟，将番茄酱、糖、醋、盐、生粉等调料兑成汁，起锅浇于排骨上，菠萝切块，与香菜拼入盘中，即可食用。

（27）芦荟麻婆豆腐

用料 豆腐、芦荟叶肉、瘦猪肉、豆瓣酱、姜丝、蒜末、葱粒、生粉、盐、生抽、蚝油适量。

制法 豆腐500 g切块，瘦猪肉100 g剁碎，芦荟叶肉20 g切丁，豆瓣酱50 g，猪肉与姜、蒜入油锅中爆炒片刻，加入豆腐、芦荟和调味品，同煮入味，调生粉略煮片刻，装盘，撒上葱粒，即可食用。

（28）芦荟玉米粒

用料　甜玉米粒、青豆、火腿肠、芦荟叶肉、胡萝卜、盐适量。

制法　甜玉米粒250 g，青豆、火腿肠各50 g，芦荟叶肉10 g切丁，胡萝卜半个切丁，于碗中拌匀，入旺火油锅中加盐爆炒至熟，装盘即可食用。

（29）芦荟炒尖椒

用料　芦荟叶肉50～150 g，尖椒25 g，葱丝、姜丝少许，盐、味精适量。

制法　把芦荟鲜叶肉切成4～5 cm的丝状备用，把尖椒洗净，除去不能食用的部分，切成细丝，备用，炒锅上火，锅热后加入色拉油，油烧至六成热时，把葱丝、姜丝放入锅中煸炒，待出香味时，再把芦荟丝、尖椒丝放入锅中翻炒，再放入少许食盐、味精翻炒，即可上盘。

（30）芦荟荷兰豆

用料　芦荟叶肉50～150 g，荷兰豆25～50 g，盐、味精、蒜蓉适量。

制法　把芦荟叶肉切成3 cm的条备用，把荷兰豆洗净，去掉不能食用的部分，备用，炒锅上火，放入油，油烧至六成热时，放入葱丝、姜丝，煸炒出香味后，放入芦荟、荷兰豆，翻炒几下，放入适量食盐、味精、蒜蓉，翻炒后即可出锅。

（31）芦荟烧茄子

用料　芦荟叶肉50～100 g，茄子1个，葱丝、姜丝、蒜末、水淀粉适量。

制法　把芦荟叶肉切成菱形或三角形块、备用，把茄子去皮，切成菱形块或三角形块，并炸成金黄色、备用，炒锅底油留下少许，放入葱丝、姜丝，煸炒出香味后，放入芦荟翻炒，再加入茄块、调料翻炒，最后再加入水淀粉和蒜末，翻炒几下，即可出锅。

（32）芦荟尖椒肉丝

用料　芦荟鲜叶肉50～150 g，尖椒丝25 g，瘦猪肉丝25 g，淀粉、蒜末、葱丝、姜丝适量。

制法　把芦荟叶肉切成细丝，加少许精盐，搅拌均匀待用，把肉丝放入少许酱油、淀粉，搅拌均匀，炒锅上火，放入棕榈油，油热后再放入煨好的肉丝及芦荟丝煸炒，再把葱丝、姜丝放入锅中翻炒，当炒出香味时，再把尖椒丝放入锅中翻炒，最后再放入适量的精盐、料酒、味精等翻炒，即可出锅。

（33）芦荟烧鱼块

用料　芦荟鲜叶肉50～150 g，鱼肉块25～50 g，淀粉或蛋清适量，葱、姜、蒜等。

制法 将芦荟叶肉切成 2 ~ 3 cm 的块状、备用，把鱼肉切成 2 ~ 3 cm 的块状，蘸上淀粉或蛋清，上油锅炸成金黄色，捞出控油、备用，炒锅上火，热后倒入适量的油，油烧至六成热时加入葱、姜、蒜及各种调味品，把芦荟块、炸好的鱼块一起放入锅内，从锅边加入适量开水，盖锅烧至汤汁浓稠时即可上盘。

（34）芦荟烧三样

用料 芦荟鲜叶肉 50 ~ 150 g，去皮的茄子、土豆和去籽的青椒共 50 g，葱丝、姜丝、淀粉适量。

制法 把芦荟叶肉、茄子、土豆、青椒切成三角形块、备用，炒锅上火，加入适量棕榈油，把茄子、土豆炸成金黄色，捞出沥油、备用，炒锅适当留下底油，放入葱、姜、蒜，煸出香味后，把芦荟、土豆、茄子、青椒块放锅里翻炒，再加入适量调料翻炒，最后加 1 勺淀粉，翻炒几下即可。

（35）芦荟西红柿汤

用料 芦荟叶肉 100 ~ 150 g，西红柿 1 个，鸡蛋 1 个，淀粉、葱丝、姜丝、香菜少许，盐、味精、香油适量。

制法 把西红柿洗净，切成薄片，把芦荟切成细丝、备用，把鸡蛋打入碗中，用筷子按一定方向搅拌均匀、备用，把香菜切成末，放入碗中，加入精盐、味精、香油煨上，备用，炒锅上火，放入适量色拉油，烧至六成热时放入葱丝、姜丝，煸出香味时，放入芦荟、西红柿翻炒，从锅边倒入开水，锅开后加入淀粉，并用筷子把鸡蛋打散倒进锅内，放入煨好的香菜，即可出锅。

2.3.3 芦荟西餐

（1）凉拌芦荟

这是一道清爽可口的料理，在食欲不振或夏天胃口不佳时亦能轻松下饭，醋可帮助胃肠蠕动，芦荟也可发挥中和的功效。

制法（1 人份） 用水仔细将海蜇皮（20 g）的盐分去除，开水烫过后切成适当大小，新鲜芦荟叶（3 cm）用热水烫过，切成可看到果冻状叶肉的圆形状，如此才能去除芦荟特有的苦味，易于入口。

把少许切成丝的小黄瓜、海蜇皮、3 片未煮的章鱼片放在盘中，上面撒些切好的芦荟片，最后，淋上 3 杯调有麻油的醋。

添些开水烫过的芦荟花既美观味道又甜，整道菜将更为可口清爽。

（2）芦荟色拉

用料　芦荟叶 1 条，黄瓜 2 条，芹菜 1 株，紫洋葱 1 个，莴苣 1 株，色拉油 6 大匙，醋 4 大匙，盐 1 小匙，胡椒少量。

制法　把芦荟叶清洗干净，削去两侧的刺、切碎，黄瓜及芹菜也切碎，紫洋葱薄薄地切成环，加入盐和胡椒、色拉油、醋，搅拌均匀，芦荟、黄瓜、芹菜、紫洋葱水洗，混合在一起，再加前述的调味料即成。

用芦荟做色拉用料有两种方法，一是和芹菜一样，将芦荟切成碎末后撒在色拉上；二是将芦荟切碎后与色拉用料一起混合。两种方法效果一样，可以选择容易入口的方法食用。也可以将芦荟绞成的汁液与色拉酱按 1∶3 的比例仔细调匀后食用，这是一种鲜绿色的漂亮调味料。除此之外，也可以将芦荟切细后与色拉酱混合，做出风味不同的芦荟调味料。

加点芦荟花进去会更好吃。为了美观可将芹菜或青椒、红椒切碎撒在各种色拉上，芦荟也可用相同的方法处理。

把芦荟生叶清洗干净，削去两边的刺、切碎，把黄瓜、青椒、红椒、芹菜等也切碎，加入胡椒、色拉油、醋等拌匀即可。另外，还可在色拉油上放几块煮熟的鸡蛋或牛肉使味道更好。

注　芦荟的量不宜过多，一般每人每次吃 15 g 以内为好。

（3）芦荟汉堡

芦荟拌肉煎出来的料理可去除新鲜芦荟叶特有的苦味，比较容易入口。

制法（4 人份）　洋葱 1 只切成碎末，用 1 大匙奶油仔细炒香，蛋打散，连同绞肉（300 g）、盐、胡椒等仔细搅匀。

芦荟（大的 2 根）洗净，一根用热水烫过后切成碎末状，连同洋葱、面包、牛奶一起拌成糊状，分成 4 等份，放入锅中煎好。

煎好后，平底锅煎剩的油不要倒掉，把另一根切成碎末的果冻状芦荟及酱油放进去炒，趁还没炒焦前熄火，淋在汉堡上。

（4）糖炒芦荟

制法　将牛蒡（50 g）上面的污垢用水仔细洗净，先切成 4 cm 大小后再切丝，泡在水中去除涩味，红萝卜（4 cm）去皮后切丝，新鲜芦荟（3 cm）去刺后连皮切碎，把油倒入锅中烧热，将拭去水分的牛蒡、红萝卜、芦荟等放下去炒，待用料变软时加少量油、砂糖、酱油炒至水分完全消失为止。

特点　香甜可口。这是一道以芦荟的苦味代替辣椒味的特殊菜肴。

（5）芦荟油炸粉

芦荟除作为烹调用料外还有其他用途，例如，当我们要油炸食物时，可将它放入油炸粉中搅拌使用。

制法　准备大小适中的芦荟，去刺后连皮一起擦入碗内，再加水、少许盐及面粉轻轻搅匀，搅拌时如将装有用料的碗放在冷水中冰凉，不但用料容易混匀，成品也显得光滑、细致。将待炸用料墨鱼、香菇、虾子等拭去水分后蘸油炸粉放入180℃左右的热油中炸熟。

（6）芦荟西红柿色拉

芦荟西红柿色拉是在芦荟饮食中，深受欢迎的菜肴。

用料（6人份）　芦荟生叶，用库拉索芦荟或皂质芦荟时取7.5cm，用龙爪芦荟时取3/4叶长，西红柿3个，芹菜1棵，红洋葱1.5个，菊苣1.5棵，色拉油9大匙，醋6大匙，食盐1.5小匙，胡椒面适量。

制法　洗净芦荟生叶，用库拉索芦荟或皂质芦荟时需去皮，用龙爪芦荟时，需去掉两边的刺，然后切成细丝，西红柿、芹菜均切成块，红洋葱切成薄碎块，在容器中加入食盐和胡椒粉、色拉油和醋进行搅拌，作为调料用，将芦荟、西红柿、芹菜、红洋葱混好后在上面浇上调料就结束了。在色拉里还可以放进熟鸡蛋片或鸡肉、罐头、生芋片等作为美味佳肴。

另外，还可以做成芦荟蔬菜色拉、芦荟水果色拉等。

（7）芦荟黄瓜色拉

用料（4人份）　芦荟生叶，用库拉索芦荟或皂质芦荟时取5cm，用龙爪芦荟时取1/2叶长，黄瓜2根，芹菜1棵，红洋葱1个，菊苣1棵，色拉油6大匙，醋1小匙，盐1小匙，胡椒面若干。

制法　先洗净芦荟生叶，用库拉索芦荟或皂质芦荟时需去皮，用龙爪芦荟需去两边刺，然后切成丝，黄瓜、芹菜也切成丝，红洋葱切成薄片，在容器中加入盐和胡椒粉、色拉油和醋进行搅拌，作为调料用，将芦荟、黄瓜、芹菜、红洋葱混好后在上面浇上调料就结束了。在色拉里还可以放进熟鸡蛋片或鸡肉、罐头、生芋片等作为美味佳肴。

特点　芦荟黄瓜色拉是芦荟料理中最受欢迎的菜肴。

（8）白菜芦荟色拉

用料　白菜叶1片，葡萄干1大茶匙，葡萄叶3cm，小黄瓜1条，调味料2大茶匙，蜂蜜1小菜匙。

制法　将白菜洗净，分开梗叶，然后将其切成条状，浸泡在水中，黄瓜斜切后，撒盐少许，芦荟洗净、去刺，切成丝，葡萄干用开水泡软，调味料加蜂蜜，将白菜叶、小黄瓜等水分沥干和调料拌匀，盛在盘中即可食用。

（9）醋腌芦荟小黄瓜

用料（4人份）　芦荟叶1片，小黄瓜1条，豆芽菜1袋，萝卜2g，油炸豆腐1块，辣椒1个，醋1/2杯，砂糖2大匙，芝麻油2大匙，盐1小匙。

制法　将芦荟叶洗净，叶缘刺削除，叶肉切细，将小黄瓜、萝卜、油炸豆腐切细，豆芽菜洗净，豆腐在切细前必须下水煮过，将用料盛于容器，浇上搅拌的调味料即可。

（10）芦荟蔬菜色拉

用料　芦荟鲜叶1片，胡萝卜、黄瓜、西红柿、芹菜、菠菜、生菜、水晶萝卜、樱桃萝卜（任选2～3种）、精盐、香油、辣椒油、米醋、蒜蓉等适量。

制法　把上述用料、配料清洗干净，控去水分，把芦荟叶肉切成菱形或三角形，放入开水中煮5～6分钟捞出，控去水分，放入盘中，再除去各种蔬菜不能食用的部分，并切成菱形、条形或三角形块，均放入盘中，把用料、配料及适量调料放在一起，搅拌均匀即可食用。

（11）芦荟什锦蜜

用料　芦荟鲜叶1片（按人定量），山药、藕、山里红罐头、蜂蜜或白糖适量。

制法　把用料、配料洗净，控去水分备用，把芦荟的叶肉切成三角形块，用开水煮5～6分钟捞出，控去水分，放入盘中，把山药上锅蒸熟、去皮，切成三角形块也放入盘中，除去藕的不能食用部分，将其切成三角形块，放入开水中煮2～3分钟捞出，控去水分，把山里红（用红果罐头或樱桃罐头也可）的核、蒂除去，用开水煮2～3分钟捞出，控去水分（也可生用）。把用料、配料一起倒入盘中，再放入2～3勺蜂蜜（白糖也可，但没有蜜好），搅拌均匀即可食用。

（12）芦荟素什锦

用料　芦荟鲜叶肉50～100g，香菇、黑木耳、油菜或白菜、豆腐、面筋共50～60g，香菜、葱丝、姜丝少许。

制法　把芦荟鲜叶肉切成4～5cm的长条备用，把香菇、黑木耳、油菜均洗净，把豆腐切成条状，油菜可用整叶，面筋可到商场购买，也可把面粉和成面团，在清水中清洗，清除淀粉，剩下的即成面筋，把面筋切成小块，或用手撕成小块也可，把香菇切成2半，大的黑木耳可撕成小片，炒锅上火，加入葵花籽油，烧至六成热时放入葱丝、姜丝煸出香味，再把芦荟及配料放入锅中翻炒，烹入少许酱油、料酒翻炒，出锅前加入淀粉及适量精盐、味精翻炒，即可上餐桌。

2.3.4 芦荟酒

（1）芦荟酒

身边如备有保存性佳的芦荟酒，一定会带给你莫大的便利，在无法成眠的夜晚或感觉疲劳时，喝点芦荟酒将可暖和身体，消除疲劳，使你轻松地入眠。

用料　芦荟叶、白酒、蜂蜜或砂糖适量。

制法　把40 g的干燥芦荟叶（新鲜叶要1 kg）放入适量的白酒中，旋紧盖口，移到阴暗处，等1个月左右，待药用成分溶入酒中后即可饮用。如果温度偏低，最好泡上3个月左右，这时可以用新鲜芦荟叶调制，但分量要增加到1 kg左右。

以新鲜芦荟制成的芦荟酒因成分会变淡，不适合保存。利于入口的甜味料（蜂蜜或砂糖）最好饮用前再加上，如此才能内服、外用皆宜。

芦荟酒用途广泛，主要用于肠胃病、糖尿病、高血压、便秘、失眠及一些皮肤病等，效果较好，每天饮5～10 mL，早晚饮用。

（2）木瓜芦荟酒

这种酒特别有利于低血压者饮用。

用料　芦荟叶1 kg，木瓜籽数粒，米酒1.8 L，砂糖50 g。

制法　选用新鲜大片芦荟叶，洗净、切细，将木瓜子切破，放入容器，加入砂糖和酒，瓶口密封保存1个月，将果实取出，再放2～3周。

多放点木瓜籽，对低血压特别有效。

（3）芦荟无花果酒

这种酒具有促进血液循环和利尿作用。

用料　芦荟叶700 g，无花果70 g，砂糖50 g，米酒500 g。

制法　选用优良芦荟叶，洗净，切成1 cm细片状，将无花果去蒂之后，用水洗净，然后把芦荟细片和无花果放入容器，将酒倒入，再放入糖，将瓶口封好，置于阴凉处一个半月后即可饮用，每次以2～3小匙为宜。

（4）芦荟柿子酒

柿子与芦荟一样含有治疗便秘的成分，能祛痰、解酒毒，对止咳也有效，有便秘或咳疾者宜饮用。

用料 芦荟叶 700 g，柿子 500 g，米酒 1.8 L，砂糖 50 g。

制法 先将芦荟洗净、切细，再将新鲜柿子的皮削除，切成 4~6 片，然后将芦荟、柿子放入容器，加入米酒和砂糖。如嫌不够用，可再酌放砂糖。1 个月后，芦荟叶变色、柿子变形，再将容器打开，用布将芦荟、柿子滤除，再将入口封好，置于阴凉处，保存 1 个月后即可饮用。

（5）芦荟果酒

制法 各种水果酒均可以放入芦荟，饮用时既能增强食欲，又能起到防病治病作用。

制水果酒的主要用料有柿子、山楂、五味子、葡萄、苹果等，依自己的喜好和季节的不同可制出不同种类的水果酒。现举例制芦荟葡萄酒。

用料 芦荟生叶 2 kg，葡萄 10 kg，烧酒 1 L，白糖 1000 g。

制法 将芦荟生叶洗净后，连皮一起切细。葡萄洗净捣碎，把捣碎的芦荟和葡萄片放进容器里，然后倒入白酒，放入白糖，用白糖酒色清（红糖和黄糖对身体更好），然后盖上盖，在阴凉处放 1 个月，捞出芦荟和葡萄，滤掉残渣，放 2~3 周就可饮用。

（6）木瓜芦荟酒

用料 芦荟生叶约 1 kg，木瓜 5~6 个，烧酒 1 L，白糖 500 g。

制法 将芦荟生叶洗净后，连皮一起切细，木瓜切成薄片，把切细的芦荟和木瓜片放进容器里，倒入白酒，放入白糖，然后盖上盖，在阴凉处放 1 个月，捞出芦荟和木瓜，滤掉渣子，再放 2~3 周即可饮用。

（7）龙爪芦荟酒

用料 2~3 年生的龙爪芦荟鲜叶 500~600 g，白酒 500 mL。

制法 把芦荟鲜叶洗净，擦去水分，用刀削去叶缘的刺，切成薄片放入 50 度白酒中，或榨汁用纱布过滤，把芦荟汁倒入酒中，把柠檬洗净，擦去水分，切 1~2 个薄片，放入酒中，或榨汁、过滤，放入酒中，把制备好的芦荟酒的瓶口密封，贴上标签。

（8）库拉索芦荟葡萄酒

用料 3 年生以上的库拉索芦荟鲜叶 500~600 g，白葡萄酒或红葡萄酒 500 g。

制法 把芦荟鲜叶洗净，擦干水，用刀削去叶缘的刺，切成薄片，放入葡萄酒中；或榨汁，用纱布过滤，取汁，倒入葡萄酒中。把柠檬洗净，擦去水分，切1~2个薄片，放入酒中或榨汁放入酒中，把制备好的库拉索芦荟葡萄酒瓶口密封，贴上标签。由于葡萄酒的含糖量高，打开瓶盖，空气中的细菌会进去，细菌在其中繁殖，因此以放入冰箱保存为好，30天就可饮用，最好1~2个月内制备不可过多，每天按芦荟选用量分2~3次饮用。

2.3.5 芦荟酱

（1）芦荟香蕉果酱

用料 新鲜芦荟200 g，新鲜香蕉（没有伤痕）3根，柠檬汁2大匙，砂糖200 g。

制法 将香蕉切片放入锅中，加入柠檬汁及砂糖，新鲜芦荟去刺后切成3 mm大小，连同香蕉一起放入锅中煮，煮滚后把火调小，再煮10分钟左右，待用料黏成糊状时，趁热倒入容器中待冷后食用。

也可以利用苹果、桃子、葡萄、橘子、柚子等水果调制。

（2）芦荟银杏酱

用料 新鲜芦荟叶3片，银杏500 g，蜂蜜1杯，盐少许。

制法 芦荟叶洗净、去皮，叶肉切成细片，银杏去皮，在水中煮熟，去薄皮，除水分，加入少许盐，将上述用料倒入瓶中，再倒入蜂蜜，将瓶口密封好保存，半个月后食用。

特点 银杏自古便被作为强精剂，对夜尿症有效，也可以用来配酒。

（3）芦荟杏子酱

用料 新鲜芦荟叶250 g，杏子1 kg，砂糖500 g。

制法 将芦荟叶洗干净，叶肉切细，杏子去皮，取出内核，将上述用料放入锅中，加入砂糖，放置片刻，砂糖吸水后用弱火一边搅拌，一边煮，约30分钟即可。产生水分时，用猛火蒸发，冷却后放入冰箱冷藏，食用时随时取出。

（4）芦荟柳橙酱

用料 芦荟叶120 g，柳丁125 g，砂糖300 g。

制法 芦荟叶洗净去皮，叶肉切细，柳橙去皮，将汁绞于容器，柳橙皮洗净、切细，浸水去盐，浸到水不变浊为止，将柳橙汁、柳橙皮、芦荟放入珐琅锅中，加入2杯水、煮熟，柳橙皮变烂时，加入砂糖，火势稍强，不必煮太久，冷却后自然会变浊。

2.3.6 芦荟饮料

芦荟饮料，甜中带苦、润喉、生津、去火，解除便秘，缓解胃肠不适症，经常喝能达到去病、减肥的效果。

芦荟饮料，不是直接喝芦荟原汁，而是加在其他蔬菜、水果中或其他饮料中代替配方中的一部分清水或矿泉水就成为芦荟饮料。如西红柿、苹果、菜花之类能使芦荟的苦味感觉不到，而且其本身又含有很多维生素，融合起来做饮料具有独特风味。

（1）芦荟苹果饮料

用料　芦荟生叶4 cm（龙爪芦荟或库拉索芦荟），苹果半个，胡萝卜3 cm，水半杯（矿泉水、凉开水），柠檬汁少量。

制法　洗净芦荟叶子，去刺、切细，苹果去掉芯，切成细小块，胡萝卜切薄片，然后加水，用搅拌机绞成饮料，形成的饮料里加点柠檬汁。

（2）芦荟西红柿饮料

用料　西红柿1个，芦荟叶3 cm，柠檬汁1大匙，水半杯。

制法　洗净芦荟叶，去刺、切细，西红柿去皮切碎，然后在上述两种料中加水，用搅拌机绞成汁，在绞汁中添加少量柠檬汁，稍加点盐味道更好。

（3）芦荟菜花饮料

用料　芦荟生叶3 cm，菜花1/4份，胡萝卜2 cm，苹果半个。

制法　洗净芦荟叶，去刺、切细，将洗净的菜花，以3～4个小花包为一个、分开，叶子也可用，洗净胡萝卜，不去皮切细，苹果不去皮，去芯后切碎，上述用料用搅拌机搅成用料汁（不加水），可以稍加点盐，味更美。

（4）芦荟橘子饮料

用料　芦荟叶3 cm，橘子1个，苹果半个，水半杯。

制法　芦荟叶洗净，去刺、切细，洗净橘子，分成4半（不剥皮也可以），苹果去芯、不去皮，乱切，上述备好的用料中加半杯水，用搅拌机绞成饮料。

（5）芦荟柠檬汁

用料　芦荟叶5 cm，蜂蜜1大匙，水2/3杯，柠檬汁1小匙。

制法　将芦荟叶洗净，叶缘刺削除，一份果汁配5 cm长的叶子，将叶子加入果汁中，再加入2/3杯水，倒入蜂蜜拌匀，然后将拌匀的芦荟果汁加入冰与柠檬即可。

特点　芦荟柠檬汁口感很好，在诸种芦荟饮品中最受欢迎。

注 如果没有搅拌机，可用擦菜板将叶肉磨细，然后将蜂蜜放入水中，用汤匙拌匀。这是制芦荟果汁的基本做法，如果想吃别的种类，可改换果汁。此汁可起到治疗慢性肝炎的作用。

（6）芦荟杂果汁

用料 小松菜 1 株，红萝卜 4 cm，芹菜 3 cm，新鲜芦荟叶 3 cm。

制法 将上述用料切碎，放在果汁机中搅拌，打好后以水冲淡，视个人喜好加入蜂蜜或柠檬汁调味，则其味道更佳。

在苹果、柳橙等水果或番茄、芹菜等蔬菜汁中加上绞好的芦荟汁，再以开水或热水调淡，制成芦荟果汁，非常适于调养身体。只是这种果汁中如果芦荟的分量过多，会因效果超强的关系，导致负面效应，这点要特别小心。另外，在芦荟汁中加入蜂蜜比较容易入口。

（7）大蒜芦荟饮料

用料 大蒜、芦荟适量。

制法 工艺流程为选料—前处理—抽提—混合调配—小包分装—灭菌—外包装。操作方法为先选取芦荟成熟叶片，要求叶片无病斑和伤疤；优质大蒜头去皮剥瓣备用。去除芦荟上下表皮，将中间叶肉打浆后过滤，加入护色抗氧化剂适量，放入容器中，静止发酵数日，取上清液备用，大蒜经低温煮沸、粉碎、发酵后生成无臭大蒜提取物备用，将 8.75% 芦荟提取液、8.75% 脱臭大蒜提取液、5% 葡萄糖、2.5% 蔗糖、5% 果糖、70% 饮料水进行混合调香和调酸，生成具有大蒜和芦荟有益成分的饮料液，将调配好的饮料在 135 ℃高温下 10 秒钟灭菌，急冷密封，装到纸质容器中，最后将大蒜芦荟饮料装箱。

家庭制法 在调配消毒灭菌后装瓶，待冷却后置于冰箱中，随饮随取。

特点 大蒜芦荟饮料是一种全新的保健饮料，芦荟具有健胃、缓泻、清火和杀菌的作用，而大蒜则具有消炎去毒、杀菌和促进血液循环的作用。大蒜和芦荟通过特殊的处理，获得的大蒜芦荟饮料，具有明显的保健作用。

（8）芦荟蜂蜜饮料

用料 芦荟、蜂蜜、柠檬果汁适量。

制法 取蜂蜜 1 kg 加芦荟新鲜叶肉汁 100 g，并加入 3 mL 的柠檬果汁，在 60 ℃温浴锅中充分调匀，得到一种稍带绿色的蜂蜜。此蜂蜜具有芦荟和蜂蜜的双重保健作用，用开水冲服，长期服用可以提高人体免疫功能。

特点 对于肠燥便秘、胃脘疼痛者尤为适宜。蜂蜜具有补中益气、和胃润肠和生津解毒等功能，而芦荟有清热解毒、消炎、杀虫的作用。芦荟加入蜂蜜，可以改善芦荟的适口性，进一步增强芦荟的保健功能。另外，蜂蜜所含的矿物营养元素、维生素及其他有效成分对身体也有很好的滋养功能。

（9）芦荟胡萝卜饮料

用料 芦荟鲜叶，根据个人用或全家用，以及不同食用目的，计算出1～5天的食用量。如果以治便秘等疾病为目的，可用龙爪芦荟带皮榨汁食用便可。胡萝卜，多少不限，根据人数计算出1～5天用量。蜂蜜或冰糖，开水或凉开水、冰块、香油、柠檬。

制法 把芦荟鲜叶、胡萝卜洗净，擦干水，除去不能食用部分、备用，把用料切成小块，分别榨汁备用，把芦荟汁、胡萝卜汁倒入瓶中，置于冰箱保鲜，每天分2～3次饮用，饮用时可加入少量香油。因萝卜中的维生素是脂溶性的，可根据每人情况，加入适量调味品饮用。

（10）芦荟黄瓜饮料

用料 芦荟鲜叶、黄瓜适量。

制法 把芦荟、黄瓜洗干净，擦干水备用，把用料分别切成块，榨汁备用，把芦荟汁、黄瓜汁及适量柠檬汁倒入瓶中，置于冰箱中保鲜，每天分2～3次饮用。

（11）芦荟混合饮料

用料 芦荟肉、鸡蛋酒、冰、柠檬饮料等适量。

制法 取肉质较厚的去皮芦荟肉约10 cm长（库拉索芦荟或中华芦荟均可），用果汁机捣碎成细浆状，加入鸡蛋酒（常用BOLS鸡蛋酒）10～20 mL，用长柄茶匙调匀，加入2～3块冰，然后倒入50～60 mL带碳酸柠檬饮料，若用"雪碧"，则成为一杯奶黄色的充满泡沫的略具酒香的可口混合饮料。用酿造芦荟酒代替芦荟肉浆，调制的芦荟鸡蛋混合饮料，是又一种具有酒香的饮料。

芦荟奶酪酒混合饮料 用与上面相同方法调制的芦荟肉浆，加入5～8 mL百利甜酒（一种爱尔兰酿造的力娇酒），再加入3～5 mL液状奶油（可用全脂罐头淡奶代替），调匀加入2～3块冰，再加入可口可乐饮料，则成为一杯带有泡沫、味道浓郁的混合饮料。

上述推荐的两种芦荟混合饮料装杯后，在杯边上插入一小薄片柠檬，或再放一枝芦荟叶片削出的刺条作为点缀。这一品种如"鸡尾酒"，是由多种原料混合配制的，含有极少量酒精的饮料，其实芦荟汁和酿造的芦荟酒是调制鸡尾酒的好原料，芦荟酿造酒颜色艳丽，能与其他酒类和各种饮料任意配制。

（12）芦荟莲子百合糖水

用料　芦荟肉粒 50～60 g，莲子 50 g，百合 50 g，糖水适量。

制法　莲子去皮去芯，百合洗净，用水泡浸 20 分钟后，加水约 5 碗，文火煮约 1 小时，把莲子、百合软化，但不能过火，使莲子、百合煮化，加入冰糖或冰片糖，待糖全煮化后，加入预先制备好的芦荟肉粒，将糖水煮开后即可装碗（3～4 人用）。

特点　滋润、清甜、略带苦杏香味。

（13）芦荟杏仁奶露

用料　南杏仁 20 g，北杏仁 5～6 粒，粟粉、奶粉、糖浆或蔗糖适量。

制法　去皮南杏仁，加去皮北杏仁，放进温水浸泡 20 分钟，用家庭果汁机完全捣碎或捣成细浆，加入 3 碗水和 2 汤匙粟粉，在搅拌下文火煮至浆水成半透明并变稠，加入半碗罐头淡奶（可用奶粉代替，但必须调成奶粉糊才能加入）、适量糖浆或蔗糖，再倒入 50 g 经家庭果汁机捣碎的芦荟肉浆，煮 5 分钟后装碗（4 人食用），则成为香浓、滋润的芦荟杏仁奶露。

2.3.7　芦荟饭

（1）芦荟萝卜泥

这是一道以萝卜辛味搭配芦荟苦味的特殊食谱。如果仅食用芦荟，觉得口感实在不敢领教，而这种吃法应该比较容易入口。除了可直接食用外，当你吃烤鱼或火锅时，也可以用它来代替萝卜泥。

用料　新鲜芦荟叶 3 cm，白萝卜 4 cm。

制法　将 3 cm 长的新鲜芦荟叶仔细洗净，去刺擦成泥，再将白萝卜、洗净后擦成泥，轻轻绞榨后放入容器内，把芦荟泥铺在萝卜泥上，撒上海带及酱油就可食用。

（2）芦荟甜点——芦荟泥

这道点心的口感很好，每个人都可接受，而且做法简单，是一道适合初尝芦荟者食用的食谱。

用料　新鲜芦荟叶 3 cm，苹果 1/4 个。

制法　将去刺后的新鲜芦荟叶洗净，连皮一起擦成汁，再将苹果削皮后磨成汁，用汤匙将两者搅匀后即可食用。

芦荟泥的味道不怎样苦，但如果还是不适应，可视个人爱好加入蜂蜜调味。

（3）芦荟药粥

自古以来医食同源，药食同用。芦荟药粥不同于单服芦荟，又不同于纯服米粥，芦荟与米粥配伍，同煮为粥，相佐相使，可平缓药性，增强功效。芦荟药粥注重于健脾养胃，补益后天，容易获得期望的养身保健效果。

用料　新鲜芦荟、优质粳米适量。

制法　取新鲜芦荟50 g，去皮后取芦荟叶肉切成小块，加上上等优质粳米100～150 g，加水适量煮粥，待粥熟时加生姜2片，白糖适量，即可服用。

特点　芦荟药粥特别适合老年人及妇女儿童服用。本药粥药性平缓，通过生姜调味，加白糖后添有润肺生津功能，对肠胃消化系统有综合调理作用，具有清热、通便、杀虫的作用，对妇女痛经也有一定的功效。

（4）芦荟油炸食品

用料（4人份）　芦荟生叶用库拉索芦荟或皂质芦荟时取12 cm，用龙爪芦荟时取4 cm。胡萝卜1个，洋葱2个，海米20 g，鸡蛋1个，油适量，淀粉16大匙，蜂蜜适量。

制法　将芦荟生叶洗净，用库拉索芦荟或皂质芦荟时去皮，用龙爪芦荟时，去掉两边的刺，然后切成细丝，胡萝卜切成3 cm的丝，洋葱切薄片，海米用温水洗净后将水沥出，鸡蛋和淀粉用水搅拌成油炸物合料，与其他用料搅拌均匀，油加热到适宜温度，用汤匙按一定大小放入油锅中炸。

（5）芦荟白菜饭团

用料（4人份）　芦荟生叶用库拉索芦荟或皂质芦荟取5 cm，用龙爪芦荟时取1/2叶长。米饭600 g，火腿（切薄）1条，熟鸡蛋2个，黄瓜1根，苹果1个。

制法　芦荟去皮，纵向切细，形成长形凝胶质，用库拉索芦荟时不去皮，纵向切成细长形，最好用库拉索芦荟或皂质芦荟。铺开白菜叶，在上面抹上用盐和醋、香辛料等，混合乳化好的蛋黄浆，再铺上米饭，然后在上面放切好的芦荟丝、火腿、黄瓜、熟鸡蛋片及蔬菜，用白菜叶把它们卷好，然后切成小块，切好的饭团放在盘子上，然后再放几片苹果即成。

用同样的方法，也可做其他品种的芦荟饭团。

（6）芦荟荷花卷

用料　鲜芦荟800 g，火腿100 g，冬菇丝100 g，玉兰丝100 g，凉粉50 g，姜、黄萝卜、白萝卜、葱、黄瓜皮、鲜汤、鸡油、盐、味精、胡椒粉适量。

制法 用黄、白萝卜制成一朵莲花；在大圆盘内用凉粉制成荷池后冰冻备用，芦荟切去外皮取净肉，改成长方形薄片12张，再用开水焯一遍，漂洗在清水中，火腿丝、冬菇丝、玉兰丝、姜丝卷入芦荟片中，上笼蒸5分钟取出，码在准备好的荷池盘内，锅内放清汤、盐、味精、胡椒粉，烧开后调好味，勾薄芡，淋在摆放好的芦荟卷上即成。

（7）芦荟紫菜饭团

用料（1人份） 芦荟生叶与做色拉时相同。米饭几匙、火腿（切薄）1条、熟鸡蛋1/2个、黄瓜1/3根、西红柿1/6个。

制法 芦荟去皮，纵向切细，形成长形凝胶质，用龙爪芦荟时不去皮，纵向切成细长形，当然用库拉索芦荟或皂质芦荟更为理想，铺开紫菜，在上面抹上用盐和醋、香辛料等，混合乳化好的蛋黄浆，再铺上米饭，然后在上面放切好的芦荟丝、火腿、黄瓜、熟鸡蛋片、蔬菜，用紫菜把它们卷好，然后切成小块。切好的饭团放在碟子上，然后再放几块西红柿就可以了。

用同样的方法，用面包也可以做紫菜饭团。做紫菜饭团时，添加芦荟别有一种风味。

（8）芦荟炒饭

【方法1】

用料 芦荟生叶与做色拉时相同。凉饭1碗，鸡蛋2个，香菇2个，猪肉200 g，色拉油1大匙，盐、其他调料若干。

制法 芦荟去皮切成细丝，香菇、猪肉也要切成丝，把鸡蛋放进加热的煎锅里，轻炒一下拿出，用色拉油炒香菇、芦荟、猪肉后放上凉饭，用急火炒，最后放鸡蛋和调料就可以了。

【方法2】

用料 芦荟叶1片，冷饭190 g，鸡蛋2个，洋菇2片，猪肉40 g，青豌豆少许，色拉油5大匙，辣椒少许，盐若干。

制法 将芦荟洗净去皮、除刺，将透明部分切成细丝状，洋菇和猪肉剁细，将鸡蛋先行煎好盛起，倒入色拉油，将洋菇、芦荟、猪肉同时入锅炒熟，加入冷饭，用强火炒过之后，再改中火，将蛋、盐、辣椒同时放入炒动，最后加入青豌豆炒熟。

（9）芦荟饺子

【方法1】

用料 芦荟鲜叶2片，猪肉馅200 g，饺子皮200 g，白菜500 g，葱、豆油、酱油、盐各适量。

制法　将芦荟去刺、去皮和白菜一起洗净切碎（白菜须先把水挤出），也可加入适量的韭菜，加入肉馅，以及酱油、盐、豆油等调味品，不断搅拌均匀后即可，包饺子、煮饺子（煎、煮、蒸均可）。

【方法2】

用料　芦荟叶2片，猪肉80 g，饺子皮80 g，白菜190 g，韭菜少许，猪肉1/2大匙，芝麻油1/2大匙，酱油1小匙。

制法　芦荟叶洗净去皮，叶肉切细，白菜、韭菜洗净切细，将水挤去，猪肉绞碎，或直接购买绞肉，将猪油、芝麻油、酱油调拌匀，用饺子皮将用料包好，即包饺子。浅底锅加油加热，放下饺子，加水慢煮或慢煎，煎好时，蘸调味品食用。

（10）芦荟饼

用料　胡萝卜半个，洋葱半个，小虾50 g，芦荟叶3 cm，鸡蛋1个，面粉4杯，豆油适量。

制法　将胡萝卜切成丝，洋葱切成薄片，芦荟去刺、切丝，小虾洗净后沥干，鸡蛋和面粉加上冷水和匀后待用，将所有的用料拌匀，使面糊裹匀，油锅中温，整形后下锅炸，炸成金黄色即可食用。

（11）芦荟面条

用料　洋葱半个，芦荟叶3 cm，鸡蛋1个，面粉、豆油适量。

制法　把芦荟生叶清洗干净，消去两侧的刺、切碎，将面条煮熟，稍偏硬，把洋葱、芦荟用菜油略炒，放入面条，加鸡汤和姜、胡椒等调味品即成。

（12）芦荟拌面

用料　芦荟叶1.5 g，细面条1人份，乌贼少许，蛤仔肉40 g，洋葱1/3个，青椒1个，食用蘑菇少许，盐、辣椒少许。

制法　切下4 cm长的芦荟叶，将刺切除，叶肉洗净，切成薄细片状，将细面条烫过，将切细的大蒜放入油锅中，加入切细的乌贼、蔬菜、蛤仔肉，一起炒熟。加入细面条、盐、辣椒、少许高汤调味，最后加入少许米酒去腥。

（13）芦荟素面

用料　精制细面条300 g（根据人数可增加），芦荟、青菜（油菜、菠菜、白菜）、香菜、葱、姜、盐、香油、味精等适量。

制法　青菜、葱、姜、香菜洗净，把葱、姜、香菜切成碎末，放入碗中，加入盐、香油、味精，搅拌均匀待用，把青菜切成2～3段备用，把芦荟洗净，除去刺及上下表皮，切成细丝备用，上锅烧水，水开后，加入面条，开锅后点1次凉水，再开后，把调料、青菜和芦荟丝倒入开锅中，煮开后马上出锅，盛到碗中，即可食用。

（14）芦荟什锦炒饭

用料　芦荟叶1片，黄瓜、胡萝卜、土豆、尖椒或柿子椒、鸡蛋、腊肉或三明治火腿、食油、盐、味精适量。

制法　芦荟、黄瓜、胡萝卜、土豆、尖椒或柿子椒洗净，擦干，除去不能食用部分后，均切成小丁备用；将腊肉或三明治火腿切成小丁备用。把鸡蛋打入碗中，搅拌均匀，炒锅上火加热，放入食盐少许，把鸡蛋放入锅中翻炒，取出后切成小丁，放入盘中待用。炒锅上火，加入食盐，油热后放入葱末，再放入菜丁、腊肉或三明治火腿、鸡蛋丁等翻炒，再加入米饭、味精、食盐翻炒，即可出锅。

（15）芦荟包子

用料　芦荟叶肉100～250g，瘦肉（猪、羊、牛肉均可）500～1000g，白菜、萝卜（白萝卜、胡萝卜均可）或韭菜、菠菜、葱、姜适量。

制法　把芦荟叶肉、瘦肉、葱、姜切成丝状，并集中在一起，剁成泥状，放到盆中，加入适量调料，用筷子按顺时针或逆时针方向搅拌均匀，至黏稠状为止。把白菜或其他蔬菜洗净，切成细丝，再切成小块，用刀在菜板上剁成细末，用兜包布控出一部分水后，倒入芦荟肉馅中，如用韭菜切碎即可。同样按顺时针方向搅拌均匀，即成芦荟白菜或韭菜肉馅。用干或鲜酵母加入温水混合均匀，把面粉放入盆中，将酵母水倒入面盆中，也可用筷子边搅拌边倒入，最后用手揉成面团，并充分把面揉均匀，盖上用温水沾湿的屉布，放到温暖的地方，10～20分钟面团即可发起，这时可揉面，之后可包包子了，包子放在笼屉上，蒸锅上火15分钟左右（根据包子大小，时间可稍有变化）包子就熟了，即可出笼。

（16）芦荟肉饼

用料　芦荟叶肉100～150g，瘦肉馅500～1000g，白菜或韭菜500～1000g。

制法　把白菜或韭菜、葱、姜洗净，控去水分，把芦荟、葱、姜切碎，并剁成泥状，倒入盆中，与肉馅掺到一起，再倒入适量酱油、香油、色拉油、精盐、味精、五香粉等，再用筷子按顺时针搅拌均匀，至黏稠为止，把白菜切碎，再剁成碎末（如果用韭菜，只切碎即可），再用豆包布拧去白菜部分水分后，倒入芦荟肉馅中，同样按一定方向拌匀，芦荟白菜肉馅就做好了。和面方式同前，但用的水不是凉水，而是热水，包馅的方式不同，饺子包成扇形，而肉饼是包成圆形，缩口向上，摆放在盖帘上，把饼铛放到火上，热时，均匀地撒上油，可用锅铲涂抹均匀，油热后，把馅饼放到饼铛上，用手向下按扁、按匀，成圆片形状，再盖上盖子，当肉饼下面呈金黄色时，再把下面翻到上面，再盖上盖，当肉饼下面呈金黄色时，再把下面翻到上面，再盖上盖，当肉饼上皮鼓起，翻下去的一面呈金黄色时即可食用。

（17）芦荟烙饼

用料　芦荟叶肉 50 ~ 150 g，面粉 500 ~ 1000 g。

制法　把芦荟叶肉切成小块、榨汁，并把汁倒入面粉中，搅拌均匀，再用热水一边向面盆里倒，一边用筷子搅拌面粉，面揉均匀，烙饼的面要和得软一些。用大擀面杖擀成大圆片，并均匀地撒入精盐，再用擀面杖把盐擀入面中，再均匀地撒上色拉油，并用双手各拿起圆片的一边向上抹油，使圆面片上的油涂抹均匀，再卷成长圆筒形，把它分成 5 ~ 10 个小段，每一小段两端用手封口，并双手各拿一端，向不同方向扭一下，再放到面板上，再用手心按平，然后用擀面杖擀成圆形薄片，这样芦荟烙饼的雏形就做好了。饼铛上火，铛热后放少许油，并均匀地涂抹到饼铛上，这时再把擀好的饼放入饼铛里，盖上盖，当饼上面向上鼓起包，饼变成深黄色时，把饼的下面翻到上面，再盖上盖，当下面呈金黄色时，芦荟烙饼就熟了。

（18）芦荟牛肉面

用料　芦荟 100 ~ 150 g，牛肉 500 ~ 1000 g，面条 500 ~ 1000 g，香菜、色拉油、辣椒油、香油、盐、酱油、老牛肉汤、料包（花椒、大料、橘皮、桂皮、草果、肉蔻、茴香籽、砂仁等药材）适量。

制法　把牛肉洗净，切成 3 cm 大小的块状，放入凉水锅中加热，煮开后捞出，控水分以除去腥味和血沫，把芦荟切成小丁、备用，把炒锅上火，加适量色拉油，烧至六成热时，把牛肉块倒入锅中翻炒，待肉块均沾上油时，再倒入酱油翻炒，待酱油入味，再把葱切段，把姜片、料包一起入锅，再加入老牛肉汤，煮开 2 ~ 5 分钟，然后再从锅边慢慢加入开水，盖锅，用文火炖，待肉炖烂时再加入芦荟、精盐炖煮，使盐分进入，出锅时再加入味精。把开水倒入锅中，打火加热，锅开后下面条，一般点 1 ~ 3 次凉水即可，把面捞到碗中，浇上芦荟牛肉及汤，放入香菜末、辣椒油拌匀，即可入口。

（19）芦荟麻团

用料　芦荟叶肉 100 ~ 150 g，江米面 500 ~ 1000 g，豆沙 250 ~ 750 g，玫瑰酱 50 g（也可不放），桂花蜜或其他蜂蜜 50 g，色拉油适量。

制法　把芦荟叶肉切成碎末，与豆沙、玫瑰酱、桂花蜜放在一起，搅拌均匀，麻团的馅就做好了。把江米面放入盆中，用温水和面，把面充分揉成团后，可做剂，把剂在手心拍成圆形，再把馅包在中央，手沾温水，在手心团成圆形，并在芝麻上滚几下，蘸匀芝麻，即成了麻团的雏形。炒锅上火，锅热后，加入 500 ~ 1000 g 色拉油，烧至六成热时，放入麻团，炸至金黄色捞出，控油，即可上餐桌。

（20）芦荟玉米羹

用料　芦荟叶肉 100 ~ 150 g，甜黄玉米或紫甜玉米、黑甜米 25 ~ 50 g，蜂蜜或冰糖、白糖适量。

制法　把芦荟叶肉切成小丁备用，砂锅倒入开水，点火，锅开后放入甜玉米、芦荟继续煮之，甜玉米快熟时，再放入冰糖或白糖，煮 5 ~ 10 分钟即可。如果加蜂蜜，需待出锅后，芦荟玉米羹放温时再加入，方可食用。

（21）芦荟奶酪炖蛋

用料　鸡蛋、芦荟肉浆、蔗糖粉适量。

制法　鸡蛋 4 ~ 5 个，加入预先用家庭果汁机捣碎的芦荟肉浆 50 g，加水 1 小碗和适量蔗糖粉，一起搅拌到蔗糖粉完全溶解，分装 3 ~ 4 小碗，用大火隔水炖 10 分钟后，把奶酪碎各一茶匙洒入炖蛋的表面，再炖 5 分钟则成为金黄色的具有奶酪香味的特色炖品。

（22）芝麻、花生芦荟馅糯米糍（元宵）

用料　糯米粉、芦荟肉、炒米粉、香花生米、芝麻和蔗糖适量。

制法　糯米糍以往是元宵节的一种食品，现在已是常年的家庭甜食了。称取 500 g 糯米粉，用开水慢慢倒入，不断搅拌糯米粉，渐渐变成糊状半透明粉团，加入少量植物油，用手搓至植物油均匀分布在熟的糯米粉团为止，用半湿洁净布盖好备用，馅的制法将预先备好的经开水烫的 20 g 芦荟肉沥干后，小心切成红豆大小的粒，再捞少量炒米粉，加入炒香花生米、芝麻和蔗糖，拌均匀则成。将搓好的糯米团作外皮，包成汤团状，大小可随意，然后加上炒香的米粉或黄豆粉于糯米糍的表面，则成为香甜软滑的芦荟芝麻花生糯米糍。

芦荟肉碎也可加入椰蓉、豆沙、莲蓉等做成芦荟的椰蓉、豆沙、莲蓉馅糯米糍。

（23）芦荟焖饭

用料　米、广东腊肠、细粒芦荟肉、甜玉米适量。

制法　将差不多煮好的（2杯米）饭，加入2条切成薄片的广东腊肠，再加入160 g预先准备好的细粒芦荟肉，加入1听罐头（100 g）甜玉米，文火煮10分钟，调味后则成颜色多样的带有腊肠、甜玉米香浓的芦荟焖饭。也可用带皮中华芦荟代替芦荟肉，焖饭颜色更好看。

2.3.8　芦荟全席食谱

药食同源，药补不如食补，这是人们的生活常识。常吃芦荟饭菜，十分有利健康。民以食为天，人要天天吃饭、吃菜，那就做一桌芦荟饭菜吧。

（1）木瓜盅拌芦荟丝

用料　芦荟100 g，腰形木瓜1个，韭菜50 g，香菜25 g，菜黄椒50 g，白糖、味精、白醋、芝麻适量。

制法　木瓜挖去内容物，雕刻成木船形备用，芦荟去外皮取净肉，切成细丝，用开水捞出、晾凉。晾凉的芦荟丝摆在碗中，再放烫好的韭菜头、黄椒丝、香菜、白糖、味精、盐搅拌均匀，装在木瓜内，放熟芝麻即成。

特点　造型美观，助消化。

（2）雀巢爆芦荟花

用料　芦荟250 g，鲜洋芋丝400 g，干椒段25 g，精炼油50 g，姜、盐、味精、湿淀粉适量。

制法　把洋芋丝摆在雀巢模型漏勺中，放入热锅中炸硬，摆放盘中备用，把芦荟花切成段，锅中烧油，油热锅到8成时下姜、盐、干椒、芦荟花爆炒，再下味精，勾湿淀粉，打明油起锅，装入雀巢内即成。

特点　造型逼真，嫩美味香。

（3）芦荟四喜饭

用料　饺子皮14张，芦荟净肉200 g，猪瘦肉150 g，肥膘60 g，盐、味精、胡椒粉、芝麻油、姜末、蒜末、酱油、醋、香菜、火腿、蛋黄、蛋白糕、韭菜适量，点缀物少许。

制法　把净肉芦荟剁成茸，猪瘦肉剁成茸备用，放入碗中，投入盐、味精、胡椒粉、芝麻油调好味，搅拌均匀，然后再包入饺子皮，饺子皮包好后成喜字形，火腿末、蛋黄、蛋白糕、韭菜球分别放入成形饺子皮的4个孔内，上笼蒸5分钟取出，装在点缀物盘中，蘸水的姜、蒜、香菜、酱油、味精调好装碟，一起上桌即成。

特点　鲜咸适当，美味可口，助消化。

（4）蜜汁芦荟

用料　芦荟净肉 800 g，鸡蛋 2 只，精炼油 1500 g，白糖 150 g，面粉、淀粉适量，黄樱桃、绿樱桃点缀。

制法　芦荟净肉，切成 1 cm 大小正方形丁备用，鸡蛋打开放入碗中调散再放入面粉、淀粉，用筷子搅拌成蛋糊，把芦荟丁摆入糊中，待油烧至六成热时，把裹好的芦荟丁下锅炸至金黄色捞出，锅中放 100 g 水，烧开后放 150 g，呈蜂蜜色时，把炸好的芦荟黄樱桃、绿樱桃，放入蜜汁中翻炒装点好的盘中即成。

特点　外酥里嫩，外甜里微苦，风味独特。

（5）三夹芦荟

用料　芦荟大鲜叶 800 g，火腿 250 g，冬瓜 250 g，清汤 100 g，盐、味精、淀粉适量。

制法　芦荟鲜叶去外皮取净肉，用刀刻成长 6 cm、宽 4 cm、厚 0.3 cm 四方块，火腿、冬瓜切成芦荟块大小形状，用 12 寸鱼盘先放火腿，再按芦荟、冬瓜夹形排放，上笼蒸 5 分钟取出，原汁倒入锅中，加清汤放盐，味精调味，浇开后勾薄芡，打明油起锅淋在点好的三夹芦荟上。

特点　造型美观，层次分明，咸鲜适当，味美可口。

（6）芦荟浇凤尾

用料　鸡翅 10 只，芦荟 150 g，油菜 12 根，鲜汤 250 g，猪油、盐、味精、酱油、水淀粉、葱、姜、大料适量。

制法　炒锅烧水，鸡翅下锅煮至七成熟捞出，取中间段，再剔去骨投入烧至 7 成油锅中，炸成金黄色捞出，沥油待用，净锅置火上，用底油烧热，放葱段、姜片、大料炒香，再投入炸好的鸡翅、芦荟、酱油，鲜汤烧开，打去沸沫，汤汁收干，拣去葱段、姜片、大料，调好味勾薄芡即可出锅，炒锅上火，放鲜汤烧开，放入盐、味精，投入用开水焯好的油菜，调味，勾薄芡，起锅整齐摆放在盘内，然后把烧好的芦荟鸡翅排放在油菜上即可上菜。

特点　黄绿鲜明，清凉爽口。

（7）芦荟糯米饭

用料　糯米饭 500 g，芦荟 100 g，白糖 100 g，猪油 80 g，水淀粉、点缀物适量。

制法　把蒸熟的糯米饭放火盆内，再放入猪油、白糖、芦荟末搅拌均匀，再装入碗中上笼蒸 15 分钟即可取出，扣在点缀物盘中，炒锅上火，放 150 g 清水烧开，再投入白糖烧沸，勾浓芡，起锅烧在糯米饭上即可上菜。

特点　雪白透明，美味可口，帮助消化。

（8）双味芦荟

用料　芦荟 800 g，鸡蛋 2 只，面包渣 100 g，淀粉 60 g，干椒 25 g，精炼油 1500 g，料酒、盐、味精、番茄丁、葱段、姜、湿淀粉适量。

制法　芦荟去外皮取净肉，用刀改成厚 0.5 cm、长 6 cm、宽 5 cm 的四方块放入碗中，再用盐、料酒、味精液浸 5 分钟，取芦荟块裹 1 层淀粉，再裹 1 层鸡蛋，再拍 1 层面包渣摆放在盘中备用，油锅上火，炒到 6~7 成时，把裹好的芦荟块下油锅炸至金黄色捞出，改刀摆在用黄瓜片围好的盘子内，炒锅留底油，下姜、干椒、盐、芦荟丁翻炒，再下番茄丁、葱段、味精爆炒，调味勾湿淀粉起锅装入黄瓜片围内即成。

特点　造型美观，外酥里嫩，色泽分明，咸鲜味美。

（9）芦荟水果沙拉

用料　芦荟 100 g，苹果、梨、猕猴桃（硬的）、菠萝、樱桃、草莓、丘比沙拉酱、丘比千岛酱适量。

制法　把芦荟叶肉切成菱形或三角形小块待用，把水果洗干净，用毛巾或餐巾纸擦干，用小刀挖掉果蒂及果柄，再削去外皮，除去苹果、梨、樱桃的果核，把水果切成菱形或三角形小块，放入盘中，加入丘比沙拉酱和丘比千岛酱与芦荟、水果搅拌均匀即可。

3　仙人掌

3.1　仙人掌概述

仙人掌［*Opuntia stricta*（Haw.）Haw.var. *dillenii*（Ker-Gawl.）Benson］是一个广义的概念，主要指仙人掌科（Cactaceae）仙人掌属（Opuntia）中所包含的种类，约300种，其中，可以食用的种类仅占很小一部分，人们称之为"食用仙人掌"。米邦塔仙人掌（*Opuntia Milpa* Alta）是仙人掌王国——墨西哥经过40多年培育出来的药食两用优质品种。

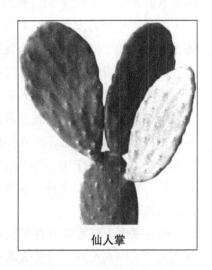

仙人掌

仙人掌，一个神秘而诱人的名字，它是从古代美洲一个神秘而美好的古老传说中演化来的。

传说在几千年前，墨西哥北部一名贫苦的阿兹特克妇女在疾风扫荡的沙漠中生产之后，在极度虚弱几近昏迷的情况下，听到一个从天上传来的声音："吃身旁的植物，你会幸福的。"同时，仿佛有只大手拉了她一把，于是她在吃下身边的一株仙人掌之后力量恢复了，并能哺育她的孩子，直至有足够的力量行走，安全地返抵家门。从那时起，仙人掌就成为阿兹特克人和墨西哥人眼中一种神圣的植物。从此，神仙之手的故事到处流传，人们又根据这种植物的外形，把这种生命力极强且耐干旱的沙漠植物称为了"仙人掌"。斗转星移，由于人类的干预，仙人掌逐渐地走进了世界各国。

我国古代医书对仙人掌的作用也多有记载，如明代李时珍称仙人掌可"祛病延寿"；清代赵学敏所著的《本草纲目拾遗》中则详细记载仙人掌的药用价值，认为其可行气活血、清热解毒、散瘀消肿、健胃止痛，对多种疾病有显著的疗效；《陆川本草》称仙人掌"消炎解毒、排脓生肌，主治疮痈、疔肿、咳嗽"；《中药大辞典》称仙人掌"行气活血、清热解毒，治心胃气痛、痞块、痢疾、痔血、咳嗽、喉痛、肺痈、乳痈、烫火伤、蛇伤"等。

仙人掌与芦荟一样，都耐干旱、耐高温、耐受贫瘠的土地，都既可食用，又有较好的药用价值。据分析，仙人掌营养丰富，含有18种氨基酸、4种维生素、8种微量元素、多种有机酸和丰富的纤维，且不含草酸，属于低脂肪、低糖、低热食品。茎、叶含三萜、苹果酸、琥珀酸、槲皮素-3-葡萄苷、酒石酸、树脂、蛋白质，其中茎还含有维生素A、维生素C、铁、镁、钙、磷、锰、锌、镍等元素及氯离子；果实含蛋白质、糖；花含异鼠李素和槲皮素的苷等；灰分含24%碳酸钾；种子含脂肪油。从营养学角度看，对青少年的身体和智力发展及中老年人的保健十分有益。同时，仙人掌还含有玉芙蓉、角蒂仙、抱壁莲和黄酮类等珍贵药用成分，有清热解毒、消炎镇痛、行气活血、健胃补脾等功能，可增强人体免疫力，对癌症、心脑血管疾病和糖尿病等均有较好疗效。仙人掌是妙药，它和芦荟一样，具有多种用途和广泛的开发前景：观赏，可做盆景，冬夏常绿；能食用，是一种新型蔬菜；能药用，可治疗多种疾患，给人们解除痛苦。据国外医学研究报道，仙人掌活性成分有明显抗癌作用，特别是对肺癌有明显疗效。同时科研证明，食用仙人掌还可作为饲料和染料，在食品加工、饮料、保健、医药乃至工业领域均有广阔的开发前景。

仙人掌作为观赏花卉在我国可谓是家喻户晓，但作为食用、养生食品却鲜为人知。纵观全球，对仙人掌认识最广泛的要属墨西哥了，从穿着服饰、墨西哥国旗、国徽，到日常餐饮、养生食品、美容产品等，墨西哥人把仙人掌的一切利用到了极致。在欧美一些国家，仙人掌也被作为主要的蔬菜品种和保健食品原料加以利用。

（1）米邦塔食用仙人掌的营养食用价值

米邦塔食用仙人掌的化学成分比较复杂，营养价值超出人们的想象。它含有蛋白质、糖、脂肪等各类物质，还含有多种氨基酸、维生素、有机酸及各种微量元素。除此之外，它还含有三萜、黄酮类等生理活性很强的物质及玉芙蓉、角蒂仙、抱壁莲等药用成分。其蛋白质、氨基酸和微量元素等营养成分比其他蔬菜高，嫩叶、老茎、果实、汁液、种子、花均具有商业利用价值。食用仙人掌具有行气活血、清热解毒、消炎、抗癌、抗衰老、降血糖、降血脂和美容等作用。

米邦塔食用仙人掌的嫩茎可作蔬菜食用，营养丰富。仙人掌的黏液质性寒味淡，能行气活血、消诸痞。凝胶中的玉芙蓉具有渗透组织的作用，使用后使人显得更加年轻，还可补中益气。三萜是人体所必需的物质，它们能直接调节人体分泌功能和调节脂肪酶的活性，促进多余脂肪迅速分解，并能有效防止脂肪在肠道吸收、抑制脂肪在肝内合成、对抗胆固醇在血管内壁的沉积，进而循序渐进地减轻体重，不但不损伤元气，反能补充营养、增强人体精力。仙人掌提取物的细菌实验证明，提取物对金黄色葡萄球菌抑菌效果最明显，对枯草杆菌有高度的抑制作用。它的老茎可加工成具有降血脂、降胆固醇等作用的保健品、药品。仙人掌的果实是一种水果，口感清甜，色泽艳丽。仙人掌中含有的苹果酸消食健胃，并能促进胃肠蠕动，这样就起到了润肠通便的功能。

（2）米邦塔食用仙人掌加工的工艺特点

仙人掌本身具有许多其他蔬菜或水果所不具备的特点，因而需要解决好米邦塔食用仙人掌加工过程中的一些问题。

米邦塔食用仙人掌多刺，目前，尚没有合适的加工机械可以脱除仙人掌的刺，也没有合适的化学方法除刺。因此，食用仙人掌前只能人工刷除、去刺，影响加工效率。

米邦塔食用仙人掌掌片可以被加工成液态的原浆、原液，继而制成饮料、口服液、粉剂、胶囊等产品。由于食用仙人掌叶片中含有大量的黏性物质，在该类产品加工过程中不易被过滤，黏性物质成分还极易受热变色影响制品外观，因此加工过程中应针对仙人掌的特点采用合理的方法降低提取原浆汁液的黏度，并采用护色防褐变的处理方法。同时，食用仙人掌提取汁液长时间受热容易导致营养成分流失，因此，设计工艺时应避免长时间受热处理。

制作米邦塔食用仙人掌粉，多采用喷雾干燥的方法。喷雾法制成的粉剂又分为2种形式，一种为全溶粉，利用提取的仙人掌清汁制成，这种粉可直接作为即冲即溶产品进行销售；另一种为全粉，主要是原浆微细化后直接喷粉或经一步干燥法制成。这两种粉均可被直接作为终端产品销售，也可被当作片剂、胶囊、液态饮料等产品的加工原料使用。由于全溶粉中不含不溶性纤维等成分，使得其中可溶性营养成分的含量较高，可用于对含量要求较高的功能性食品原料。全粉则含有一些粗纤维等杂质，其他营养物质成分含量相对较少，可用于对功能性成分要求不高的产品。另外，利用全溶粉加工制成澄清透明型饮料工艺较为简单，而利用全粉加工制成澄清透明型饮料的工艺较为复杂。目前，仙人掌全粉通常不采用热风干燥粉碎制法，因为长时间受热干燥，不仅会造成仙人掌营养成分及药用成分流失，而且还会造成仙人掌严重木质化，影响最终产品的品质。而采用冷冻干燥然后超微细化技术制成全粉，前期设备投入较大，一般小型企业多不采用。

米邦塔仙人掌果酱的加工过程中，主要是调味问题，因为掌片具有独特浓郁的生青滋味，果酱中仙人掌成分含量远较饮料中要高，如何调味使仙人掌果酱滋味柔和、不张扬就是加工仙人掌果酱需解决的主要问题。当然，色变问题也是仙人掌果酱加工过程需要注意的问题。

（3）米邦塔食用仙人掌加工发展方向

米邦塔食用仙人掌掌片本身具有多种保健功能，主要可向 4 个功能方向开发：

① 降血脂、降血糖。主要利用仙人掌中三萜、黄酮类物质及玉芙蓉、角蒂仙、抱壁莲等成分，可从黏液质中提取。

② 美容、抗衰老。玉芙蓉等成分具有渗透组织的作用，使用后使人显得更加年轻，还可行气活血，同时，食用仙人掌含有的三萜类成分可对抗胆固醇在血管内壁的沉积，循序渐进地减轻体重。不但不损伤元气，反能补充营养、增强人体精力，从而达到美容、减缓衰老的作用。

③ 增强免疫力。米邦塔食用仙人掌可行气活血、清热解毒，还具有较好的抑制病毒和增强人体精力的作用，合理配伍可起到增强人体免疫的作用。

④ 解决便秘。米邦塔食用仙人掌提取粗纤维和可溶性膳食纤维有助于清理肠道、增加胃肠蠕动、排出体内毒素，从而减轻或根除便秘。

米邦塔仙人掌种子中的脂肪酸可被利用生产植物脂肪油胶囊，具有降血脂、美容和减缓衰老的作用，因此也是应被考虑开发的方向，但要解决仙人掌种子种皮的处理工艺问题。

米邦塔仙人掌果中含有天然的色素——仙桃红，因此也可将仙人掌果或其提取物广泛应用于食品加工中。

（4）食用方法

米邦塔食用仙人掌是国家农业农村部从墨西哥引进的新型绿色保健蔬菜，是墨西哥人民经过长期选育驯化而培育出来的食用精品，其品味滑爽脆嫩，微酸可口，具有异国情调，是家庭聚会、宴请宾朋的高档时尚食品。

食用仙人掌营养丰富，保健效果好，其钾、钙、铜、铁、锰、黄酮类物质和多糖的含量均比普通蔬菜高许多，低钠、无草酸，长期食用可有效降低血糖、血脂和胆固醇，并有健胃补脾、清热解毒、消炎止痛、减肥美容之功效。

食用仙人掌烹饪方法多种多样，榨汁、凉拌、热炒、炖煮、做馅、煲汤均可。做菜前先用清水冲洗干净，后用刀在正反两面轻削，除去绿色软刺及刺座，并削去一点边缘部分，然后按照配菜要求，切成所需的形状（块、片、丝、条、丁均可），再用开水焯一下（颜色变绿即可），最后放入凉水中漂洗几次，即可配菜。

配菜时，根据不同的口味要求，添加不同的调料，如咸鲜、甜酸、麻辣等。做馅时，将菜片洗净后用盐腌15分钟，后用清水漂洗数次即可，做汤不用盐腌或开水焯，洗净切好后直接下锅即可。

关于仙人掌的食用和药用问题，笔者只能在一些专家、学者研究成果的基础上，从非处方药的角度方便读者应用，用药方和食谱形式给朋友们推介一些药用方法和保健食谱，供参考、选用。

需要强调的是一般观赏类仙人掌不可食用，目前市场上出售的只有墨西哥米邦塔食用仙人掌可以放心食用。米邦塔仙人掌食用及药用价值研究结果表明，食用仙人掌具有乐观的商业价值。

3.2 仙人掌药方集结

3.2.1 内科方

（1）胃病

【胃病】

鲜仙人掌切片晒干研末，沸水冲服，每次 3 g，每天 3 次；或鲜仙人掌 60 g，与猪肚炖食，每天 1 次。

又方 仙人掌适量，去刺捣烂，纱布包裹，敷于脐周，胶布固定，每天 1 次。

又方 取仙人掌晒干研末，每次 3 ~ 4 g，清水送服；或仙人掌 30 ~ 40 g，细切，与牛肉 70 g 共炒，吃牛肉和仙人掌。

【陈年胃溃疡】

仙人掌 100～150 g，去刺洗净后，捣烂成泥状，加鸡蛋清搅拌均匀，用陶瓷容器蒸熟后，早晨空腹服下，1 天 1 次，21 天为 1 个疗程。一老者患胃溃疡长达 20 年，按此方服药得以根除。

【胃、十二指肠溃疡】

将仙人掌去刺洗净，切片晒干研粉，每次 1 g，每天 2 次，饭前服用。胃酸不高的患者，可在每 500 g 仙人掌粉中加入鸡内金 30～60 g；胃酸偏高者再加入乌贼骨粉 60～90 g，混合；剂量服法同上，20 天为 1 个疗程。此方亦可治胃出血。

又方　仙人掌 100～200 g，去皮洗净切碎，配猪肚炖汤服。

又方　把仙人掌适量放入整理后的鸡腹腔内，炖熟，鸡汤同服。

【久患胃病不愈】

仙人掌 100～200 g，为 1 天剂量，去皮洗净切碎，配猪肚炖服。

【一般胃痛】

仙人掌晒干研末，每天 3～4 g，用开水吞服，或用鲜仙人掌 30～40 g，细切，和牛肉 70 g 炖吃（《贵州草药》）。

【气滞胃痛】

仙人掌适量，切片晒干，研为细末，每次 5 g，每天服 2 次，开水送下；或用仙人掌 60 g，猪肚 1 个，加水炖服。

【胃口疼痛】

鲜仙人掌 30～60 g，水煎服；或仙人掌去刺研末，每次 3 g，开水冲服。

【胃脘气痛】

仙人球 90 g，去皮及刺，水煎服，每天 1～2 次。

【胃炎、萎缩性胃炎、胃癌】

取鸡内金粉 5～10 g，猪肚 200 g，用米邦塔食用仙人掌 200 g，加油、盐调料等煮、炖，分早、晚 2 次服，21 天为 1 个疗程。

（2）腹痛

鲜仙人掌 100～120 g，去皮去刺，切细，与猪肉或牛肉共炖熟吃，为 1 天量。同时另取仙人掌捣烂，与米酒（或甜酒）共炒，用纱布包好热敷患处。

（3）**多种失眠**

【心悸失眠】

鲜仙人掌 60 ~ 80 g，去刺剥皮，捣烂取汁，开水冲溶，白糖调服。

又方　取仙人掌 100 g 去皮、刺，洗净切细，与鸡蛋 3 个共同炒熟，睡前吃。

又方　鲜仙人掌 100 g，去皮、刺，捣烂取汁，加白糖，冲入开水，每天睡前服。

又方　用米邦塔食用仙人掌 100 g 捣碎取汁，加白糖，冲开水饮，21 天为 1 个疗程。

【怔忡失眠】

鲜仙人掌 100 g，捣烂取汁，调白糖 15 g，分 2 次服完。

【失眠】

鲜仙人掌 50 ~ 100 g，去皮、刺，捣烂取汁，冲白糖开水饮，每天睡前饮服。

（4）**食物中毒**

鲜仙人掌茎去刺捣烂，开水冲服，若狗猫吃了毒饵或中毒的老鼠，用此方灌胃催吐，有效。

（5）**动脉硬化**

仙人掌 50 g，去刺和皮，洋葱 100 g，两者切细，加调料，炒食。可经常食用，兼有预防和治疗作用。

（6）**急性菌痢、痢疾等**

【急性菌痢】

鲜仙人掌 50 ~ 100 g，洗净去皮、刺，切片煎汤。每次饮 20 ~ 30 mL，每天 2 ~ 3 次，病愈即停用。此方也适用于肠炎和一般性菌痢。

又方　鲜仙人掌 30 ~ 60 g（干品 10 ~ 20 g），水煎加蜂蜜服，每天 1 次。

又方　鲜仙人掌 100 g，去皮刺，切碎，文火炖 30 分钟，冷却后加入适量白糖搅匀。喝汤，每天 1 剂，分 3 次服用，连服 1 周。

【痢疾】

鲜茎 100 g，去皮、刺，捣烂取汁，冷开水服用。

【急性细菌性泄泻】

鲜仙人掌 40 ~ 80 g，水煎服。

【心胃气痛、急性菌痢】

鲜仙人掌 30 ~ 60 g，水煎服（《常用中草药手册》）。

（7）**病毒性肠炎和细菌性痢疾**

【病毒性肠炎】

鲜仙人掌 100 g，去皮、刺，切碎，开水煮沸后继续用文火炖 30 分钟，冷却后加红糖少许搅匀，每天 4 ~ 5 次口服，连服 3 ~ 7 天，1 ~ 2 岁每次 4 mL、3 ~ 5 岁每次 6 ~ 10 mL、5 岁以上者每次 15 ~ 20 mL。效果显著，无副作用。

【细菌性痢疾】

鲜仙人掌 100 g，白糖适量。将仙人掌去刺和皮，切成碎末，用文火煮 30 分钟，冷却后加糖，搅拌均匀。喝汤，每天 1 剂，每天 3 次，连服 1 周。

（8）**百日咳、咳嗽**

【百日咳】

每天取手指般粗而长的条形仙人掌 1 个，为 1 天剂量，细捣，1 天服 1 次，连服 1 周，可获神效。

【肺热咳嗽】

鲜仙人掌 60 g，黄芩 12 g，川贝 12 g，水煎服。

又方　仙人掌 60 g，去皮、刺，加蜂蜜 20 g，水煎服。

【咳嗽痰少】

仙人掌花适量，水煎加冰糖炖服。

【热咳】

鲜仙人掌 100 g，去皮和刺，切碎，加白糖 30 g，1 天分 2 次口服（儿童酌减）。

【咯血】

仙人掌 100 g，去刺洗净，切成片，加白糖 50 g，水煎，代茶饮。有祛风清肺功效，主治咯血、外感风邪不解、喉痒、咳嗽、痰中带血、口干鼻燥、身热致痛等。

【仙人掌糖浆治感冒、咳嗽、神经衰弱】

仙人掌鲜品 6250 g，羟苯乙酯 55 g，苯甲酸钠 2.5 g，砂糖 2500 g，共制 5000 mL。

取仙人掌去刺，洗净，切碎，加水煎煮 2 次，第 1 次煎沸 1 小时，第 2 次煎沸 30 分钟，压榨过滤，将两次滤液合并沉淀，取上清液，浓缩至约 5000 mL，加糖 2500 g，加热搅拌，捞去浮沫杂质，过滤、冷却后加入苯甲酸钠、羟苯乙酯（乙醇溶解），搅拌即得，用于感冒、咳嗽、神经衰弱等症，每次 10 ~ 20 mL，每天 3 次。

（9）支气管哮喘

取手掌一半大小仙人掌，去皮和刺，涂一层蜂蜜，用火烤熟服用，病愈立即停用。此方是疗效颇神奇的妙方。

又方　仙人掌去外皮和刺 30 ~ 60 g（干品 10 ~ 20 g），水煎加蜂蜜服，每天 1 次。

又方　仙人掌 100 g，去皮、刺，加蜂蜜适量熬服。每天早、晚 2 次，每次服自己手掌一半大小，症状消失后停药。

又方　用米邦塔仙人掌 200 g，加蜂蜜适量熬服，服 21 天为 1 个疗程。

（10）糖尿病

【糖尿病】

仙人掌 100 g，去刺和皮，西红柿 50 g，两者切细，烧汤喝。

又方　鲜仙人掌 60 g，去刺洗净切细，加入天花粉 30 g、生地 9 g，水煎服，每天 1 次。

【糖尿病中医治疗与养生】

① 用米邦塔仙人掌 50 g，鸡蛋 2 枚，炒后食用。② 取仙人掌果 1 枚泡水，当茶水饮用。③ 用米邦塔仙人掌炒、炖肉类可常年食用。④ 可长年饮用无糖型仙人掌原汁饮料。⑤ 取锦灯笼 100 g 与米邦塔食用仙人掌 200 g 炖服。

又方　仙人掌 60 g（切片），蜂蜜 30 g，水煎服。

又方　鲜仙人掌 100 g，洗净，去刺去皮，切细；西红柿 50 g，洗净切细。二者烧汤，带汤喝，有清热解毒的作用。

（11）脾大

仙人掌 31 g，牛肉 63 g，用适量水炖烂，吃肉饮汤。此为 2 天剂量。

（12）咯血

鲜仙人掌适量，与瘦猪肉一起炖汤食用。

又方　仙人掌 100 g，白糖 50 g，把仙人掌切成薄片和白糖放在一起用水煎。当作茶水饮用。

【吐血】

用仙人掌花 9 ~ 15 g，煎汤内服。

（13）心动过速

【室上性心动过速】

鲜仙人掌 30 ~ 50 g，洗净去刺切碎，加适量红糖水煎服，每天 1 剂，每次服 30 ~ 50 g，连服 3 ~ 5 个月见效。

又方　取仙人掌 50 ~ 100 g，去刺洗净后，捣烂取汁，加入适量白糖，冲入开水，每天临睡前服用，连服 1 ~ 3 个月，疗效显著。

又方　取仙人掌 50 g，去刺去皮；取洋葱 100 g，两者切细，加入调料，炒后食用。可经常食用，兼有预防动脉粥样硬化、高血脂、肥胖症之效。

又方　仙人掌 20 g，去刺洗净切片，绿茶 10 g，同入锅中，加水适量煎煮 2 次，每次 15 分钟，去渣取汁。当茶饮，早、晚分 2 次，随餐服用。

（14）高血脂、肥胖症、动脉粥样硬化

仙人掌 20 g，去刺洗净切片，绿茶 10 g，同入锅中，加水适量，煎煮 2 次，每次 15 分钟，去渣取汁，当茶饮，早、晚分 2 次服用。

（15）结核

【颈淋巴结核】

把仙人掌鲜茎块用竹刀从中间纵切为两片，将牡蛎壳烧灰装入、合紧，于炉旁烘热，以蛎灰面向患处外敷。

（16）水肿

【因肝硬化而致水肿】

黄牛脾 90 g，仙人掌 100 g，将仙人掌切成 2 片（不切断），夹入牛脾，以木炭火烤熟，只吃牛脾，每天 1 次。

（17）肝硬化

仙人掌 90 g，黄牛脾 90 g，将仙人掌纵切成 2 片（不切断），夹入牛脾，以木炭火烤熟，弃仙人掌，吃牛脾，1 天 1 次，可疏肝理气、健脾燥湿，有治血软坚之功效。

（18）肝硬化腹水

仙人掌 90 g，黄牛脾 90 g，将仙人掌纵切成 2 片（不切断），夹入牛脾，以木炭火烤熟，弃仙人掌，吃牛脾，每天 1 次，可补脾消肿。

（19）头痛

仙人掌去刺，剖成两片，剖面撒食盐少许，合拢，湿纸包裹，用细铁丝捆扎，放入火内煨至八成熟，将剖面贴额颞部，胶布固定，每次贴 4 小时，可连续使用。

（20）腮腺炎

【流行性腮腺炎】

鲜仙人掌适量，去刺洗净，捣成泥状，加鸡蛋清调匀，敷肿痛处，每天换药2次，3～4天即可见效。

【腮腺炎】

取仙人掌2片，去刺洗净，捣烂，加入95%乙醇50 mL调匀，外敷患处，每天2次。治疗100余例均愈。

又方　取仙人掌适量，去刺洗净，捣烂绞汁，加青黛少许涂患处。

又方　取仙人掌2片，去刺洗净，捣烂，铝粉30 g，枯矾30 g，冰片15 g，研细，与捣烂的仙人掌泥调匀成糊状，涂患处。

又方　取仙人掌适量，去刺洗净，捣烂，外敷患处。

（21）腹痛痞块、痞块痛

鲜仙人掌100 g，去刺、皮，洗净切碎，加少许白糖，与适量肉一起炖，带汤服。另将仙人掌捣烂和白糖加热，置于纱布块上，包敷患处。

又方　鲜仙人掌100～120 g，去皮、刺，洗净切细，与适量猪肉或牛肉共炖煮吃，此为1天量。同时，另取仙人掌捣烂，与米酒共炒，用纱布包好热敷患处。

（22）急性炎症

【急性蜂窝组织炎】

取新鲜仙人掌适量，去皮、刺后捣烂外敷于患处，每12小时更换1次，直至痊愈。

【急性炎症】

将仙人掌洗净去皮和刺后与生姜共捣烂呈稀泥状，将仙人掌姜泥均匀地摊铺在塑料薄膜或凡士林布块上，外加敷料，贴敷在炎症部位，用宽胶布沿周边固定，使其保持湿润状态，每天换药1次。

【注射感染症】

取新鲜仙人掌1片剖开，速将内面贴于患处固定。24小时内局部红肿、硬块消退，48小时内治愈。

又方　用于静脉输液或肌内注射后引起的进针部位局部红肿热痛。将鲜仙人掌切成与红肿部位差不多大小的片，将带浆的一面贴于患处，加以固定，每天换2次。一般敷后1天可有好转，3～4天症状可消失。

【细菌性炎症】

取仙人掌茎鲜品 500 g，摘刺、去皮，洗净后捣碎，加蒸馏水 200 mL，搅匀，加 3 倍量 95% 乙醇浸泡 24 小时后，滤取上清液，回收乙醇，同法再用乙醇处理 2～3 次，直至无沉淀为止，最后所得滤液，回收乙醇并蒸发至无醇味，再添加注射用水至 1000 mL，过滤至澄明状态后分装、灭菌。用于细菌性感染、肌内注射部位感染，每次 2～4 mL，每天 1～2 次（《中草药通讯》）。

【急性软组织炎性疾病】

鲜仙人掌茎 30 g，紫花地丁 20 g，冰片 0.5 g。先将仙人掌去刺洗净，紫花地丁去泥洗净，共捣烂呈稀糊状，再将冰片研极细末放入药糊中搅拌均匀即可应用。若紫花地丁无鲜品，可取其干品微焙，干后碾成细末过筛，与冰片末一起放入仙人掌糊中搅拌均匀亦可。将仙人掌、紫花地丁、冰片糊均匀摊在凡士林纱布块上，药糊面积应大于患处 3～5 cm^2。然后贴敷于患处，外加敷料，用宽胶布沿周边固定。应注意保持药糊湿润，每天换药 1～2 次。本法对急性腮腺炎、乳腺炎、淋巴结炎、毛囊炎、蜂窝组织炎疗效显著。

3.2.2　外科方

（1）丹毒
鲜仙人掌去刺捣烂，加 95% 的乙醇 50 mL 调匀，局部外敷，每天 2 次。

（2）疔疮
【疔疮】

蚯蚓 20 g，野菊花 10 g，苍耳子 10 g，仙人掌 15 g，蜂蜜适量。各药捣烂，调入蜂蜜，外敷患处。此方适用于颜面部疔疮。

又方　鲜仙人掌适量去刺洗净，鲜紫花地丁 30 g，加糖适量，捣烂包敷患处，每天 2 次。

又方　仙人掌 3～9 g，蒲公英 5～15 g，水煎服。

【透掌疔（脚掌心生疔）】

仙人掌鲜全草适量，面粉适量，共捣，敷患处。

【手指恶疮】

明矾和仙人掌，比例为 1∶2，砸成糊，敷于疮上。敷后 1 分钟，疼痛即停止，每天敷 5～6 次，可消肿，十分灵验。

【急性乳疮】

产妇患急性乳疮，取去刺仙人掌，捣烂，用少量95%乙醇混合，贴敷于患部，每天换敷2次，疗效达100%。

（3）烫伤、冻伤

【烫伤】

Ⅰ度烫伤，要保持创面的清洁，防止再损伤；Ⅱ度烫伤，要防止感染；Ⅲ度烫伤，要及时送入医院。仙人掌对Ⅰ度烫伤有效。

家庭护理　一旦烫伤，应立即用凉水冲洗烫伤部位，局部敷药，经妥善处理后要多饮水，食用高蛋白、高维生素食物及足量碳水化合物。鲜仙人掌去刺，加冰片少许捣烂，用香油调匀敷伤处，每天换药2~3次。

又方　将仙人掌去外皮和刺，捣烂后贴敷患处，加纱布包扎，每天换1次。

又方　鲜仙人掌适量，绞汁和鸡蛋清调和，外搽患处。

又方　切片焙干，配少量蛋清、白糖敷伤患处，止痛迅速，有杀菌、消毒、收敛之功，使用效果好。

又方　仙人掌50g，加水磨汁，用鸡蛋清调匀，搽患处。

【烧伤】

仙人掌1块，鸡蛋清1个，蜂蜜5g。将仙人掌去刺、捣烂，加入蛋清、蜂蜜调匀，外涂患处，每天2次。

又方　将仙人掌用刀削去外皮，捣烂后用消过毒的纱布包好贴在伤处。此方治火伤效佳。

【冻伤】

仙人掌去皮和刺捣成糊状，敷于患处，纱布包扎，5天后去敷料。Ⅰ、Ⅱ度冻伤者敷药1次可痊愈。Ⅲ度冻伤者（肌肉已溃烂者不适用）敷药3天后换药1次，1周也可痊愈。

又方　鲜仙人掌150g，五加皮300g，洗净切碎，水煎，待水温热时，浸泡患手，每次30分钟，早、晚各1次，以治愈为度。也可取鲜仙人掌适量，去刺捣成糊状，敷于患处，纱布包扎，5天后去敷料。轻度冻伤者敷药1次可痊愈，Ⅲ度冻伤者敷药3天后换药1次，1周也可痊愈。

【冻疮】

鲜仙人掌去刺捣成泥状，外敷患处（溃破者勿用），用纱布包好，3天换药1次。

（4）跌打损伤

鲜仙人掌适量，去刺洗净，捣烂取汁，加面粉适量调匀，外敷患处，每天1次。

（5）痔疮

一般外痔无须特殊处理，坚持经常热水坐浴或洗净肛门周围，用指按摩局部，促进血液循环，局部上药如痔疮膏等。重症血栓性外痔、内痔及混合痔可采用手术、注射及激光、冷冻等方法来治疗。大便干燥时可使用开塞露以防出血，造成局部感染。

【痔疮出血】

仙人掌30 g，去刺去皮，洗净，切成块，与洗净的250 g牛肉一起炖，带汤服。

又方　鲜仙人掌50 g，甘草25 g，浸酒服。

又方　米邦塔仙人掌400 g，甘草100 g，粮食酒2.5 kg，混合浸泡10天后，每次服50 g，每天2次。

又方　用仙人掌60 g，煎汤或浸酒服，治痢疾、痔血有效。

【炎性外痔】

取新鲜仙人掌500 g，去刺，削去外皮约3 mm厚，切成条块状，加水煎煮，煎出液约2000 mL，倒入盆中趁热熏蒸。待稍温后，坐入盆中浸浴15分钟。每天2次，连用3～5天。1天左右症状减轻，2天见效，120例患者均在用药7天内疼痛消失、水肿吸收、肛裂溃疡面愈合。

又方　仙人掌150 g，去皮和刺，细切，与甘草10 g共同泡酒，每天适量服用。

又方　仙人掌100 g，槐花30 g，甘草30 g，水煎温服，每天2次。

又方　仙人掌与甘草浸酒，发作时，每次1小杯，每天3次。

（6）足跟痛（骨质增生）

足跟痛以老年人多见，起病突然，多无明显外伤史，患者站立或行走时感到疼痛，甚则走路困难。X线片可见足跟骨骨质增生，形成骨刺。

取鲜仙人掌适量，刮去仙人掌两面毛刺，然后剖成两半，用剖开的一面敷于足跟疼痛处，外用胶布固定，敷12小时后再换另半片。冬天可将剖开的一面放在热锅内烘3～4分钟，再敷于患处，一般宜晚上贴敷。治疗期间穿布底鞋为宜，适当活动，使气血经脉畅通。

又方　局部封闭治疗，可用2%普鲁卡因1 mL加醋酸氢化可的松25 mg

局部封闭，每周 1 次，共 2～3 次。外用仙人掌泥或用骨友灵涂擦，也可内服骨仙片等，也可针灸、理疗、按摩。若是风湿所致，可用祛风湿药，如风湿骨刺丹等。

（7）疮疡

疮疡是感染所致，局部红肿热痛、热毒蕴结、饮食不节、外伤染毒均可引发，严重者出现化脓性炎症。此症起初为毛囊性炎症，逐渐变为鲜红色圆锥状高起的血疹，局部增大形成炎性结节，表面发亮紧张，触之质坚，有压痛，继之顶部产生小脓疱，同时可伴有全身症状，如发热、头痛、乏力、淋巴结肿大。

治疗方法　在疮疡急性初起，未形成脓肿前，仙人掌局部贴敷，目的是促使炎症吸收和消退。若病情较重，可配合抗生素治疗。

护理　卧床休息，加强营养；多喝白开水；多吃蔬菜、瓜果。

（8）肛周巨大脓肿

清肠饮（金银花 30 g、当归 15 g、地榆 15 g、玄参 15 g、薏苡仁 15 g、枳实 9 g、茯苓 9 g、大黄 9 g）煎汤内服。仙人掌茎削去皮、刺，捣成泥状，装入无菌纱布缝制的袋中，袋口用线缝，压平呈半指厚，贴患部，药干后换新鲜的。肛内巨大脓肿，用此法 18 小时，肿头穿破，流出大量脓液，脓出肿消，5 日痊愈。

（9）毒蛇咬伤

局部有毒蛇咬伤伤口，伤口附近红肿热痛者，治疗时首先在咬伤部位近心端，距伤口 10 cm 处用止血带结扎，最好患肢别动，以免加快毒素扩散，然后排出伤口毒液，以挤压、吸吮等方法排毒，用高锰酸钾溶液、肥皂水清洗伤口。排出毒后，将鲜仙人掌肉质茎去刺后捣烂，外敷伤部及延伸肿胀部位，每天换敷 1～2 次。同时，患者要卧床休息，不可走动。

【毒蛇气入腹】

将麦冬研细，沸水调，再用仙人掌研汁，内服。此法对治疗蛇伤有效。

【蛇虫咬伤】

仙人掌全草去皮、刺，捣烂敷于患处。本方对治疗烫火伤亦有效。

又方　鲜仙人掌 30 g，加雄黄少许，捣烂敷患处。

（10）静脉炎

削净仙人掌表面小刺，切成薄片，沿发炎的静脉走向贴敷。若有静脉切口，则切口周围加贴 3～4 片，药干后及时更换。取鲜仙人掌 1 块，刮去表

161

皮，炭火烘热外敷。本法对血栓性静脉炎有疗效。

（11）足底深部脓肿

取鲜仙人掌 1 块，刮去表皮，炭火烘热外敷，可使症状减轻，继续配合其他药物治疗可逐渐好转。

（12）无名肿痛

仙人掌 2 片，去刺洗净，铝粉 30 g，枯矾 30 g，冰片 15 g，捣烂研细调成糊状，涂患处。

某患者清晨起来发现右耳根下方到颈部又肿又硬且疼痛，后将仙人掌（约 12 cm×3 cm）去刺去皮洗净后，细嚼咽下，1 天吃 1 次，2 天即痊愈。

（13）狗咬伤

对于狗咬伤引起的炎症，取鲜仙人掌 1 块，用火煨热，纵切成 2 片，将切开面外敷患处。同时，要到医院就治。

（14）外伤感染

某患者手指扎刺感染，肿大出脓，用仙人掌去刺捣烂外敷，仅用 1 次就治愈。

（15）指头感染化脓（未破或已破溃）

仙人掌 30 g，去刺捣烂，生石膏 60 g，研末，调和匀，外敷，每天换药 2 次。

（16）疮疖痈肿

仙人掌鲜品适量，去刺，洗净，捣烂，外敷患处。

又方　玉芙蓉（仙人掌分泌物凝集而成）、蒲公英适量，水煎服。

3.2.3　皮肤科方

（1）秃疮

【秃疮】

仙人掌鲜茎焙干，研末，香油调成糊状涂患处。每天 1 次，痊愈为止。

【小儿秃疮】

仙人掌去掉刺后，用水洗干净，捣烂成泥，外敷在患处。同时服用清热解毒药物。

（2）鹅掌风（手癣）

鲜仙人掌去刺，大葱适量，食盐少许，捣烂绞汁涂患处，每天 2 次。

又方　仙人掌 50 g，苦参 20 g，玄参 20 g，白鲜皮 20 g，葱白 30 g。将药物共捣，外敷患处，每天 3 次。

又方　取鲜仙人掌适量，洗净，捣烂，用新白布拧汁，取汁涂于患处，每天 2 ~ 3 次，用 5 ~ 7 天痊愈。

（3）带状疱疹

鲜仙人掌去刺捣成泥，将水疱刺破，水流尽后取仙人掌泥外敷，每天 1 次，忌酸辣油腻，内服牛黄解毒丸。

又方　刮去仙人掌外面的刺，加糯米粉混合捣烂，外敷，每天 2 次。

（4）秃发病

小儿因头部白癣而圆形脱发时，取仙人掌，焙干为末，香油调涂，显效。

（5）银屑病

银屑病俗称"牛皮癣"，这是一种易复发的红斑鳞屑性皮肤病。

将仙人掌去刺，切成小块，微火烧黄，研末，再用凡士林调成糊状。先用温水清洗患处，然后涂以药膏，涂药时要用力揉搓，促进药物吸收。每天上、下午各 1 次。轻者 3 ~ 5 天即痊愈，重者半个月获良效。

又方　50 g 鲜仙人掌，去刺和皮，切成片，然后贴患处，用纱布包扎，每天 1 次，15 天治愈。效果奇佳。

又方　仙人掌适量，绞汁擦患处。

（6）湿疹、黄水疮

【湿疹】

仙人掌烘干研末，用香油调匀，敷患处。

又方　鲜仙人掌茎适量，切片焙干研末，外敷患处，每天 2 次。

【湿疹、黄水疮】

取仙人掌 100 g，去刺皮，捣汁与黄柏粉末 15 g 调和，外敷患处，每天 1 次。

又方　仙人掌烘干研末，香油调涂。

又方　仙人掌，焙干研末，外敷患处，疗效佳。此方亦治慢性湿疹出黄水症。

又方　鲜品烘干研粉，加香油调涂，外敷患处，可治秃疮。

（7）阴囊湿疹、无名肿毒

仙人掌 2 片，铝粉 30 g，枯矾 30 g，冰片 15 g。仙人掌捣烂，与药研细调成糊状，涂患处。

（8）急性乳疮

仙人掌去刺洗净，捣烂，加少量95%乙醇调和，敷患处，每天换药2次，治愈为止。

（9）痈疖肿毒

鲜仙人掌适量，去刺洗净，捣烂，外敷患处。

（10）红肿、热痛

【因静脉或肌内注射后引起进针部位较长时间内红肿、热痛】

将仙人掌切成片，将切面贴敷于患处，加以固定，每天换2次，2~3天症状可消失。

（11）乳痈

【仙人掌治乳痈】

仙人掌去皮、刺，捣烂，加入陈醋适量，共调成糊状，摊在纱布上，敷于乳痈部位（暴露乳头，以利于乳汁排出），干了即换，适用于肿块质硬、色红、灼热、疼痛、拒按、乳汁不通及伴发热、恶寒者。轻者1次可愈，重者3天痊愈。

【复方仙人掌糊外用治乳痈】

将仙人掌茎150 g，去皮、刺捣烂如泥，把青黛粉30 g、朱砂30 g、冰片15 g、红粉5 g，共研细末，与仙人掌泥共调糊备用。药糊直涂患处，保持湿润，干后继续涂，重者每天数次，轻者每天3~5次。

【乳痈初起结核，疼痛红肿】

仙人掌焙热熨之（焙热用文火且要慢）。

又方　仙人掌去刺后，用刀剖开，使之一分为二，焙热，熨患处。

又方　仙人掌1片、酒糟1把、生姜1块，将上述3种药共同捣烂，加入桂末少许炒之。用酒冲服，将渣子敷于肿处。立即止痛，不再成疮（《普济方》）。

（12）脚心生疮、手掌生疮

仙人掌全草适量，麦面适量，共捣敷患处，治脚心生疮有效。

仙人球去皮、刺，捣烂敷患处，治手掌生疮。

（13）外伤奇痒

某患者剖腹产1个月后，伤口奇痒难忍，用仙人掌外贴患处，仅1个晚上症状即消失。方法是取鲜仙人掌1块，去刺，去老皮，用刀剖成2片，用75%乙醇擦伤口消毒后，将仙人掌片贴在伤口处，用胶布固定，夜贴日取即可。

（14）腮瘘

取仙人掌 1 片，去刺洗净，切成细丝后加入适量白矾，捣烂成泥。将仙人掌泥摊在纱布上，敷于患处后用胶布固定，每天 1 次。用此法 3 天疮口不流脓水，再敷 2 天面颊开始发痒并长出新肉，很快即可痊愈。

（15）透掌疗

取鲜仙人掌茎适量与青黛粉少许共捣碎，外敷于患部。

又方 鲜仙人掌适量，去刺洗净，麦粉适量，共同捣烂，敷患处。

（16）疮疡肿毒

鲜仙人掌去刺，加红糖少许，捣烂敷患处。

3.2.4 妇科与儿科方

（1）乳腺炎、腮腺炎、毒虫咬伤

【急性乳腺炎】

取新鲜而多汁的仙人掌 100 ~ 150 g，剥掉外皮、去刺，切细，捣成糊状，加入鸡蛋清适量，和匀后摊于布或敷料上敷于患处，用胶布固定包扎。每天换药 1 ~ 2 次，一般只需敷 4 ~ 6 次便可治愈。如有合并发炎或腋下淋巴结肿大者，可加用抗生素治疗。

又方 鲜仙人掌去皮、刺，捣成糊状，用于乳房肿胀、疼痛、皮肤灼热、触之疼痛明显，外敷患处局部，1 天 2 次。同时，取仙人掌 200 g，每天分 2 次口服。

又方 取仙人掌 2 片，去刺捣烂，加入 95% 乙醇 50 mL 调匀，外敷患部，每天 2 次，治好为止。

又方 仙人掌去刺洗净，捣成糊状，外敷患处，每天 2 次。同时取仙人掌 200 g，去刺洗净切块，水煎，每天分 2 次口服。

【乳腺炎】

仙人掌 20 g，生姜 10 g。将仙人掌去刺去皮，洗净，与生姜共捣烂如泥，然后均匀地摊在塑料薄膜或凡士林纱布上，贴敷乳房，外用胶布固定。每天换药 1 次。清热解毒，散结止痛。

又方 乳腺炎初期，化热期首选仙人掌泥外敷患处，同时服用消炎药物，病情严重时可输液治疗。

家庭护理 室内空气要清新流通。穿柔软内衣，不要碰到患处。

又方　鲜仙人掌洗净去外皮，捣烂敷患处。

又方　选质好新鲜的仙人掌，每天 1 片，削皮去刺，捣成泥状，掺入 1 g 左右白矾粉，搅匀涂于患处，每天换药 1 次，一般 7 天可愈。

【腮腺炎】

取仙人掌适量，去刺洗净，捣烂绞汁，加青黛少许涂患处。

又方　鲜品去皮、刺，捣烂或切片敷患处 2～3 次。此方亦可治疮疖痈肿、冻伤、蛇咬伤。

又方　取仙人掌 2 片，去刺洗净，捣烂。铝粉 30 g、枯矾 30 g、冰片 15 g，研细，与捣烂的仙人掌泥调匀成糊状涂患处。

又方　鲜仙人掌 60 g，捣烂敷患处。

【腮腺炎初起】

仙人掌 50 g，白矾 10 g，共捣烂后，外敷患处，每天 2 次，连用 3 天。

【流行性腮腺炎】

仙人掌不拘量，捣如泥贴患处。

又方　仙人掌 1 块，冰片 1 g，仙人掌去刺，切成薄片，加冰片捣如泥，敷患处。

又方　仙人掌捣烂与蜂蜡同煎食之，亦治小儿疰腮。

【急性乳腺炎、阴囊湿疹、腮腺炎、无名肿毒】

仙人掌（去刺皮）2 片，铝粉 30 g，枯矾 30 g，冰片 15 g，先将仙人掌捣如泥，余药研细面，混合调成糊状，外涂患处。

【早期急性乳腺炎、腮腺炎】

取仙人掌适量，去刺和皮捣烂，加入 95% 乙醇 50 mL 调匀，外敷患部，每天 2 次。或将仙人掌捣烂取汁，加面粉适量调敷患处，效果亦好。

【腮肿及淋巴结肿】

仙人掌 50 g，1 天分 2 次口服。另取仙人掌适量捣成糊，外敷腮肿之处及肿大的颌下淋巴结，1 天换药 2 次。用此法治疗 3 天，病情好转，腮肿及淋巴结肿明显减轻，连续治疗 3 天，肿块全消，一切如常。

伴有寒热、恶心、烦渴等症，可将仙人掌去刺，捣成糊状敷在乳房硬肿处，并超过硬肿范围，敷好后用纱布覆盖以免被衣服粘掉，24 小时后去掉。水分蒸发变干时可换掉重新外敷。经 24 小时治疗后，绝大部分患者症状消失，肿胀、疼痛缓解，体温正常。

【早期乳腺炎】

取仙人掌 60 g，去皮后捣烂，用纱布过滤去渣留汁，再加面粉 12 g 调成糊状，搽患处，急性乳疮可取仙人掌，去刺捣烂，加少许乙醇，敷患处，1 天换 2 次，治愈为止。

【小儿腮腺炎（痄腮）】

仙人掌 250 g，生石膏 100 g，共混合捣烂成糊状，外敷局部。药外放一塑料薄膜或荷叶，以防止因药物水分蒸发过快变干。敷药水分干后即换。

又方　选新鲜而多汁的仙人掌 1 片，剥掉外皮和小刺，捣成糊状敷患处。1 天换敷 1 次，一般只需换 2 ~ 3 次便可治愈。如有高热、头痛、烦躁等症，可内外合治。

【流行性腮腺炎】

鲜仙人掌适量，捣成泥状，加鸡蛋清调匀，外敷肿痛处，每天换药 2 次，3 ~ 4 天即可见效。

又方　取鲜仙人掌适量，去刺捣烂敷在腮腺肿痛处，每天 2 ~ 3 次。据患者反映，敷药后肿胀发热之处立即凉飕飕的，顿觉疼痛减轻不少，连敷 3 天，肿胀消失。

又方　柴胡注射液 2 mL，肌内注射，1 天 2 次；仙人掌去皮和刺，加入少许明矾，捣成糊状，局部外敷约 0.3 cm 厚，1 天 1 次。

又方　鲜仙人掌去刺、捣烂，用鸡蛋清调匀，局部外敷仙人掌糊，每天更换 1 次，同时口服西咪替丁，剂量按每千克体重 20 mg 口服，每天 2 ~ 3 次。

又方　将仙人掌洗净去刺，剖开捣烂，加鸡蛋清充分调和均匀，将仙人掌药膏摊在厚消毒纱布上（布厚 0.5 mm），视其腮腺部肿大范围而选择贴药大小，单侧发病贴单侧，双侧发病贴双侧，每天换药 1 次。贴敷 3 次，有效率可达 100%。

（2）小儿腹泻

【小儿感受外邪腹泻】

仙人掌根 30 g，葱白 12 g，艾叶 20 g，生姜 6 g，鸡蛋清适量，将药物捣烂，调拌鸡蛋清，外敷贴患儿肚脐处。

【小儿吐泻】

仙人掌根捶烂，炒温热，敷脐周围。此方亦可治急性肠胃炎。

（3）宫颈炎

取仙人掌肉质茎块或连同果实鲜品 80 g，加烹调佐料入钵，隔水炖服，另以鲜品全草剁碎，每次约 100 g，加食盐少许，煎汤，先熏后坐浴，10 天为 1 个疗程。

家庭护理　治疗前要冲洗阴道，并禁止性交。

（4）小儿急惊风

将仙人掌分泌物——玉芙蓉捣融，摊在纱布棉上，敷脐部。

（5）小儿脱发症

小儿因头部白癣而圆形脱发时，取仙人掌晒干研末，用香油调敷于脱发部位。

（6）小儿白秃疮

仙人掌焙干研末，香油调涂。

又方　仙人掌，焙干研末，香油调涂，显效。

又方　局部外敷药物，首选仙人掌泥。同时内服清热解毒的药物。

家庭护理　不要让小儿搔抓头部，以免抓破。不吃辛辣刺激性食物。喝白开水，吃西瓜等水果。

（7）乳房长疮、初期结核

仙人掌焙热热敷，焙热用文火且要慢。

3.2.5　五官科方

（1）咽喉肿痛

仙人掌 10 g，水煎服，早、晚各 1 剂，每天服 2 次，肿痛消失停药。

（2）牙痛

仙人掌 35 g，除去刺，切碎，加水 1 碗，煎 10 分钟左右，把汤和仙人掌同时服下，每天 2 次，早、晚服。

又方　仙人掌 40～80 g，白矾 20 g，一起捣碎，平摊在干净的棉布上，贴在牙痛处对应的脸部，1～2 小时即止痛。

（3）鼻出血

一旦出现鼻出血，不要紧张，采取压迫等方法止血，并将干仙人掌茎、槐花各等份炒后研成细末，用纸管吹入鼻内即可。若出血不止，应送医院就诊。

（4）牙龈炎

剪下 1 片仙人掌，去刺洗净，从中剖开一分为二，取其 1 片（另一片用无毒薄膜包好）外贴牙根痛处（掌肉朝里硬皮朝外）且固定。头 1 天晚上贴上，第 2 天早晨就基本不痛了。晚上再换贴另 1 片仙人掌，次日早起揭下，肿痛即消失。

（5）结膜炎

鲜仙人掌洗净，去皮、刺，切片，盖在眼皮上。

3.2.6　仙人掌治疗牛病药方

据报道，仙人掌对畜禽也有较好的治病效果。下面根据中国农业科学院《农业科技通讯》报道介绍几个给病牛治疗的药方。

① 中暑发病：仙人掌 200 g，去刺捣烂，生石膏 60 g，研细末，韭菜 100 g，捣烂，食盐 10 g，混合包于菜叶中投服。

② 牛高热症：仙人掌 200 g，去刺捣烂，生石膏 60 g，研细末，绿豆 120 g，磨浆，加适量玉米面混合，用菜叶包好投喂，1 天 1 剂，连喂 2 ~ 3 剂。

③ 牛肺炎：仙人掌 150 g，去刺捣烂，芭蕉根 60 g 捣烂，加适量玉米面，混合，用菜叶包好投服，1 天 1 剂，连喂 4 ~ 5 天。

④ 牛肠炎腹泻：仙人掌 150 g 去刺捣烂，鱼腥草、大蒜（去皮）、仙鹤草各 50 g，共同捣烂，加适量玉米面，混合包于菜叶中投服，每天 1 剂，连服 2 ~ 3 剂。

3.2.7　使用仙人掌注意事项

① 仙人掌作药用，孕妇慎服，忌铁器。

② 《岭南杂记》："其汁入目，使人失明（指普通药用仙人掌——编者注）。"

3.3 仙人掌功能食谱集结

3.3.1 凉菜

（1）仙人掌凉拌

用料 仙人掌、葱花、蒜、醋、盐、香油等适量。

制法 取仙人掌嫩茎去刺刮皮，洗净切成细丝或薄片，水浸去黏液，在开水内稍焯，沥出水后，加葱花、蒜、醋、盐、香油等佐料，即可成为味美质脆的极好凉菜。也可糖渍做甜凉菜——仙凉拌。

功效 清凉解毒、利尿、消肿。

（2）仙人掌果脯

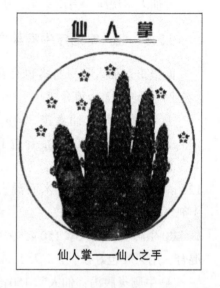

仙人掌——仙人之手

用料 仙人掌、白糖或蜂蜜适量。

制法 将仙人掌切成方块或长方形丁，用白糖或蜂蜜腌制成果脯。

（3）仙人掌蜜饯

用料 仙人掌、蜂蜜各适量。

制法 将仙人掌茎开水焯一下，去外皮和刺毛，晾干在蜂蜜中浸制。

（4）仙人纫针

用料 仙人掌300 g，金针菇200 g，料酒1.5 g，碘盐5 g，味精3 g，姜丝3 g，糖5 g，醋3 g。

制法 将仙人掌切成细丝，同金针菇一起放入沸水中焯过，捞出沥水，将仙人掌、金针菇分别放入盆中，加料酒、盐、味精、姜丝、糖、醋拌匀，摆入盘中即可。

（5）杏仁枸杞子炝掌片

用料 仙人掌300 g，杏仁30 g，枸杞子20 g，碘盐5 g，味精3 g，糖3 g，醋3 g，料油5 g，蒜片3 g。

制法　将仙人掌切成菱形薄片，同杏仁、枸杞子一起放入沸水中焯过，捞出投凉，沥尽水分，把仙人掌、杏仁、枸杞子放入盆中，加盐、味精、糖、醋、料油、蒜片，拌均匀后即可装盘。

（6）炝仙人掌条

用料　仙人掌、干辣椒、白糖、精盐、味精适量。

制法　将仙人掌去刺、洗净，切成 6 cm 长的条，撒上白糖、精盐、味精拌匀，锅内放油 50 g，烧至八成热，放入干辣椒炸出香味后，将辣椒油倒在仙人掌条上稍拌，码入盘内即可。

（7）香菇豆腐炝掌丁

用料　仙人掌 300 g，香菇 50 g，水豆腐 80 g，红泡椒 30 g，味精 3 g，碘盐、料酒、香油、花椒水各 5 g。

制法　将仙人掌、香菇、水豆腐、红泡椒切丁，放入沸水中焯过捞出，沥尽水分，倒入盆中，加盐、味精、料酒、花椒水拌匀，淋入香油即可。

（8）糖醋仙人掌

用料　仙人掌 400 g，醋 35 g，白糖 100 g，香油 10 g，姜末 15 g。

制法　将仙人掌去皮刺，切成薄片，用清水淘一下，装入碗中，加盐适量，拌匀除去水分，加醋 35 g，白糖 100 g，香油 10 g，姜末 15 g，拌匀即可。

（9）仙人掌三丝

用料　仙人掌 120 g，海带、胡萝卜各 100 g，蒜泥 15 g，香醋 35 g，香油 10 g，味精、料酒、凉开水各少许，精盐适量。

制法　将仙人掌去皮刺，切成细丝，放在凉水内淘 2 遍，控干水分，放入碗内；海带、胡萝卜切成丝，分别放在开水中焯一下，捞出冲凉，控干水分，与仙人掌丝放在一起；将蒜泥、香醋、香油、味精、料酒、凉开水各少许，精盐适量兑成汁，浇在三丝上拌匀即可。

（10）仙人掌拌肚条

用料　仙人掌 200 g，肚片 200 g，碘盐 5 g，味精 3 g，糖 3 g，芥末油 3 g，香油 5 g，蒜片 3 g。

制法　将仙人掌、肚片改成 1 cm 宽厚、4 cm 长的条，用沸水焯一下，捞出沥水。将仙人掌条、肚条放入盆中，加盐、味精、糖、芥末油、蒜片、淋香油搅拌均匀，即可装盘。

（11）蒜蓉掌片

用料　仙人掌 400 g，蒜蓉 30 g，碘盐 5 g，味精 3 g，糖 5 g，料油 10 g，

醋 5 g。

制法　将仙人掌切成象眼片，用水焯过投凉，待用。把仙人掌放入盆内，加入盐、味精、糖、醋、料油拌匀，最后放入蒜蓉，装盘即可。

3.3.2　热菜

（1）香辣仙人掌条

用料　仙人掌 300 g，鸡蛋 2 个，面粉 30 g，芝麻适量，色拉油 900 g，碘盐 5 g，味精 3 g，料酒 5 g，胡椒粉 10 g。

制法　将仙人掌切成 1 cm 宽厚、4 cm 长的条，加盐、味精、料酒、胡椒粉腌制。把鸡蛋打入碗内搅均匀，将裹面的仙人掌条裹上鸡蛋液、芝麻待用。锅放油，烧至七成热，下仙人掌条，炸成金黄色即可装入盘内。

（2）夏果蚝油仙人掌

用料　仙人掌 300 g，夏果 50 g，胡萝卜 30 g，蚝油 10 g，碘盐 5 g，味精 3 g，料酒 5 g，清汤 20 g，淀粉 10 g，葱丁 2 g，姜末 2 g。

制法　将仙人掌、胡萝卜切成菱形状，放入沸水中焯过捞出，夏果用油炸成金黄色。锅放底油，下葱、姜炒香，加入仙人掌、夏果、胡萝卜，烹料酒翻炒，放入清汤、盐、味精、湿淀粉勾芡，淋香油即可。

（3）凉酱仙人掌

用料　仙人掌 400 g，胡萝卜 15 g，湿淀粉 5 g，色拉油 900 g（耗油 50 g），甜面酱 25 g，白糖 15 g，味精 3 g，葱丁 3 g，姜末 3 g，香油 5 g，汤 50 g。

制法　仙人掌、胡萝卜切成菱形方块。锅内放油烧至六七成熟，放入仙人掌和胡萝卜块，炸一下捞出，淋尽油。锅留底油，放入甜面酱，烧至红亮，放入葱丁、姜末、汤、白糖、胡萝卜、仙人掌烧透，汤汁浓时用淀粉勾芡，淋入香油即可。

（4）奶香仙人掌京糕条

用料　仙人掌 200 g，京糕 100 g，奶油 30 g，炼乳半盆，碘盐 4 g，味精 3 g，料酒 5 g。

制法　将仙人掌切成 4 cm 长、4 cm 宽、0.5 cm 厚的片。京糕切成 1 cm 宽、1 cm 厚、5 cm 长的条。取蒸碗 1 只，放入仙人掌，加盐、料酒、味精腌制。用腌制的仙人掌片将京糕条卷入其中，放进蒸碗蒸熟透，取出后摆在盘四周，中间配炼乳即可。

（5）仙人掌炖肉

用料　仙人掌 250 g，猪肉 150 g（牛肉、羊肉均可）。

制法　将仙人掌去刺刮皮，切成方块，水浸洗净后待用。肉切成薄片，放入油锅中，同时放入葱、蒜、调料等。将肉炒至九成熟，放入仙人掌，稍炖即可。

（6）仙人掌炒牛肉

用料　仙人掌 30 g，牛肉 60 g，调料适量。

制法　将仙人掌去刺及外皮，洗净，水浸去黏液，切成丝或片。牛肉切成条或片，配仙人掌炒食。

（7）仙人掌口蘑烧茭白

用料　仙人掌 300 g，口蘑 50 g，茭白 50 g，碘盐 5 g，味精 3 g，糖 3 g，料酒 5 g，葱丁 3 g，姜 3 g。

制法　将仙人掌切成菱形块，茭白切成梅花状，同口蘑一起用沸水焯过。锅放底油，下葱、姜炒香，加仙人掌、口蘑、茭白，烹料酒，加盐、味精、糖翻炒，淋香油即可。

（8）金果仙人掌

用料　仙人掌 300 g，火腿 50 g，面粉 30 g，脆炸粉 90 g，色拉油 1000 g（耗 75 g），碘盐 4 g，味精 3 g，椒盐 10 g。

制法　将仙人掌切成直径 3 cm 的球形，再将内部挖空。火腿切成小丁，加入调料后填入仙人掌内，裹面粉备用。脆炸粉加入适量的水，搅成脆炸糊。锅内放油，烧至六七成热，将仙人掌挂 1 层脆炸糊，入勺炸成金黄色，表面酥脆，即可装盘，吃时蘸椒盐。

（9）仙人掌炖鸡汤

用料　仙人掌 200 g，柴鸡 1 只，盐 15 g，酱油 5 g，花椒、大料、桂皮、丁香、豆蔻、葱段、姜片、味精各 5 g。

制法　把鸡开膛洗净切成块，锅中加水 3000 g，把鸡块下锅；烧开后撇去浮沫，加辅料，慢火炖至熟烂。加入适量的盐调味，拣出辅料，出锅前撒仙人掌片，装碗即可。

（10）仙人掌熘里脊

用料　仙人掌 400 g，里脊 50 g，湿淀粉 15 g，色拉油 900 g，碘盐 5 g，味精 3 g，料酒 5 g，糖 3 g，香油 5 g，葱丁 3 g，姜末 3 g。

制法　仙人掌切成菱形片，里脊切薄片，锅内放油烧至四成热，把上好浆的里脊片滑油至变色，再放入仙人掌片，即捞出沥油，锅留底油，烧至六七成热，放入葱、姜炒出香味，放入仙人掌、里脊，烹料酒，加入汤、味精、糖，用淀粉勾芡，淋入香油即可。

（11）仙人掌扒鸡条

用料　仙人掌 200 g，鸡脯肉 150 g，枸杞子 15 g，湿淀粉 15 g，碘盐 5 g，味精 3 g，糖 3 g，葱丁 3 g，姜片 3 g，香油 5 g，高汤适量。

制法　将仙人掌和鸡脯切成 1 cm 宽厚、4 cm 长的条，把鸡条上浆入温油滑过，锅放底油，下葱、姜炒香，加高汤、枸杞子、碘盐、味精、糖，再下入鸡条和仙人掌条，旺火烧至汤汁浓厚，加湿淀粉勾芡，淋入香油即成。

（12）仙人掌萝卜烧牛肉

用料　仙人掌 300 g，牛腰条肉 300 g，胡萝卜 300 g，色拉油 60 g，碘盐 5 g，味精 2 g，料酒 5 g，陈醋 3 g，糖 3 g，香油 2 g，葱丁 3 g，姜末 3 g。

制法　将牛肉切成 2 cm 见方的块，将仙人掌和萝卜去皮切块，锅内放油烧热，将牛肉、葱用大火炒至牛肉变白、盛出，用剩下的油炒萝卜、仙人掌，至金黄色盛出，锅中再放牛肉、水（1000 g）及酱油、陈醋、糖等，用旺火烧开后改微火炖煮 1 小时。在煮好的牛肉锅中放萝卜、仙人掌，煮到变软后收汁即可。

（13）仙人掌烤黄牛脾

用料　黄牛脾 90 g，鲜仙人掌 90 g。

制法　将仙人掌纵切成 2 片（不切断），夹入牛脾，以木炭火烤熟，弃去仙人掌，服食熟牛脾。

（14）仙人掌炒虾仁

用料　仙人掌、虾仁、精盐、味精、料酒、姜末、水淀粉等适量。

制法　仙人掌洗净，去刺，切成 1 cm 的方丁，将虾仁洗净，精盐、味精、料酒、水淀粉调好。炒锅放油，烧至六成热时下入调制好的虾仁，滑油后捞出，控净油，锅内留少许油，下入姜末炝锅，速下虾仁、仙人掌丁，再下入调料，炒片刻后用水淀粉勾芡，淋明油，盛入盘内即成。

（15）仙人掌炒尖椒

用料　仙人掌、青椒、红椒、精盐、味精等适量。

制法　将仙人掌洗净，去刺，切成丝，青椒、红椒去把洗净，也切成丝。锅烧热，放入油，下入青椒、红椒、仙人掌、精盐、味精，再放入葱姜丝煸出香味，大火速翻炒即成。

（16）仙人掌酸菜鱼

用料　仙人掌、草鱼、酸菜、精盐、味精等适量。

制法　草鱼去鳞，开膛洗净，片成鱼片，加盐、味精、料酒、淀粉腌半小时。仙人掌切成菱形片。取泡辣椒，切成小段，与葱段、姜丝一起下锅。略炒后，加入高汤、盐、醋、鱼头鱼骨、仙人掌，一起下锅炖煮，至汤成乳白色。捞出鱼头鱼骨、仙人掌，放入汤盆内。改小火，放入鱼片，煮熟。加入味精、食用油、胡椒粉调好口味。再放几片仙人掌片，即可出锅装盆。

（17）仙人掌炒鸡块

用料　仙人掌、鸡肉、干辣椒、葱、姜、精盐、味精等适量。

制法　鸡腿去骨，切成 2 cm 大小的块，加料酒、盐、水淀粉，拌匀腌制备用。仙人掌切成 1 cm 大小的小块。锅内放油 500 g（实耗 25 g），烧至六七成热，把鸡块下锅滑散至熟，捞出控油。炒锅上火，加油 30 g，干辣椒煸出味，加葱、姜、鸡块，烹料酒，加酱油翻炒。加少许盐，高汤 50 g，翻炒。加仙人掌块略炒，淋水淀粉，收汁即成。

（18）鲜烤掌心

用料　仙人掌片 260 g，鸡蛋 2 个，面粉、水淀粉少许，盐、味精适量，葱末、姜末少许，色拉油 100 g。

制法　鸡蛋内加盐与水淀粉、面粉搅匀，锅内放底油烧热，倒入搅好的蛋液，吊 2 张鸡蛋皮。将吊好的蛋皮切成 10 个长方形，每个里面放一片仙人掌片，加少许调料包好，上烤炉烤成金黄色，装盘即成。

（19）腰果三丁仙人掌

用料　仙人掌 300 g，腰果 50 g，红泡椒 20 g，冬瓜 30 g，油 90 g，碘盐 5 g，味精 3 g，料酒 5 g，白糖 10 g，葱末、姜末各 2 g，香油 5 g，汤 30 g。

制法　仙人掌、红泡椒、冬瓜切丁，腰果炸成金黄色备用。锅内放油，烧至四成热，将仙人掌丁及配料下入油中滑一下，捞出沥油。锅放底油，加入葱末、姜末爆香，放入仙人掌及配料，加调料，翻炒，然后用湿淀粉勾芡，淋香油，即可装盘。

（20）仙人掌猴头黄芪

用料　仙人掌200 g，猴头蘑100 g，黄芪30 g，色拉油900 g（耗75 g），湿淀粉15 g，碘盐5 g，味精3 g，糖3 g，蚝油10 g，葱丁2 g，姜末2 g，鲜汤50 g。

制法　仙人掌切成菱形块，猴头蘑切块，黄芪切段。锅内放油烧至五成热，下入仙人掌、猴头蘑、黄芪，滑过捞出。锅放底油，下葱、姜炒香，下仙人掌块、猴头蘑、黄芪翻炒，加盐、味精、糖、鲜汤烧透，湿淀粉勾芡，淋明油即成。

（21）仙人掌拖鸡蛋

用料　仙人掌200 g，鸡蛋5个，火腿50 g，松仁10 g，碘盐6 g，味精3 g，葱末、姜末少许。

制法　将仙人掌、火腿切成小丁，鸡蛋放入碗中搅拌，加入仙人掌、火腿丁、松仁，放盐、味精、葱、姜搅均匀。锅内放油，烧至七成热，放入搅好的蛋液，煎成两面金黄色的蛋饼，出锅改刀，装盘即可。

（22）干烧仙人掌

用料　仙人掌300 g，红泡椒10 g，干淀粉20 g，色拉油900 g（耗50 g），碘盐5 g，糖10 g，味精3 g，鲜汤30 g，香油5 g，料酒5 g，葱2 g，姜2 g。

制法　仙人掌切成菱形方块，裹干淀粉，锅内放油，烧至八成热，将仙人掌过油炸至金黄色，连油倒入漏勺，沥去油，锅留底油，烧至七成热，葱姜爆锅，投入仙人掌略煸炒，喷料酒，加盐、味精、糖和汤，略炒一下，用旺火收干水分，淋香油即可。

（23）酥炸仙人掌饼

用料　仙人掌300 g，面包糠150 g，鸡蛋3个，面粉适量，色拉油900 g（耗75 g），糖50 g，碘盐5 g，味精3 g，料酒5 g，葱末、姜末少许。

制法　将仙人掌剁成泥状，加盐、味精、葱末、姜末及料酒拌匀，加入蛋清、淀粉，将仙人掌泥切成4 cm的圆片，裹上面粉裹蛋，撒上面包糠、待用，锅内放油烧至六成热，将制好的仙人掌坯子放入油中炸成金黄色，捞出沥油后摆盘，吃时撒上白糖即可。

（24）仙人掌枸杞子炒兔丁

用料　仙人掌100 g，兔肉丁200 g，枸杞子15 g，湿淀粉10 g，色拉油900 g，碘盐5 g，味精3 g，料酒5 g，葱丁、姜末各3 g，香油5 g。

制法 将仙人掌去皮，然后切成 1 cm 的丁，兔肉切成 1 cm 左右的丁，然后上浆入油滑过，捞出沥油，锅留底油，下葱、姜炒香，放仙人掌丁、兔肉丁，烹料酒翻炒，加盐、味精、糖，淋入香油即可。

（25）鹿肉扒仙人掌

用料 仙人掌 300 g，熟鹿肉 150 g，湿淀粉 15 g，碘盐 5 g，味精 3 g，白糖 10 g，葱丁 3 g，姜片 3 g，香油 5 g，汤 50 g。

制法 将仙人掌和鹿肉切成 4 cm 宽、5 cm 长、厚 0.5 cm 的片，锅内放底油烧热，加入葱、姜爆炒，放汤，加入调料，放入仙人掌及鹿肉烧透，汤汁沸时用淀粉勾芡，淋入香油即可。

（26）五柳银鱼仙人掌

用料 仙人掌丝 200 g，银鱼 100 g，香菇丝、火腿丝、冬笋丝、鸡丝、冬瓜丝各 20 g，碘盐 10 g，味精 6 g，清汤 700 g，色拉油 5 g。

制法 锅内放汤烧开，加入配料余熟，再下入用料、调料烧开，淋上香油即成。

（27）佛手排翅燕窝掌

用料 仙人掌 400 g，水发燕窝 5 g，鸡翅 8 个，碘盐 5 g，味精 6 g，老抽 2 g，葱 3 g，料酒 5 g，清汤 10 g，淀粉 5 g。

制法 将仙人掌切成 8 个近圆形的大片，加入料酒、盐、味精，上笼蒸熟。锅内加水烧开，下入鸡翅，放调料小火煨熟盛出，锅内放底油炝锅，加汤、鱼翅烧开后加酱油、调料，炒好后勾芡出锅，盘底放扒好的鱼翅，四周放蒸好的仙人掌，鱼翅上放炒好的燕窝，掌片上放煨熟的鸡翅中。

（28）仙人掌葱段烧海参

用料 仙人掌 200 g，海参 200 g，葱段 100 g，湿淀粉 15 g，色拉油 900 g（耗 75 g），碘盐 5 g，糖 5 g，味精 3 g，绍酒 5 g，香油 5 g，酱油 10 g。

制法 仙人掌切成 1 cm 宽厚、4 cm 长的条，海参切成粗条，锅内放油，烧至五成热，下入葱段、海参后放仙人掌条，滑过捞出沥油，锅底留油，烧至七成热，放入海参、仙人掌、葱段，烹绍酒，加入调料，湿淀粉勾芡，淋入香油即成。

（29）仙人掌茄汁大虾

用料 仙人掌 300 g，带皮大虾 500 g，番茄酱 100 g，料酒 15 g，葱、姜各 3 g，味精 3 g，糖 10 g，色拉油 70 g，椒油 5 g。

制法　仙人掌切块，大虾除去沙袋和沙线，葱切成段，姜切成片。锅内加油，待八成热时下入大虾，炸熟后捞出，再用葱、姜烹锅，把配料下锅，加入用料和调料翻炒，拣出葱、姜，淋入椒油，装盘即可。

（30）冰糖雪蛤仙人掌

用料　仙人掌300 g，水发蛤士蟆油30 g，冰糖80 g，银耳20 g，藕粉30 g。

制法　将仙人掌切成0.5 cm的小丁，蛤士蟆油切碎。锅中放入适量清水，加入冰糖、蛤士蟆油、银耳烧沸，打去浮沫，放入仙人掌丁，用藕粉勾成清汤芡即可。

（31）水煨仙人掌片

用料　仙人掌200 g，鸡蛋2个，高汤700 g，碘盐3 g，味精3 g，葱段3 g，姜丝3 g，香油5 g。

制法　锅内放入高汤，加葱、姜盐、味精，将鸡蛋打入碗内搅匀待用。将仙人掌切成菱形薄片，将汤烧沸，把鸡蛋倒入锅内成蛋花，再加入仙人掌煨几分钟，淋入香油即成。

（32）鱼丸汆掌丝

用料　仙人掌丝200 g，精鱼肉200 g，蛋清1个，盐5 g，味精5 g，汤650 g。

制法　将鱼肉剁成泥，放入碗内加蛋清拌匀。锅内放汤烧开，下鱼丸，开后放仙人掌丝，加调料即成。

（33）烩仙人掌

用料　仙人掌150 g，白糖120 g，山楂丁30 g。

制法　将仙人掌去皮刺，切成小丁，用温开水淘一下，放入碗内，锅放火上，加入清水，下入白糖，在水开糖化时勾芡，再烧沸时倒入仙人掌碗中，撒上山楂丁即成。

（34）油炸仙人珠

用料　仙人掌350 g，葱姜末、五香粉、盐、荤油、味精、料酒、粉芡、色拉油各适量。

制法　将仙人掌去皮、刺后上笼蒸熟，取出晾一下，捣成泥，放入葱姜末、五香粉、盐、荤油、味精、料酒、粉芡，和匀，做成枣大的光滑圆珠，抖上粉芡，炒锅中放入色拉油，烧至五成热时放入仙人珠，炸至金黄色，捞出装盘，撒上花椒盐即可。

（35）红烧仙人珠

用料 仙人珠、笋片、木耳、荤油、盐、酱油、葱丝、姜丝、料酒和鲜汤等适量。

制法 在炒锅中放入荤油，烧热时下入葱丝、姜丝，炸出香味后放入笋片、木耳、盐、酱油、料酒和鲜汤，炒匀后放入炸好的仙人珠，翻炒均匀，烧透，再放入味精，勾芡即可。

（36）松塌仙人掌

用料 仙人掌 400 g，松子 25 g，鸡蛋 2 个，面粉 25 g，胡萝卜、香菜梗各 10 g，色拉油 60 g，碘盐 5 g，味精 4 g，白糖 10 g，葱丝 2 g，姜丝 2 g，汤 75 g，米醋 4 g。

制法 将仙人掌切成长 4 cm、宽 3 cm、厚 0.5 cm 的片，用盐、味精等腌渍入味，裹面粉，胡萝卜切丝，香菜切段，鸡蛋打入碗内搅成蛋液，锅内放油烧至六成热，将仙人掌片拖全蛋液入锅，两面煎成金黄色，沥油装盘，锅内留少许底油，烧热放入松子炒出香味，放葱丝、姜丝炝锅，加汤 65 g，再放胡萝卜丝、盐、味精、白糖、醋、香菜段等烧开后，浇在仙人掌上即好。

（37）掌上明珠

用料 仙人掌 200 g，鸽蛋 12 个，鸡蛋 4 个，面粉 30 g，碘盐 5 g，味精 3 g，糖 5 g，料酒 5 g，香油 5 g，葱、姜丝各 3 g。

制法 将仙人掌切成宽 4 cm、长 5 cm、厚 1 cm 的片，裹面粉拖鸡蛋，入油锅中炸至两面金黄色待用，取两只鸡蛋留蛋清打成蛋泡糊，抹在炸好的仙人掌片上，再把鸽蛋放在糊上，撒葱、姜丝、料酒、盐、味精、糖，入蒸笼蒸透，淋入香油即成。

（38）九转仙人掌

用料 仙人掌 300 g，大枣 80 g，红泡椒丝 10 g，碘盐 5 g，味精 3 g，糖 25 g，香油 5 g，汤 50 g。

制法 将仙人掌改成圆形厚片，入沸水焯过投凉，锅内放清汤，加盐、味精、糖烧开，放入仙人掌、大枣，中火炖至汤汁浓厚，淋入香油，摆盘即可。

（39）炸烹仙人掌条

用料 仙人掌 300 g，青椒 10 片，红椒 10 片，干淀粉 20 g，香菇片 10 g，色拉油 900 g（耗 75 g），碘盐 5 g，味精 3 g，糖 3 g，料酒 5 g，葱段

3 g，姜片 3 g，香油 5 g。

制法　仙人掌切宽 2 cm、长 4 cm、厚 1 cm 的片，裹干淀粉备用，锅内放油，烧至七成热，放入仙人掌，炸至金黄色，捞出沥油。锅留底油，下葱、姜炒香，放青红椒片、香菇片、仙人掌片略煸炒，烹料酒，加盐、味精、糖，淋入香油即可。

（40）火爆仙人掌

用料　仙人掌 400 g，胡萝卜、香菜适量，色拉油 1000 g（耗 75 g），碘盐 5 g，味精 3 g，淀粉 75 g，香油 5 g，料酒 5 g。

制法　仙人掌切成长 4 cm、宽 0.5 cm 的条，胡萝卜切丝，葱、姜切丝，蒜切片，锅内放油，烧至七成热，将裹过淀粉的仙人掌条放入油中炸至金黄色，捞出，沥尽油备用，取碗放少许汤，加入调料兑成烹汁，锅内放底油，下入葱、姜、蒜爆香，下入仙人掌条及配料和烹汁翻炒几下，即可出锅。

（41）西柠煎掌心

用料　仙人掌 300 g，面粉 20 g，色拉油 900 g，西柠汁 80 g。

制法　仙人掌裹面粉，热油炸成金黄色，摆到盘内。锅内炒西柠汁，浇到仙人掌上即可。

（42）腊味仙人掌

用料　仙人掌 400 g，腊肉 100 g，油 20 g，碘盐 5 g，味精 3 g，葱 2 g，色拉油 5 g。

制法　将仙人掌切成长方形片，腊肉切片。锅内放水烧开，下入腊肉烫 2 分钟捞出，锅内放底油烧热，葱花炝锅，放仙人掌片、腊肉、盐、味精煸炒，出锅即可。

（43）番茄仙人掌排

用料　仙人掌 300 g，番茄酱 50 g，色拉油 900 g（耗 75 g），面包糠 100 g，鸡蛋 2 个，料酒 5 g，味精 3 g，醋 20 g，糖 10 g。

制法　将仙人掌切成厚 1 cm 的大块，裹面粉，拖鸡蛋液，再裹面包糠待用，锅内放油，烧至七成热，下入仙人掌排，炸至外皮酥脆呈金黄色，摆入盘中，锅内放底油，下番茄酱炒红亮，加入醋、糖、味精，烧至汁色红亮，浇在仙人掌上即可。

（44）飞龙旋掌

用料　仙人掌 200 g，飞龙脯 100 g，火腿 50 g，色拉油 900 g，湿淀粉 15 g，碘盐 5 g，味精 3 g，糖 3 g，清汤 20 g，葱片 2 g，姜片 2 g，料酒 5 g，

香油 5 g。

制法　将仙人掌、火腿切成菱形片，飞龙脯顶刀切薄片，上浆待用，锅内放油，烧至四成热，下入上浆的飞龙脯滑透，下入火腿、仙人掌即刻捞出，沥尽油，锅留底油，下葱、姜炒香，放仙人掌、火腿、飞龙脯，烹料酒翻炒，加入清汤、盐、糖、味精，湿淀粉勾芡，淋入香油即成。

（45）红油火腿烩掌片

用料　仙人掌 400 g，火腿 50 g，碘盐 5 g，味精 3 g，香油 3 g，红油 5 g，蒜片 2 g。

制法　仙人掌、火腿切成菱形片，锅内放水，仙人掌、火腿水焯后投凉，放入盆内，加盐、味精、蒜片，拌匀后放入红油，装盘即可。

（46）心心相映

用料　仙人掌 200 g，冬瓜 100 g，胡萝卜 50 g，碘盐 5 g，味精 3 g，糖 5 g，料油 5 g，香油 3 g，醋少许。

制法　将仙人掌、冬瓜、胡萝卜改成心状。锅内放清水，烧沸加入仙人掌及配料，捞出投凉，将主配料放入盆中，加盐、味精、糖、料油拌匀，淋入香油、醋即可。

（47）双掌齐鸣

用料　仙人掌 200 g，鸭掌 200 g，蛋皮 20 g，碘盐 5 g，味精 3 g，香油 5 g，白糖 5 g，醋 3 g，姜末、蒜片各 3 g。

制法　将仙人掌切成 0.5 cm 宽、厚 4 cm 长的条，并同熟鸭掌入沸水焯过，捞出投凉，沥尽水，将鸭掌、仙人掌分别放入盆中，加碘盐、味精、白糖、醋、姜末、蒜片、香油拌匀，仙人掌条用蛋皮分别搁住，放入盘中，鸭掌摆四周即可。

（48）仙人掌虾仁烧锅巴

用料　锅巴 300 g，仙人掌 100 g，虾仁 50 g，湿淀粉 15 g，色拉油 900 g（耗 75 g），碘盐 5 g，味精 3 g，糖 3 g，鸡粉 5 g，香油 5 g，葱、姜各 2 g，鲜汤 50 g。

制法　仙人掌切成菱形片，虾仁洗净上浆待用，锅内放油，烧至七八成热，下入锅巴炸透，捞出沥油，摆入盘内，锅内留底油，下葱、姜炒香，下虾仁、仙人掌略炒，加入鲜汤、鸡粉烧开，用湿淀粉勾芡，淋香油，浇在锅巴上即可。

（49）仙人掌枸杞子烧猪肝

用料　仙人掌200 g，猪肝200 g，枸杞子15 g，湿淀粉20 g，色拉油900 g，碘盐5 g，味精3 g，料酒5 g，糖3 g，蚝油10 g，高汤30 g，香油5 g，蒜片5 g。

制法　仙人掌切成菱形片，猪肝顶刀切柳叶片、上浆待用，枸杞子用温水泡好待用，锅内放油，把上浆的猪肝滑炒熟，捞出沥油，锅放底油，下蒜片炒香，放猪肝、仙人掌、枸杞子，烹料酒，加高汤、盐、味精、糖、蚝油，烧透勾芡，淋入香油。

（50）掌花莲子煨冬瓜

用料　仙人掌200 g，莲子30 g，冬瓜100 g，碘盐8 g，味精5 g，糖5 g，料酒5 g，汤500 g。

制法　将仙人掌改成梅花形小片，冬瓜切象眼片，取砂锅放入清汤，加入莲子、冬瓜、仙人掌，放入调料置旺火烧沸，改小火煨至酥烂即可。

（51）仙人掌苦瓜炒青椒

用料　仙人掌300 g，青椒200 g，胡萝卜120 g，色拉油6 g，碘盐4 g，味精3 g，香油2 g，白糖2 g。

制法　仙人掌、青椒、苦瓜均切片，锅内放油烧至六成热，放入仙人掌、苦瓜、青椒炒至将熟，加调料，淋上香油，出锅装盘。

（52）煎酿仙人掌

用料　仙人掌200 g，豆腐200 g，鸡蛋2个，面粉30 g，火腿50 g，碘盐8 g，味精5 g，香油5 g，糖3 g，料酒5 g，葱、姜丝各2 g，高汤75 g。

制法　仙人掌、火腿切成小丁，用盐、味精、料酒腌制，豆腐切成宽4 cm、长5 cm、厚0.5 cm的片，将腌制好的仙人掌酿在两片豆腐之间，裹上面粉，拖上鸡蛋液待用，锅内放油，烧至六成热，将酿好的仙人掌逐片下入锅内，煎至两面呈金黄色，盛入盘中，锅底留油，烧至七成热，葱、姜翻炒，下入高汤、盐、味精、糖、料酒，烧到汤汁浓厚，淋入香油浇到盘中即可。

（53）仙人戏双龙

用料　仙人掌300 g，水发海参200 g，鲜鱿卷200 g，碘盐5 g，味精6 g，白糖3 g，汤20 g，色拉油900 g，料酒、酱油、葱、姜各5 g。

制法　仙人掌切成长方形片，海参切条。锅内放油烧热，下入海参条炸一下捞出，油热后再炸一下鱿鱼捞出，锅内放底油烧热，下葱、姜烧海参，放调料，好后放盘四周，锅内爆鱿鱼，好后摆在海参旁，中间放炒好的仙人掌。

（54）仙人献寿

用料　仙人掌300 g，猴头蘑、枸杞子各适量，碘盐5 g，味精3 g，糖3 g，葱丁、姜末各3 g，鸡粉5 g，香油5 g，高汤20 g。

制法　仙人掌切成菱形块，同枸杞子、猴头蘑一起入沸水焯过捞出、沥水，锅放底油，烧至七成热，葱、姜炒香，下入仙人掌、猴头蘑、枸杞子煸炒，加高汤、碘盐、味精、糖、鸡粉烧透，淋入香油，摆入盘中即可。

（55）仙人掌鸽蛋煎虾饼

用料　仙人掌300 g，香菇30 g，虾饼6个，鸽蛋12个，碘盐5 g、味精3 g，糖3 g，料酒5 g，香油5 g，葱姜少许。

制法　将虾饼煎至两边呈金黄色，鸽蛋下入面汁中浸透待用，将仙人掌、香菇切成菱形片，用沸水焯过捞出、沥尽水，锅放底油，下葱、姜炒香，加仙人掌、香菇，烹料酒，加盐、味精、糖翻炒，淋入香油，装入盘中，四周围虾饼、鸽蛋即可。

（56）酥炸仙人掌

用料　仙人掌400 g，鸡蛋1个，面包粉20 g，面粉15 g，碘盐3 g，味精3 g，料酒5 g，花椒粉0.2 g，葱、姜、香油各5 g。

制法　将仙人掌切成4 cm长、1 cm宽厚的条待用，用碘盐、味精等调料，将切好的仙人掌煨4～5分钟后待用，将仙人掌条裹面粉、鸡蛋、面包粉后放入盘中，锅内放油，烧至七成热时即可下入用料，炸至金黄色，用漏勺捞出上盘，即可食用。

（57）雀巢什锦仙人掌

用料　仙人掌300 g，马铃薯500 g，虾仁30 g，香菇丁20 g，胡萝卜丁20 g，冬笋丁15 g，碘盐10 g，味精3 g，料酒5 g，香油5 g，葱丁2 g，姜末2 g。

制法　将马铃薯切成细丝，用水投净，淀粉、盐、味精、胡椒粉、面粉上浆，炸成雀巢形待用，仙人掌切丁，虾仁、香菇、胡萝卜、冬笋一起入沸水焯过，沥尽水，锅放底油，下葱、姜炒香，加入仙人掌及配料，烹料酒，加盐、味精、糖，淋香油，翻炒透，装入雀巢中即可。

（58）铁掌定乾坤

用料　仙人掌400 g，火腿30 g，里脊30 g，色拉油900 g，碘盐5 g，味精5 g，糖适量，料酒5 g，葱丁5 g，姜末5 g。

制法　仙人掌、火腿改成菱形片，里脊顶刀切片，锅内放宽油，烧至四成热，将仙人掌和里脊放入油中滑过，捞出沥油，锅内放底油烧热，放入葱、姜、火腿爆香，再放入仙人掌和里脊，烹料酒，放入调料，翻炒数下，出锅即可。

（59）母子相会

用料　仙人掌300 g，仙人掌果150 g，盐5 g，味精3 g，香油5 g，料酒3 g，糖3 g，蒜泥适量。

制法　将仙人掌切成宽2 cm、长5 cm、厚0.5 cm的片，用沸水焯过，投凉待用，把仙人掌放入盆中，加盐、味精、蒜泥、料酒、糖，淋入香油拌均匀，装入盘中，将仙人掌果去皮，切成4～5瓣摆在盘的四周即可。

（60）仙人掌枸杞子蒸蛋羹

用料　仙人掌300 g，枸杞子5 g，鸡蛋3个，碘盐5 g，味精3 g，香油5 g，鲜汤200 g。

制法　将仙人掌切成小丁，鸡蛋打入蒸碗内，枸杞子洗净，一起放入蒸碗内，加入鲜汤200 g、碘盐、味精。将蒸碗放入蒸笼或蒸锅内，蒸熟取出，淋入香油即成。

（61）瑞雪寻珍

用料　仙人掌200 g，火腿50 g，香菇20 g，胡萝卜20 g，冬笋20 g，鸡蛋3个，青椒丝、红椒丝各5 g，碘盐5 g，味精3 g，葱丁、姜末各2 g，料酒5 g。

制法　将仙人掌、火腿、香菇、胡萝卜、冬笋分别改成小丁，鸡蛋只用蛋清，打蛋泡糊待用，锅入底油，加葱、姜炒香，下主配料，烹料酒，加盐、味精、香油略炒，放入蒸盘内，在上面撒一层蛋泡糊，入蒸笼蒸透，取出撒上青椒丝、红椒丝即可。

（62）双手金枣

用料　仙人掌300 g，鸭掌200 g，大枣50 g，淀粉30 g，色拉油50 g，碘盐5 g，味精3 g，料酒5 g，葱段2 g，姜块2 g，香油3 g，汤75 g。

制法　将仙人掌去皮切丁，鸭掌穿花刀备用，锅内放水烧沸，放入仙人掌及配料，水焯后投凉、摆盘，锅内放汤汁，加入调料，用淀粉勾半汤芡，淋香油，浇在菜肴上即可。

（63）仙人掌炒鸡蛋

用料　食用仙人掌 250 g，鸡蛋 3 个，植物油、精盐、料酒、白糖适量。

制法　食用仙人掌去皮去刺、洗净、切成丝，将鸡蛋打下碗内，加盐、料酒搅匀，鸡蛋炒半熟备用，锅烧热，放植物油，将仙人掌炒 1 ~ 2 分钟，加盐、白糖，加入炒成半熟的鸡蛋，翻炒至鸡蛋熟即成。

（64）五彩缤纷

用料　食用仙人掌 150 g，猪腿肉 100 g，鸡蛋 1 个，胡萝卜、冬笋、香菇、榨菜、香葱白少许，盐、糖、酱油、料酒、植物油适量。

制法　猪肉切丝下锅炒熟，加酱油、糖、料酒烧滚、盛盘中，食用仙人掌洗净削皮去刺，切成丝，胡萝卜、冬笋、香菇、榨菜洗净，切丝，同仙人掌一起下入油锅中，炒熟盛起，鸡蛋打散倒入油锅，摊成蛋饼盛起后切成细丝，放入油锅炒熟，并加入酱油、盐、香葱白及少许高汤，待汤发滚了起锅浇在盘中码好的菜上即可。

3.3.3　饮料

（1）仙人掌饮料

用料　鲜仙人掌 60 g，白糖适量。

制法　将鲜仙人掌捣烂取汁，开水冲调，白糖调味饮服。

功效　清热安神。

（2）仙人掌茶

用料　仙人掌 64 g，白糖适量。

制法　将仙人掌捣烂取汁，加白糖，开水冲调，代茶饮。

功效　适用于心悸失眠。

（3）仙人掌酒

用料　仙人掌 1000 g，甘草适量。

制法　将仙人掌与甘草共浸酒饮。

功效　活血。

3.3.4 外国菜谱

（1）游动仙人掌汤

用料　嫩仙人掌300g，西红柿2个，洋葱末2匙，鸡蛋2个，香菜1棵，红辣椒1个。

制法　仙人掌洗净、切成丁，锅中加油烧热，放入洋葱末和辣椒炒，加入西红柿、仙人掌和清汤，煮15分钟后，鸡蛋打好加入。

（2）干贝仙人掌汤

用料　发好的干贝300g，仙人掌200g，洋葱50g，蒜2瓣，香菜1棵，盐、味精、白胡椒粉各适量。

制法　仙人掌切成条用沸水焯一下，用凉水过数次沥干，用砂锅煮干贝，煮开后15分钟，将仙人掌、洋葱末、蒜末、白胡椒粉、香菜末加入即成。

（3）仙人掌冰糖银耳羹

用料　仙人掌200g，干银耳50g，冰糖50g，枸杞子、青豆各适量。

制法　仙人掌切成丁，用开水焯一下，过凉数次沥干，取泡好的银耳沥干，和仙人掌一起放入大碗内，取枸杞子、青豆、冰糖，加清水烧开，冰糖溶化后去渣，再倒入银耳、仙人掌碗内，晾凉即可食用。也可放入冰箱冷藏后再食用。

（4）仙人掌百合羹

用料　仙人掌200g，鲜百合200g，白糖适量。

制法　仙人掌切成丁，百合分瓣。取适量的水，把百合、白糖放在一起，用旺火烧沸，改用小火烧10分钟，倒入碗中晾凉即可。

（5）辣烧仙人掌鸡蛋（供多人食用）

用料　仙人掌20片，鸡蛋6个，辣椒5个，干辣椒5个，大蒜4头，面1团，土荆芥1棵。

制法　将仙人掌剁碎，加盐后烧煮，干辣椒去籽后泡好，将所有的辣椒与大蒜、洋葱一起捣碎，放油里煸炒，再放入1L水，同时把仙人掌也放进去，煮开锅时把鸡蛋打上，加上土荆芥，将小面团稀释后加进去，不要再搅和了，以免把鸡蛋弄散，煮熟后熄火。

（6）奶油仙人掌

用料　仙人掌250g，香菜2棵，大的洋葱1头，大蒜1瓣，牛奶半碗，鸡汤或鸡粉、盐适量。

制法　仙人掌加盐放入水中煮，然后和香菜、大蒜、洋葱一起用绞汁机绞，沥干，把余下的洋葱放油锅里煸炒和仙人掌加到一起，快干锅时加入牛奶和鸡粉，再煮半小时使之煮熟，不要让汤太稠。

（7）干贝仙人掌（供多人食用）

用料　干贝250 g，大仙人掌4片，大干椒适量，洋葱1小头，蒜1瓣，盐适量，面糊半碗，香菜1棵。

制法　干贝泡20小时，用砂锅煮，加上泡发时用的水，煮烂后将生的切好的仙人掌丁加进去，再加入捣碎的辣椒、香菜末和面糊，待干贝烧红后灭火，砂锅直接上桌。

（8）虾饼仙人掌（供多人食用）

用料　仙人掌1000 g，青西红柿14个，去皮干虾1500 g，鸡蛋3个，胡椒和油适量，香菜5棵，洋葱2个，辣椒适量。

制法　仙人掌切成块，用青西红柿皮煮仙人掌，以便把黏液去掉。干虾用热水浸泡，中途换几次水至泡开，等稍软时用绞汁机绞碎，蛋清需打成雪花状，把裹着胡椒和蛋黄的虾放进去，做成一种糊状物，用匙舀到有热油的平锅里摊成饼，呈黄色时捞出，把油沥净，将西红柿、香菜、大部分的洋葱、辣椒加上一点水，放入绞汁机中绞成酱，不要太稠，把余下的洋葱过油，放入酱内，等酱烧开后将做好的仙人掌放到虾饼中，再烧5分钟。

（9）炸肉皮仙人掌

用料　水2 L，仙人掌6片，洋葱末1碗，蒜2瓣，青西红柿15个，山地辣椒适量，水2碗，油3匙，盐适量，切好的炸肉皮300 g。

制法　在锅里把1 L水煮开，加上洋葱、蒜、盐，再放上仙人掌，煮熟后捞出沥干。

在另一锅中把另1 L水煮开，加上西红柿、辣椒，煮好后晾凉，加上另一瓣蒜后绞成酱，在一个平锅中把油加热，把做好的酱放入，烧20分钟，再加上2碗水、炸肉皮、仙人掌，再烧10～15分钟，把酱烧稠些。

（10）烤仙人掌冷盘

用料　仙人掌500 g，西红柿1个，梨1个，大青椒1个，洋葱半个，香菜1棵，红心萝卜200 g，盐、糖少许。

制法　将仙人掌用烤箱或炭火把外皮烤成黄色后，再切成0.5 cm宽、

4 cm 长的条，西红柿和青椒、红心萝卜、鸭梨切成丝，香菜切成段，放入盘中，加入少许的盐、糖，拌匀即可。

（11）蒜蓉仙人掌

用料　仙人掌 500 g，大蒜 2 头，红辣椒 2 个，盐、味精、料油、醋少许。

制法　将仙人掌切成长条片，用沸水焯一下，投凉水数次，把水沥尽待用。红辣椒切成末，大蒜制成蒜蓉。把仙人掌放入盘内，加盐、味精、糖、红辣椒末、醋、少许料油拌匀，放入盘中，把蒜蓉洒在上面。把装好盆的仙人掌放入蒸笼内蒸 10 分钟上桌。

（12）腊肉仙人掌

用料　仙人掌 400 g，腊肉 200 g，碘盐、味精、葱、蒜适量。

制法　将仙人掌切成长方形片，腊肉切片，把仙人掌放入沸水焯一下，捞出过凉，水沥尽待用，锅内放底油烧热，葱花炝锅，放入仙人掌、腊肉炒一下，然后把盐、味精、葱、蒜放入后出锅。

（13）葱姜炒仙人掌

用料　仙人掌 200 g，葱丝 20 g，姜丝 10 g，胡萝卜丝 10 g，蒜丝 10 g，盐、味精、糖、香油适量。

制法　将仙人掌切成 3 cm 宽、4 cm 长的片。锅内放油，烧至七成熟，下入抓好淀粉的仙人掌，旺火炸至色黄，锅内放底油，下葱丝、姜丝炒香后放仙人掌、胡萝卜丝、蒜丝，加入盐、味精、糖翻炒，淋入香油即可。

（14）翡翠象牙

用料　仙人掌 400 g，生鸡胸脯肉 200 g，鸡蛋清半个，盐、味精、香油、葱、姜、蒜、淀粉适量。

制法　将仙人掌切成丝，加蛋清，淀粉抓匀，鸡胸脯肉切成丝，锅内放油烧至四成热，放入鸡丝划开，熟后捞出，然后把仙人掌放入油锅划一下捞出，把锅内放底油、葱、姜、蒜、炒出香味，放入仙人掌和鸡丝翻炒，加盐、味精，淋入香油，即可出锅。

（15）仙人掌百合炒大枣

用料　仙人掌 300 g，百合 50 g，大枣 50 g，胡萝卜 15 g，盐、味精、葱、姜、蒜、糖、香油、水淀粉适量。

制法　将仙人掌、百合、胡萝卜改成菱形片，一同放入沸水焯一下，过凉水沥尽水，锅内放入底油烧热，下葱、姜、蒜、炒香，下仙人掌、百合、胡萝卜丝、大枣翻妙，加盐、味精、糖，然后勾芡，淋入香油即可出锅。

（16）仙人掌腰果炒虾仁

用料 仙人掌 300 g，腰果 50 g，虾仁 30 g，胡萝卜 15 g，盐、味精、葱、姜、糖、料酒、湿淀粉适量。

制法 仙人掌改成 1.5 cm 宽、0.5 cm 厚、4 cm 长的条。锅内放宽油，烧至五成热，下入腰果炸成黄色，捞出沥油待用，把上好浆的虾仁下入油锅划一下捞出，勺内留底油，放葱、姜炒香，放入仙人掌条、虾仁、腰果翻炒，加盐、味精、糖、料酒，用淀粉勾芡，淋入香油出锅。

（17）仙人掌挂浆

用料 仙人掌 500 g，干淀粉、糖、鸡蛋清适量。

制法 仙人掌切 1.5 cm 宽的条，用鸡蛋清和干淀粉拌匀。锅内放油，烧至七成热，把抓好糊的仙人掌放油锅中炸成金黄色捞出，锅内留底油加水熬糖至金黄色，把仙人掌放入锅内翻几次即可。

3.3.5 饭谱

（1）仙人掌饺子

用料 仙人掌 500 g，猪肉 400 g，饺子粉 500 g，精盐 8 g，味精 4 g，酱油 10 g，葱末、姜末少量，香油 10 g，植物油 25 g，白胡椒粉 2 g。

制法 用水和面，猪肉剁碎，加入盐、酱油、味精、葱末、姜末、香油、植物油、白胡椒粉等调成肉馅，仙人掌剁碎，加盐少许，攥出汁后拌入调好的肉馅。按常规方法包成饺子。水煮或煎烤均可。

（2）仙人掌挂面

用米邦塔仙人掌鲜叶榨汁和精制面粉制成的仙人掌挂面，是中国面食的新创造，是传统食疗的新发展。由于含有 40% 的世界一流的米邦塔仙人掌鲜汁，使这种特制挂面特别适合中老年人和糖尿病、高血压、高血脂患者食用，而且因这种挂面是用精制的上等面粉制作，使挂面具有耐煮、筋道、口感好、不松不黏、久放不坨不变质的特点。

附：仙人掌节简介

仙人掌节是墨西哥的民间传统节日。每年 8 月中旬在马拉·阿尔巴地区举行。墨西哥素有"仙人掌之国"之称，其境内千姿百态的生命力极强的仙人掌构成了墨西哥独特的自然风貌，并成为墨西哥民族的象征。为了展示仙人掌的风采，弘扬仙人掌的顽强精神，墨西哥人每年都要隆重庆祝仙人掌节。节日期间，人们只吃用仙人掌制法的菜肴，展示仙人掌果酱，并举行各种与仙人掌有关的娱乐活动。

郑重声明 仙人掌食用，必须用标准化种植的食用米邦塔仙人掌，其他品种的仙人掌不可食用。

4 栀 子

4.1 栀子概述

栀子（*Gardenia jasminoides* Ellis）为茜草科栀子属多年生常绿灌木栀子的干燥成熟果实，别名黄栀子、木丹、鲜支、越桃、支子、山栀子、枝子等。

栀子原产于我国，分布于江西、福建、浙江、湖北等长江以南各省区，资源十分丰富。

栀子性寒、味苦，归心、肺、胃、三焦经。

栀子的果实是传统中药，具有泻火除烦、凉血解毒、清利湿热的功效，主治热病虚烦不眠、黄疸、淋病、消渴、目赤、咽痛、吐血、衄血、血痢、尿血、热毒疮疡、

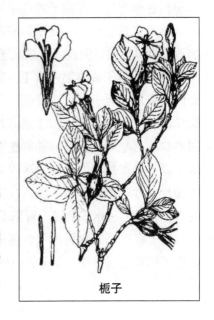

栀子

扭伤、肿痛等，临床用于急性黄疸型肝炎、出血、扭挫伤等疾病。

栀子始载于《神农本草经》，入药历史有 1800 年以上。民间历代老中医根据君臣佐使的配伍理论，栀子用药涉及的土方、偏方、单方、验方、选方、复方、土药、蒙药、藏药等 1700 多个方剂，为华夏民族健康延续庇佑了 1800 年，为各种疑难杂症患者带来福音。

栀子入药入方可查药典、古籍、医书、宝典，不计其数，其中最有代表性的古今药典有《本草纲目》《普洛方》《千金方》《伤寒论》《本草备要》《简易方论》《丹溪纂要》《丹溪心法》《濒湖集简方》《药类法象》《闽东本草》《单方验方》《救急方》《广西中草药》等，仅《本草纲目》就收录了 190 多个方剂；

针对小便不通、血淋涩痛、热毒血痢、热水肿、胃脘灼痛、热病食劳复、鼻血、临产下简、霍乱、转筋、小儿狂躁、肠秘、风痰头痛、火焰丹毒、眉中练癣、骨折肿痛、汤烫火烧等疾病治疗有奇效。

从栀子中提取的食用色素如栀子黄等也广泛用于食品添加剂。栀子黄色素安全性好、稳定性好、着色力强、营养价值高，也具有保健作用。用栀子黄色素调制水果糖、饴糖时，可使其呈透明柠檬黄色，长期不褪色；用于面类制品时，栀子黄色素的水溶性极好，在碱性环境中呈现稳定的鲜明黄色；用于素面时，添加栀子黄色素后的素面呈鲜艳的蛋黄色，且经过一段时间黄色不消失；用于蛋卷，在和面时加入，可使色调鲜；栀子黄色素用于咸菜时可使其色调均匀；因栀子黄色素不与蛋白质良好吸浸，故用作蟹片制备时可使其美观自然。注意，在不影响产品风味和其他质量指标的前提下，可以添加适量抗氧化剂，阻止或延缓栀子黄色素的褪色。

1998年栀子成为第一批卫生部公布既是食品又是药品的品种名单，是药食两用资源，栀子花可以食用，栀子花炒菜作佳肴；采收鲜栀子花用开水漂烫捞出沥水晒干，即可加工成各种菜肴；栀子花入水后，口感脆中带糯，柔甜爽口，百吃不腻，可凉拌蜂蜜亦可煲汤，可滋阴润肺、清热解毒、养颜美容。夏季，在福建、浙江山区农贸市场常常可见栀子花出售，当地老百姓用来凉拌、炒鸡蛋或煮汤，言其性凉，上火者常用；食用栀子花需注意，栀子花苦寒性滑，易伤胃滑肠，肾阳不足者慎食，脾虚便溏者不可多食。

栀子有很好的食用价值，栀子在我国有上千年的栽培和应用历史，民间用栀子泡茶饮用，并与麦芽、山楂、菊花一起煎汤作为防暑饮料。

4.2　栀子药方集结

4.2.1　栀子常用验方

（1）湿热黄疸
山栀20 g，鸡骨草、田基黄各50 g，水煎，日分3次服（《广西中草药》）。

（2）急性传染性肝炎
用黄栀子根煎服，每日1次，治疗30例急性传染性肝炎患者，其症状多好转或消失，食欲转佳，腹部胀痛明显改善，呕吐便泄逐渐减轻，体温下降，平均在 2 ~ 3 天内巩膜黄染开始消退。

（3）急性黄疸型肝炎

香七丹汤（香橼、七寸金、生竹茹、藿香、朱丹参、栀子根等）煎汤服用，治疗急性黄疸型肝炎，治愈率达 99%，一般 5 ~ 10 天即可退黄；栀子根去黄合剂（栀子根、绵茵陈、茯苓、苍术、川厚朴、泽泻等）水煎服，治疗急性黄疸型肝炎，具有较好的疗效（《厦门市中草药经验方选编》）。

（4）黄疸

山栀根 30 ~ 60 g，煮瘦肉食。陈智斌报道陈德基老中医治疗慢性肝病的基础方即栀子根汤（栀子根、白英、三叶鬼针草、积雪草、爵床、柴胡、甘草等），疗效显著（《岭南草药志》）。

（5）急性胃肠炎、腹痛、上吐下泻

山栀 15 g，盘柱南 5 味，紫金皮根 25 g，青木香 10 g，上药炒黑存性，加蜂蜜 25 g，水煎，分 2 次服（《单方验方调查资料选编》）。

（6）伤风肺炎

有实痰、实火肺热咳嗽，栀子花 3 朵，用沸水浸泡 5 分钟。调入蜂蜜，代茶饮，清热凉血、止咳（《滇南本草》）。

（7）伤风

肺有实痰、实火，肺热咳嗽，栀子花 3 朵，蜂蜜少许同煎服（《滇南本草》）。

（8）肺风鼻赤酒齄

老山栀为末，黄蜡等份溶和，为丸弹子大。空心茶、酒嚼下。忌酒、炙煿（《本事方》）。

（9）治鼻中衄血

山栀子烧灰吹之（《简易方论》）。

（10）鼻血不止

栀子花数片焙干，研为细末，每次取少许吹入鼻腔，用消毒棉塞压。栀子花、槐树花各 10 g，水煎 15 分钟，代茶饮（《滇南本草》）。

（11）便血

鲜栀子根 30 g，黑地榆 9 g，水煎服（《福建药物志》）。

（12）鼻衄、吐血、便血

栀子根 60 g，炒栀子 15 g，地榆 30 g，水煎服（《三明畲族青草药手册》）。

（13）鼻流血

山栀根 30 g，白芍 15 g，水煎服（《岭南草药志》）。

（14）赤白痢并血痢

山栀子仁 4～7 枚。锉，以浆水 1 升半，煎至 5 合，去滓。空心食前分温 2 服（《圣济总录》栀子仁汤）。

（15）血热出血

与生地黄、丹皮、白茅根、茜草根等配伍，用于血热妄行之吐血、衄血、咯血等上部出血证、血量多、色鲜红、质黏稠、舌红苔黄者，能凉血止血，如十灰散（《十药神书》）。亦可与仙鹤草、阿胶、三七、蒲黄炭、茜草炭等同用，治咳嗽咯血、吐血、便血、崩漏下血等，有清热止血的作用，如奉贤丸（《处方集》）。

（16）血热证

栀子善于清热凉血解毒，对于血分热盛，见吐血、衄血、咯血、尿血、便血等，可用本品配伍白茅根、生地、玄参、侧柏叶等，以清热凉血止血。

（17）肾脏性水肿

黄栀子根 120 g，孵仔母鸡 1 只，将药根与鸡加水炖烂，去渣食之（《闽东本草》）。

（18）妇人子肿湿多

炒山栀子 1 合，为末，米饮吞下，或丸服（《丹溪心法》）。

（19）热水肿

山栀子 25 g，木香 7.5 g，白术 12.5 g，细切，水煎服（《丹溪心法》）。

（20）疮疡肿痛

山栀、蒲公英、金银花各 20 g。水煎，日分 3 次服。另取生金银花藤适量，捣烂，敷患处（《广西中草药》）。

（21）疮疡肿痛

栀子、蒲公英、金银花、连翘、紫花地丁等同用，治热毒所致的痈疮肿毒、局部红肿热痛，有清热解毒作用。若热较盛，可与黄连、黄芩、黄柏等同用，可增强泻火解毒作用，如黄连解毒汤（《外台秘要》）；若再加丹皮、赤芍、白芷等凉血活血消肿药，则疗效更佳。

（22）口疮、咽喉中塞痛、食不得

大青 20 g，山栀子、黄柏各 50 g，白蜜 250 g，上切，以水 3 升，煎取 1 升，去滓，下蜜更煎 50 g 沸，含之（《普济方》栀子汤）。

（23）目赤肿痛

用于火邪炽盛的目疾，与赤芍、大黄、黄连、当归等同用，治赤脉传睛，证见赤脉粗，痒涩刺痛，眵多干结，头痛烦热，舌红口干，脉数有力，具有清心降火的作用，如七宝洗心散（《银海精微》）。

（24）目赤

取山栀 7 枚，钻透，入煻灰火煨熟，以水 1 升半，煎至 8 合，去滓，入大黄末 15 g，搅匀，食后旋旋温服（《圣济总录》栀子汤）。

（25）胃脘火痛

大山栀子 7 ~ 9 枚，炒焦，水 1 盏，煎 7 分，入生姜汁饮之（《丹溪纂要》）。

（26）胃脘痛

栀子 7 ~ 9 枚炒焦，加生姜适量，水煎服；栀子根 30 g，冰糖 20 g，炖服（《草医草药简便验方汇编》）。

（27）折伤肿痛

栀子、白面同捣，涂之（《濒湖集简方》）。

（28）关节肿痛

栀子粉 60 g，小麦粉 40 g，混匀后用水调成稠糊状，外涂患处，干后即换。

（29）妇科痛经

治顽固性痛经（子宫内膜异位症、膜样痛经）时，每于方中加栀子一味，多获良效。栀子既是清热利湿之佳品，又是解郁化瘀止痛之良药。如《伤寒论》中用栀子豉汤治"心中结痛"，丹栀逍遥散解肝经火郁，民间治跌打挫伤肿痛常用生栀子末调鸡蛋清外敷等。治痛经，每随栀子用量增大而效果更佳。对寒凝血瘀者，与姜、桂配伍，恒用 30 ~ 50 g。

（30）淋证

常与车前子、木通、萹蓄、滑石等配伍，用于湿热下注膀胱、小便淋沥、赤涩疼痛等，有清热泻火、利水通淋的作用，如八正散（《太平惠民和剂局方》）。

（31）尿淋、血淋

鲜栀子 100 g，冰糖 50 g，煎服（《闽东本草》）。

（32）赤白痢疾

栀子根和冰糖炖服，效果很好，连服 7 天见效（《闽东本草》）。

（33）小便不通

栀子 27 枚，盐花少许，独颗蒜 1 枚。上捣烂，摊纸花上贴脐，或涂阴囊上，良久即通（《普济方》）。

（34）火丹毒

栀子，捣和水调敷之（《梅师集验方》）。

（35）火疮未起

栀子仁灰，麻油和封，唯厚为佳（《千金方》）。

（36）烧伤

栀子末和鸡子清浓扫之（《救急方》）。

（37）温病高热

常与知母、石膏、大青叶、赤芍、黄芩等同用，治高热烦躁，神昏谵语，有泻火解毒的作用，如栀子仁汤（《不居集》）。

（38）感冒高热

山栀子根 60 g，山麻仔根 30 g，鸭脚树二层皮 60 g，红花痴头婆根 30 g。煎服，或加酒少许服（《岭南草药志》）。

（39）膀胱湿热

湿热下注，发为淋证，见尿急、尿频、尿涩、尿灼热疼痛、脉滑数、舌红苔黄腻等，可用本品配伍黄柏、木通、车前子、滑石、泽泻、生甘草等，以清热利水通淋。朱丹溪在治疗热淋证时，单用栀子仁 1 味，如《丹溪心法·卷三·淋》记载："淋有五，皆属于热。解热利小便，山栀子之类。山栀子去皮 1 合，白汤送下。"朱丹溪的用法是遵从栀子皮走表而仁入里下行的理论，取栀子仁长于治淋证的特点，取得良效，可供临床参考。

（40）中焦蕴热

在《神农本草经》中记载，栀子主治"胃中热气、面赤、酒疱、皶鼻"等。基于此，将栀子用作治胃中灼热疼痛、喜食冷物、呕恶，以及面赤、痤疮、酒渣鼻的主药，可与黄连、蒲公英、生石膏、麦冬等药配伍。同时，在《丹溪心法·卷四·心脾病》提到："大概胃口有热而作痛者，非山栀子不可，须佐以姜汁，多用台芎开之。"对于古人的经验，可临床参考。

（41）风热外障

可与菊花、黄芩、白蒺藜、石膏、羌活等同用，治暴风客热，症见胞睑红肿、白睛暴赤、畏光多泪，兼有头痛发热等，具有疏风泄热的作用，如菊花通圣散（《中医眼科学讲义》）。

4.2.2 栀子常用药方

（1）伤寒身黄发热

栀子、甘草、茵陈、黄柏各 15 g，治伤寒身黄发热。

（2）治疗急性黄疸型肝炎

用栀子根 30～60 g，加瘦肉煮食，半个月左右，黄疸可退。

（3）新生儿黄疸外洗

以栀子、大黄、茵陈为君药，组成的中药退黄外洗液，用于干预治疗新生儿黄疸，疗效显著。

（4）利胆退黄

栀子根含有 D–甘露醇、豆甾醇、齐墩果酸酯等，具有良好的利胆退黄功效，能改善胆功能。栀子根汤就以栀子根为君药，七寸金、郁金为臣药，白花蛇舌草、玉米须和绵茵陈共为佐、使，主要起到清热化湿的功能。栀子根还含有丰富的挥发性物质，栀子根挥发油主要含有烷烃类、酯类、醇酚类、酸类等物质，香味浓郁。因此，栀子根作为中药，具有利胆退黄、清热化湿等功效，也可以提取其挥发油作为香料，具有药用、食用价值。

（5）丙型肝炎

松栀丸成分　栀子根、丹参、穿破石、地骨皮、茯苓、太子参、岗梅、砂仁。药方中有松茯苓、栀子根故取名松栀丸。

松栀丸功能主治　清热利湿、解毒化瘀、健脾益气，用于慢性丙型肝炎湿热阻络兼血瘀证，症见胁肋胀满或疼痛，口苦口干，食欲不振，体倦乏力，肝脾大，舌质紫暗或有瘀斑，舌苔黄腻等。

该产品是全球治疗丙型肝炎唯一的中成药，填补了国内外用中成药治疗丙型肝炎的空白。

（6）急性病毒性肝炎、高胆红素血症

茵陈蒿汤　重用栀子、大黄治疗急性病毒性肝炎、高胆红素血症，疗效满意。栀子、茵陈各 20 g，大黄 30 g。泛恶者或频繁呕吐者酌加半夏、生姜；肝区疼痛者加丹参、赤芍；腹胀纳少者加枳壳、山楂、神曲。

（7）血栓性浅静脉炎

局部静脉疼痛肿胀或肌肉灼热，活动时疼痛加剧。取栀子粉 15 g，牡丹皮、乳香、没药粉各 5 g，凡士林 100 g，调和均匀，外涂患处，每日 2 次。治疗期间注意休息。

（8）胰腺炎

生山栀、生大黄、广郁金各 20 g，赤芍 15 g，蒲公英、败酱草、茵陈各 30 g，生薏苡仁 40 g，炒枳壳 4 g，2 剂，每剂煎取汁 200 mL，点滴灌肠，上、下午各 1 次。

（9）毛囊炎

取栀子粉、穿心莲粉各 15 g，冰片 2 g，凡士林 100 g，调匀外涂，每日 2 次。

（10）急性胰腺炎

栀子、牡丹皮、木香、厚朴、延胡索各 25 g，大黄、赤芍各 40 g，芒硝 15 g。取上方药 800 mL，煎取药汁约 500 mL。轻者每日 1 剂，分 2 次服用。

（11）扭挫伤

将山栀子捣碎，研成极细粉，以温水调成糊状，加入少许酒精，包敷伤处。一般 3 ~ 5 天更换 1 次，如肿胀明显可隔天更换 1 次。骨折者不宜使用，脱臼者应先整复后再用。如有肢体麻痹，应配合理疗及针灸治疗。

（12）扭挫外伤

栀子粗粉 250 g，薄荷脑 125 g，乙基纤维素 10 g，乙醇加至 250 mL，采用渗漉法提取栀子有效成分。浓缩后加入佐药，制成涂膜剂，治疗跌打扭挫外伤。

（13）软组织挫伤

关节附近软组织挫伤后，局部红肿疼痛，或肤色青紫。取栀子粉适量，用食醋或凉茶调成糊状，外涂患处，干后即换。

（14）Ⅰ度烧伤

治疗局部肌肤发红，灼热疼痛。取栀子适量研碎，煎水待凉，湿敷患处，5 ~ 10 分钟更换 1 次，或有热痛感即敷。

（15）血瘀、烫伤

栀子叶可以用来治疗跌打损伤、血瘀和烫伤等症，在我国四川、广西等地均有广泛应用。

（16）血淋涩痛

生栀子末、滑石等份，用葱汤送服。

（17）风痰头痛

用栀子末和蜜浓敷舌上，得吐即止痛。

（18）胃脘痛

栀子 7 ~ 9 枚炒焦，加生姜适量，水煎服；栀子根 30 g、冰糖 20 g，炖服。

（19）眼红肿痛

栀子叶、菊花各 9 g，黄芩、龙胆、甘草各 6 g，用水煎服，连服 15 天，效果很好。

（20）痛证

三明畲族医药运用栀子根颇多，有记载："治疗风火牙痛：栀子根 30 ~ 60 g，猪瘦肉适量，水炖，吃肉喝汤（三明地区雷传儒）；或加鸡蛋 1 ~ 2 个，水煎，吃蛋喝汤（三明地区蓝德清）。治疗腰痛：鲜栀子根 200 g，老酒 250 mL，炖服。治疗关节风湿痛：鲜栀子根 200 g，猪蹄 1 个，酒水各半炖服。"

（21）肛门旁皮下脓肿

肛门旁皮下组织内有约蚕豆大的肿块，色红热痛，重坠明显，坐卧不安。取栀子 50 g（研碎），大黄、芒硝、连翘、五倍子各 30 g，煎水适量，趁热先熏后洗、坐浴。每日 2 次，每次 20 ~ 30 分钟。

（22）疮疖红肿

栀子、蒲公英、金银花各 12 g，水煎，每日 1 剂，分 3 次服用。

（23）消化道止血

取黄栀子粉 100 g，以 20% 明胶液调成膏状，烘干碾成 100 目细粉，再加适量苯甲酸，高压消毒备用。对一般上消化道出血每次服 3 ~ 6 g，每日 3 次。亦可用作局部止血剂。

（24）下泻鲜血

用栀子仁烧灰，水送服 1 匙。

（25）热毒血痢

用栀子 14 枚，去皮，捣为末，加蜜做成丸子，如梧子大。每服 3 丸，每天服 3 次，疗效显著。亦可用水煎服。

（26）暑疖

暑疖夏季好发于小儿头皮颜面。取栀子粉适量，入新鲜马齿苋中捣烂调匀，敷于患处，干后即换，不拘次数。

（27）防暑

天气炎热，将金银花、栀子、山楂各 15 g，甘草 5 g，水煎后放凉代茶饮，具有防暑功效。

（28）肺热咳嗽

将鸡蛋 3 个煮熟，剥去外壳，再与栀子花 30 g 共煮半小时，每日分 3 次；食用栀子花 15 g，用白糖 30 g，腌半天，每取少许泡茶饮，治肺热咳嗽。

（29）声音喑哑

栀子花 5～7 朵，沸水冲泡，代茶饮。

（30）气管炎

栀子 10 g，鲜栀子根 30 g，水煎服。

（31）小儿狂躁（蓄热在下、身热狂躁、昏迷不食）

栀子仁 7 枚，豆豉 25 g，加水 1 碗，煎至七成服下，吐或不吐，均有效。

（32）小儿发热

取生山栀 9 g，研碎，然后浸入少量的 70% 酒精，取浸泡液与适量的面粉和匀，做成 4 个如 5 分镍币大小的面饼，临睡前贴压于患儿的涌泉（双）、内关（双），外包纱布，再用胶布固定，次晨取下，以患儿皮肤呈青蓝色为佳。

治疗结果　经 1～3 次治疗，60 例患儿体温均恢复正常。其中外用 1 次即热退者 28 例，2 次热退者 21 例，3 次热退者 11 例，总有效率为 100%。

（33）发烧、小儿惊厥、焦虑症引起的严重失眠

栀子足底敷贴的方法，用于发烧、小儿惊厥夜啼、甲状腺疾病、中风后患者、乳腺疾病等，以及焦虑症晚上睡眠不好的患者。

（34）严重失眠

栀子具有泻火除烦、清热利尿、凉血解毒的功效。生栀子走血分，清三焦热。治暑热之后，逐渐出现腿脚无力、严重失眠、小便黄而短、尿频。

方法　栀子：面粉 =1：1，开水或酒调成膏状，敷涌泉睡觉，用保鲜膜覆盖，以上各项症状均有明显缓解。

（35）火焰丹毒

用栀子捣烂和水涂搽。

（36）内外臁疮

奇妙栀子散是一种药品，由山栀子（火烧成灰，筛罗为细末）半钱，乳香半钱，轻粉少许。上为末，用瓷器盛贮。用时先将葱白、花椒煎汤洗疮，稍歇，再温浆水又洗 1 次，候恶水去尽，再将白水煮沸，候温再洗，待疮口脓水、血丝、清水各尽，又用粉帛拭干，然后敷之。如干者香油调敷；湿者干掺。恶疮口满实软，绢帛护之。中硬不作脓者，未可用。如肿软有脓者，依前法再洗敷贴之，2～3 次即愈。

（37）烂疮

用栀子叶榨汁，抹在红肿的疮处，7～10 天效果显著。

（38）下疳疮

栀子 1 枚，去瓤，装入明矾末，面糊合口，火烧存性为末，洗净，干掺上（《奇效良方》栀子散）。

（39）结节性红斑

散在樱桃大鲜红色结节，灼热疼痛。取栀子粉 20 g，赤芍粉 10 g，凡士林 100 g，调匀外涂，每日 2 次。

（40）痢疾

用栀子根同冰糖炖服，效果很好，连服 7 天见效。

（41）带状疱疹

取栀子粉 20 g，延胡索粉 10 g，冰片 2 g，凡士林 100 g，调匀外涂，每日 2 次。

（42）去瘢痕

山栀仁、蒺藜子各 100 g。将两种药材，研制成粉，用醋搅拌均匀，临睡前涂在脸上，第 2 天早起洗掉，可消除瘢痕。

（43）临产下简

用栀子烧过。研为末，米汤送服 15 g。若上焦热，则连壳用。

（44）霍乱转筋、心腹胀满、吐泻不得

用栀子 10 几枚，烧过，研为末，熟酒送服。

（45）热病食劳复（指热病之后因饮食不慎或房事不慎而使旧病复发）

用栀子 30 枚，加水 3 升，煎取 1 升服下。须出微汗为好。

（46）降血压

用栀子叶泡茶喝，有降血压的作用。

（47）冠心病

栀子、桃仁各 12 g，烧蜜 30 g，调成糊状，摊敷在心前区，面积约 7 cm×15 cm，用纱布敷盖。初每日换药 1 次，2 次后 7 日换药 1 次，6 次为 1 个疗程。用于治冠心病 50 例，结果症状好转者 44 例，其中显效及改善各 22 例。

（48）乳腺癌

栀子敷贴涌泉和劳宫。生栀子外用可引火下行，引瘀外出，引毒外泄。

（49）地中海贫血

大家都知道地中海贫血是全世界公认难治的疾病。试用闹羊花，就是羊踯躅，黄杜鹃这类大毒的药。葛洪的《肘后备急方》说羊踯躅毒可用鲜栀子解。孩子服一段时间闹羊花，再给他服点栀子，后来用黄杜鹃的时候，加栀子在一起，做成丸剂。这样患儿的肝功能就不会被破坏，效果还反而更好。栀子与黄杜鹃花二比一协同最好。

4.2.3 栀子复方药

栀子是一味常用中药，在复方中有着广泛的应用，下文总结了一些比较常见的含有栀子的复方。

（1）黄连解毒汤

黄连解毒汤原载于《外台秘要》，由黄连、黄柏、黄芩、栀子组成，被视为清热解毒之代表方剂。主治一切实热火毒、三焦热盛之证，本方常用于治疗败血症、脓毒血症、痢疾、肺炎、泌尿系感染、流行性脑脊髓膜炎、乙型脑炎及感染性炎症等。

（2）栀子大黄汤

栀子大黄汤出自《金匮要略》，由栀子、大黄、枳实、淡豆豉组成，临床上主要用于治疗黄疸、酒精性肝炎、急性肝炎、急性胰腺炎等。

（3）栀子厚朴汤

栀子厚朴汤始载于张仲景的《伤寒论》，由栀子、厚朴、枳实组成，主治伤寒下后，心烦腹满，卧起不安。

（4）鼻窦炎口服液

鼻窦炎口服液由辛夷、薄荷、白芷、黄芩、苍耳子、栀子、川芎、茯苓、龙胆草等组成，具有疏散风热、清热利湿、宣通鼻窍的功效，主要用于风热犯肺或湿热内蕴所致的鼻塞不通、流黄稠涕、急慢性鼻炎、鼻窦炎见上述症候者，临床应用较多，疗效较好。

（5）复方栀子注射液

复方栀子注射液为多年临床经验方，采用现代制剂工艺，提取栀子、灯盏花等中药的有效成分制备而成的复方中药制剂，具有清热解毒、逐疫化瘀之功，主要用于感受疫疠之邪、热邪疫毒内盛，相互瘀结所致的高热不退、头身酸痛、咳嗽、胸闷气促、乏力、高热神昏等症。

（6）蓝芩口服液

主要组成有黄芪、黄柏、栀子、板蓝根、胖大海等。它是一种中成药，其中的黄芪有清热燥湿、泻火解毒、疗疮的功效。栀子有护肝利胆、镇静降压、止血消肿的功效。板蓝根起到清热解毒、凉血利咽的功效。胖大海有降血压、润喉化痰的功效。蓝芩口服液临床上适用于肺胃实热证，急性咽炎引起的咽干、咽痛、咽部灼热等。

（7）茵栀黄注射液

茵栀黄注射液是中药茵陈、栀子的提取物与黄芩的有效成分黄芩苷配制而成，具有清热解毒、利胆退黄、降低谷丙转氨酶的功效。临床上常用于急性、慢性的各型肝炎的治疗。

（8）柴芍丸

柴芍丸为中药复方制剂，由柴胡、白芍、香附、栀子、牡丹皮、当归、茯苓等11味药组成，具有疏肝清热、养血健脾的功效，主要用于肝郁生热、脾弱血虚证。方中白芍养血敛阴，柔肝缓急；栀子清散肝经之郁热，引热下行；牡丹皮清泻血中之伏火，三者均发挥重要作用。芍药苷具保肝、促进造血细胞增殖等广泛的药理作用；栀子苷具有保肝利胆、降血脂及抗血栓等药理作用；丹皮酚具有抗菌、抗炎、抗血小板聚集等药理作用，三者均为主要活性成分。

（9）栀子金花丸

栀子金花丸由栀子、黄连、黄芩、黄柏、大黄、金银花、知母、天花粉组成，始载于《宣明论方》，是清热泻火类的中成药，是2005版《中国药典》收载的中成药品种之一，具有清热降火、凉血解毒通便的作用，主治肺胃热盛、牙龈肿痛、口舌生疮、吐血衄血、目赤眩晕、咽喉肿痛、大便秘结等症。

（10）加味逍遥丸

加味逍遥丸是在《太平惠民和剂局方》所载"逍遥散"基础上加了栀子和丹皮，栀子性寒，味苦，归肝、心、脾经，可泻火除烦，凉血解毒；丹皮性寒，味苦，归心、肝、肾经，可清热凉血，活血化瘀。

（11）清肺抑火丸

清肺抑火丸是由大黄、黄芩、栀子、知母、浙贝母、黄柏等10味中药制成的中药成方制剂，具清肺止咳之功效。临床用于治疗肺热咳嗽，痰黄稠黏，口干咽痛，大便干燥。

（12）安宫牛黄丸

主要由牛黄、麝香、黄连、黄芩、栀子、雄黄、犀角、珍珠等药物组成，具有清热解毒、化痰开窍的作用，主要用于昏迷抽搐、惊风、中风失语、小儿惊风、中风痰迷等病证。在现代医学里主要用于治疗流行性脑脊髓膜炎、中风、中毒性肝炎、中毒性肺炎、肝昏迷等疾病。安宫牛黄丸为急救药，不可用作补药常服，且因其含有麝香、雄黄等成分，孕妇忌服。

（13）越鞠丸

六郁病，元代朱震亨提出"气郁、血郁、火郁、食郁、湿郁、痰郁"六郁之说，认为"气血冲和，万病不生，一有怫郁，诸病生焉。故人身诸病多生于郁。""越鞠丸治六郁侵，气血痰火湿食因；芎苍香附加栀曲，气畅郁舒痛闷平。"全方由香附、川芎、苍术、神曲、栀子五味药各等份为末成水丸，现临床上按原方量比例酌定用作汤剂煎服。主治气郁所致胸膈痞闷、脘腹胀痛、嗳腐吞酸、恶心呕吐、饮食不消等症。六郁之中，以气郁为主，故此方之功用以行气解郁为主，使气机流畅，则痰、火、湿、血、食诸郁自解，痛闷呕恶诸症可除。

（14）复方丹栀胶囊

复方丹栀胶囊是由苦参、栀子、黄柏、丹参、水飞蓟素等药制成，具有清热、解毒、利湿的功效，主要用于急、慢性肝炎属肝胆湿热证者。

（15）疏风祛湿胶囊

疏风祛湿胶囊是应用多年的经验方，为中药复方制剂，由栀子、当归、川芎、防风等10味药制成，具有疏风祛湿、活血祛瘀的功效，用于风湿症、关节炎、类风湿关节炎等症。临床应用多年，疗效显著，栀子为方中君药。

（16）茵山莲颗粒

茵山莲颗粒（无糖型）是卫生部1998年部颁布收载的中药复方制剂，由茵陈、半枝莲、栀子、五味子、甘草和板蓝根配伍组合而成。处方以茵陈和半枝莲为君药，栀子和五味子为臣药，甘草为佐药，板蓝根为使药，临床上用于治疗慢性迁延性肝炎、胆囊炎、胰腺炎等症。

（17）八正合剂

八正合剂是含栀子、大黄等9味中药的复方制剂，方中栀子具有泻火除烦、清热利尿、凉血解毒的功效，与产品的疗效直接相关。

4.2.4 《伤寒论》张仲景栀子方剂 8 首

（1）栀子豉汤

栀子（擘）9 g，香豉 4 合（绵裹）。上 2 味，以水 4 升，先煮栀子得 2 升半，纳豉，煮取 1 升半，去滓，分为 2 服。温进 1 服，得吐者止后服（《伤寒论》栀子豉汤）。

（2）栀子厚朴汤

栀子（擘）9 个，厚朴（炙，去皮）12 g，枳实（水浸，炙令黄）9 g（《伤寒论》栀子厚朴汤）。治伤寒下后，心烦腹满，卧起不安。

（3）栀子干姜汤

栀子（擘）9 g，干姜 6 g，用于伤寒，医以丸药下之，身热不去，微烦者（《伤寒论》栀子干姜汤）。

（4）茵陈蒿汤

茵陈蒿 18 g，栀子（擘）15 g，大黄（去皮）6 g，清热利湿退黄。治湿热黄疸，身黄目黄，色鲜明如橘子，腹微满，口中渴，小便不利，舌苔黄腻，脉沉实或滑数。治疗肝胆湿热，如遇肝胆湿热，熏蒸胆汁外溢，发为黄疸，可用茵陈蒿汤，为基本方，加凤尾草、垂盆草、茜草、白花蛇舌草、柴胡等，以清热利湿、利胆退黄，现今可用于治疗急性黄疸型肝炎（《伤寒论》茵陈蒿汤）。

（5）栀子柏皮汤

栀子（擘）10 g，甘草（炙）3 g，黄柏 6 g，治伤寒身黄发热。上 3 味，以水 4 升，煮取 1 升半，去滓，分温再服。栀子、柏皮汤加味临床用于治疗日光性皮炎、过敏性皮炎、白斑性皮炎等皮肤病，疗效满意［《伤寒论》栀子柏皮汤，别名柏皮汤（《鸡峰普济方》卷上）］。

（6）枳实栀子豉汤

枳实（炙）6 g，栀子（擘）3 g，豉（绵裹）9 g，治伤寒大病愈后劳复者。上 3 味，以清浆水 7 升，空煮取 4 升，内枳实、栀子，煮取 2 升，下豉，更煮 5 ~ 6 沸，去滓，温分再服，覆令微似汗。若有宿食者，内大黄如博棋子五六枚（《伤寒论》枳实栀子豉汤）。

（7）栀子甘草豉汤

栀子（擘）9 g，甘草（炙）6 g，香豉（绵裹）4 g，清气分热，治栀子豉汤证，兼见少气者（《伤寒论》栀子甘草豉汤）。

（8）栀子生姜豉汤

栀子(擘)9 g，生姜15 g，香豉(绵裹)4 g，治栀子豉汤证兼见呕吐者(《伤寒论》栀子生姜豉汤)。

4.2.5 《肘后备急方》葛洪栀子方剂14首

（1）救卒客忤死

桂花50 g，生姜150 g，栀子14个，豆豉5合，捣碎，以酒3升，搅拌后稍微煮至有味出，去药滓，一次服尽，病愈。

治客忤病，与中恶相类似。患者心腹绞痛胀满，有气冲上心胸，不抓紧治疗导致死亡。

（2）救卒中五尸

雄黄1分，栀子15枚，芍药50 g，水3升煮至1升半，分2次服。

又方　栀子14枚，烧为末，服下。

所谓五尸（即飞尸、遁尸、风尸、沉尸、尸注，今所记载得方剂可兼治五尸），其症状有腹胀急痛，不能正常呼吸，气急上冲心胸，旁攻两胁，有时起疹块，有时拘挛牵引腰脊。

（3）救卒心痛

人参、桂心、剖开的栀子、炙甘草、黄芩各50 g，水6升煮取2升，分3次服，有奇效。治突然心痛，突然患心腹痛如刀刺。

又方　桂心、当归各50 g，栀子14枚，捣为散末，用酒服1方寸匕，每日3～5服。也可治疗定时发作的心痛病。

又方　苦参、龙胆各100 g，升麻、栀子各150 g，醋5升煮至2升，分2次服，应当剧烈呕吐，于是病愈。

（4）救卒腹痛

山栀子、川乌头等份，生捣为末，以酒糊丸如梧桐子大小，每服50丸，佐生姜汤服下。如果小肠气痛，加茴香，以葱汤（或酒任选）送服20丸。治冷热气不和，不思饮食，或腹中刀绞刺痛（《博济方》）。

（5）救心腹俱痛

取栀子14枚，豉7合，用水2升，先煮豉，取1升2合，绞汁去渣，纳入栀子，再煎至8合，又绞去滓，服半升。如果病不愈，将剩下的药服尽。治心腹俱痛，气短憋闷欲死，或已经气绝。

（6）卒心腹烦满

用前面治心痛病的栀子豉汤法，病愈。治突然烦满，又胸胁疼痛欲死。

（7）卒霍乱诸急

烧栀子 14 枚，研磨成末，服下。

治霍乱吐下后、心腹烦满：栀子 14 枚，水 3 升煮至 2 升，纳入豆豉 7 合，煮取 1 升，1 次服下。呕者，加橘皮 100 g；如果烦闷，加豉 1 升，甘草 50 g，蜜 1 升，增添水 2 升，分 3 次服下。

（8）伤寒时气温病

大黄、黄连、黄柏、栀子各 25 g，水 8 升，煮 6～7 沸，纳入豆豉 1 升，葱白 7 茎，煮取 3 升，分 2 次服，适宜老少患者。

又方　黄连 150 g，黄柏、黄芩各 100 g，栀子 14 枚，水 6 升煎取 2 升，分 2 次服，治烦呕不能睡眠。

又方　水 5 升，豆豉 1 升，栀子 14 枚，韭白 1 把，煮取 3 升半，分为 3 服。

又方　生葛根汁 2 升，好豆豉 1 升，栀子 21 枚，茵陈切 1 升，水 5 升煮取 3 升，去渣，纳入葛根汁，分 5 次服下。

（9）时气病起诸劳复方

大黄、麻黄各 100 g，栀子仁 14 枚，豆豉 1 长，水 5 升煮取 3 升，分 2 次服下。

又方　栀子 30 枚，水 3 升煎取 1 升，服下。

（10）服散卒发动困笃

栀子 14 枚，豆豉 5 合，用 2 升水煎煮得 1 升，1 次服尽。如果内热积聚已发疮肿者，可加 100 g 黄芩。

（11）卒发黄疸诸黄病

栀子 15 枚，瓜蒌子 3 枚，苦参 3 分，同捣为末，以苦酒浸泡鸡蛋 2 个，至软，用蛋清、蛋黄和药末为丸，丸如梧子大，每服 10 丸，每日 5～6 服。除热，不吐，随即消解。

又方　甘草 1 尺，栀子 15 枚，黄柏 15 分，以水 4 升煎煮得 1 升，分为 2 次服。本方亦可治温病发黄。

又方　茵陈 300 g，以水 1 斗 2 升，煎煮到 6 升，去渣，再加入大黄 100 g，栀子 14 枚、煎煮得 3 升，分为 3 次服。

又方　茵陈 200 g，以水 1 斗，煎煮得 6 升，去滓，加入大黄 100 g，栀子 7 枚，煎煮得 2 升，分为 3 次服。待黄汁由小便排出，即可痊愈。

又方　大黄50g，枳实5枚，栀子7枚，豆豉6合，以水6升煎煮得2升，分为3次服。

（12）痈疽妒乳诸毒肿

升麻、白蔹、漏芦、芒硝各100g，黄芩、枳实、连翘、蛇衔草各150g，栀子20枚，蒴根200g，上10味切碎，于臼中细捣，置于容器内，以水3升浸泡半日，再用猪油煎煮至水蒸发干，去渣，外敷患处，每日5次。如果急用，即只用水煎煮。极有效验。

（13）卒中诸药毒救解

误中踯躅毒，以栀子汁解救。治疗野葛已昏死不醒方。

（14）卒中诸药毒救解

治疗马匹方　瓜蒌根、贝母、桔梗、小青、栀子仁、吴蓝、款冬花、大黄、白鲜皮、黄芩、郁金各100g，黄柏、马牙硝各200g，捣为细末过筛。此计量适合病情不十分严重时饲服；若病情较严重，取本药末150g，地黄250g，豆豉2合，蔓菁油4合，晚饭前喂药，至晚再饲草料，有明显的疗效。

主治　咽喉红肿、额出黑汗，鼻腔内有脓、咳咄带脓，水草不进。

4.3　栀子功能食谱集结

4.3.1　栀子果功能食谱

（1）栀子粥

用料　栀子仁3~5g，粳米50~100g。

制法　将栀子仁碾成细末，用粳米煮稀粥，待粥将成时，调入栀子末，稍煮即成。每日服食2次，2~3天为1个疗程。

功效　清热泻火。适用于黄疸性肝炎、胆囊炎以及目赤肿痛、急性乳腺炎、急性结膜炎等。不宜久服多食，大便泄泻者忌用。

（2）栀子香附粥

用料　香附6g，栀子10g，粳米100g。

制法　先把香附、栀子加水煎煮，去渣取汁，用药汁与粳米一起煮粥。早晚分食。

功效 疏肝理气，清热泻火。

（3）栀子饮

用料 栀子 15 g，附子 5 g，半夏 40 g，白糖 25 g。

制法 将附子洗净，用清水先煮半小时去毒；栀子、半夏洗净，同时放入有附子的锅内，加水适量。将锅置武火上烧沸，再用文火煎煮 25 分钟，停火，过滤，药液内加入白糖搅匀即成。每日 3 次，每次饮 150 g。

功效 消癌肿，止呕吐。对各种胃癌有疗效。

（4）佛手栀子饮

用料 栀子 30 g，佛手 50 g，清水 500 mL。

制法 将佛手洗净，切成片，栀子洗净，置锅中，加清水，急火煮开 3 分钟，改文火煮 30 分钟，滤渣取汁，分次饮用。

功效 疏肝解郁，调畅气机。适用于阳痿等症。

（5）栀子枇杷饮

用料 鲜枇杷叶、栀子仁各等份。

制法 将鲜枇杷叶去叶背之绒毛，研末，栀子仁研末，两末相合备用，每次服 6 g，温酒 10 mL 送下，每日服 3 次。

功效 用于清热，解毒，凉血。适用于酒糟鼻、毛囊虫皮炎等。

（6）菊苣栀子茶

用料 菊苣 10 g，栀子 5 g，桑叶 2 g，百合 2 g，葛根 2 g，水适量。

制法 将菊苣、栀子、桑叶、百合、葛根与适量的水一起煎煮，分 2 次进行服用，需要坚持饮用才可以发挥作用。

功效 天然的"降酸王"。菊苣栀子茶最早见于药王孙思邈《千金要方》，后来根据临床经验做了增减。

（7）栀子藏红茶

用料 栀子藏红茶。

制法 将栀子含有的藏红花素与白茶、糙米、桂花、甜茶等配伍煎煮，冲泡，代茶饮用。

功效 泻火除燥、安神明目、润肺和胃、清热利湿、凉血解毒，不损伤脾胃。

（8）栀子连柏酒

用料 栀子 30 g，黄柏 90 g，黄连 15 g，米酒 800 g。

制法 将上3味药轧成粗末，置锅中，加米酒煎煮数百沸，过滤去渣，装瓶备用，每日2次，每次30~50 mL。

功效 清热，解毒，止血。适用于口舌生疮、牙龈出血。本方亦可以加水煎服或制成散剂服用。

（9）栀子茵陈酒

用料 栀子、茵陈各1束。

制法 将上药用黄酒2大碗，蒸至8分，佐餐食用，三更时服之。

功效 治黄疸。

（10）佛手露酒

用料 佛手120 g，五加皮30 g，木瓜12 g，木香6 g，山栀子15 g，良姜9 g，砂仁9 g，公丁香6 g，当归18 g，陈皮15 g，青皮15 g，肉桂9 g。

制法 将上药装入生绢袋内，浸于10 L白酒中，用文火加热30分钟后过滤，加冰糖1.5 kg溶化，以瓷坛或玻璃瓶存储即可，每日早晨、中午各温服2~3小盅。

功效 对肝郁气滞、脾胃不和、心烦、食欲不振等症有效。

（11）栀子响螺汤

用料 西洋参、麦冬各12 g，栀子、知母各9 g，瘦肉500 g、大响螺1只，姜2片。

制法 将响螺洗净切片，放入其余药材煲2小时。

功效 滋阴润燥，泻火除烦，消肿止痛。

（12）栀子酱凤爪

用料 带骨凤爪10 kg，高汤12 kg，黄栀子150 g，砂仁25 g，香叶100 g，油炸蒜子150 g，山奈50 g，花椒20 g，油炸鲜橘皮150 g，良姜150 g，芹菜150 g，生姜150 g，沙嗲酱1瓶，油咖喱150 g，味精20 g，熟花生油250 g，黄酒2瓶，精盐230 g。

制法 鸡爪焯水去腥，放入锅内，大火烧开卤制5个小时焖1小时。黄栀子拍碎，芹菜打结，生姜切片，香料装入香料包中，将口扎牢，将香料包、芹菜结、生姜片、生油和所有的调料一起放入骨汤中煮出香味即可。

功效 香味扑鼻、营养丰富。

4.3.2 栀子花功能食谱

（1）栀子花炒肉丝

用料　栀子鲜花、干花或冰冻的生花。

制法　将栀子花用开水烫泡3分钟即可，去水待炒。接着，与肉丝炒，再放入栀子花，只需放适量盐及蚝油。一道具有排毒、养生功效的栀子花炒肉保健菜便大功告成。

功效　味道鲜美，花香滑可口，不油不腻、不增脂、防感冒、可排毒。非常适合既需进肉又怕热能的三高、肝火盛及怕胖人群。

（2）栀子花炒韭菜

用料　新鲜栀子花、韭菜、红辣椒等适量。

制法　将新鲜栀子花去掉花蕊，剩下花瓣，把水烧开，将栀子花放入清洗，稍稍变色即可，捞出沥干，韭菜清洗干净，切成3寸长左右，韭菜和栀子花一同翻炒至熟即可。如果吃辣椒的话，可以放少许红辣椒，红、黄、绿、白相间，色泽明亮。

功效　补肾、利尿。

（3）栀子花炒蛋

用料　栀子花100 g，鸡蛋3枚，葱花、姜丝各适量。

制法　将栀子花去杂、洗净、放入沸水中稍焯，切成碎末，鸡蛋磕入碗中打匀，将栀子花放入鸡蛋中，搅拌均匀，锅中加油烧至八成热，倒入栀子花、鸡蛋，炒熟，撒上葱花、姜丝、食盐、味精炒匀即可。

功效　清热养胃、宽肠利气。适用于胃热口臭、牙龈肿痛、大便不畅等。

（4）栀子花炒竹笋

用料　栀子花200 g，去壳小竹笋150 g，腊肉100 g，葱花、姜丝各适量。

制法　将栀子花去杂洗净稍焯，小竹笋斜切成薄片，腊肉切成小丁，锅中加油烧至六成热，将栀子花、小竹笋、腊肉一同倒入锅中，翻炒数遍，加葱花、姜丝再翻炒至熟，酌加味精、食盐即可。

功效　健脾开胃、清热利肠。适用于胃纳呆滞、饮食减少、腹胀便结等。

（5）栀子花煲汤

用料　5～10朵干栀子花或冰冻的生花。

制法　将干栀子花或冰冻的生花，用开水烫泡3分钟，放入汤中同煲即可，只需放适量盐，无须添加任何调料。味道鲜美、清甜，花滑嫩好吃。

功效　养生、不油不腻、不增脂、可排毒。

（6）栀子花鲜汤

用料　栀子花 150 g，猪瘦肉 100 g，榨菜丝 30 g，葱花、姜丝各适量。

制法　将栀子花去杂洗净稍焯沥干水，猪肉切丝，锅中加水煮沸后，投入栀子花、猪瘦肉、榨菜丝，再煮至猪肉漂起，撇浮沫，加葱花、姜丝及其他 5 味佐料，盛入汤碗中。

功效　养胃补中，清热利肠。适用于体虚、肠风下血、大便不畅、咳嗽咳痰、牙龈肿痛等。

（7）栀子蜂蜜汤

用料　鲜栀子花 9 ~ 15 g，蜂蜜少许。

制法　加水煎汤服。本方源于《滇南本草》栀子花清泻肺热，蜂蜜润肺燥。

功效　用于肺热、燥热咳嗽或咯血。

（8）栀子花香油凉拌

用料　栀子花 500 g，葱花、姜丝各适量。

制法　将栀子花去杂洗净，放入沸水中焯一下，捞出沥水，用筷子抓松，置于盘中，撒上葱花、姜丝，浇入香油、老醋，酌放食盐、鸡精，拌匀即可。

功效　清热凉血，解毒止痢。适用于肺热咳嗽、痈肿、肠风下血等。

（9）栀子花盐渍凉拌

用料　栀子花，调料适量。

制法　先以盐渍，通常将花瓣以盐搓揉后，放入容器内，食用前取出以白开水冲去盐分。加入一些调味料如麻油等，余烫的时候，为避免变色应尽量减少时间。将花朵投入热开水后迅速取出。装入盘内即食。

功效　保健。

（10）栀子花油炸

用料　栀子花适量。

制法　油炸时，用面粉、蛋汁、清水调制成面糊，以不露出花瓣为宜，放进油锅中炸至金黄色即可。

功效　健胃。

（11）栀子花泡茶

用料　根据喜好，用 5 ~ 8 朵干花。

制法　用开水直泡,5分钟即可饮用;几朵栀子花漂浮在水中,淡淡花香,1周泡3次便达到保健作用,女性及虚寒人士可添加适量红糖或蜂蜜,味道及保健效果更佳。

功效　养生。

(12)栀子花茶

用料　栀子花1朵,茶叶5 g。

制法　将上两者择净,放入茶杯中,冲入沸水适量,浸泡10~20分钟后饮服,每日1剂。烘干后放在密封的容器,置于冰箱内冷藏。饮用时直接用热水冲泡,可加入冰糖、蜂蜜等增加甜味。

功效　清热平肝。适用于肝火上来、目赤肿痛、头目眩晕、暑热心烦、小便短赤等。

(13)栀子花粥

用料　栀子花3朵,大米50 g,白糖适量。

制法　将栀子花择净备用,取大米淘净,放入锅中,加清水适量熬成粥状,待熟时调入栀子花、白糖等,再煮1~2沸即成,每日1剂,连续3~5天。

功效　清热疏肝。适用于肝郁气滞所致的痛经、月经不调、暑热心烦等。

(14)腌制蜜饯

用料　栀子花瓣,盐适量。

制法　将栀子花瓣以盐搓揉后,以冷开水洗净、沥干,以花瓣与糖1∶2的比例,加入糖拌匀,装在密封容器内,腌制3天即可食用。

功效　疏肝理气。

5 芦 笋

5.1　芦笋概述

芦笋（*Asparagus officinalis* Linn.），学名石刁柏，别名龙须菜、门冬薯、小百部、细叶百合，系百合科天门冬属多年生草本植物，嫩茎含有挥发油。味甘、性寒，入肺、胃经，具有清热生津的功能，用于治疗热病口渴等症。

芦笋原产于地中海东岸、小亚细亚及高加索、伏尔加河与额尔齐斯河泛滥的地区，西伯利亚和我国的黑龙江沿岸亦有野生品种。现在，欧洲、美洲、日本、东南亚各国和我国台湾地区均在大量种植。我国于 1976 年引进后，现全国已有 10 多个省市进行芦笋的引种驯化栽培。

芦笋于每年春季自地下抽生嫩茎，

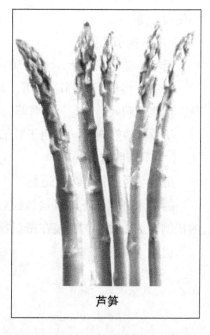

芦笋

经培土软化即可采收，食之甘香鲜美，有特别风味，为欧美等西方各国人民所嗜食，并被誉为"世界十大名菜之一"。芦笋所含有的芦笋苷结晶体含多种营养成分，并含有多种特殊的营养元素，如天门冬酰胺、天门冬氨酸及多种甾体皂苷物质。据资料，每 100 g 鲜芦笋嫩茎中含蛋白质 1.62 ~ 2.58 g、脂肪 1.2 g 左右、纤维素 1 g、钙 10 mg、镁 18 mg、磷 36 mg、铁 1.6 mg、钠 37 mg、钾 160 mg、维生素 A 16 mg、维生素 B_1 0.11 mg、维生素 B_2 0.08 mg。芦笋营养丰富，味道鲜美，无论蒸、炒、煮、调均清香适口，别具风味。食品工业还将芦笋制成罐头，内销外销均畅销。

据有关专家研究验证，芦笋具有防止癌细胞扩散的功能，对淋巴肉瘤、膀胱癌、肺癌、皮肤癌等均有特殊疗效。芦笋之所以能治癌，是由于它富含组织蛋白。这是一种使细胞生长正常化的物质，它对已变异的细胞有修复作用，能有效地控制癌细胞生长。芦笋中的微量元素硒也具有防癌的作用。

据有关专家研究验证，芦笋对高血压、心脏病、疲劳、水肿、膀胱炎、排尿困难等均有一定疗效。近年来，美国学者发现芦笋具有防止癌细胞扩散的功能，对淋巴肉芽肿瘤、膀胱癌、肺癌、皮肤癌及肾结石等均有特殊疗效。因此，其身价倍增。芦笋含有丰富的叶酸，其含量仅次于动物肝脏。据报道，癌症患者食用芦笋后，一般 2 ~ 4 周，病情就开始好转，但芦笋不宜生吃，也不宜存放 1 周以上才吃。

据报道，芦笋还具有其他很多药用效能，因为芦笋中含有 0.71% ~ 0.96% 的非蛋白含氮物质，其中主要是天门冬酰胺。现代医学证明，天门冬酰胺对人体有许多特殊的生理作用，能利小便，对心脏病、水肿、肾炎、痛风、肾结石等都有一定疗效，使人消除疲劳，可治全身倦怠、食欲不振、蛋白代谢障碍、肝功能障碍、尼古丁中毒、动脉硬化、神经痛、神经炎、低钾血症、湿疹、皮炎、视力疲劳、听力减弱及肺结核等病。芦笋中还含有对治疗高血压、脑出血等有效的芦丁、甘露聚糖、胆碱及精氨酸等。芦笋可以治疗白血病，已被世界公认。芦笋枝叶纤细，姿态十分潇洒，为重要的观叶植物；果实熟后鲜红色，亦具较高观赏价值；芦笋枝叶可作花束的配叶。

《食物防癌指南》有载，芦笋性微温、味甘苦，润肺止咳，祛痰杀虫。20世纪 70 年代美国匹兹堡一位名叫文塞尔的牙科医生，食用大量芦笋治好了自己的恶性淋巴瘤，此事引起生化学家卡尔·卢茨的注意，于是对芦笋治瘤进行了深入研究，1974 年得出肯定结论并公布了研究结果，从此芦笋疗法盛行。现代研究证明芦笋对多种癌症有治疗作用。芦荟嫩茎中的天门冬酰胺、甾体皂苷、甘露聚糖等化学物质含量较高，可助人消除疲劳、增强体质，对防治心脏病、肠胃病、神经痛和视力衰退有效。芦笋对防止癌细胞扩散、抑制癌细胞生长有功效。

5.2　芦笋药方集结

（1）芦笋煎汤，当茶饮，治牙龈出血。

（2）芦笋、麦冬、地骨皮、生姜各400g，橘皮、茯苓皮各200g，蒸后去渣服，每日5次，治骨蒸肺痿、烦躁不能食。

（3）芦笋1500g切碎，水煮浓汁，频饮治呕哕不止。

（4）芦笋50g，薏米仁20g，桃仁15g，冬瓜子15g，水煎，每日分3次服，治肺部疼痛、肺脓肿。

（5）芦笋50g，忍冬藤叶20g，连翘15g，淡竹叶15g，水煎服，治小儿麻痹症。

（6）芦笋150g，生姜20g，紫苏叶15g，水煎服，治河豚中毒及其他鱼蟹之毒。

（7）芦笋30g，天冬20g，治霍乱烦闷。

5.3　芦笋功能食谱集结

（1）百合芦笋汤

用料　百合50g，芦笋罐头250g，黄酒、精盐、味精、清汤各适量。

制法　将百合用温水泡发，去杂洗净，撕成小片，放入锅内，加入清汤烧沸3~5分钟，投入芦笋，再煮数沸，加黄酒、精盐、味精即成。每日1剂，2次分服。

功效　此方用治神经衰弱之虚热烦扰、郁热惊悸、神志不安、夜寐不宁等。

（2）三味猪肉汤

用料　鲜芦根、鲜芦笋各50g，黄芪15g，瘦猪肉100g，食盐适量。

制法　将芦根洗净切段，芦笋、黄芪洗净切片，猪肉切片，一同放入砂锅内，加水炖至烂熟，用盐调味，吃肉喝汤，每日1剂。

功效　治气阴两虚型妊娠呕吐。

（3）红烧笋卷

用料　鲜芦笋 750 g，猪油 500 g，猪肉 150 g，鸡腿肉 500 g，熟火腿丝 50 g，蛋淀粉 120 g，水淀粉 10 g，精盐、酱油、姜片、大葱段、香油、绍酒各适量，鲜汤 750 g，化猪油 1000 g（实耗 100 g），冰糖 3 g。

制法　取 500 g 芦笋，顺切成 5 cm 长的薄片，其余 250 g 切成丝，分别入开水锅中焯掉苦涩味，捞出、凉开水漂冷，鸡腿肉与猪肉分别切成 3 cm 长、0.2 cm 粗的丝，加精盐、酱油、香油拌匀，猪油洗净，控干水分，切成 8 cm 长的等边三角形，笋片去除水分，放菜板上铺开，将火腿丝、鸡肉丝、猪肉丝各取 2 根顺放在笋片上、卷成长条形，猪油抹上蛋淀粉，放于笋条上裹牢，锅置旺火上，下化猪油烧至五成熟，将笋卷均匀地蘸上蛋淀粉，下入锅内炸至浅黄色、捞出，留底油，下姜葱炒出香味，掺鲜汤、放盐，笋丝放于锅底，笋卷放在上面，加绍酒、酱油、冰糖色，烧沸后撇去浮沫，小火烧 30 分钟，起于碗内摆成"万字形"，放上笋丝，加上原汁，封口蒸 5 分钟，取出扣于盘内，原汁倒入锅内下味精、水淀粉勾芡，下香油调匀，淋在笋卷上即成。

（4）香炸芦笋

用料　鲜芦笋 250 g，鸡蛋 3 个，猪肉 150 g，精盐、细干淀粉、香油、水淀粉、味精各适量，熟菜油 2000 g（耗 150 g）。

制法　将芦笋切成丝，入开水锅焯除苦涩味，再用清水投凉、切成细末，猪肉剁成细末，鸡蛋打入碗内调散，咸面包去皮剁成细末，荸荠去皮后切成小米粒，将猪肉末、芦笋末、荸荠粒加水淀粉、精盐、味精、香油搅拌均匀，菜板上撒一层细干淀粉，将其放上，用于擀成长 5 cm、宽 3 cm、厚 0.5 cm 的长方片形，装入容器上封口蒸至定形取出，锅置旺火上，下熟菜油烧至六成热，将芦笋坯片放入全蛋液内蘸匀，再裹上一层面包末，下锅炸至金黄色，出锅刷上香油，再改切成斜长条形，放于盘中摆成 3 叠即成。

（5）冰冻菊花芦笋

用料　芦笋 125 g，琼脂 20 g，熟鸡蛋黄 30 g，鲜汤 500 g，粗盐、味精、姜、大葱段、化猪油各适量。

制法　芦笋选鲜嫩部分，切成长 2.5 cm、粗 0.1 cm 细丝，用沸水焯尽苦涩味，锅下化猪油烧热，放姜葱炒出香味，掺汤 200 g、盐、味精，下芦笋丝用中火将其烧入味、捞出控干水，琼脂洗净后掺鲜汤 3000 g，上笼蒸化取出、过滤，另用竹片做成直径 1.5 cm、高 0.7 cm 的圆圈 20 个，鸡蛋黄切成末待用，取一小部分冻汁入锅熬至较黏稠时起锅，分别倒入小圆圈内，快速冷却后取出圈，每个圆饼中插入笋丝约 20 根，再将丝分向四周，中间撒上蛋黄末，依此法一一做完，间隔地摆于窝形盘内，余下的冻汁入锅放入味精，熬至略黏稠，舀在做好的"菊花"盘内，冷却凝固后用刀剡成圆形，摆于盘内即成。

（6）凉拌芦笋

用料　芦笋 400 g，白糖 75 g，醋、盐、味精、麻油适量。

制法　芦笋洗净，切薄片，放入开水中煮沸，捞出沥干，放入碗中，加糖、醋、盐、味精、麻油等，拌匀即成，每日 1 次，连服 7 日。

功效　此方清热泻火，适用于恶性淋巴瘤伴有发热。

（7）火烧芦笋

用料　芦笋 500 g，酱油 20 g，醋 25 g，精盐 0.5 g，白糖 15 g，味精 0.25 g，麻油 25 g。

制法　将酱油、醋、精盐、白糖、麻油放在碗中，调匀成卤汁，芦笋连壳埋在木柴的火灰中，焖到用手按着笋感觉发软时，即可取出，再去掉笋壳和根，用刀切成条状，放在碗中加入配好的卤汁搅，摆在盘中即成。

（8）芦笋香菇

用料　鲜芦笋 250 g，干香菇 50 g，菠菜心 10 g，蒜苗 10 g，精盐 5 g，绍酒 10 g，味精 1 g，湿淀粉 15 g，麻油 2.5 g。

制法　将香菇用清水淘洗干净，放入碗中，加水 200 g，上笼用旺火蒸约 30 分钟取出，汤汁留用，香菇切成薄片、泡在清水中，鲜芦笋剥去皮，切成 1 cm 的条状，投入沸水中焯熟捞出，沥干水，菠菜洗净切成 2.4 cm 长的段，蒜苗切 2.4 cm 长的段，炒锅内放入水 500 g，加入蒸香菇的原汁及精盐、绍酒，用旺火浇沸，下入香菇焯透，用漏勺捞出，盛入汤碗的一边，再将芦笋盛入汤碗的另一边，与香菇对称，然后下入菠菜、蒜苗烧沸，撇净浮沫，放入味精，用湿淀粉勾芡，烧入汤碗中，淋上麻油即成。

（9）笋菇肉丝炒蛋

用料　芦笋 250 g，冬菇 50 g，瘦猪肉 200 g，鸡蛋 1 只，葱 1 根。

制法　把芦笋、冬菇洗净、切丝，葱去须洗净、切段，猪瘦肉洗净、切丝、放入鸡蛋中拌匀，起油锅炒熟肉丝蛋、铲起，爆香葱段，迅速加入芦笋、冬菇丝，将熟时与肉丝蛋同炒，调味即可。随量食用或佐膳。

功效　适用于各种癌症属脾胃虚弱者，胃口欠佳、口干渴饮者。

6　银杏叶

6.1　银杏叶概述

银杏叶（*Ginkgo biloba* Linn.）为银杏科银杏属落叶乔木叶片。银杏树是我国特产植物，是一种多用途的优良树种。银杏的果实谓之白果，味甘苦涩，有小毒，具有敛肺气、定咳喘、止带浊、缩小便等功能，用于带下、白浊、尿频，外涂可治疗疹癣、痈疽。

银杏树叶中能分离出多种有特殊活性成分物质，它们不但可以用来医治人类某些疾病，还可以应用于食品、化妆品等，从而引起国际上对银杏叶开发利用的热潮。国内外相继开发出许多银杏叶制剂、银杏叶药品，销售量在年年激增。

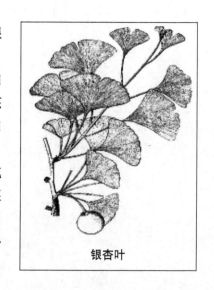

银杏叶

银杏叶应用的现状和前景　在食品方面，目前用银杏叶作为饮料方兴未艾。由于银杏叶有其独特的营养和保健作用，因此，成为目前饮料中的一支新秀，银杏叶茶是以银杏叶子为原料经科学配方精制而成的饮料。此外，国外还利用银杏叶提取物生产糖果和口香糖。在药品方面，目前应用最广的是银杏叶制剂，用于防治心脑血管疾病。我国目前已有 100 多个银杏叶提取物生产厂家，不少药厂也生产出多种银杏叶制剂，如银杏天宝、999 银杏叶片剂、银杏叶胶囊（天保宁）、百路达、银杏叶片（银可络）、哌克昔林等。化妆品方面，目前利用银杏叶提取物配制了护肤、护发、生发和减肥方面的系列产品已不下 50 种，如护肤霜、洗面奶、美容霜、护发膏、护发素、洗发香波、口腔卫生制剂、刷牙液、牙膏等。同时还利用银杏叶提取物配制减肥药物。

银杏叶汤剂的服法　干银杏叶 6 ~ 10 g 为 1 日剂量，以如下的方法煎服（方法正确，方可见敷）。银杏叶风干，整齐地放在药罐里，加水没药面为度，煮沸 30 分钟，过滤，再加水煎。用此方法煎 3 次，用文火煎取汁约半杯，分 3 次服。

银杏叶丸剂的服法　银杏叶煎取糖稀状，加面粉和为小丸服。日剂量勿超过 6 g 银杏叶，120 g 银杏叶制成丸剂，分 20 天服。每日剂量分 3 次服（据临床报道，含有黄酮醇 1.14 mg 的丸药，每次 4 丸，日服 3 次）。

经银杏叶毒性实验，每日服 5 ~ 20 g，对内脏未发现任何影响。按上述剂量服药，就无须担心。银杏叶比其他药毒性小。从传统的汉方药性看，银杏叶是无毒、味甘涩、热性的药物。但是，开始服药时，请勿服得过多，从小剂量（干银杏叶 3 g 左右）开始，逐渐增加服药剂量为安全。

现代科学研究证明，银杏叶具有高效广谱杀菌作用和抗衰老作用，添加银杏叶提取物的美容化妆品无毒、无害、无副作用，不危害健康，效果良好，是十分安全的功能性添加剂。

6.2　银杏叶药方集结

（1）银杏叶、何首乌、钩藤各 7.5 g 为 10 日量，水煎服，每日 1 剂。此方治疗冠心病有效。

（2）银杏叶具有扩张冠状血管、解除平滑肌痉挛的药理作用。每日取银杏叶 6 ~ 12 g 浓煎，分 3 次服，对动脉硬化性心脏病，降低胆固醇有特效。

（3）据《中药大辞典》介绍，银杏叶的治疗效果是惊人的：对冠心病，每日取干银杏叶 6 ~ 12 g，水煎服，或研末服，能获奇效。

（4）治鸡眼：银杏叶 10 片，捣烂后包贴于患处，2 日后患处呈白腐状，用消过毒的小刀将硬疗剔出，即愈。

6.3 银杏叶功能食谱集结

（1）鲜银杏叶茶

用料　鲜银杏叶 5 g。

制法　将鲜银杏叶洗净切碎，开水闷泡半小时，每天 1 次，代茶饮。

功效　此方治冠状动脉粥样硬化心脏病、心绞痛、血清胆固醇过高症，还可以用于治痢疾、肠炎等。

（2）干银杏叶茶

用料　银杏叶干品 100 g。

制法　取银杏叶干品 100 g，加水 2000 mL，煎煮 20 分钟，待水温降至 35 ℃以下时，浸泡搓洗秋季腹泻患儿双足 20 分钟，每天 2 次，一般 1~3 天治愈。

功效　治婴幼儿秋季腹泻（病毒性腹泻）。

（3）银杏叶绿茶

用料　银杏树中上部优质叶片。

制法　采摘树龄为 2~4 年的银杏树的叶片，边采叶边摘去叶柄，对叶片进行流水漂洗、晾干，切成长 1.5 cm、宽 0.3~0.4 cm 的条，将切好的银杏叶条，经杀青并蒸发部分水分后，进行揉捻，在第 1 次揉捻后再炒 1 次，再进行揉捻，使银杏叶成为条状，然后立即进行烘烤，烘干技术是银杏茶制法的关键环节，要掌握好温度和时间，烘干后用筛子筛去破碎叶末，将未成条的银杏叶捡出，包装后即成为成品茶。

（4）银杏叶黄茶

用料　黄色的银杏叶片适量。

制法　按下面工艺进行：采叶→漂洗→切叶→杀青→揉捻→闷黄→烘干→过筛→包装。

（5）银杏叶红茶

用料　黄色的银杏叶片适量。

制法　按下面工艺进行：采叶→漂洗→切叶→杀青凋萎→揉捻→发酵→洪干→过筛→包装。银杏叶红茶制法的关键是发酵，其原理和方法与制红茶的工艺相似。

（6）银杏干叶茶

用料　银杏干叶适量。

制法　在 8 月上中旬，采摘银杏绿叶进行晾干，饮用时先用开水浸泡 1～2 分钟，待叶舒展开后洗去灰尘，然后将其切成细丝或撕碎，放入保温杯中用开水冲泡，每次以 10 g 干青叶为宜。由于银杏叶中含有羟基酚酸类化合物，为了减轻其毒性，可加入普通茶叶一起泡制饮用。

干银杏叶除做茶饮用外，还可加水熬煮（条件许可也可用新鲜叶片）。取 5～10 g 银杏叶片洗净切丝，加水进行熬煮，当煮开后再用文火煮 20～25 分钟，捞出残叶，过滤，放凉后即可饮用，每日 1 次。

功效　可治疗痢疾、腹泻，也可在酒醉难受状态时服用。

（7）银杏叶茶

用料　干银杏叶 5 g 或鲜银杏叶 10 g。

制法　取干银杏叶或鲜品，将银杏叶揉碎放入保温杯中，冲入沸水，加盖焖 30 分钟，代茶饮用，每日 1 剂。

功效　益心敛肺、化湿止泻。

（8）银杏叶酒

用料　干银杏叶适量。

制法　选叶，要选无污染、无农药残留的银杏叶，不能选新鲜叶片，阴干，将干银杏叶漂洗干净，用自来水浸泡 3～4 小时，浸洗过程中每隔 1 小时换 1 次水，可换 1～2 次，将晾干后的干青叶切成细丝。泡酒用具以玻璃器皿为好，泡酒比例为 1 kg 干青叶丝加 8 kg 白酒，宜用 55～60 度白酒，在室温 20～25 ℃情况下浸泡 24 小时后将酒滤出，留下叶丝还可以再泡酒，当然再次泡酒其溶解度要小一些，因此饮用时要加倍服用。银杏叶酒作用较慢，连续服用 10 周后见效，连续服用 4 个月便可有明显保健效果。一般每天服用 50 g，可分 1～2 次服用。

（9）复方银杏叶酒

用料　干银杏叶、决明子、绞股蓝各 1 kg，白酒 10 kg。

制法　按银杏叶、决明子、绞股蓝各 1 kg，55～60 度白酒 10 kg 的比例配制。决明子要先炒至微焦，然后放入白酒中浸泡 4～8 小时，再把洗好的干银杏叶经水浸泡后，切成细丝，绞股蓝也切成片，放入白酒中，浸泡 24 小时即可饮用。

功效　配制这种复方保健酒，对于治疗高血压、心脏病、脑功能衰退及预防老年性痴呆都有显著作用。

（10）银杏叶啤酒

日常可在市售啤酒中添加一定量的银杏叶提取物，过滤后即可饮用。

近年来大量研究证明，银杏制品也是一种很有开发前途的药品，对许多疾病有较好治疗效果。因银杏叶开发较晚，银杏叶制成的药品目前尚不多，但开发前景十分广阔，尚待开发利用。

目前，家庭中常饮银杏叶饮料和银杏叶酒，对一些病症有一定疗效。关于这点，许多出版物均有介绍。

7 玉米须

7.1 玉米须概述

玉米须（*Zea mays* Linn.）为禾本科玉蜀黍属一年生高大草本作物部分，别名有玉蜀黍须、蜀黍须、苞谷须、龙须等，玉米的须状花柱入药。

玉米须为玉蜀黍（玉米）的花栓及柱头（苞须），即玉米的花穗，中药称之为玉米须。全国多数地区均有栽培。玉米上浆时即可采收，但常在秋后剥取玉米时收集，晒干用或用鲜品。

玉米须主要含有脂肪油、挥发油（精油）、树胶样物质、树脂、苦味糖苷、皂苷、生物碱及谷甾醇、苹果酸、柠檬酸等。

玉米须有较强的利尿作用，还能抑制蛋白质的排泄。玉米须制剂有促进胆汁

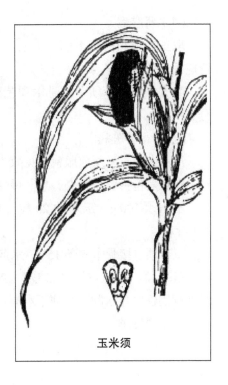

玉米须

分泌、降低其黏稠度及胆红素含量的作用。有增加血中凝血酶原含量及血小板数、加速血液凝固的作用，还有降压作用。

现代研究证明，玉米具有抗癌作用。玉米中有丰富的谷胱甘肽，谷胱甘肽是一种抗癌因子，这种抗癌因子在体内能与多种外来的化学致癌物质结合，使其失去毒性。此外，玉米中还含有较多的纤维素，它能促进胃肠蠕动，缩短食物残渣在肠内的停留时间，减少致癌物在肠道内滞留。玉米中还含有微量元素硒和镁，硒能加速体内氧化物的分解，使恶性肿瘤得不到氧分

子的供应，从而被抑制；镁也有抑制肿瘤生长的作用。目前在世界范围掀起的"玉米热"，已深入人心，走进千家万户。

药书诗曰：玉米须为花柱头，细长丝团质轻柔，鲜时黄绿干黄白，利尿退肿降血压。

7.2　玉米须药方集结

（1）肾脏病

取玉米须和樱花果柄各 1 把，水煎至一半，代茶饮用。此方在欧洲被广泛应用，效果很好。

又方　将玉米须、接骨木和芭蕉根各 30 g，360 mL 水煎至 180 mL，1 日分 3 次服。

【产后得肾脏病】

用一大把玉米须煎服就能见效。

肾脏病包括肾盂肾炎，急、慢性肾炎。

玉米须 100 g，玉米约 20 粒，蝉蜕 3 个，蛇蜕 1 条，水煎服，1 个月为1 个疗程。

玉米须、接骨木皮各 15 g，水煎服，1 个月为 1 个疗程。

玉米须、西瓜皮、冬瓜皮、赤小豆适量煮汤代茶，持续饮用，此方对慢性顽固性肾炎水肿、小便不利有良好效果。

（2）肾萎缩

将整个玉米连穗带皮和粒细切，540 mL 水煎至一半，平时代茶饮用，有效。

（3）尿闭

取玉米根，或叶，或玉米须和灯心草各半，水煎，代茶频频服，有效。

（4）糖尿病

将玉米须水煎，天天服有效。重症患者长期服用，亦能获效。

又方　玉米须 50 g，榆林木皮 50 g，水煎浓汁去渣，日 2 ~ 3 次分服。

（5）结石

取玉米须 30 g，水煎，频频饮，可排出一般的结石。

又方　金钱草 30 ~ 60 g，玉米须 30 ~ 60 g，绿茶 5 g，将上 3 味共制粗末，放入茶壶中，用沸水冲沏，代茶饮用，每日 1 剂。

功效　清热化湿，利尿排石，治胆石症、肾结石等。

【尿路结石、小便淋沥砂石、痛不可忍】

玉米根 150 ~ 250 g，水煎服。

（6）盗汗、自汗

玉米须不拘多少，水煎服。此方屡试有效，且无刺激反应，尤以产后虚汗效佳。

（7）胆囊炎、胆结石、黄疸型肝炎、脂肪肝、糖尿病

玉米须 100 g，茵陈 50 g，山栀子 25 g，广郁金 25 g，水煎，去渣，日 2 ~ 3 次分服。此方可降低血脂、胆固醇和血糖含量。

（8）咳嗽

玉米须、橘皮各适量，加水共煎，日服 2 次，可止咳化痰，治风寒咳嗽、痰多。

（9）肺结核咯血

玉米须 60 g，冰糖 60 g，加水共煎，饮数次见效。

（10）高血压

玉米须 60 g，将玉米须晒干，洗净，加水煎，每日饮 3 次。

又方　玉米须、香蕉皮各 50 g，黄栀子 15 g，水煎冷却后服。此方对高血压，伴鼻血、吐血有效。

又方　玉米须 30 g，鲜西瓜皮 60 g，水煎服，每日 1 剂，2 次分服。治肾性高血压有效。

又方　玉米须 150 g，水煎，代茶常饮。

（11）黄疸

玉米须 100 g，茵陈 50 g，山栀子 25 g，广郁金 25 g，水煎，去渣，日 2 ~ 3 次分服。

又方　玉米须 15 g，煎汤，代茶饮。

（12）肾炎

玉米须 100 g，水煎服，主治慢性肾炎、水肿。

又方　玉米须 30 g，西瓜皮 125 g，煎汤，早晚 2 次分服。

【慢性肾炎】

玉米须 50 g，加温水 600 mL，煎煮 30 分钟，熬成 300 mL 液体，过滤，

每日 2 次分服,有降压利尿作用,治慢性肾炎之水肿。

又方 玉米须 120 g,水煎取汁,代茶饮用,每日 1 剂。用治脾肾阳虚型慢性肾炎。

【肾性水肿】

玉米须 60 g,红枣 6 个,水煎服。

【急慢性肾炎】

玉米须 10 g,玉米 20 粒,蝉蜕 3 个,蛇蜕 1 条,水煎,连服 1 个月为 1 个疗程。用治急慢性肾炎、肾盂肾炎。

【急性肾炎】

玉米须 30 g,冬瓜皮 25 g,赤小豆 50 g,先将玉米须、冬瓜皮水煎去渣,再入赤小豆煮汤食用,每日 1 剂,连续服用。治湿毒蕴结型急性肾炎。

又方 玉米须、白茅根各 50 g,水煎服,每日 2 剂。

(13)尿血

玉米须 50 g,芥菜花 25 g,白茅根 30 g,水煎去渣,每日分 2 次服。用治尿血、急慢性肾炎水肿、尿路结石等。

(14)尿路感染

玉米须 50 g,车前子 25 g,甘草 10 g,水煎,日服 1 剂。

(15)糖尿病

桃树胶 15 ~ 25 g,玉米须 30 ~ 60 g,加水共煎汁,日饮 2 次。

又方 玉米须 100 g,薏苡仁、炒绿豆(研碎)各 50 g,水煎服。

(16)咯血

玉米须、冰糖各 60 g,将玉米须洗净切段,与冰糖一起入锅煎汤,代茶饮用,每日 1 剂。

(17)阳黄之湿重于热症

玉米须 15 g,水煎代茶饮用,每日 2 剂。利尿退黄。

(18)急性黄疸型肝炎

玉米须 60 g、蚌肉 50 g,调料适量,将玉米须、蚌肉洗净入锅,加水煮汤,熟后投入调料,吃肉喝汤,每日 1 剂。

(19)慢性胆囊炎

玉米须 40 g,茵陈、蒲公英各 30 g,水煎服,每日 1 剂,2 次分服。

又方 茵陈、玉米须、蒲公英、白糖各 30 g,将前 3 味水取汁,调入白糖,代茶饮用,每日 1 剂,分 3 次服。治胆囊炎。

（20）胆囊炎、胆石症、高血压、肾炎水肿等

玉米须 30 g，水煎 5 分钟，取汁饮用，每日 2 剂。

又方　玉米须 30 g，茶叶 5 g，放入杯内，用沸水冲沏，代茶饮用。每日 1 剂。用治肾炎合并高血压。

（21）动脉硬化

玉米须 18 g，草决明子 10 g，甘菊花 6 g，放入杯内，用沸水冲沏，代茶饮用，每日 1 剂。

（22）尿路感染

玉米须 30 g、葵花杆芯 15 g，水煎服，每日 2 剂。

（23）慢性肾盂肾炎

鲜车前草 30 g，玉米须 30 g，荠菜花 15 g，水煎服，每日 1 剂，分 2 次服。

（24）血吸虫病肝硬化、腹水

玉米须 50～100 g，冬瓜子 25 g，赤豆 50 g，水煎服，每日 1 剂，15 剂为 1 个疗程。

（25）肾结核

玉米须 100 g，冰糖适量，将玉米须水煎取汁，兑入冰糖饮服，每日 1 剂。

（26）水肿

海带、玉米须各 30 g，水煎服，每日 1 剂。用治心性水肿。

又方　玉米须 1000 g，白糖 500 g，将玉米须洗净，水煎 1 小时，去渣，再用文火煎至浓稠时，离火冷却，加入白糖拌匀，晒干压碎备用，每服 10 g，每日 3 次，开水冲服。

（27）肥胖症、高血压、慢性肾炎、胆囊炎等

玉米须 30 g，水煎取汁，代茶饮用，每日 1～2 剂。

（28）妊娠水肿、肾炎水肿等

玉米须 30 g，洗净切段，放入杯内，以沸水冲沏，代茶饮用，每日 2 剂。

（29）湿疹

鲜白茅根 50 g，玉米须 15 g，薏苡仁 250 g，白糖适量。先将白茅根、玉米须水煎去渣，再入薏苡仁煮为稀粥，加入白糖服食，每日 1 剂，分 2 次服。用治湿热蕴结型湿疹。

（30）单纯疱疹

龙胆草 5 g，薏苡仁 15 g，玉米须 10 g，茵陈 10 g，白糖适量，将前 4 味水煎取汁，加入白糖饮用，每日 1 剂，2 次分服，连服 5～7 日。用治肝胆湿

热型单纯疱疹。

（31）黄疸型传染性肝炎

玉米须50g，茵陈50g，每日1剂，水煎服。

又方　玉米须或玉米芯60g，用水煮汤饮。此方用于传染性肝炎（黄疸型）有效。

（32）传染性肝炎、胆囊炎、胆结石、黄疸

玉米须50g，蒲公英、茵陈蒿各15g，水煎服。

（33）肠炎痢疾

玉米芯煅存性150g，黄柏粉100g，共研细末，温开水送服，每服5g，每日3次。

（34）胃下垂

玉米须鲜干俱用，以干的计算，每服9g，日服2次，轻者服3个月，重者服半年，可代茶饮。

（35）消化不良性腹泻

玉米500g，新石榴皮125g（干者加倍），共炒黄，研末过筛，装瓶备用，每服9~13g，日服3次，小儿酌减。

（36）尿路疾病

玉米须50g，车前子25g，甘草10g，水煎服。

（37）尿急、尿频、尿道灼痛

玉米芯、玉米根各100g，水煎去渣加适量白糖，每日2次分服。

（38）白带过多

玉米须15g，水煎后，冲红糖10g，服用。

（39）乳头破裂

玉米须烧灰，香油调搽患处；每日数次。

（40）腮腺炎

马勃30g，玉米须、天冬各15g，水煎服，每日1剂。

（41）鼻炎

玉米须60g，鸭趾草15g，水煎服。头痛加苍耳草30g，鼻塞加鹅不食草6g。

又方　玉米须晒干，卷成纸烟或放在烟斗里吸入。

（42）急性溶血性贫血并发血红蛋白尿

取玉米须30~60g，水煎，口服，每日1剂。

（43）慢性副鼻窦炎

取鲜玉米须 100 g，切成段，晒干，装入烟斗内，用火点燃吸烟。每次1~2烟斗，每天5~7次，至症状消失为止。若在玉米须中加适量当归尾粉末则更好。

7.3　玉米须功能食谱集结

（1）玉米须冰糖茶

用料　玉米须、冰糖各 60 g。

制法　将玉米须洗净切段，与冰糖入锅煎汤，代茶饮用。每日1剂。

功效　清热润肺，利尿消肿。

（2）玉蜀黍汤

用料　玉蜀黍 80 g，红糖少许。

制法　玉蜀黍置锅中，加水适量，慢火煎成赤褐色汤液，加红糖即成。每日1剂，分4次服，连服15日。

功效　常食玉米可以降脂抗癌，健脾益胃。此方适用于胃癌患者。

（3）玉米粉粥

用料　玉米粉 50 g，粳米 100 g，红糖适量。

制法　将粳米淘洗净，入锅内加水煮粥，煮熟后加入玉米粉再煮成稀粥，食时入红糖调匀即可，每日3餐，温热服食，10~15天为1个疗程。

功效　宜于各种癌症。

（4）玉米须茶

用料　玉米须 15 g。

制法　将玉米须洗净切段，代茶饮用。每日2剂。

功效　利尿退黄。

（5）玉米须决明子茶

用料　玉米须 18 g，草决明子 10 g，甘菊 6 g。

制法　将上3味共入杯内，用沸水冲沏，代茶饮用，每日1剂。

功效　清热润燥。

（6）玉米须膏

用料　玉米须 1000 g，白糖 500 g。

制法　将玉米须洗净，水煎 1 小时后去渣，再用文火煎至浓稠时，离火冷却，加入白糖拌匀，晒干压碎备用。每服 10 g，每日 3 次，开水冲服。

功效　利尿消肿。

（7）白茅根玉米须粥

用料　玉米须 15 g，鲜白茅根 50 g，薏苡仁 250 g，白糖适量。

制法　先将白茅根、玉米须水煎去渣，再入薏苡仁煮粥，加入白糖服食，每日 1 剂，2 次分服。

功效　清利湿热，止痒消疹。

（8）玉米须炖蚌肉

用料　玉米须 30 g，蚌肉 200 g。

制法　一起放入锅内，加水、调料，文火煮烂熟，隔日服 1 次。

功效　清热利尿，利胆降压，促进胆汁分泌。

8 蒲公英

8.1 蒲公英概述

蒲公英（*Taraxacum mongolicum Hand.-Mazz.*）为菊科蒲公英属多年生草本，别名婆婆丁、黄花地丁、黄花三七、华花郎、蒲公草等，干燥全草入药。

产地 我国大部分地区。

性味归经 苦，甘，寒。入肝、胃经。

功能主治 清热解毒，消肿散结，利湿通淋。近年来，科研发现蒲公英有较强的抗感染功能。

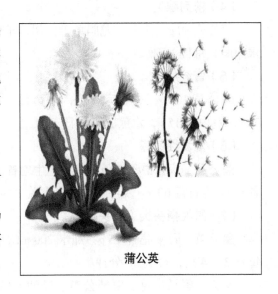

蒲公英

8.2 蒲公英药方集结

（1）乳腺小叶增生症

蒲公英 30 g（鲜品用 60 g，效果更佳），醋柴胡、香附各 9 g，赤芍 12 g，红花 4.5 g，水煎服，每日 1 剂。

（2）慢性胃炎

蒲公英 25 ~ 30 g，延胡索 10 ~ 30 g，干姜 3 ~ 9 g，偏热者重用蒲公英；偏寒重者用干姜；偏于气滞血瘀或疼痛明显者重用延胡索。每日 1 剂，水煎服。

又方 蒲公英(全草)15 g，酿酒1食匙，水煎2次，分早晚3次，饭后服。

又方 蒲公英、薏苡仁、白芍各30 g，生栀子12 g，黄芪、延胡索各15 g，半夏、陈皮、木香各10 g，甘草6 g，每日1剂，水煎服，每疗程为30日，一般治疗1～3个疗程。

（3）睑腺炎

蒲公英、金银花各30 g，天花粉、黄芩、赤芍、菊花各15 g，荆芥穗、白芷、全蝎、甘草各10 g，每日1剂。加水1000 mL浸泡1小时，然后煎煮，煎至约400 mL，口服，然后再煎煮1次，这次煎煮再过滤后备用，用消毒纱布蘸药液，热敷患眼。

（4）前列腺炎

蒲公英30 g，滑石、龙胆草、柴胡、车前草各15 g，木通6 g，大黄9 g，水煎服，每日1剂。

（5）肾绞痛

蒲公英100 g，金钱草30 g，海金沙、石韦各10 g，赤芍、王不留行各20 g，鸡内金15 g，水煎服，每日1剂。

（6）复发性口疮

蒲公英、板蓝根各30 g，羌活、生地各12 g，淡竹叶、木通、柴胡、马勃各9 g，生石膏60 g，麦冬10 g，生大黄12 g，水煎服，每日1剂。

（7）脓性指头炎（蛇头疔）

蒲公英、野菊花各15 g，加水200 mL，煎汁约100 mL，浸敷感染手指，每日3～4次，每次30分钟。

又方 鲜马齿苋、鲜蒲公英、凤仙(指甲花)适量，用上药中任何一种捣烂，敷患处，每日换药2次。此方治疗指头感染初起，未化脓时有效。

（8）流行性腮腺炎

鲜蒲公英30～60 g，白糖30 g，将蒲公英和白糖同放罐内，加水300～400 mL，文火煎开后维持15分钟左右，用净纱布滤过取汁，分早、晚2次服。

又方 蒲公英30 g，捣碎，用鸡蛋清调涂患处，干后取下互换，加醋亦可。

又方 鲜蒲公英60 g，白矾10 g，冰片0.6 g，蛋清适量，将蒲公英洗净加白矾、冰片捣烂，用蛋清调为糊状，外敷患处。或用蒲公英250 g，水煎，分2次服。

又方 生土豆、蒲公英各 100 g，捣烂后敷患处。此方用于腮腺炎初起效果很好。

又方 指甲花（又名凤仙花）、蒲公英各等份，焙干，共研细面，香油调和，外涂患处。

又方 鲜蒲公英 20 g，洗净后捣烂，加鸡蛋清 1 个搅匀，再加白糖少许，共捣成糊状，摊于纱布上外敷患处，每天换药 1 次。

（9）乳汁缺乏

蒲公英不仅对治疗乳房肿胀有效，还对治乳汁不足有效。

取蒲公英根、叶和茎，晒干备用，每日取 20 g，浓煎服，即多泌乳。蒲公英是家庭常备药。

（10）乳痈（乳部发烧、红肿、痛）

蒲公英 100 ~ 200 g，不煎服。外用蒲公英渣，趁热敷患处，日 3 敷。亦可只取蒲公英 1 把，洗净，加醋或加酒少许，同捣烂外敷，干则再换。

禁忌 忌食刺激性的食物。

备注 本方用法各地不同，有以下几种。① 将蒲公英水煎后再入酒少许（约半杯至 1 杯）冲服。② 蒲公英捣烂，冲酒取汁内服，渣外敷。③ 蒲公英根 500 g，洗净，放石臼内捣烂绞汁，服鲜汁，渣外敷。

又方 蒲公英 15 g，水煎服；同时捣敷患处。

（11）恶疮

蒲公英捣烂外敷。

（12）眼炎

蒲公英水煎，外用洗眼。

（13）健胃、利尿

连根采挖开花前的蒲公英，洗净晒干备用，当药用时细切取 12 g，用 270 mL 水煎至 180 mL，每日 1 服。

（14）乳腺炎

干蒲公英根和茎，每日 20 g，水煎服。

（15）黄疸

榨取鲜蒲公英茎叶的汁饮服或拌菜频服，疗效佳。取其根水煎或取其汁液，每日服用 5 ~ 6 次，每次 1 茶匙，不仅可治愈黄疸，也可健胃、治疗肝炎。

（16）催乳

蒲公英根 12 g，用 540 mL 水煎至 360 mL，分 3 次 1 日服用，或春季采其新芽当菜服用可增加奶量。

（17）胃溃疡

因胃溃疡而受罪的患者，可经常多服蒲公英，定能获效。蒲公英可晒干研末服，也可取汁服。

（18）肝脏功能障碍

将蒲公英的叶、茎、根共捣烂取汁，每日服 2 次，饭后服 1 茶杯，美国用这个方法治愈了 100 余名肝脏功能障碍患者。也可将蒲公英晒干，浓煎，代茶服也获同样效果。

（19）无名水肿

曾有一例患者，病因和病名均不明，全身水肿，去欧洲大医院都没能治愈，后服了蒲公英，被神奇地治愈。将蒲公英的叶、茎和根等晒干备用，如有上述症状时，水煎服，获大效。

（20）风湿症

将蒲公英捣烂，装入大瓶一半，加满白酒，放置 10 天，每日早晚服 1匙，有效。蒲公英为利胆之名药，又是净血的特效药。

（21）吐胆汁神经痛

对于神经衰弱而吐胆汁的患者，可取蒲公英的茎、叶、根水煎，代茶天天服，治愈。

（22）蒲公英浸膏

将蒲公英水煎，用其汤水熬成糖稀，用于治疗各种胃肠疾病，久服，眼明。它是治疗胆结石症的特效药，又是化瘀血的名药。

（23）咳嗽

热甚咳嗽，取蒲公英叶、茎、根 80 g，猪肉（无油）120 g，共煮烂，饮汤食肉，显奇效。

（24）胆囊疾病和肝脏障碍

干蒲公英根和茎、大叶钻天杨根皮各适量，细切，浓煎去渣，再煎至黏糊状，加蜂蜜备用，1 次 1 茶匙，日服 3 次。这是很理想的肝胆强化剂，无任何副作用。

又方　蒲公英根最佳。将蒲公英根晒干、研末，制粉剂或丸剂，日服10 g，对胆囊疾病效果尤佳。

（25）舌头突然肿大

蒲公英 20 g，浓煎含口，逐渐消肿。

（26）慢性支气管炎、支气管哮喘

蒲公英、白果、地龙各 15 g，水煎服。

（27）麻疹合并肺炎

蒲公英 25 g，净麻黄 5 g，大青叶 25 g，鲜芦根 50 g，水煎，频服。要根据患儿病情及年龄，酌情增减剂量。

（28）痢疾

将蒲公英捣取汁 2 酒盅，加蜂蜜少许，口服。

（29）肺炎、呼吸气短

蒲公英 15 g，金银花 50 g，当归 25 g，玄参 10 g，水煎服。

（30）多发性毛囊炎

蒲公英 50 g，水煎服，或用蒲公英煎剂外洗。

（31）疖、痈初起

蒲公英 200 g，赤芍 100 g，皂刺 25 g，生甘草 15 g，水煎 2 次，早晚分服。

（32）睑腺炎（针眼）

蒲公英 100 g，菊花 25 g，水煎，头煎内服，二煎熏洗患眼，每次 15～20 分钟，日 2～3 次。

（33）急性眼结膜炎（暴发火眼，天行赤眼）

蒲公英 50～100 g，水煎，头煎内服，二煎熏洗患眼。

（34）砂眼（椒疮症）

鲜蒲公英根 50 g，水煎，熏洗患眼，每日 2 次，需连续熏洗数日。

又方　用蒲公英茎中白汁滴眼。

（35）肺炎

金银花 50 g，当归 25 g，玄参 12.5 g，蒲公英 15 g，水煎 2 次，取汁混匀即成。每日 1 剂，分 2 次服。用治热盛伤阳所致肺炎，症见高热神昏、狂言烦躁、呼吸气短、虚烦汗出等。

（36）肺脓肿

蒲公英、金银花、鲜芦根各 30 g，板蓝根 15 g，水煎 2 次，取汁混匀，每日 1 剂，早晚分服。用于肺脓肿初期。

又方　蒲公英、金银花各 30 g，连翘 24 g，芦根 15 g，鱼腥草 30 g，水煎 2 次，取汁服，每日 1 剂，早晚分服。用于治肺脓肿或成痈期。

又方 白及、糯米各 30 g，蒲公英、金银花各 15 g，水煎 2 次，取汁混匀，每日 1 剂，早晚分服。用治肺脓肿咳吐脓血。

（37）胃、十二指肠溃疡出血

鸡蛋壳 60 g，蒲公英 40 g，共研细末，混匀，每服 3 ~ 6 g，每日 3 次，温开水服。

又方 蒲公英根焙燥研细末，温水送下，每服 1 ~ 1.5 g，每日 2 ~ 3 次，连服 10 天为 1 个疗程。

（38）胆囊炎、胆石症

蒲公英 40 ~ 60 g（鲜品 60 ~ 90 g），粳米 60 g，白糖 20 g，先将蒲公英水煎去渣，再入粳米煮粥，调入白糖即成，每日 1 剂，2 次分服。

（39）盆腔炎

金银花藤、蒲公英各 30 g，赤芍 12 g，车前草、丹参各 15 g，川楝子 7 g，黄柏 12 g，水煎服。

又方 金银花、野菊花、蒲公英、连翘、红藤、紫花地丁、赤芍、丹皮各 15 g，桃仁、延胡索各 10 g，生甘草 6 g，水煎服，每日 1 剂，2 次分服。用治热毒炽盛型急性盆腔炎。

又方 滑石（布包）20 ~ 30 g，瞿麦 10 g，蒲公英 30 g，粳米 60 g。将前 3 味水煎取汁，兑入粳米粥内即成，每日 1 剂，2 次分服。用治湿热瘀结型慢性盆腔炎。

又方 瞿麦 12 g，车前子 9 g（布包），赤芍 9 g，延胡索 9 g，川楝子 9 g，蒲公英 15 g，败酱草 18 g，夏枯草 9 g，冬瓜子 24 g，水煎服，每日 1 剂，2 次分服。功效同上。

又方 蒲公英、丹参、败酱草、鱼腥草（后下）、薏苡仁各 30 g，黄柏、山楂各 15 g，水煎服，每日 1 剂，2 次分服，连服 20 日为 1 个疗程。

（40）慢性宫颈炎

鱼腥草、蒲公英各 30 g，水煎服，每日 1 剂，2 次分服，连服 7 剂为 1 个疗程。

又方 金银花、蒲公英各 15 g，水煎服，每日 1 剂，2 次分服。

（41）流行性腮腺炎红肿热痛

紫花地丁、大青叶、蒲公英各 30 g，青茶叶 9 g，水煎取汁，代茶饮用，每日 1 剂。

（42）小儿病毒性肺炎

蒲公英、大青叶、鱼腥草各 10 g，金荞麦 15～30 g，生石膏 15 g，水煎服，每日 1 剂，3 次分服。

（43）疔毒

鲜蒲公英 30 g，水煎取汁，代茶饮用，每日 1 剂。

（44）急性乳腺炎初期

蒲公英 60 g，鹿角霜 9 g，黄酒 15 mL，前 2 味水煎 2 次，取汁混匀，兑入黄酒饮服，每日 1 剂，2 次分服。

【急性乳腺炎、痈疖疮疡】

取蒲公英适量，研末，用甘油与 75% 酒精按 1∶3 比例调成糊状敷于患处，每天换药 1 次。

（45）痔疮

蒲公英 40 g，马齿苋 30 g，黄芩 10 g，明矾 10 g，将上 4 味加水 2500 mL，烧开后用微火维持半小时，然后滤出药液，候温，熏洗患处。每日 1 剂，使用 2 次，每次 15～20 分钟，连用 3～5 剂症状可明显减轻。

又方　鲜蒲公英 100～200 g（干品 50～100 g），用清水洗净，水煎服，每天 1 剂。有便血者，将蒲公英干品炒至微黄用。一般使用 2～4 剂即可止血消肿止痛。对内痔嵌顿、血栓外痔及炎性外痔，则配合水煎熏洗，疗效更佳。

（46）急性阑尾炎初期

金银花、蒲公英各 30 g，赤小豆 100 g，白糖适量，先将金银花、蒲公英水煎去渣，再入赤小豆煮至熟烂，加入白糖服食，每日 1 剂，3 次分服。

（47）银屑病

山楂 50 g，蒲公英、黄芩、野菊花、黄连、金银花各 15 g，大黄、紫花地丁各 10 g，水煎服，每日 1 剂，2 次分服。

功效　清热解毒，活血化瘀。用治血热及血瘀所致的银屑病。

（48）单纯疱疹

茵陈 10 g，蒲公英 30 g，淡竹叶 10 g，水煎服，每日 1 剂，2 次分服。用治肺胃郁热型单纯疱疹。

（49）痱子

金银花、蒲公英、赤小豆各 30 g，白糖适量，先将金银花、蒲公英水煎去渣，再入赤小豆煮熟烂，加入白糖调服，每日 1 剂，3 次分服，连服 5 剂。

（50）急性结膜炎

菊花、蒲公英各 30 g，黄连 9 g，水煎服，每日 1 剂，2 次分服。

（51）电光性眼炎

苦瓜 30 g，蒲公英 50 g，白糖适量，先将蒲公英洗净入锅，水煎 10 分钟，去渣，再入洗净切片的苦瓜，文火炖熟，加入白糖调服，每日 1 ~ 2 剂。

（52）中耳炎

鲜蒲公英 30 ~ 50 g，冰片少许，将蒲公英洗净，捣烂取汁，加入冰片来调匀，滴入患耳内。用治分泌性中耳炎。

又方　桔梗 3 g，金银花 15 g，龙胆草 6 g，薄荷（后下）5 g，蒲公英 18 g，连翘 12 g，菊花 9 g，水煎服，每日 1 剂，2 次分服。用治急性化脓性中耳炎。

【中耳炎化脓期】

蒲公英、紫花地丁各 50 g，水煎，1 日分 2 ~ 3 次服，并取药液滴耳。

（53）声音嘶哑

蒲公英 15 g，薄荷 6 g，调制粗末，放入杯内，用沸水冲沏，代茶饮用，每日 1 剂。用治咽喉肿痛、声音嘶哑、吞咽困难等。

（54）口腔溃疡

鲜蒲公英 120 g，洗净，放入砂锅内，加水 500 mL，煮沸 20 分钟，过滤去渣，再用文火浓缩至 250 mL，分 4 次漱口后内服，连用 3 ~ 5 天即可痊愈。用治复发性口腔溃疡。

（55）牙周病

天花粉、蒲公英各 12 g，水煎取汁，含漱，每日 2 ~ 3 次。用治齿龈脓肿、流脓。

（56）食道癌

半枝莲 60 g，蒲公英、黄药子各 30 g，法半夏 9 g，全瓜蒌 15 g，黄连 6 g。梗阻、呕吐者加旋覆花、代赭石及开导散；痰涎多者加制南星、薏苡仁及礞石滚痰丸；便秘者加大黄、郁李仁；胸痛加路路通、薤白、元胡、丹参；津液干枯加天花粉、玄参、石斛；气虚加党参、黄芪、白术，水煎服，每日 1 剂。

（57）肺癌

生麻黄 6 g，杏仁、露蜂房、干蟾皮各 9 g，生石膏末 50 g，金银花、蒲公英、野菊花、紫花地丁、天葵子、鱼腥草各 30 g，甘草 5 g，水煎服，每日 1 剂。

（58）鼻咽癌

苍耳子、辛夷花、蒲公英、连翘、夏枯草、白英、蜂房各12g，白芷、川芎、全蝎各3g，半枝莲、生牡蛎各30g，淡黄芩10g，水煎服，每日1剂。

又方 何首乌、天花粉各18g，昆布、海藻、金银花、黄柏、蒲公英各9g。水煎服，每日1剂。

（59）舌癌

黄芪30g，丹参20g，党参、当归、半枝莲、陈皮、金银花各15g，川芎、连翘、蒲公英各12g，山慈菇、山甲珠、藕节、黄连、鸡内金、菟丝子、枸杞子各10g，三七、砂仁各6g，甘草3g，水煎服，每日1剂，分2次服，服药时药汁在口内久含，然后咽下。

又方 黄芪30g，党参15g，当归15g，川芎12g，丹参20g，半枝莲15g，山慈菇10g，山甲珠10g，三七6g，藕节10g，陈皮15g，金银花15g，连翘12g，蒲公英12g，黄连10g，砂仁6g，鸡内金10g，菟丝子10g，枸杞子10g，甘草3g，水煎服，每日1剂，分2次服用。

（60）上颌窦癌

板蓝根30g，玄参、淡竹叶、蒲公英、栀子各15g，黄芩、黄连、连翘、牛蒡子各12g，僵蚕10g，升麻、甘草各6g，水煎服，每日1剂。

又方 蒲公英15g，金银花、大青叶、野菊花、败酱草各18g，丹皮、桃仁、连翘、生山栀各10g，大黄8g（后下），水煎服，每日1剂。

（61）恶性淋巴瘤

泽漆、蒲公英、蛇莓、重楼、海藻、昆布、地龙各20g，黄药子、生牡蛎、夏枯草各50g，水煎服，每日1剂。

又方 沙参、玄参、牡蛎、山慈菇、公英、金银花、枸杞子、赤芍、丹参、重楼、天葵子各15g，浙贝、紫花地丁、板蓝根、射干各12g，丹皮9g，白花蛇舌草30g，水煎服，每日1剂。

（62）乳腺癌

蒲公英、紫花地丁、远志、肉桂各3g，瓜蒌、甲珠各20g，金银花、黄芪、白芷、桔梗、薤白各5g，当归10g，天花粉、赤芍、甘草各2g，每日1剂，煎2次分服。饮前2小时空腹时服。

又方 生黄芪、白花蛇舌草、生牡蛎各30g，蒲公英20g，夏枯草、青皮、陈皮、丹皮、女贞子、枸杞子、白术、炒麦芽各10g，全瓜蒌15g，水煎服，每日1剂，早晚分服。

（63）子宫颈癌

露蜂房、乳香、泻药、三棱、莪术各9g，全蝎、红花各2g，蒲公英、土茯苓各30g，续断12g，桃仁泥、甘草、大黄各6g，水煎服，每日1剂，分3次服。

又方　金银花、蒲公英、冬瓜子、生黄芪各20g，白花蛇舌草、槐花各15g，制乳香、香附炭、焦楂曲各10g，当归、紫花地丁、生地各12g，人参粉（冲）2g，血竭粉1g（冲），水煎服，每日1剂。

又方　忍冬藤、金银花、败酱草各20g，蒲公英、桑寄生各30g，薏苡仁、生白芍各15g，萹蓄12g，全虫3g，海藻、五加皮、昆布、连翘各10g，水煎服，每日1剂，小金丹每次6粒，随药液吞服。

（64）慢性粒细胞性白血病

鲜生地60~100g，鲜小蓟、鲜蒲公英各250~400g，每日1剂，水煎2次分服，连服1~3个月。

（65）皮肤癌

黄芪、白花蛇舌草各30g，太子参15g，白术、赤芍各10g，百合20g，当归12g，野菊花、乳香、没药、丹皮各9g，蒲公英25g。随症加减：清热解毒加金银花30g，石斛12g；除湿理气加茯苓12g，川朴、大腹皮各9g；芳香健脾加砂仁6g，陈皮10g。水煎2次，早晚分服，每日1剂。

（66）足底鳞状上皮肤细胞癌

生地、当归各12g，赤芍、丹参、牛膝、僵蚕、金银花各9g，蒲公英、白花蛇舌草、汉防己、茯苓皮各30g，赤小豆60g，干蟾皮6g，制乳香、制没药、生甘草各4.5g，水煎服，每日1剂。

（67）脂肪肉瘤

生黄芪、金银花、连翘、蒲公英各30g，党参、当归、海藻、昆布各15g，白术、赤芍各12g，郁金、陈皮、半夏各9g。水煎服，每日1剂。

（68）阴疽、恶疮及肉瘤

全当归、蒲公英、海藻、昆布各15g，赤、白芍各12g，川楝子5g，川郁金、青皮、陈皮、半夏各9g，土茯苓、白花蛇舌草、连翘各18g，川牛膝10g，板蓝根25g，半枝莲、核桃枝、神曲各30g。随症加减：清热解毒加金银花30g，败酱草15g；健脾和胃加生薏苡仁30g，鸡内金20g；补气扶正加焦白术12g，党参15g，黄芪30g；滋阴补肾加生地、玄参各12g，山药15g，沙参21g；活血祛瘀加丹参21g。水煎2次，早晚分服，每日1剂。

（69）骨肉瘤

当归、党参、海藻、昆布各 15 g，郁金、陈皮、半夏各 9 g，川楝子 5 g，黄芪、金银花、连翘、蒲公英各 30 g，白术、赤芍各 12 g，水煎服，每日 1 剂，分 2 次服用。

（70）肺癌引起的疼痛

蒲公英鲜花若干，洗净捣烂，将药汁直接涂于痛处皮肤，外敷 3 层纱布，中央夹一层凡士林纱布，以减慢药汁蒸发。

（71）癌症发热

生麻黄 6 g，杏仁 9 g，生石膏末 50 g，金银花、蒲公英、野菊花、紫花地丁、天葵子、鱼腥草各 30 g，甘草 5 g，水煎 2 次，早晚分服，每日 1 剂。

（72）肠癌

紫石英、花蕊石、槐角、蒲公英、牛蒡子各 15 g，瓦楞子、连翘、金银花各 30 g，山豆根、大黄、木通、桃仁各 9 g，水煎服，每日 1 剂。主治肠癌腹痛、便秘与腹泻交替出现。

（73）乳腺癌

蒲公英、紫花地丁、远志各 3 g，瓜蒌、甲珠各 20 g，夏枯草、金银花、黄芪、白芷、桔梗、薤白、肉桂各 5 g，当归 10 g，天花粉、赤芍、甘草各 2 g，水煎服，每日 1 剂。

又方　青皮、柴胡、当归、瓜蒌、炮山甲、丝瓜络、海藻各 15 g，金银花 25 g，生麦芽 50 g，生牡蛎 30 g，蒲公英、玄参、陈皮、黄药子各 10 g，川贝粉（冲）9 g，水煎服，每日 1 剂。

（74）传染性肝炎（黄疸型）

鲜蒲公英、鲜车前草各 60 g，洗净捣烂，用纱布绞汁，另用温水先冲服明矾 1.2 g，0.5 ～ 1 小时再服此药汁。上药无鲜的可改用干的（用量减半）。

（75）上呼吸道感染、扁桃体炎、咽喉炎、发热头疼

蒲公英 25 g（鲜草 50 ～ 100 g），生甘草 5 ～ 10 g，水煎服。

（76）乳痈肿痛

金银花、蒲公英、紫花地丁、陈皮各 10 g，水煎服，每日 2 次。

又方　鲜蒲公英 1 把，土豆 1 个，上药洗净，捣成泥状敷患处。

又方　蒲公英 50 g，金银花或忍冬藤叶 15 g，以黄酒、水合煎，温服。

（77）急性及亚急性胆囊炎、肋间痛、寒热、呕吐、便秘

鲜蒲公英全草 100 ～ 150 g，水煎服，15 日为 1 个疗程。笔者经验：连用

1～2个疗程，有根治之例。

（78）嗳嗝、反胃

蒲公英根，捣汁用酒送服。

（79）消化性溃疡

取蒲公英600 g，研为细末，每天20 g，用开水浸泡30分钟后代茶饮用，1个月为1个疗程，连服1～2个疗程。

（80）习惯性便秘、消化不良

蒲公英15 g，水煎服。

（81）老年慢性便秘

蒲公英适量煎水，加红糖服。

（82）膀胱炎

蒲公英60 g，水煎服。

（83）尿路感染

蒲公英50～100 g，水煎服，连服2～3周。

（84）疔症

蒲公英、紫花地丁、百合各30 g，煎服，渣敷太阳穴。

（85）痈

蒲公英10数棵，洗净，捣烂外敷。

（86）疔疮

蒲公英、紫花地丁、百合头各30 g，煎服，渣敷太阳穴。

又方　鲜蒲公英、葱白、蜂蜜等各10 g，共捣泥状，贴患处。

（87）烧烫伤

鲜蒲公英根（不用茎叶）洗净，捣烂取汁，放瓷器内，2小时后药汁凝成浆糊状，将药汁涂患处，涂后有凉感，疼痛减轻，每天换药2次。

（88）鱼刺卡喉不下

蒲公英18 g，红糖不拘多少，水煎蒲公英，冲红糖服之。

（89）暴发火眼或经常迎风流泪

鲜蒲公英60 g（或30 g干的），放在砂锅中，加水3茶杯，慢火熬成2茶杯，过滤后，用清毒棉花蘸药汁洗眼。

（90）急性结膜炎（暴发火眼）

鲜蒲公英120 g（干品60 g），加水煎成2大碗，1碗内服，1碗趁热熏洗，每日3次。

（91）睑腺炎（针眼）

鲜蒲公英 60 g（干品 30 g），水煎，头煎内服，2 煎洗服，每日 2 剂。

（92）慢性喉炎

蒲公英、板蓝根各 30 g，蝉蜕 6 g，煎服。

（93）中耳炎

蒲公英适量，洗净捣烂，用纱布挤出汁，装入眼药瓶内备用，先拭净耳内脓液，然后将汁滴入耳内。

又方　蒲公英、紫花地丁各 30 g，水煎，每日 2～3 次服，并取药液清耳。

（94）肺癌性胸痛

取新鲜蒲公英适量，用清水洗净后捣烂榨汁。直接敷于痛处皮肤，外盖 2 层纱布，中间夹一层凡士林纱布，以减缓药汁蒸发。

（95）甲亢术后突眼加重症

取蒲公英 60 g，加水煎煮取汁 2 碗，温服 1 碗，剩下 1 碗趁热熏洗。

（96）小面积灼伤合并感染

取鲜蒲公英适量，用清水洗净后剪碎，捣烂后酌加少许 75% 酒精，搅拌成稀糊状。直接敷于创面，厚 0.5～1 cm，并用无菌分布包扎，每天换药 2 次，每次用量按创面大小而定。如无鲜品可用干品，先用清水浸泡 2 小时，水煎 15 分钟后晾凉，捣烂成稀泥，外用。

（97）小儿热性便秘

取鲜蒲公英 60～90 g（干品酌减），用清水洗净加水煎取 50～100 mL，鲜品 20 分钟，干品煮 30 分钟，每天 1 剂，顿服。年龄小、服药困难者可分次服，可加适量白糖或蜂蜜调味。

（98）化脓性中耳炎

按年龄大小取鲜蒲公英适量（3～5 岁每天 3 棵，6～10 岁每天用 5 棵，10 岁以上每天用 7 棵），用清水洗净后置阴凉通风处阴干、剪碎、捣成糊状，用消毒纱布双层包裹，用力拧挤取汁置于干净容器内。治疗前将耳脓血清洗干净，用滴管吸取药汁滴耳，每天早、午、晚各滴 1 次。

注意事项　蒲公英含有较多的钾，用量过大，可致腹泻。其他尚没发现有毒副作用。但其注射剂可使小鼠、兔亚急性毒性试验中的肾脏出现少量管型，肾小管上皮细胞水肿。

蒲公英对金黄色葡萄球菌耐药性菌株、溶血性链球菌有较强的杀灭作用；对肺炎双球菌、脑膜炎球菌、白喉杆菌、绿脓杆菌、变形杆菌、痢疾杆菌等均有一定的抑制作用。鲜品、干品效果无明显差异。

8.3　蒲公英功能食谱集结

（1）蒲公英养生饮料
用料　蒲公英 15 g，金银花 50 g，当归 25 g，玄参 12.5 g。
制法　将上药水煎 2 次，取汁混匀即成。每日 1 剂，2 次分服。
功效　清热降火，滋阴润燥。

（2）蒲公英养生汤
【蒲公英养生汤甲方】
用料　蒲公英、金银花、鲜芦根各 30 g，板蓝根 15 g。
制法　将上药水煎 2 次，取汁混匀即成。每日 1 剂，早晚分服。
功效　清热除烦，解毒消肿。

【蒲公英养生汤乙方】
用料　蒲公英、金银花各 15 g，白及 30 g，糯米 30 g。
制法　将上药水煎 2 次，取汁混匀即成。每日 1 剂，早晚分服。
功效　清热，解毒，敛肺。

（3）蛋壳公英散冲剂
用料　蒲公英 40 g，鸡蛋壳 60 g。
制法　将上 2 味共研细末，混匀，每服 3 ~ 6 g，每日 3 次，温开水送服。
功效　清热解毒，止血止痛。

（4）加味蒲公英散冲剂
用料　蒲公英 70 g，桑寄生、黄芪、山楂各 30 g，五味子 10 g。
制法　共制细末，每服 2 g，每日 3 次，用温开水送服，30 日为 1 个疗程。
功效　活血化瘀，清热、降脂，益气补肾。

（5）蒲公英粳米粥
用料　蒲公英 40 ~ 60 g（鲜品 60 ~ 90 g），粳米 60 g，白糖 20 g。
制法　先将蒲公英水煎去渣，再入粳米煮粥，调入白糖即成。每日 1 剂，
2 次分服。

功效　清热解毒，消肿散结。

（6）鱼腥草蒲公英汤

用料　蒲公英、鱼腥草各 30 g。

制法　水煎服，每日 1 剂，早晚分服，连服 7 剂为 1 个疗程。

功效　清热解毒，消肿散结。

（7）金银花公英汤

用料　蒲公英、金银花各 15 g。

制法　水煎服，每日 1 剂，2 次分服。

功效　清热解毒，消肿散结。

（8）菊花公英汤

用料　蒲公英、野菊花各 30 g，广豆根 10 g。

制法　水煎服，每日 1 剂，2 次分服。

功效　清热解毒。

（9）地丁公英茶

用料　紫花地丁、大青叶、蒲公英各 30 g，青茶叶 9 g。

制法　水煎取汁，代茶饮用，每日 1 剂。

功效　清热解毒，消肿散结。

（10）蒲公英大青叶汤

用料　大青叶、蒲公英、鱼腥草各 10 g，金荞麦 15 ～ 30 g，生石膏 15 g。

制法　水煎服，每日 1 剂，3 次分服。

功效　清热解毒。

（11）公英马齿苋汤

用料　蒲公英 40 g，马齿苋 30 g，黄芩 10 g，明矾 10 g。

制法　将上 4 味加水 2500 mL，烧开后用微火维持 30 分钟，然后滤出药液，候温熏洗患处。每日 1 剂，每日 2 ～ 3 次，每次 15 ～ 20 分钟，连用 35 剂症状可明显减轻。

功效　清热解毒，活血祛瘀，消炎止痛，用治痔疮。

（12）金银花公英赤豆汤

用料　金银花、蒲公英各 30 g，赤小豆 100 g，白糖适量。

制法　先将金银花、蒲公英水煎去渣，再入赤小豆煮至熟烂，加入白糖服食，每日 1 剂，3 次分服。

功效　清热解毒，利湿消肿。

（13）七味山楂汤

用料　山楂 50 g，蒲公英、黄芩、野菊花、黄连、金银花各 15 g，大黄、紫花地丁各 10 g。

制法　水煎服，每日 1 剂，2 次分服。

功效　清热解毒，活血化瘀。

（14）茵陈公英竹叶汤

用料　蒲公英 30 g，茵陈 10 g，淡竹叶 10 g。

制法　水煎服，每日 1 剂，2 次分服。

功效　清热解毒，利湿消肿。

（15）菊花公英汤

用料　菊花、蒲公英各 30 g，黄连 9 g。

制法　水煎服，每日 1 剂，2 次分服。

功效　治急性结膜炎。

（16）苦瓜公英汤

用料　苦瓜 30 g，蒲公英 50 g，白糖适量。

制法　先将蒲公英洗净入锅，水煎 10 分钟，去渣，再入洗净切片的苦瓜，文火炖熟，加入白糖服食，每日 1～2 剂。

功效　用治电光性眼炎。

（17）蒲公英薄荷茶

用料　蒲公英 15 g，薄荷 6 g。

制法　将上 2 味共制粗末，放入杯内，用沸水冲沏，代茶饮用，每日 1 剂。

功效　清咽泻火。

（18）蒲公英汤

用料　鲜蒲公英 120 g。

制法　先将蒲公英洗净，放入锅内，加水 500 mL，煮沸 20 分钟，过滤去渣，再用文火浓缩至 250 mL，分 4 次漱口后内服，连服 3～5 天即可痊愈。

功效　用治复发性口腔溃疡。

（19）鸡丝蒲公英汤

用料　蒲公英 100 g，鸡脯肉 50 g，调料适量。

制法 先将蒲公英洗净，焯水过凉；鸡脯肉洗净煮熟，晾凉撕成丝备用。锅内倒入植物油烧至六成热，放入姜丝煸香，倒入适量清汤，大火烧沸后放入蒲公英，再烧沸后撒入鸡丝，煮沸后加入适量盐和鸡精，撒上葱丝，淋上香油即可。佐餐食用。

功效 补益气血，消炎利胆，养肝。

（20）海藻薏米粥

用料 海藻、昆布、蒲公英、甜杏仁各 9 g，薏苡仁 30 g。

制法 将前 4 味加水 750 mL，煎取汁液约 500 mL，去渣，加薏苡仁同煮成粥。每日 1 剂，代早餐食用。连用 20～30 天。

功效 消化湿热，化痰散结。

9 菊 花

9.1　菊花概述

菊花（*Chrysanthemum morifolium Ramat.*）为菊科菊属多年生的宿根草本植物，花、叶、茎均含挥发油（精油），得油率为 0.54%。菊花是中国传统名花之一，它也是伟大祖国首都北京的市花。

以花入药。药用菊花品种主要有 4 种：亳菊、滁菊、贡菊、杭菊。菊花苦、辛、甘，微寒，归肺、肝经。功效为疏散风热、平抑肝阳、清肝明目、清热解毒。

诗曰：菊花黄白并野生，头状花序呈球形，黄疏风热白平肝，野菊解毒疔疮疖。

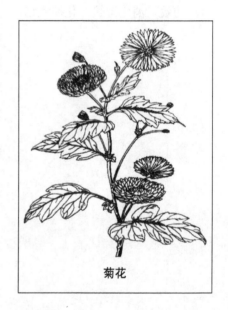

菊花

9.2　菊花药方集结

（1）感冒、咳嗽

【感冒风热头痛】

菊花、桑叶各 12 g，连翘、薄荷各 6 g，水煎服。

【风热感冒咽红肿痛、咳嗽痰黄】

野菊花 30 g，金银花 30 g，蒲公英 30 g，甘草 10 g，水煎 2 次，取汁混匀，早晚分服，每日 1 剂。

【流行性感冒】

野菊花、桑叶、枇杷叶各 10 g，共研粗末，放入保温杯中，冲入沸水，加盖焖 30 分钟，代茶饮用，每日 1 剂。用治流行性感冒。

【预防感冒】

野菊花 10 ~ 15 g，放入杯中，用沸水冲泡，代茶饮用，每日 2 剂。用于预防感冒。

【风热、咳嗽】

野菊花、白茅根、白糖各 30 g，将白茅根制为粗末，与野菊花、白糖一同放入茶壶中，代茶饮用，每日 1 剂。此方疏风清热、消肿解毒，用治风热咳嗽，症见咳嗽频剧、气粗、咽痛痰稠等。

又方 菊花 30 g，金银花 20 g，桑叶 15 g，将上 3 味混匀，分成 4 ~ 6 份，每次取 1 份，放入茶杯中，冲入沸水，加盖焖 15 ~ 20 分钟，代茶饮用，每日 2 ~ 3 次。治风热感冒有效。

（2）疔疮毒

野菊花 9 ~ 18 g，水煎服；外用鲜品捣烂敷。

又方 鲜菊花（连根茎叶）0.5 ~ 1 kg，打碎，绞汁，口服汁液，渣外敷疔毒处。

（3）肝肾虚目暗

菊花 9 g，枸杞子、地黄各 15 g，水煎服。

（4）高血压、动脉硬化症

菊花、金银花各 24 ~ 30 g，头晕明显者加桑叶 12 g；动脉硬化、血脂高者加山楂 12 ~ 24 g。上药为 1 日量，可根据病情酌情增减。服 2 周后可将菊花、金银花各减至 9 g，分 4 包，1 日服完，每次用开水冲泡 10 ~ 15 分钟后当茶饮，每份药冲泡 2 次。

又方 菊花 30 g，白糖 15 g，将菊花、白糖放入杯内，用沸水冲沏，代茶饮用，每日 1 剂。

又方 夏枯草 30 g，苦丁茶 15 g，菊花 15 g，草决明 12 g，水煎服，每日 1 剂，2 次分服。上述两方均治肝阳止亢型高血压。

又方 菊花 10 g，槐花 6 g，草决明 10 g，混匀，分 3 ~ 5 次放入杯内，用沸水冲沏，代茶饮用，每日 1 剂。用治高血压。

又方 万寿菊 5 g，菊花、槐花各 3 g，放入杯内，以沸水冲沏，代茶饮用，每日 2 ~ 3 剂。用治高血压。

又方　菊花 250 g，玫瑰花 150 g，麦饭石 500 g。先煎麦饭石半小时，再入另 2 味煎沸 5 分钟，待汤降温至 40 ℃左右时即可入浴。汤量以浸没身体为宜。

功效　清热祛风，柔肠活血，用治高血压。

【肾性高血压】

干西瓜皮 20 g，菊花 30 g，水煎服，每日 1 剂，2 次分服。

又方　决明子 15 g，菊花 10 g，用沸水时沏，代茶饮用，每日 1 剂。

（5）病后生翳

白菊花、蝉蜕各等份，为散，每用 6 ~ 9 g，入蜜少许，水煎服，大人小儿皆宜，屡验（《本草纲目》引《救急方》）。

（6）皮肤病、化脓性炎症

菊花适量，煎浓汁洗患处。

（7）痱子

菊花全草或花，煎水洗。

（8）预防中暑、感冒

茶叶 9 g，白菊花 6 g，开水冲泡为茶饮。

（9）膝风疼痛

菊花、陈艾叶作护膝，久则自除也。

（10）天泡湿疮

野菊花根、枣木，煎汤洗之（《本草纲目》）。

（11）冠状动脉硬化性心脏病

取白菊花 400 g，加温水浸泡过夜，次日煎 2 次（每次半小时），待沉淀去渣，再煎至一半，日服 2 次，1 次服 250 mL，2 个月为 1 个疗程。此方对高血压疗效亦佳。

（12）宿醉而不省人事

将菊花晒干研末，每次服 1 匙，疗效佳。

（13）眼病和中风

将菊花和枸杞子各半，合研为末，以蜂蜜和为丸，久服可不患眼病和中风，不生脓疮。

（14）返老还童

将春菊幼芽，夏菊叶、茎和秋菊花阴干，研末，每次 4 g，日服 3 次，用酒送服；或制丸剂，丸如梧桐子大，每次 7 丸，日服 3 次，用酒送服，到了 80 岁还能返老还童，不过要长期服用方可奏效。

（15）**慢性头痛、眩晕症等**

将菊花叶适量熬汤服，坚持一段时间，对慢性头痛、眩晕症、常流眼泪、烦热等症有效，还能补五脏和明目。

（16）**各种毒肿、肿疮**

取白菊花叶、茎适量，捣烂取汁，用酒调服，疗效佳。病情重要多服。其渣可敷患处，但勿敷脓疮中心。这谓"菊花饮"妙药。

（17）**肠痈初起**

野菊花 100～200 g，绞汁，用黄酒冲服。

又方　野菊花 200～400 g，煎汤内服。

（18）**急性结膜炎（暴发火眼、天行赤眼）**

菊花、车前草，水煎，头煎内服，二煎熏洗患眼。也可用黄芩叶或桑叶或菊花煎汤熏洗者，效果也很好。

（19）**角膜炎（花翳白陷、聚星障症等）**

菊花 25 g，川黄连（或黄柏）5 g，水煎，熏洗患眼。

又方　菊花 15 g，蝉蜕 10 g，生地 15 g，炒山栀 10 g，水煎服，或共为末，每服 10 g，日 2 次。

【**角膜翳（云翳）**】

菊花 15 g，白蒺藜 10 g，蝉蜕 5 g，水煎服或为末每服 10 g，日 2 次。

（20）**虹膜睫状体炎（瞳神缩小症）**

菊花 10 g，石决明 15 g，甘草 5 g，水煎服。

（21）**高血压**

菊花、槐花、绿茶各 3 g，以沸水沏，待浓后频频饮用，平时可当茶饮。治高血压引起的头晕头痛。

又方　鲜菊花 50 g，黄瓜 60 g，冰糖适量，将前 2 味水煎取汁，加入冰糖饮服，每日 1 剂，2 次分服。

（22）**头风头痛**

干菊花、绿豆干皮适量装入枕芯，睡时当枕头用，主治头风头痛，可清火明目、降血压。

（23）**急性肠炎**

野菊花 100 g，金银花 50 g，粳米 60 g，将野菊花、金银花焙干，研为细末备用，粳米入锅，加水煮粥，熟后调入药末 6～9 g 即成，每日 2 次。

又方　野菊花 30 g，加水煎煮 20 分钟，取汁饮服，每日 1 剂，3 次分服。

（24）急性病毒性肝炎

金银花 20 g，枯白菊 15 g，白茅根 30 g，水煎服，每日 1 剂，2 次分服。

（25）冠心病

鲜菊花 30 g，蜂蜜 20 g，将菊花去杂洗净，与蜂蜜共置碗内，隔水炖沸，待冷食用，每日 1 剂。

（26）高脂血症、冠心病、动脉硬化

决明子 10 ~ 15 g，粳米 60 g，白菊花 10 g，冰糖 10 g，先将决明子炒至微有香气，取出，候冷，与白菊花一同水煎去渣，再入粳米煮粥，加水、冰糖，令溶即成，每日 1 剂，连服 5 ~ 7 剂为 1 个疗程。大便泄泻者不宜食用本粥。

（27）中风

天麻 10 g，桑椹子 15 g，菊花 10 g，小米 100 g，将天麻、桑椹子放入锅内，水煎半小时，再入菊花煎 5 分钟，去渣，入小米煮粥食用，每日 1 剂，2 次分服。

（28）尿路感染

野菊花、蒲公英各 30 g，水煎服，每日 1 剂，2 次服。

又方 野菊花、海金沙各 30 g，水煎服，每日 1 剂，3 次分服。

（29）急性肾炎

桑叶、菊花、杏仁各 10 g，板蓝根 30 g，水煎服，每日 1 剂，2 次分服。

（30）头痛

【风热头痛】

桑叶 10 g，甘菊花 10 g，淡豆豉 15 g，粳米 100 g，白糖 20 g，先将桑叶、甘菊花、淡豆豉水煎去渣，再入洗净的粳米煮粥，加入白糖即成，每日 1 剂。

又方 石膏 30 g，菊花 10 g，白芷 10 g，粳米 100 g，白糖 30 g。先煎石膏，去渣后入菊花，白芷水煎去渣，再入洗净的粳米煮粥，加入白糖即成，每日 1 剂。

又方 防风 10 g，菊花 10 g，葱白 2 根，粳米 100 g，红糖适量，将前 3 味水煎取汁，调入粳米粥内，加入红糖调匀即成，每日 1 剂。

又方 桑叶 15 g，菊花 20 g，金银花 20 g，山楂 15 g，共制细末，分 4 次放入杯内，用沸水冲泡，代茶饮用，每日 1 剂。

又方 夏枯草 30 g，菊花 15 g，决明子 10 g，粳米 100 g，冰糖 15 g，

先将决明子炒至微有香气，与菊花、夏枯草一同水煎去渣，入洗净的粳米煮粥，加入冰糖稍煮即成，每日1剂。用治肝阳上亢所致头痛。

【偏头痛、失眠】

每天取枯菊花20g，用开水1000mL冲泡，分3次饮用，连服2个月为1个疗程。或代茶常年饮用。

【风热型偏头痛】

菊花15g，白芷6g，川芎、僵蚕各9g，蜂蜜30g，将前4味水煎取汁，兑入蜂蜜即成，每日1剂，2次分服。

（31）眩晕

石决明25g，草决明10g，白菊花15g，粳米100g，冰糖适量，先将石决明入锅炒至有香味时起锅，与草决明、白菊花一同水煎去渣，再入洗净的粳米煮粥，加入冰糖即成。每日1剂，2次分服。用治肝阳上亢所致眩晕。

又方 桑叶、菊花、枸杞子各10g，草决明6g，水煎服，每日1剂，2次分服。

又方 菊花10g，糯米酒酿适量。将菊花洗净剪碎，与酒酿共置碗内，加水少许，上笼蒸熟，顿服用，每日1剂。

又方 菊花3g，生山楂片、草决明各15g，放入保温杯内，冲入沸水，加盖焖半小时，代茶饮用，每日2剂。治肝阳上亢所致眩晕及高血压、冠心病等。

又方 石决明25g，草决明10g，白菊花15g，粳米100g，冰糖适量，先将石决明入锅炒至有香味时起锅，与草决明、白菊花同水煎去渣，再入洗净的粳米煮粥，加入冰糖即成，每日1剂，2次分服。

（32）面神经麻痹

天麻24g，钩藤15g，桑叶12g，菊花12g，全蝎3g，僵蚕12g，白附子6g，水煎服，每日1剂，2次分服。

（33）失眠

磁石50g，菊花10g，黄芩10g，夜交藤30g，加水煎汤，睡前趁热浸足20分钟，每晚1次。

又方 松菊花、灯心草各250g，制成枕芯，每晚枕睡，常用有效。用治肝风上扰所致头目眩晕、失眠等。

（34）头昏目眩、高血压

白菊花、槐花、决明子各9g。将上3味放入保温杯中，冲入沸水，加盖焖 15 ~ 20 分钟，代茶饮用，每日 1 剂。

（35）肥胖症

山楂片、决明子（捣烂）各 15 g，菊花 6 g，共放入杯内，冲入沸水，温浸片刻，代茶饮用，每日 1 剂。

又方　野荷叶 1 张、菊花 5 g，竹叶 5 g，粳米 100 g，先将荷叶、菊花、竹叶水煎去渣，再入粳米煮粥食用，每日 1 剂。

（36）滴虫性阴道炎

萆薢、百部、苦参、野菊花、土茯苓各 15 g，黄柏、赤芍、丹皮、贯众各 12 g，滑石（包）10 g，生甘草 6 g，水煎服，每日 1 剂，2 次分服。

（37）小儿风热感冒

野菊花根、鲜节根、金银花藤各 9 g，桑叶、薄荷（后下）、慈竹叶、荷叶各 6 g，车前草 15 g，水煎服，每日 1 剂，2 次分服。

（38）流行性腮腺炎

野菊花、蒲公英各 30 g，广豆根 10 g，水煎服，每日 1 剂，2 次分服。

（39）小儿杂症

金银花 30 g，菊花 10 g，钩藤 20 g，水煎服，每日 1 剂，3 次分服。用治小儿惊风之发热、头颈强痛、四肢抽搐拘急、牙关紧闭、昏迷等。

（40）猩红热

菊花、金银花、山楂各 50 g，白糖适量，将前 3 味水煎取汁，加入白糖调匀，温服，每日 1 剂，2 岁以下药量酌减。用治猩红热初起、发热、灼热无汗、咽部红肿疼痛、皮肤潮红等。

（41）小儿流涎

松菊花 10 g，蜂蜜适量，将松菊花水煎取汁，兑入蜂蜜饮服，每日 1 剂，分 2 次服用，连服 5 ~ 7 天。

（42）水痘轻症

金银花 10 g，菊花 15 g，竹叶 10 g，水煎取汁，代茶饮用，每日 1 剂。

（43）乳痈初起、红肿明显

野菊花 15 g，放入杯内，用沸水冲沏，代茶饮用，每日 1 剂。

（44）黄褐斑

白扁豆、白莲子、白茯苓、山药各 50 g，白菊花 15 g，面粉 200 g，白糖 100 g，将前 5 味研为细末，与面粉、白糖调匀，加水和面，制成薄饼，上笼蒸熟食用。久食有效。

（45）蝴蝶斑

珍珠母 20 g，丝瓜络、僵蚕、白茯苓、白菊花各 10 g，玫瑰花 3 朵，大枣 10 枚，水煎服，每日 1 剂，分 2 次饮后服用，连服 10 日即可见效。

（46）白内障

羊肝 60 g，谷精草、白菊花各 10 g，精盐少许，将羊肝洗净切片，谷精草，白菊花洗净，用纱布包好，一同入锅，加水煮汤，去药袋，加盐调服，每日 1 剂，2 次分服。用治肝热风动所致的白内障、青光眼、夜盲症等。

（47）结膜炎夜盲症

羊肝 60 g，谷精草、白菊花各 10 g，精盐少许，将羊肝洗净切片，与谷精草、松菊花一同放入砂锅内，加水煮熟，吃肝喝汤，每日 1 剂。

又方　桑叶 30 g，野菊花 50 g，双花 15 g，放入砂锅内，加水煎煮，候温，熏洗患服，每日 2 次。用治急性结膜炎。

又方　归尾、菊花、黄芩各 9 g，水煎服，每日 1 剂。功效同前。

（48）睑腺炎（针眼）

白菊花 9 g，将菊花水煎 2 次，头煎内服，2 煎洗眼，每日 2 次。用治风热外侵型睑腺炎。

（49）电光性眼炎

决明子、白菊花各 15 g，粳米 100 g，白糖适量，先将决明子炒出香气，起锅候冷，与白菊花一同入锅煎去渣，取汁澄清去沉淀物，加入洗净的粳米煮为稀粥，加白糖服用，每日 1 剂。

（50）耳鸣

嫩桑叶 20 g，白菊花 20 g，苦竹叶 20 g，将上 3 味放入茶壶中，用沸水冲沏，代茶饮用，每日 1 剂。用治耳鸣、咽喉肿痛、目赤肿痛等。

（51）中耳炎

党参、黄芩各 10 g，茯苓、泽泻、薏苡仁各 12 g，川芎、皂刺、白芷、炙甘草各 6 g，水煎服，每日 1 剂，2 次分服。

若脓多者加鱼腥草 10 g，冬瓜子 10 g；急期发作期加菊花 10 g，蒲公英 10 g，车前子（包煎）20 g；脓有臭味者加桃仁 10 g，红花 6 g，穿山甲 10 g。

功效　补肾健脾，祛湿排脓，用治慢性化脓性中耳炎。

（52）鼻炎

金银花、连翘、菊花、竹叶、桔梗各 10 g，牛蒡子 6 g，薄荷（后下）3 g，生甘草 6 g，水煎服，每日 1 剂，2 次分服。用治风热型急性鼻炎。

（53）鼻出血

桑叶 9 g，菊花 6 g，白茅根 15 g，白糖适量，将前 3 味水煎取汁，加入白糖饮服，每日 1 剂。

又方　藕粉 30 g，菊花、旱莲草各 15 g，白糖适量，将藕粉、白糖放入碗内，用菊花、旱莲草煎汤冲服，每日 1 剂。

（54）急慢性咽炎

金银花 15 g，松菊花、麦冬各 10 g，板蓝根 20 g，桔梗 15 g，甘草 5 g，茶叶 6 g，冰糖适量，共研末，混匀分成 3 份，每取 1 份，放入碗内，用沸水冲泡，代茶饮用。

（55）牙周病

鲜菊花叶 1 把，将鲜菊花叶洗净捣烂，绞叶取汁服下，连服 2～3 次。用治齿龈炎红肿疼痛。

（56）鼻咽癌

北沙参、白花蛇舌草、野菊花、生地、赤芍、藕节、夏枯草各 15 g，川石斛、玉竹、海藻、苍耳子、玄参各 12 g，龙葵、白茅根、麦冬各 30 g，辛夷花、象贝母各 10 g，桃仁 6 g，大枣 7 枚，水煎服，每日 1 剂。

（57）恶性淋巴瘤

望江南、白花蛇舌草、夏枯草、海藻、牡蛎、野菊花、白茅藤、紫丹参、全瓜蒌各 30 g，昆布、淮山药各 15 g，桃仁 9 g，南沙参、王不留行、蜂房各 12 g，小金片 10 g，水煎服，每日 1 剂，煎 2 次分服。小金片分 2 次随汤药吞服。

又方　半枝莲 500 g，金银花、野菊花、夏枯草各 250 g，炮山甲、大蓟、小蓟各 15 g，丹参 6 g，共研细末，制成内服散剂，每次 9 g，每日 3 次。

（58）乳腺癌

穿山甲、制鳖甲各 12 g，夏枯草、海藻、望江南、野菊花、白花蛇舌草、白英、紫丹参、全瓜蒌、牡蛎各 30 g，昆布、淮山药各 15 g，南沙参、王不留行、蜂房各 12 g，桃仁 9 g，水煎服，同时服小金丸 10 粒（吞）。

（59）子宫颈癌盆腔感染

金银花、连翘、茯苓各 15 g，黄连、白术、野菊花各 10 g，黄芩、大黄各 9 g，沙参、白芍、山药各 12 g，甘草 3 g，水煎服，每日 1 剂。

（60）皮肤癌

半枝莲 60 g、大黄 6 g，川芎、藁本、蔓荆子、菊花、金银花各 18 g，黄芩、黄柏各 9 g，红花、桃仁各 3 g，水煎服，每日 1 剂，煎 2 次分服。同时配合针刺。

主穴　肺俞、中府、太渊、脾俞、大都、解溪、阳陵泉、足三里、丰隆、委中、阴陵泉。以上皆为双穴。

配穴　大肠俞、胃俞、大杼、绝骨、天泽、大椎。以上除大椎外皆为双穴。

（61）皮肤恶性黑色素瘤

菊花、海藻、三棱、莪术、党参、黄芪、金银花、山豆根、山慈菇、漏芦、黄连各 100 g，重楼、马蔺子各 75 g，制马钱子、制蜈蚣各 50 g，紫草 25 g，熟大黄 15 g，共研细末，用紫石英 1000 g，煅红置于 2000 g 黄醋中，冷却后将其过滤，以此醋为丸，如梧桐子大，每日 2 ~ 3 次，每次 25 ~ 30 粒，饭后 1 小时温开水送服，禁食刺激性食物。

（62）皮肤癌

菊花、海藻、重楼、制马钱子各 50 g，金银花、漏芦、马蔺子、山慈菇各 75 g，蜈蚣 25 g，首乌 100 g，黄连 12.5 g，共研细末，水冷为丸，每丸重约 0.1 g，口服每次 30 丸，每日 3 次。

（63）多发性神经纤维瘤

半枝莲、六耳铃、野菊花各 30 g，当归尾 12 g，蜈蚣 2 条，全蝎 6 g，水煎服，每日 1 剂。

（64）骨肉瘤

菊花、皂角刺、三棱各 9 g，海藻 15 g，山慈菇 12 g，莪术、马钱子各 6 g，山豆根 30 g，水煎服，每日 1 剂。

（65）眼睑基底细胞癌

菊花、海藻、莪术、三棱、党参、山豆根、黄芪、金银花、漏芦、山慈菇、黄连各 100 g，重楼、马蔺子各 75 g，制马钱子、制蜈蚣各 50 g，紫草 25 g，熟地黄 15 g，共研细末，用紫石英 1000 g 煅红置于 2000 mL 黄醋水中，冷却后将其过滤，以此醋为丸，如梧桐子大，每日 2 ~ 3 次，每次

25～30 粒。

（66）癌症发热

柴胡、芍药、制半夏、生大黄（后下）、芒硝（冲）、干蟾皮、栀子各 9 g，黄芩 12 g，茵陈、广郁金、金银花、天葵子、紫花地丁、野菊花、蒲公英各 30 g，水红花子 15 g，枳实、水蛭各 6 g，甘草 5 g，水煎 2 次，予 3～4 次频服，每日 1 剂。

（67）鼻咽癌放疗中出现的颜面神经麻痹

金银花、钩藤、生白芍各 15 g，生甘草、明天麻、白菊花、丹皮、桑枝各 10 g，生石决明（先煎）20 g，水煎服，每日 1 剂，煎 2 次，分 2 次分服。

（68）耳疖

鲜菊花叶捣汁，滴入耳内，每 3 小时 1 次。

（69）沙眼

菊花 15 g，龙胆草 7.5 g，水煎服，每日 1 剂，分 2 次服。

（70）眼昏

白菊花 10 g，水煎去渣，饭后温服，每天 1 次。

（71）冠心病、心绞痛

症见心悸、胸闷，甚则心前区疼痛、心慌气急、头晕头痛、四肢麻木等，取白菊花 300 g，水煎 2 次，将药液合并浓缩至 500 mL，每次服 25 mL，每天 2 次，2 个月为 1 个疗程。

（72）寻常疣

取菊花 30 g，放入 100 mL 30 度白酒内，浸 3 天后去渣，浸出液可加适量开水、白糖炖服，每天 1 次，连服 3 天为 1 个疗程。停药观察 3 天，若无效再开始第 2 个疗程。

（73）中心性视网膜脉络膜炎

菊花 30 g，猪心 1 只。将菊花塞入猪心内，加水适量，不用佐料，文火慢煲熟透为宜，去渣吃肉喝汤，每 3 天吃 1 次。

9.3　菊花功能食谱集结

（1）金银花公英汤

用料　野菊花 30 g，金银花 30 g，蒲公英 30 g，甘草 10 g。

制法　将上 4 味水煎 2 次，取汁混匀。早晚分服，每日 1 剂。

功效　清热解毒，消肿祛痰。

（2）菊杏牛蒡子茶

用料　菊花 10 g，杏仁 6 g，牛蒡子 10 g，白糖 30 g。

制法　将杏仁去皮、尖，与菊花、牛蒡子一同入锅，水煎 2 次，取汁混匀，加入白糖，每日 1 剂。

功效　疏风清热，平肝明目，止咳。

（3）金银花桑叶茶

用料　菊花 30 g，金银花 20 g、桑叶 15 g。

制法　将上 3 味混匀，分成 4 ~ 6 份，放入茶杯中，冲入沸水，加盖焖 15 ~ 20 分钟，代茶饮用，每日 2 ~ 3 次。

功效　疏风散热，明目解毒，止咳。

（4）桑菊枇杷茶

用料　野菊花、枇杷叶各 10 g。

制法　将上 3 味共制粗末，放入保温杯中，冲入沸水，加盖焖 30 分钟，代茶饮用，每日 1 剂。

功效　散风清热，解表化痰。

（5）野菊花茶

用料　野菊花 10 ~ 15 g。

制法　将野菊花放入杯中，冲入沸水，代茶饮用，每日 2 剂。

功效　疏风清热，消肿解毒。

（6）菊花茅根茶

用料　野菊花、白茅根、白糖各 30 g。

制法　将白茅根制为粗末，与野菊花、白糖一同放入茶壶中，冲入沸水，加盖焖 15 ~ 20 分钟，代茶饮用，每日 1 剂。

功效　疏风清热，消肿解毒。

（7）金银花粳米粥

用料　野菊花 100 g，金银花 50 g，粳米 60 g。

制法　将野菊花、金银花，研为细末备用。粳米入锅，加水煮粥，熟后调入药末 6 ～ 9 g 即成，每日 2 次。

功效　清热解毒。

（8）银菊钩藤汤

用料　菊花 10 g，金银花 30 g，钩藤 20 g。

制法　水煎服。每日 1 剂，3 次分服。

功效　辛凉发散，开窍镇惊。

（9）金银花山楂饮

用料　菊花、金银花、山楂各 50 g，白糖适量。

制法　将前 3 味水煎取汁，加入白糖调匀，温服，每日 1 剂，2 岁以下药量酌减。

功效　清热利咽，辛凉透邪。

（10）菊花汤

用料　杭菊花 10 g，蜂蜜适量。

制法　将杭菊花水煎取汁，兑入蜂蜜饮服，每日 1 剂，连服 5 ～ 7 天。

功效　用治脾胃积热型小儿流涎。

（11）金银花竹叶茶

用料　菊花 15 g，金银花 30 g，竹叶 10 g。

制法　水煎取汁，代茶饮用，每日 1 剂。

功效　用治水痘轻症。

（12）羊肝菊花汤

用料　羊肝 60 g，谷精草、白菊花各 10 g，精盐少许。

制法　将羊肝洗净切片，谷精草、白菊花洗净，用纱布包好，一同入锅，加水煮汤，去药袋，加盐调服，每日 1 剂，2 次分服。

功效　清肝、祛风、明目。

（13）桑叶菊花汤

用料　桑叶、菊花各 15 g。

制法　加水煎汤，候温，熏洗双眼，每日 3 次。

功效　疏风、清热、消肿。

（14）菊花汤

用料　白菊花9g。

制法　将白菊花水煎2次，头煎内服，2煎洗眼，每日2次。

功效　疏风清热，用治风热外侵型睑腺炎。

（15）决明菊花粥

用料　白菊花、决明子各15g，粳米100g，白糖适量。

制法　先将决明子炒出香味，起锅候冷，与白菊花一同水煎去渣，取澄清汁，去沉淀物，加入洗净的粳米煮为稀粥，用白糖调服，每日1剂。

功效　用治电光性眼炎。

（16）菊花叶汁

用料　鲜菊花叶1把。

制法　将鲜菊花叶洗净捣烂，绞汁服下，连服2～3次。

功效　消炎止痛，用治齿龈红肿疼痛。

（17）金银花麦冬茶

用料　杭菊花10g，金银花15g，麦冬10g，板蓝根20g，桔梗15g，甘草5g，茶叶6g，冰糖适量。

制法　将上药共研粗末，混匀，分成3份，每取1份，放入杯内，冲入沸水，代茶饮用。

功效　清热解毒，利咽化痰。

（18）桑菊茅根汤

用料　菊花6g，桑叶9g，白茅根15g，白糖适量。

制法　将前3味水煎取汁，加入白糖饮服，每日1剂。

功效　清热止血，用治鼻出血。

（19）银翘菊花汤

用料　金银花10g，连翘10g，菊花10g，竹叶10g，牛蒡子6g，桔梗10g，薄荷（后下）3g，生甘草6g。

制法　水煎服，每日1剂，2次分服。

功效　辛凉解表，用治风热型急性鼻炎。

（20）桑菊竹叶茶

用料　白菊花20g，嫩桑叶20g，苦竹叶20g。

制法　将上3味放入茶壶中，用沸水冲泡，代茶饮用，每日1剂。

功效　清火除烦，疏风清热，生津利咽。

（21）金银花决明茶

用料　菊花 10 g，槐花 6 g，草决明 10 g。

制法　将上 3 味混匀，分 3~5 次放入杯内，用沸水冲沏，代茶饮用，每日 1 剂。

功效　疏风清热，凉血解毒，用治高血压。

（22）金银花饮

用料　菊花、金银花各 12 g。

制法　将上 2 味放入杯内，用沸水冲沏，代茶饮用，每日 2 剂。

功效　疏风清热，明目解毒，用治高血压。

（23）野菊花膏

用料　野菊花、蜂蜜各 500 g。

制法　先将野菊花加水浸泡，再入锅内煮沸半小时为一煎，共取煎液 3 次，合并煎液后用大火烧沸，再用文火煮至稠厚状，入蜂蜜熬炼收膏，候冷，装瓶备用。每服 2 食匙，每日 3 次，温开水送服。

功效　疏风清热，消肿解毒，用治高血压。

（24）金银花药浴方

用料　菊花 250 g，玫瑰花 150 g，麦饭石 500 g。

制法　先煎麦饭石半小时，再入另 2 味煎沸 5 分钟，待汤温降至 40 ℃左右时即可入浴，汤量以浸没身体为宜。

功效　清热祛风，柔肝活血，用治高血压。

（25）菊花山楂茶

用料　菊花、山楂片、茶叶各 10 g。

制法　将上 3 味共入杯内，用沸水冲沏，代茶饮用，每日 1 剂，宜长期饮服。

功效　疏风清热，健胃消食，降脂降压，用治高血压、高脂血症等。

（26）菊花罗汉茶

用料　菊花、罗汉果、普洱茶各 6 g。

制法　将上 3 味共制粗末，放入杯内，用沸水冲沏，代茶饮用，每日 1 剂。

功效　疏风清热，降脂降压，用治高血压、高脂血症等。

（27）金银花绿茶饮

用料　菊花、槐花、绿茶各 5 g。

制法　将上 3 味放入大杯内，用沸水冲沏，盖严杯盖，5 分钟后饮用。

功效　清肝、健胃、消食，用治肥胖症。

（28）养荣酒

用料　白茯苓、甘菊花、石菖蒲、天冬、白术、生黄精、生地各 50 g，人参、肉桂、牛膝各 30 g。

制法　将上药捣成细末，用白布包储，置净器中，用醇酒 1.5 L 浸之，春夏浸 5 天，秋冬浸 7 天，开取，去渣备用，每日早晚各 1 次，每次空心温饮 1 中盅。

功效　适用于体质衰弱，身倦乏力，形容憔悴。

（29）决明子粥

用料　草决明 10 ~ 15 g，杭白菊 10 g，粳米 50 g。

制法　先将决明子炒至微黄待冷，与杭白菊花一同水煎汁，再用药汁与粳米煮为稀粥，每日服食 1 次，5 ~ 7 次为 1 个疗程。

功效　清肝明目，消脂通便。

（30）菊花红枣薏仁粥

用料　糙米、薏苡仁、菊花、红枣、枸杞子适量。

制法　红枣用温水泡发、洗净备用。糙米、薏苡仁洗净，浸泡 20 分钟。泡好的糙米、薏苡仁，加入冷水，大火煮开，小火煮 20 分钟。加入红枣，煮 10 分钟。倒入菊花、枸杞子，煮 2 分钟，调入白糖，盛入碗中温热食用。

（31）菊花山楂茶

用料　干山楂 10 g，干菊花 2.5 g，清水 800 ~ 1000 mL。

制法　菊花和山楂以清水快速冲洗干净，如果菊花是免洗型可不用清水冲洗，锅上火并加入清水 800 mL，加入山楂，大火煮滚后转小火约 10 分钟，再加入菊花煮沸即可。

功效　开胃健脾。

（32）菊花玫瑰茶

用料　菊花、玫瑰花、枸杞子适量。

制法　把所有材料放入杯中，加入热水，盖上杯盖轻轻摇一摇，倒掉（洗茶），再次加入热水，盖上杯盖焖 1 分钟即可饮用。

（33）菊花雪梨茶

用料　雪梨 1 个，干菊花 20 朵，枸杞子 10 粒，冰糖 30 g，清水 1000 mL。

制法　将雪梨放盐水中浸泡并洗净，去核切滚刀块备用。枸杞子用清水洗干净备用。菊花放在漏勺内，在流动的水中冲洗干净，将菊花放入养身壶，加入水，用养生壶花草茶功能煮，煮开后5分钟后，将养生壶关闭焖5分钟后将菊花捞出，放入雪梨、枸杞子、冰糖，再次启动养生壶花草茶，时间到时饮用。

（34）益肾清肝明目茶

用料　菊花12 g，草决明12 g，生山楂10 g，枸杞子12 g。

制法　将上4味药材放入清水1000 mL中煮沸即可，或直接开水冲泡代茶饮。

功效　补益肝肾，益气活血。适用于肝肾不足、气虚血瘀之眩晕、头痛、视物模糊、腰膝酸软、乏力、耳鸣等症。

10 桃 叶

10.1　桃叶概述

桃［*Prunus persica*（L.）Batsch］
叶为蔷薇科李属落叶小乔木桃的叶片。
桃原产于中国，现世界各地广为栽培。
桃叶，即桃树的叶，这是一味中药，能
治好多病证。

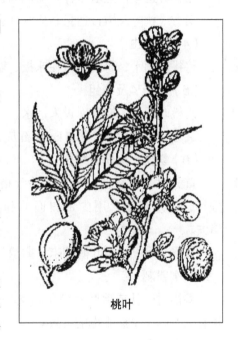

桃叶

美丽的桃花很早就被人们所欣赏，
《诗经》中就有"桃之夭夭，灼灼其华"
的诗句。桃在中国栽培至少有 3000 年
历史。原生的称为毛桃，分布很广。经
过长期培育，品种已很多，根据用途可
分为食用桃和观赏桃两大类。

春天，桃花开时一片粉红，芳菲烂
漫，妩媚艳丽，与绿柳彼此映衬，相得
益彰。古往今来赞美"桃红柳绿"的诗
文很多。那果实香甜可口，富含营养。大桃还被视为吉祥、长寿的象征，专
供观赏的桃花通常为红色或白色，多为重瓣，不结实或很少结实。有一种花
为半重瓣粉红色的人面桃，有人称之为"美人桃"。

10.2 桃叶药方集结

（1）痔疮、湿疹

取鲜叶适量，煎汤外洗。

（2）灭蚊

把桃叶阴干，烟熏，每 1 m³ 房间用药 10 g。

（3）灭蚤

用桃叶适量，煮取浓汁，喷洒床板、地面等处。

又方　桃叶及嫩枝适量，煎浓汁去渣，喷洒衣物可灭虱。

（4）灭臭虫

将桃叶晒干，研粉，撒在床板、墙缝等处。

（5）杀孑孓及蝇蛆

用桃叶适量，捣碎，投入污水、粪坑内。

又方　桃叶切细，每 5 kg 加石灰 50 g，水浸 10 小时，倒入粪坑。

（6）切伤、刺伤、裂伤

首先要采取止血、消毒等治疗措施。治疗时将桃叶放入开水浸泡 4～5 分钟，取出捣烂，用少量白面调和，趁热敷于伤口，10 分钟后疼痛即可消失。

又方　将干桃树叶研细末，撒敷于伤口，即刻止血，伤口愈合也快。

（7）粉刺

将桃树叶汁或煎叶水涂于粉刺部位，均有疗效。将干酸浆草的叶、茎、根和果共晒干水煎服也能见效。

（8）血尿

将桃叶适量水煎随时服用。此方对膀胱炎引起的血尿有疗效。

（9）膀胱炎

将桃叶水煎或浓液，经常服用，就能治好膀胱炎。

（10）湿疹

取鲜桃树叶，水煎或浓汁涂于患部或放入浴盆洗澡亦有疗效。

（11）解热

将桃树叶、花阳干，水煎或浓液，隔 1 小时饮服 180 mL，对胆囊炎发烧有特效。此方可治胃肠病、皮肤病。

（12）脓疮

将桃树叶蒸熟，加白面和食盐各少许，捣烂调匀，厚敷患处，疗效佳。

（13）小儿蛔虫

鲜桃树叶 50 片，洗净打烂，开水冲泡，连渣服下。

（14）烧虫病洗头治头虱

鲜桃叶适量，捣烂如泥，团如枣大，煎水洗头治头虱有效。

（15）阴痒（滴虫性阴道炎）

鲜桃叶 200 g，煎汤，冲洗阴道。

又方　用桃叶捣烂取汁，用消毒棉浸汁，塞入阴道内，可治阴阳生疮。

（16）子宫肌瘤

桃树根 150 g，瘦猪肉 150 g，盐适量。将桃树根洗净切段，猪肉洗净切块，倒入砂锅内，加水炖至肉烂，用盐调味，吃肉喝汤。每晚睡前 1 剂。

（17）间日疟

鲜桃叶 3～5 片，生大蒜半瓣，一同捣烂，以纱布包裹塞于鼻内，或左或右，于疟疾发病前 2～3 小时塞入，能止疟。

（18）对口疮、搭背、痈

桃树嫩叶，捣烂，敷于患处。

（19）淋巴结炎

桃树叶捣烂，加黄酒少许炖热，敷于患处。

（20）植物农药

桃叶既可用于中医药，也可用于植物农药，即生物农药。

取鲜桃树叶 5 kg，加生石灰 50 g，兑水 75 kg，浸泡 1 天后，把桃叶捞出拧干，然后将浸液过滤喷洒，用来防治蚜虫、红蜘蛛等害虫，效果极佳。据报道，美国采用桃树叶、桃子蒸馏制成新一代生物农药，经科学家实验证明，它对大多数常见害虫有较强的杀灭功效。

10.3　桃叶功能食谱集结

（1）白及百合茶

用料　白及 30 g，百合 10 g，桃仁 10 g。

制法　将上 3 味共制粗末，放入保温杯中，冲入沸水，加盖焖 30 分钟，代茶饮用，每日 1 剂。

功效　滋阴润肺，止血破血。

（2）桃花面

用料　桃花 30 g，面粉 300 g。

制法　将桃花研成细末，与面粉加水调和，擀成面皮，切成面条，煮熟食用，每日 1 剂，2 次分服。

功效　泻下通便，逐水消肿。

（3）桃花散冲剂

用料　桃花 10 g。

制法　将桃花研成细末，分 2 次以温开水送服，每日 1 剂。

功效　泻下通便，逐水消肿。

11 荷　叶

11.1　荷叶概述

荷叶（*Nelumbo nucifera* Gaertn.），即莲花的叶子，别名莲叶、干荷叶、藕叶、荷钱，性平，味苦涩，具有消暑利湿、升发清阳、止血的功能。荷花为睡莲科莲属多年生宿根水生草本植物，花大而艳丽，清香，有很高的文化品位，同时还有很高的药用价值，荷花全身都是宝。

莲的各部分名称不同，都可供药用。荷花的柄名荷梗，叶名荷叶及荷叶蒂；荷花蕊名莲须；果壳名莲蓬；果实为莲肉或莲子；其中的胚芽名莲心；莲的地下茎名藕（药用藕节）。性味甘、平、涩，归脾、肾、心经。具有补脾止泻、止带、益肾涩精、养心安神的作用。

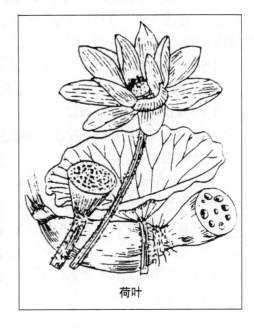

荷叶

11.2　荷叶药方集结

（1）食蟹中毒
榨取生藕汁饮服。

（2）热淋

生藕汁、葡萄汁、荸荠汁各等份，加蜂蜜适量，每服 10～20 mL，日服 3 次。

（3）防暑

鲜藕 250 g，洗净切片，加白糖适量，煎汤代茶饮。或用荷叶适量，煎汤代茶。

（4）肺结核咯血

①鲜藕节，鲜白茅根各 60 g，水煎服。②鲜藕 250 g，洗净切片，加冰糖或白糖适量拌食。③新鲜藕汁，日服 3 次，每次 20 mL。④乌贼骨、白及各 10 g，藕节 15 g，水煎去渣，加蜂蜜调服，1 日 3 次分服。⑤莲子 7 枚，黑枣 7 枚，浮小麦 90 g，野料豆 90 g，龙骨 6 g，牡蛎 10 g，水煎服。此方治疗肺结核盗汗效果亦很好。

（5）产后出血

新鲜藕汁，每服 10～20 mL，日 3 次。

（6）霍乱呕吐不止、兼渴

生藕 30 g，生姜 0.5 g，洗净，切细，研绞取汁，徐徐饮服。

（7）红白痢

藕取汁，和蜂蜜，隔水炖成膏服。

（8）冻脚裂坼

蒸熟藕捣烂涂之（《本草纲目》）。

（9）眼热赤痛

莲藕、绿豆煮熟连汤服之。

（10）鼻衄

鲜藕汁，每饮半杯，不止再饮。

鲜藕 1 kg，鲜梨 0.5 kg，生荸荠 0.5 kg，生甘蔗 0.5 kg，鲜生地 250 g，同榨汁每服 1 小杯，每日 3～4 次。治鼻衄、齿衄、咯血、血友病有效。

（11）白带异常

鲜藕 100～300 g，红鸡冠花 3 朵，水煎调红糖，每日 1 剂，食藕饮汤。

（12）肛裂、痔疮

藕 500 g，僵蚕 7 个，红糖 120 g，水煎，连汤服下，连服 7 天。

（13）治急性肠胃炎、支气管咯血

鲜嫩藕 1500 g，捣烂取汁，分 2 次开水冲服。

（14）**胃出血**

鲜藕汁、鲜萝卜汁各 20～30 mL，调匀服下，每日 2 次，可连服数天。

（15）**麦芒及尘土异物入眼不出**

取藕汁滴眼。

（16）**吐血、咯血、鼻衄血**

① 干藕节 30 g（鲜品用 90 g），霜桑叶 15 g，白茅根 10 g，水煎，日服 3 次。

② 藕节 5 个，切碎，加红糖，水煎服。

（17）**大便下血**

藕节 40 g，白果（去心）30 g，水煎服。

（18）**妇女崩漏**

藕节 7 个或莲蓬 3 个，切细水煎调红糖服。

（19）**胸闷、乳汁不通**

荷梗 10～30 g（鲜品 30～90 g），王不留行 5～15 g，水煎服。

（20）**暑热烦渴、咯血**

荷花（用花瓣）3 g，水煎服。

（21）**久泻久痢**

肠风便血　荷梗或荷叶蒂 30～60 g，水煎，以饴糖 1～2 匙调服。

（22）**心悸怔忡、脾虚便溏、妇女腰酸、体质虚弱**

莲子（去心）、芡实（去壳）各 100 g，鲜荷叶（1/4 张）1 片，糯米适量，共煮粥加砂糖适量服。

（23）**盗汗**

莲子（去心）7 粒，黑枣 7 只，浮小麦 30 g，水煎服，连服 3 天。

（24）**高血压、心悸、失眠**

莲子心 1.5 g，开水冲泡代茶。

（25）**滑精梦遗**

荷叶 30 g，研细末，每服 2 g，日服 2 次，以糯米汤送服。

荷叶 50 g（鲜品加倍），研末，每服 5 g，每日早、晚各 1 次，热米汤送服。轻者 1～2 剂，重者 3 剂可愈。

（26）**孕妇腰疼、习惯性流产**

莲子 5～15 g，与糯米煮粥食，常服更有效。

（27）牙痛

干荷叶 15 g，水煎服，或干荷叶研末每服 6 g。

（28）小儿中暑

鲜荷叶或荷花适量，水煎服。

（29）胃溃疡

干荷叶，烘焙存性研细末，每服 1～1.5 g，每日 1 次，连服数日。

（30）妊娠漏血

鲜荷叶一两张，水煎加红糖服，日 3 次。

（31）胎动不安

荷蒂 7 枚，南瓜蒂 2 只，水煎服，1 日 2 次。

又方　荷叶 15 g，白矾 6 g，合一处水煎去渣，红皮鸡蛋 3 个，打在药液中，待鸡蛋熟时，药液和鸡蛋共服。此方用于胎动漏血、胎欲坠落。

（32）高血压

莲心 9 g，远志 6 g，酸枣仁 12 g，水煎服。

（33）漆过敏

荷叶煎水洗。

（34）久痢不止

莲子（去心）焙黄研末，每服 3 g，陈米汤调下。

又方　荷梗或荷叶蒂 50～100 g，水煎，以饴糖（麦芽糖）1～2 匙调服。治久泻久痢、肠风便血有效。

（35）噤口痢（痢疾饮食不入）

莲子 30 g，黄连 12 g，人参 15 g，水煎服，莲子、人参可连汤吃。

（36）疮疖痈肿

鲜荷花揉碎贴患处。

禁忌　荷叶、莲须等忌铁器。

（37）治阴疮、阴肿疼痒

荷叶、浮萍、蛇麻子各等份，水煎洗之。

（38）肺气肿

干或鲜的荷叶，熬水当茶喝，每日数次，喝 15～30 天见效。

（39）肺热咳嗽、咳痰带血、血热鼻衄

用鲜藕适量，洗净，榨汁 100～150 mL，加入蜂蜜 15～30 g，调匀内服，每日 1 次，连服数日。

（40）鼻流鲜血

藕汁、韭菜汁各 1 杯，蒸至微热 1 次饮完。

（41）吐血

荷花 30 g，黄酒适量，将荷花研为细末，每服 3 g，以黄酒送服，每日 2 次。用治外伤后呕血。

又方　鲜荷叶 50 g（干品 15 g），绿豆 30 g，竹茹 10 g，鲜芦根 60 g，红糖 20 g。先将荷叶、竹茹、芦根水煎去渣，加入绿豆煮至熟烂，调入红糖即成，每日 1 剂。用治胃热吐血。

又方　藕节 5 ～ 6 个，捣碎以红糖煎服，或用莲蓬 3 ～ 4 个，煎服亦可。此方治吐血、下血、衄血、妇女崩漏有效。

（42）胃、十二指肠溃疡出血症

荷叶适量。将荷叶洗净阴干，烧存性，研为细末，每服 1.5 g，每日 2 次，温开水送服。

又方　鲜藕 2 节，蜂蜜适量。将藕节切开，一头藕眼里灌入蜂蜜，再将切下的一头盖上，煮熟后吃，另一节切碎，水煎喝汤。

（43）慢性胆囊炎

黑木耳、生地、荷叶、柿饼各 10 g，水煎取汁，代茶饮用，每日 1 ～ 2 剂。

（44）冠心病

荷叶、山楂叶各 15 ～ 20 g，水煎服，每日 2 剂。

（45）高脂血症

藿香 6 g，荷叶 15 g，生姜 4 片，水煎服，每日 2 剂。用治湿热壅滞型高脂血症。

又方　鲜荷叶 1 大张，兔肉 250 g，调料适量。将荷叶洗净切条，兔肉切块，一同入锅，加水煮汤，调味，吃肉喝汤，每日 1 剂，2 次分服。

（46）心绞痛

荷叶 20 g，山楂叶 30 g，共制粗末，放入杯中，用开水洗沏，代茶饮用，每日 1 剂。

（47）中风

荷叶 12 g，山楂 15 g，茶叶 3 g，水煎取汁，代茶饮用，每日 1 ～ 2 剂。

（48）尿路感染

莲子（去心）50 g，甘草 10 g，冰糖 20 g，先将甘草水煎去渣，再入莲子煮至熟烂，加入冰糖即成，每日 1 ～ 2 剂。

又方　鲜荷叶2张，糯米60g，白糖20g，先将荷叶水煎去渣，再入糯米煮粥，加入白糖即成，每日1剂。

（49）小便不利

莲子15g，芡实15g，沙苑子9g，益智仁9g，生龙骨18g，煅牡蛎18g（先煎），水煎服，每日1剂，2次分服。用治脾肾阳虚型小便不利。

（50）高血压

荷叶20g，山楂25g，水煎服，每日1～2剂。此方治肾性高血压有效。

又方　莲心2.5g，开水冲泡代茶饮。此方治高血压、头胀、心悸、失眠有效。

（51）遗精

麦冬10g，鲜竹叶心20根，莲子10枚，粳米100g，先将麦冬、竹叶心水煎去渣，再入莲子、粳米煮粥食用，每日1剂。

又方　鲜车前草60g，莲子心10g，葱白1根，粳米100g，先将车前草、葱白洗净切碎，水煎去渣，再入莲子心，粳米煮粥食用，每日1剂，2次分服。用治湿热下注型遗精。

又方　栀子仁5g，莲子心10g，粳米100g，白糖30g，将栀子仁研末备用。莲子心、粳米洗净入锅，加水煮粥，熟后加栀子仁末、白糖，再稍煮即成。用治湿热下注型遗精。

又方　莲子（去心），芡实、山药各9g，鸡蛋1个，先将莲子、芡实、山药洗净入锅，加水煮熟，打入鸡蛋搅匀，再稍煮即成，每日1剂用治肾虚遗精。

又方　莲子30g，芡实50g，大米100g，白糖适量，按常法煮粥食用，每日1剂。用治肾虚遗精。

又方　干荷叶150g，将荷叶研为细末，每服3g，每日早晚各1次，开水送服。忌食刺激性食物，用治梦遗、滑精。

（52）风湿头痛

藿香15g，荷叶30g，粳米100g，冰糖适量，先将藿香、荷叶水煎去渣，再入洗净的粳米煮粥，加入冰糖食用，每日1剂。

又方　白菊花10g，荷叶12g，山楂30g，水煎服，每日1～2剂。用治肝阳上亢所致头痛。

又方　荷叶2张，鸡蛋2只，红糖适量，先将荷叶水煎去渣，再打入鸡蛋搅匀，加入红糖即成，每日1剂，2次分服。用治肝阳上亢所致头痛。

（53）心悸

莲子、百合各 30 g，猪瘦肉 150 g，精盐、味精各适量，将莲子用清水泡发，百合泡发，去杂洗净，撕成小片，猪肉切成小块。把莲子、猪肉放入加水的砂锅内，煮至八成熟时，加入百合片，再煮至熟，调味食用，每日 1 剂。用治阴虚火旺型心悸。

（54）神经衰弱

莲子 15 g，红枣 20 g，龙眼肉 15 g，糯米 60 g，白糖适量，将莲子去皮、芯，与红枣、龙眼肉、糯米一同煮粥，熟后加入白糖即成，每日 1 剂。用治心脾两虚型神经衰弱。

又方　莲子 30 g，百合 30 g，瘦猪肉 200 g，调料适量，将莲子、百合泡发，去沙洗净，撕成小片，猪肉切成薄片，共置砂锅内，加水炖熟，调味食用，每日 1 剂，2 次分服。

（55）失眠

莲子 30 g，百合 15 g，冰糖适量，将莲子、百合用清水泡发，洗净，入锅煎汤，加入冰糖调服，每晚睡前 1 剂。

又方　龙眼肉 6 枚，莲子、芡实各 20 g，加水煎汤，睡前服下，连服 5 ~ 7 剂有效。用治神经衰弱之惊悸、自汗盗汗、夜不能寐等。

又方　莲子心 12 g，盐少许，水煎服，每晚 1 剂。用治神经衰弱之虚烦不眠、盗汗等。

又方　莲子肉（去皮带心）30 g，龙眼肉 15 g，共洗净，上笼蒸食，每日 1 剂。用治心肾不交所致之心悸失眠、梦遗精等。

又方　银耳 25 g，百合、莲子（去心）、冰糖各 30 g，先将百合、莲子肉加水煮沸，再入泡发洗净的银耳，文火煨至汤汁稍黏，加入冰糖，冷后即可服食，每晚睡前 1 剂。用治失眠多梦、烦热口渴、焦虑健忘等。

又方　麦冬 20 g，莲子肉 15 g，茯神 10 g，水煎服，日 1 剂。用治心阴亏虚所致之心悸、烦躁、失眠、多梦等。

（56）癫痫

睡莲根 25 g，小麦（打碎）50 g，蜂蜜 15 g，将睡莲根水煎去渣，再入碎小麦煮粥，食前调入蜂蜜即成，每日 1 剂。

（57）水肿

山药 100 g，莲子 50 g，大枣 15 枚，糯米 100 g，白糖适量，按常法煮粥食用，每日 1 剂，2 次分服。用治肾阳衰弱型水肿。

（58）心热烦躁

乌梅 15 g，石斛 10 g（先煎），莲子心 6 g，竹叶卷心 30 g，西瓜皮 30 g，冰糖适量，水煎去渣，加入冰糖令溶即成，每日 1 剂。

（59）中暑

荷叶 100 g，粳米 60 g，红糖适量，先将荷叶水煎去渣，再入粳米煮粥，加入红糖食用，每日 1 剂。

又方　鲜荷叶 50 g，鲜竹叶 20 g，绿茶 3 g，将荷叶、竹叶洗净，水煎取汁，冲沏绿茶饮用，每日 1 剂。用治中暑。

（60）高血压，肝火头痛

山楂 40 g，荷叶 12 g，水煎服，每日 1 剂。此谓山楂荷叶汤。

（61）自汗

莲子 7 枚，黑枣 7 枚，黑豆 50 g，浮小麦 50 g，水煎服，每日 1 剂，2 次分服。

（62）肥胖症

干荷叶 60 g，生山楂 10 g，薏苡仁 10 g，陈皮 5 g，共研细末，放入热水瓶内，冲入沸水，加盖焖半小时，代茶饮用，每日 1 剂，常服有效。调治肥胖症、高血压、冠心病、高脂血症等。

又方　决明子 15 g，山楂 30 g，麦芽 30 g，荷叶 10 g，茶叶 3 g，冰糖 25 g，将决明子用文火炒香、候凉，山楂、麦芽洗净，备用，先将决明子、山楂、麦芽水煎去渣，再入荷叶、茶叶、冰糖略煮，代茶饮用，每日 1 剂。

又方　鲜荷叶 1 张，山楂 15 g，薏苡仁 60 g，先将荷叶水煎去渣，再入山楂、薏苡仁煮粥食用，每日 1 剂。

（63）月经过多、崩漏不止、带下等

莲子 30 g，冰糖 20 g，茶叶 5 g，先将茶叶用开水冲泡后取汁备用。莲子用温水浸软，与冰糖共捣烂，倒入茶叶调匀，即可食用，每日 1 剂。

（64）脾虚带下

莲子 200 g、荞麦粉 200 g、鸡蛋清 6 个，将莲子捣碎研末，加入荞麦粉、鸡蛋清，用水调匀，制成绿豆大的丸，每服 20 g，每日 2 次，饭前用温开水送服。

（65）脾肾虚寒型带下

莲子 35 g，红枣 20 g，糯米 100 g，按常法煮粥食用，每日 1 剂，连服 7 日。

（66）白带过多、体质虚弱、腰酸乏力等

莲子（去心）、芡实各100 g，鲜荷叶50 g，糯米60 g，先将荷叶水煎去渣，再入洗净的莲子、芡实、糯米煮粥食用，每日1剂，2次分服。

又方　向日葵梗心、荷叶各12 g，红糖适量，先将前2味水煎取汁，加入红糖饮服，每日1剂，2次分服。用治白带过多。

（67）更年期综合征之心悸怔忡、失眠健忘、自汗盗汗等

莲子（去心）50 g，龙眼肉30 g，白糖20 g，煮汤食用，每日1剂。

（68）酒醉

鲜藕洗净、捣碎、液汁饮用。

（69）胎动下血、下黄水等

旧莲房（莲的果壳）、黄酒各适量，将莲房洗净晾干，烧成炭后研成细末，每服10 g，用黄酒送服，每日1～2次。

莲子90 g，葡萄干30 g，将莲子去皮、心，洗净，与葡萄干同放入碗内，加水适量，上笼蒸熟食用，每日1剂，连服7～10剂。

又方　党参30 g，莲须12 g，鸡蛋2只，调料适量，将党参、莲须、鸡蛋洗净，一同放入锅内，加水炖煮，鸡蛋熟后去壳再入锅煮1小时，调味，吃蛋喝汤，每日1剂。用治气虚型胎动不安。

（70）乳汁不足

莲藕500 g，瘦猪肉250 g，赤小豆30 g，调料适量，用猪肉洗净切块，莲藕去节、皮，洗净切块，赤小豆洗净，共入锅内，加水炖烂，调味食用，每日1剂。用治产后血虚所致乳汁不足。

（71）产后恶露不绝

桃仁10 g，莲藕250 g，精盐少许，将莲藕洗净切片，与桃仁共入锅内，加水煎煮，用盐调味，吃藕喝汤，每日1剂。

又方　生藕500 g，白糖50 g，将生藕洗净，捣取其汁，加入白糖饮服，每日1剂，连服7日。

（72）小儿夏季热证

鲜荷叶、苦瓜叶、丝瓜叶各10 g，将上3味洗净，水煎取汁饮服，每日1～2剂。

又方　鲜荷叶50 g，鲜藿香30 g，鲜节根100 g，将上3味共洗净，水煎取汁，代茶频饮，每日1剂。用治小儿夏季持续发热、口渴、食欲不振等。

又方　干莲子（去心）50 g，冰糖 20 g，将莲子用温水洗净，放入锅内，加水煮至熟透，再加入冰糖令溶即成，每日 1 剂。用治小儿夏季热、汗出过多乃至心气受损、心悸不宁等。

又方　鲜荷叶 100 g，百合 50 g，绿豆 100 g，冰糖适量，先将荷叶洗净切条，水煎去渣，再入绿豆、百合煮汤，加入冰糖令溶即成，每日 1 剂，连服 3 ~ 5 剂。

（73）脂溢性皮炎

山楂 60 ~ 120 g，荷叶 1 张，生甘草 15 g，水煎服，每日 1 剂，3 次分服，连服 3 ~ 4 周。

（74）痱子

绿豆 50 g，鲜荷叶 1 张，冰糖适量，先将荷叶洗净切碎，水煎去渣，再入洗净的绿豆煮汤，加入冰糖令溶即成，每日 1 剂，连服 7 剂。用治暑季口渴烦躁、痱子过多、全身发痒。

（75）结节性粉刺

山楂 15 g，荷叶 1 张，冰糖适量，将山楂荷叶洗净，水煎取汁，加入冰糖令溶，代茶饮用，每日 1 剂。

又方　荷叶 1 张，山楂、桃仁、贝母各 9 g，粳米 60 g，先将前 4 味水煎去渣，再入粳米煮粥食用，每日 1 剂，连服 30 日。用治痰瘀凝结型粉刺。

（76）雀斑

绿豆 500 g，荷花瓣 50 g，滑石、白芷、白附子各 15 g，冰片、密陀僧各 9 g，共研细末，混匀备用，每取适量，用水调匀，于早晚洗脸后涂敷面部。

又方　冬瓜仁 150 g，莲子粉 15 g，白芷 9 g，共研细末，饭后用开水冲服 1 汤匙，每日 2 ~ 3 次。

（77）斑秃

荷叶 30 g，菊花、旱莲草各 10 g，水煎服，每日 1 剂，2 次分服。

（78）食道癌

郁金、茯苓、丹参、荷叶各 10 g，沙参 12 g，川贝母、桃仁各 6 g，砂仁壳 2 g，米糠、白蜜（冲）各 30 g，水煎服，每日 1 剂。

（79）淋浊小便短少、次数多，尿道疼痛

生藕汁、蔗汁各 1 杯，和匀后分 3 次服，1 日服完。

（80）妊娠胎动漏血，胎欲滑落

荷叶 15 g，白矾 6 g，合一处水煎去渣，红皮鸡蛋 3 个，打在药液内，药液和鸡蛋共服。

11.3　荷叶功能食谱集结

（1）荷花散冲剂

用料　荷花 30 g，黄酒适量。

制法　将荷花研为细末，每服 3 g，以黄酒送服，每日 2 次。

功效　活血止血。

（2）荷叶绿豆汤

用料　鲜荷叶 50 g（干品 15 g），绿豆 30 g，竹茹 10 g，鲜芦根 60 g，红糖 20 g。

制法　先将荷叶、竹茹、鲜芦根水煎去渣，加入绿豆煮至熟烂，调入红糖即成，每日 1 剂。

功效　清热利湿，凉血。

（3）天冬百合汤

用料　荷梗 5 g，天门冬 10 g，百合 10 g，冰糖 15 g（捣碎）。

制法　将前 3 味水煎取汁，加入冰糖末令溶即成，每日 1 剂。

功效　养阴清热，顺气宽胸。

（4）藕汁饮

用料　鲜藕 50 g，白糖 20 g。

制法　将鲜藕洗净捣烂，取汁与白糖调匀，代茶用，每日 2 剂。

功效　清热生津，凉血止血。

（5）物茶

用料　荷叶、黑木耳、生地、柿饼各 10 g。

制法　水煎取汁，代茶饮用，每日 1 ~ 2 剂。

功效　清热润燥，活血凉血。

（6）山楂荷叶茶

用料　荷叶 20 g，山楂片 30 g，白糖 20 g。

制法　将前2味水煎取汁，调入白糖，代茶饮用，每日1剂。

功效　清热解暑，活血化瘀，降压。

（7）荷叶山楂叶汤

用料　荷叶、山楂叶各15～20g。

制法　水煎服，每日2剂。

功效　清热利水，健脾消食。

（8）荷叶兔肉汤

用料　鲜荷叶1大张，兔肉250g，调料适量。

制法　将荷叶洗净切条，兔肉切块，一同入锅，加水煮汤，调味，吃肉喝汤，每日1剂，2次分服。

功效　清热凉血，利湿解毒，用治高脂血症。

（9）山楂叶荷叶茶

用料　荷叶20g，山楂叶30g。

制法　共研粗末，放入杯中，用沸水冲泡，代茶饮用，每日1剂。

功效　活血化瘀，升阳止血。

（10）山楂荷叶茶

用料　荷叶12g，山楂15g，茶叶3g。

制法　水煎取汁，代茶饮用。每日1～2剂。

功效　活血化瘀，清热强心，扩张血管。

（11）荷叶糯米粥

用料　鲜荷叶2张，糯米60g，白糖20g。

制法　先将荷叶水煎去渣，再入糯米煮粥，加入白糖即成，每日1剂。

功效　清热利尿。

（12）荷叶山楂汤

用料　荷叶20g，山楂25g。

制法　水煎服。每日1～2剂。

功效　活血化瘀，清导通滞，扩张血管。

（13）杞菊地黄粥

用料　熟地15g，枸杞子15g，菊花10g，粳米100g。

制法　先将熟地、枸杞子水煎30分钟，再入菊花煎5～7分钟，去渣，加入洗净的粳米煮粥食用，每日1剂。

功效　平肝潜阳，息风止痛。

（14）荷叶鸡蛋汤

用料　荷叶2张，鸡蛋2只，白糖适量。

制法　先将荷叶水煎去渣，再打入鸡蛋搅匀，加入红糖即成，每日1剂，2次分服。

功效　养阴清热，润燥安神。

（15）双叶茶

用料　鲜荷叶50 g，鲜竹叶20 g，绿茶叶3 g。

制法　将荷叶、竹叶洗净，水煎取汁，冲沏绿茶用，每日1剂。

功效　清热解毒，用治中暑。

（16）荷叶山楂薏米粥

用料　鲜荷叶1张，山楂15 g，薏苡仁60 g。

制法　先将荷叶水煎去渣，再入山楂、薏苡仁煮粥食用，每日1剂。

功效　清热利湿，化瘀降脂，用治肥胖症。

（17）加味荷叶茶

用料　干荷叶60 g，生山楂10 g，薏苡仁10 g，陈皮5 g。

制法　共制粗末，放入热水瓶内，冲入沸水，加盖焖30分钟，代茶饮用，每日1剂，常服有效。

功效　清热利水，降脂减肥，用治肥胖症、高血压、冠心病、高脂血症等。

（18）三叶汤

用料　鲜荷叶、苦瓜叶、丝瓜叶各10 g。

制法　将上3味洗净，水煎取汁饮服，每日1～2剂。

功效　清热祛暑，用治小儿夏季热证。

（19）三鲜解暑茶

用料　鲜荷叶50 g，鲜藿香30 g，鲜芦根100 g。

制法　将上3味共洗净，水煎取汁，代茶频饮，每日1剂。

功效　清热解暑，芳香化浊。用治小儿夏季持续发热、口渴等。

（20）橘荷山楂汤

用料　荷叶1片，橘皮10 g，炒山楂3 g，生麦芽15 g，白糖20 g。

制法　将前4味水煎取汁，加入白糖饮服，每日1剂，2次分服。

功效　健脾导滞。

（21）荷叶菊花汤

用料　荷叶 30 g，菊花、旱莲草各 10 g。

制法　水煎服，每日 1 剂，2 次分服。

功效　清热凉血，滋补肝肾。

（22）绿豆荷花方

用料　绿豆 500 g，荷花瓣 50 g，滑石、白芷、白附子各 15 g，冰片、密陀僧各 9 g。

制法　共制细末，混匀备用。每取适量，用水调匀，于早晚洗脸后涂敷面部。

功效　祛斑。用治雀斑。

（23）绿豆荷叶汤

用料　绿豆 50 g，鲜荷叶 1 张，冰糖适量。

制法　先将荷叶洗净切碎，水煎去渣，再入洗净的绿豆煮汤，加入冰糖令溶即成，每日 1 剂，连服 7 剂。

功效　清热解暑，除烦止痒，用治暑季口渴烦躁、痱子过多。

（24）水果莲子汤

用料　莲子 200 g，菠萝丁 50 g，樱桃、青豆、桂圆肉各 25 g，冰糖适量。

制法　将莲子去心，上笼蒸软后取出，沥水装入碗中，将水煮沸，待冰糖溶化后放入莲子、菠萝丁、樱桃、青豆、桂圆肉，待水煮沸，改成小火煮烂材料即成。

功效　治疗气血虚弱、倦怠厌食、心悸气短有很好疗效。

（25）青蒿绿豆粥

用料　青蒿 5 g，西瓜翠衣 60 g，鲜荷叶适量，绿豆 30 g，赤茯苓 12 g。

制法　将青蒿（或绞汁）、西瓜翠衣、赤茯苓入锅内煮沸取汁，绿豆、荷叶共煮为稀粥，粥成后去荷叶，加入药汁，再沸即成，日服 2 次，连续服 1 周。

功效　清热解毒，利湿止泻。

（26）莲藕红萝卜汤

用料　莲藕 300 g，胡萝卜 100 g，郁金 15 g，排骨适量。

制法　将藕节洗净，切去头尾粗段部，切细薄片，与胡萝卜、郁金、排骨共煮汤即成。

功效　促进新陈代谢，消除胀气。

12 枸杞子

12.1 枸杞子概述

枸杞子（*Lycium chinense Miller*）为茄科枸杞子属落叶或半常绿灌木。藤本状，若人工栽培亦能成长为小乔木。

药材商品分为西枸杞子，主产于宁夏；津枸杞子主产于河北。枸杞子为枸杞子的干燥成熟果实。

枸杞子广泛分布于亚洲东部和欧洲等地，中国几乎各省都有，野生较多，现在人工培植也不少。枸杞子是一种易得、价廉、疗效好的中药。

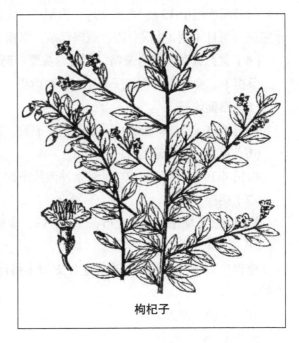

枸杞子

性味归经 甘、平，归肝、肾经。

功效 滋补肝肾，益精明目。

化学成分 枸杞子鲜叶含挥发性成分，得油率为0.1%。

12.2　枸杞子药方集结

（1）补虚、长肌肉、益颜色

枸杞子浸酒 7 日，适量饮之。

（2）目赤生翳

枸杞子捣汁，日点 3～5 次。

（3）高血压、糖尿病

每日用枸杞子 15 g，党参 20 g，枸杞子、山药、西瓜皮、冬瓜皮各 25 g，水煎服，每日 1 剂，2 次分服，煎汤代茶，常服有效。

（4）贫血衰弱、肾亏遗精、腰酸、头晕、两眼昏糊

桑椹子、女贞子、枸杞子各 10 g，水煎服。

（5）腰痛体弱

枸杞子 30 g，加蜂蜜 30 g，水适量，煎服，每次连服 7 天。

（6）夜盲、视力衰退

枸杞子 10 g，杭菊花 10 g，开水冲泡代茶饮。

（7）疟疾

鲜地骨皮（枸杞子根皮）30 g，茶叶 3 g，水煎，于发作前 2～3 小时服下。

（8）血淋

地骨皮 20 g，煎水服，若鲜地骨皮加水捣汁，每盏入酒少许，空腹温服更妙。

（9）阴虚、虚火牙痛

地骨皮 15 g，煎汤服。

（10）耳聋，有脓水不止

地骨皮 15 g，五倍子 3 g，以上 2 味研为细末，每用少许，吹入耳中，几次即愈。

（11）妇人阴肿或生疮

地骨皮煎水频洗。

（12）治急性结膜炎

枸杞子叶或嫩茎 60 g，鸡蛋 1 只，稍加调味，煮汤吃，每日 1 次。

（13）痔疮炎肿

鲜枸杞子茎叶一握，煎汤熏洗。

（14）年少妇人白带异常

枸杞子嫩茎头做菜，同鸡蛋炒食。

（15）疮疖

地骨皮烧焦黄（存性）研末，香油调搽涂。

（16）口舌糜烂

柴胡、地骨皮各9g，煎水服。

（17）头目眩晕

枸杞子9g，决明子6g，白菊花9g，水煎服。

（18）足趾鸡眼

地骨皮同红花研细敷之，次日即愈。

（19）玻璃体混浊（云雾移睛症）

枸杞子适量，为末，每晚服15g。

（20）疗心肾两虚

鸽蛋2个，龙眼肉、枸杞子、五味子各15g，白糖适量。

鸽蛋去壳，同龙眼肉、枸杞子、五味子放于碗内加水蒸熟，加糖食用。

（21）治阳虚

菟丝子15g，枸杞子15g，麻雀蛋10个，先将雀蛋煮熟、剥皮，加水煮两味中药约半小时，下雀蛋再煮15分钟即成，饮汤吃蛋，连吃多次。

（22）肺结核初期

地骨皮15g，银柴胡10g，甘草5g，水煎服。

（23）疖痈（搭背）

地骨皮晒干，炒焦，研细，以香油调涂患部，一般连用数天即愈。此方尤其适用于颈部毛囊炎。

（24）阴虚，虚火牙疼

地骨皮25g，水煎服。

（25）胸膜炎

枸杞子25g，南枣6枚，鸡蛋2个，将上3味洗净，放入锅内，加水煎煮，蛋熟后去壳再煮15分钟，即可服食，每日1剂。

（26）老年性便秘

枸杞子30～50g，大枣5枚，粳米100g，红糖25g，将前3味洗净入锅，加水煮粥，熟后投入红糖调服，每日1剂，2次分服。

（27）慢性肝炎、早期肝硬化及贫血等

枸杞子30g，母鸡1只，清汤1250mL，料酒1mL，葱段、姜片、胡椒面、食盐各适量；将母鸡在鸡肛门部开膛，挖去内脏，洗净；将枸杞子洗净，装入鸡腹内，然后放入钵内（鸡腹部朝上），摆上葱段、姜片，注入清汤，加盐、料酒、胡椒面，隔水蒸2小时取出，拣去葱、姜、调好咸淡即成，每2~3日1剂，每日2次，吃肉喝汤。

（28）胆囊炎、胆石症

枸杞子20g，黑木耳10g，佛手20g，马料豆20g，粳米100g，冰糖15g，蜂蜜15g。

制法　先将黑木耳用清水泡发，去沙洗净，与佛手一同切碎、备用，将粳米、野料豆洗净入锅，加水煮粥，至成熟时入枸杞子，将熟时入黑木耳、佛手、冰糖，再煮片刻，调入蜂蜜即成，每日1剂，3次分服。

（29）冠心病及高血压等

枸杞子、何首乌、黑芝麻各15g，枯菊花9g，水煎服，每日1剂，2次分服。

（30）高脂血症

何首乌12g，枸杞子15g，麦冬12g，生地18g，沙参12g，菟丝子12g，黑芝麻20g，桑寄生12g，黄精15g，杜仲15g，水煎服，每日1剂，2次分服。

功效　益肾填精。

又方　山楂、泽泻各15g，枸杞子30g，水煎服，每日1剂，2次分服。

又方　槐花15g，枸杞子20g，混匀后分3~5次放入杯中，用沸水冲泡，代茶饮用，每日1剂。用治阴虚阳亢型、肝肾阴亏型高脂血症。

又方　何首乌15g，枸杞子9g，决明子30g，水煎服，每日1剂，2次分服。

（31）阴闭型中风

天麻10g，陈皮15g，小米100g，先将天麻、陈皮水煎服去渣，再入小米煮粥服食，每日1剂，2次分服。

（32）动脉硬化

枸杞子10g，鸡蛋2只，将鸡蛋打入碗内，加水搅匀，加入枸杞子，隔水蒸熟食用，每日1剂。

（33）脑血栓

麦冬、枸杞子各 30 g，放入杯内，用沸水冲泡，代茶饮用，每日 1 剂，宜常服。用治脑血栓形成。

又方　当归 10 g，枸杞子 10 g，黄芪 30 g，大枣 10 枚，瘦猪肉 100 g，食盐适量，将瘦猪肉切片，与另 4 味一同入锅，加水煎沸 1 小时，调入食盐，吃肉喝汤，每日 1 剂，分 2 次服。

（34）缺铁性贫血

枸杞子 30 g，鸡肉 300 g，调料适量，按常规煮汤食用，每日 1 剂。

又方　羊骨 250 g，枸杞子 15 g，黑豆 30 g，大枣 10 枚，粳米 100 g，将羊骨敲碎，与枸杞子、黑豆、大枣、粳米煮粥食用，每日 1 剂，2 次分服。治贫血。

又方　枸杞子 20 g，南枣 10 枚，鸡蛋 2 个，先将枸杞子、南枣水煎 40 分钟，再打入鸡蛋稍煮即成，每日 1 剂，分 2 次服用。

功效　用治贫血之体质虚弱、头晕眼花、健忘、视力减退等。

（35）紫癜

党参 15 g，枸杞子 15 g，大枣 10 枚，鸡蛋 2 个，粳米 60 g，红糖 20 g，将党参用纱布包好，与枸杞子、大枣、粳米一同煮熟，熟后拣出党参袋，打入鸡蛋搅匀，加入红糖即成，每日 1 剂，分 2 次服。

用治气不摄血型血小板减少性紫癜。

（36）白细胞减少症

枸杞子 30 g，银耳 100 g，冰糖 30 g，将银耳用水泡发，去杂洗净，撕成小块，与枸杞子、冰糖一同水煎饮服，每日 1 剂，2 次分服。

（37）夜尿频多

枸杞子 30 g，牛鞭 1 具，调料适量，将牛鞭洗净切碎，与枸杞子一同入锅，加水炖熟，调味食用，每日 1 剂。

（38）治下焦热盛型白尿

鲜枸杞子 60 g，将根洗净切碎，捣烂取汁饮服，每日 1 剂。

（39）阳痿

枸杞子 40 g，牛鞭 1 条，白酒适量，将牛鞭洗净切块，与枸杞子一同入锅，加水炖熟，用白酒调味食用，每日 1 剂。

功效　补肾壮阳，用治肾阳不足型阳痿。

又方　淮山药 60 g，枸杞子 25 g，芡实 30 g，生姜 4 片，牛肾 1 对，食盐适量，将牛肾剖开，去筋膜，洗净切块，与枸杞子、淮山药、芡实、生姜、食盐共置砂锅内，加水炖 1 小时，吃肉喝汤，每日 1 剂，2 次服用。

又方　枸杞子 15 g，嚼碎后徐徐咽下，每日 1 剂，连服 1 个月。用治阳痿、男性不育及精子活动率低下等。

（40）早泄

黄精 50 g，枸杞子 25 g，白鸽 1 只，精盐适量，按常规炖 1 小时后吃肉喝汤，每日 1 剂。

又方　鸽蛋 2 只，龙眼肉、枸杞子各 15 g，五味子 10 g，白糖 10 g。将鸽蛋煮熟去壳，与龙眼肉、五味子一同放入碗内，隔水蒸熟，加入白糖食用，每日 1 剂。

（41）遗精

枸杞子 30～60 g，粳米 100 g，淡豆豉 6 g，葱白、食盐各适量，按常法煮粥食用，每日 1 剂，2 次分服。用治心肾不交型遗精。

又方　枸杞子、菟丝子各 15 g，麻雀蛋 3～5 枚，精盐少许，将枸杞子、菟丝子、麻雀蛋洗净入锅，加水煎煮，麻雀蛋熟后去壳再入锅内煮半小时，加入精盐，吃蛋喝汤，每日 1 剂。用治肾气不足型遗精。

又方　精羊肉 750 g，冬虫夏草 18 g，淮山药 30 g，枸杞子 15 g，生姜 4 块，蜜枣 4 枚，调料适量，将羊肉洗净切为大块，入沸水中略焯，以除去膻味；冬虫夏草、淮山药、枸杞子、生姜、蜜枣洗净。将上述料一同入锅，加水煮沸，改用文火炖 2 小时，调味食用。用治胃阳不足所致阳痿滑精、腰酸脚软、夜尿频多、精少不育等。

（42）性欲减退

枸杞子 15 g，绿茶 3 g，共入杯内，用沸水冲沏，代茶饮用，每日 2 剂。

（43）男子不育

巴戟天 8 g，肉苁蓉 12 g，枸杞子、熟地各 10 g，羊肾 2 对，将羊肾剖开去筋膜，洗净切块，与另 4 味一同入锅，水煎 1 小时，加盐调味，吃肉喝汤，每日 1 剂。

（44）精液异常、性神经衰弱等

核桃仁 50 g，枸杞子 15 g，大米 100 g，白糖适量，按常规煮粥食用，每日 1 剂。

（45）不育不孕、阳痿、遗精、早泄等

菟丝子、枸杞子各 250 g，覆盆子 125 g，车前子 60 g，五味子 30 g，将上药共研细末，贮瓶备用。每服 12 g，每日 2 次，开水冲服。用治肾虚所致的不育不孕、阳痿、遗精、早泄等。此谓五子补肾茶。

又方 狗脊、金樱子、枸杞子各 15 g，瘦狗肉 200 g，食盐少许。先将狗肉洗净入锅汆透，捞出，用净水洗净血沫，再切成 3 cm 见方的块，与狗脊、金樱子、枸杞子一同入砂锅内，加水炖约 1 小时，用盐调味，吃肉喝汤，每日 1 剂。用治肾阳虚衰所致不育症。

（46）不射精

熟地 15 g，枸杞子 15 g，覆盆子 15 g，桑椹子 15 g，菟丝子 15 g，山茱萸 10 g，五味子 10 g，水煎服，每日 1 剂，2 次分服。

功效 补肾益精，治不射精症。

（47）头痛

熟地 15 g，枸杞子 15 g，菊花 10 g，粳米 100 g，先将熟地、枸杞子水煎 30 分钟，再入菊花煎 5～7 分钟，去渣，加入洗净的粳米煮粥食用，每日 1 剂。

（48）血虚头痛、眩晕

枸杞子 30 g，羊脑 1 个，调料适量，将羊脑洗净切块，与枸杞子一同入锅加水炖汤，调味食用，每日 1 剂。

又方 女贞子、桑椹各 60 g，枸杞子 30 g，旱莲草 50 g，蜂蜜适量，将前 4 味共研细末，过筛，炼蜜为丸，如梧桐子大，每服 10 丸，每日 2 次，淡盐水送下。用治肝肾阴虚所致眩晕。

又方 桑椹 50 g，枸杞子 20 g，糯米 100 g，按常法煮粥食用，每日 1 剂，2 次分服。功效同上。

又方 枸杞子、甘菊花各 20 g，当归 5 g，生地黄 10 g，粳米 100 g，先将前 4 味水煎取汁备用，粳米粥煮至五成熟时兑入药汁，再煮至粥熟即成，每日 1 剂。功效同上。

（49）眩晕

桑叶、菊花、枸杞子各 10 g，草决明 6 g，水煎服，每日 1 剂，2 次分服。用治肝阳上亢所致眩晕。

又方 茺蔚子 10 g，枸杞子 15 g，粳米 100 g，先将茺蔚子、枸杞子水煎去渣，再入洗净的粳米煮粥食用，每日 1 剂。

又方 桑椹 50 g，枸杞子 20 g，糯米 100 g，按常法煮粥食用，每日 1 剂，2 次分服。用治肝肾阴虚所致眩晕。

（50）心悸、月经不调

熟地 15 g，丹参 12 g，枸杞子 10 g，当归 10 g，水煎服，每日 1 剂，2 次分服。治失血后血虚所致心悸、月经不调。

（51）神经衰弱

淮山药 15 g，枸杞子 10 g，猪瘦肉 60 g，调料适量，按常法煮汤食用，每日 1 剂。用治心脾两虚型神经衰弱。

又方　红枣 10 枚，枸杞子 15 g，鸡蛋 2 个，共洗净，置入锅内，加水煎煮，鸡蛋熟后去壳再入锅煮半小时即成，每日 1 剂。

又方　淮山药 30 g，枸杞子 15 g，猪脑 1 个，将猪脑剔去筋膜，洗净，与淮山药、枸杞子共置碗内，隔水蒸食，每日或隔日 1 剂。

又方　枸杞子 50 g，瘦猪肉 250 g，调料适量，将猪肉切成小块，与枸杞子一同入锅，加水炖熟，调味食用，每日 1 剂，2 次分服。

（52）虚烦失眠，心悸石宁、健忘、遗精等

枸杞子 30 g，炒枣仁 40 g，五味子 10 g，将上 3 味混匀，分成 5 份，每日取 1 份，置于茶杯中，用沸水冲沏，代茶饮用。用治心血不足所致虚烦失眠、心悸不宁、健忘、遗精等。

（53）身体虚弱、健忘等

人参 5 g，枸杞子 90 g，熟地黄 25 g，冰糖 100 g，白酒 2500 mL，将人参去节头，蒸软，切片，与枸杞子、熟地同装入纱布袋内，浸入酒中密封，每日振摇 1 次，浸泡 15 天后，用纱布过滤，取药酒备用。将冰糖放入锅中，加少量水加热溶化，煮至微黄时趁热过滤去渣，待凉后加入药酒中，搅匀，静置一段时间后，取上清酒液即成，每服 25 mL，每日 2 次。

功效　大补气血，安神益智，滋肝明目。用治身体虚弱、神经衰弱、头晕目眩、失眠、健忘等。

（54）癫痫

熟地 12 g，山萸肉 9 g，山药 12 g，枸杞子 12 g，当归 9 g，杜仲 12 g，党参 12 g，白术 9 g，菖蒲 9 g，郁金 9 g，远志 6 g，生地 6 g，水煎服，每日 1 剂，2 次分服。用治心肾亏虚型癫痫。

又方　枸杞子 12 g，羊脑 1 只，小麦（捣碎）50 g，调料适量，将羊脑剔去筋膜，洗净入锅，加入枸杞子、小麦及清水适量，炖熟，调味食用，每日 1 剂。

（55）腰痛

枸杞子叶 250 g，羊肾 1 对，羊肉 60 g，糯米 150 g，葱白 5 个，将枸杞子叶洗净，羊肾洗净剖开，剔去臊腺脂膜、切块，羊肉切块，糯米淘洗干净，葱白切碎，备用。锅内放水适量，先煎枸杞子叶，去渣，再入羊肾、羊肉、糯米煮粥，熟后加入葱白末，再稍煮即成，每日 1 剂，2 次分服。

功效　温肾壮阳，用治肾阳虚腰痛。

又方　山药 60 g，枸杞子 30 g，粳米 100 g，洗净煮粥，每日 1 剂。用治肾阳虚腰痛。

（56）糖尿病

熟地 15 g，枸杞子、天冬各 12 g，五味子 6 g，水煎服，每日 1 剂，2 次分服。用治肾阴虚型糖尿病。

又方　枸杞子 15 g，放入杯内，用沸水冲沏，代茶饮用，每日 2 剂。

又方　兔肉 250 g，枸杞子 15 g，精盐适量，将兔肉洗净切块，与枸杞子一同入锅，加水炖熟，加盐调食，每日 1 剂，2 次分服。

（57）盗汗

龙眼肉 15 g，枸杞子 10 g，大枣 4 枚，粳米 100 g，按常法煮粥食用，每日 1 剂，早晚分服。

（58）自汗

枸杞子 20 g，乳鸽 1 只，调料适量。

将乳鸽宰杀，去毛及内脏，洗净斩块，与枸杞子共置钵内，加水适量，上笼蒸熟，调味食用，每日 1 剂。

（59）月经过少

人参 6 g，熟地 20 g，枸杞子 20 g，大米 100 g，先将前 3 味水煎取汁备用，大米煮粥，熟后调入药汁，再煮沸 1～2 次即成，每日 1 剂。

（60）月经后期

当归 15 g，熟地 20 g，枸杞子 15 g，杜仲 15 g，牛膝 15 g，炙甘草 5 g，由桂粉（冲服）3 g，将前 6 味水煎取汁，兑水肉桂粉饮服，每日 1 剂，2 次分服。

又方　当归 15 g，熟地 25 g，枸杞子 15 g，白芍 15 g，山药 20 g，炙甘草 5 g，水煎服，每日 1 剂，2 次分服。

（61）闭经

枸杞子 30 g，女贞子 24 g，红花 10 g，水煎服，每日 1 剂，2 次分服。

又方　熟地 18 g，当归 15 g，枸杞子 12 g，女贞子 24 g，水煎服，每日 1 剂，2 次分服。

（62）痛经

黄精、制首乌各 15 g，鸡血藤、枸杞子、制香附各 12 g，小茴香 6 g，水煎服，每日 1 剂，2 次分服。

（63）子宫出血

枸杞子 9 g，菟丝子 9 g，覆盆子 9 g，山萸肉 9 g，熟地 9 g，川断 9 g，龟板 15 g，鹿角霜 15 g，石莲 9 g，山药 15 g，水煎服，每日 1 剂，2 次分服。用治肝肾阳虚型功能性子宫出血。

（64）子宫脱垂

党参 15 g，枸杞子 12 g，熟地 12 g，杜仲 10 g，当归 12 g，山茱萸 12 g，山药 15 g，炙甘草、鹿角霜、升麻、益智仁各 10 g，枳壳 15 g，水煎服，每日 1 剂，2 次分服。用治肾阳虚型子宫脱垂。

又方　人参 3 g，枸杞子 20 g，粳米 100 g，共煮粥食用，每日 1 剂，2 次分服。

又方　枸杞子 250 g，羊肉 100 g，羊肾 1 只，葱白 2 个，粳米 150 g，精盐适量。

将羊肉洗净切块，羊肾剖开、去筋膜、洗净切块，葱白洗净切碎，粳米淘洗干净，枸杞子叶洗净，锅内加水适量，先将枸杞子叶煎煮去渣，再入羊肾、羊肉、葱白、粳米煮为稀粥，加盐调食，每日 1 剂，2 次分服。

（65）更年期综合征

生熟地、枸杞子、山药、茯苓各 15 g，山萸肉 12 g，盐知母、盐黄柏、地骨皮、丹皮各 10 g，生甘草 6 g。水煎服，每日 1 剂，2 次分服。用治阴虚内热型更年期综合征。

又方　山药、山萸肉、生熟地、枸杞子各 15 g，菟丝子、生首乌各 20 g，当归、白芍各 12 g，丹皮 10 g，炒荆芥 6 g，蝉蜕 3 g。水煎服。每日 1 剂，2 次分服。用治阴虚血燥型更年期综合征。

又方　当归、枸杞子、制首乌、熟地、山药、菟丝子各 15 g，山萸肉 12 g，鹿角胶（烊）、龟板胶（烊）、川牛膝各 10 g，狗脊 15 g，水煎服，每日 1 剂，2 次分服。用治精亏血枯型更年期综合征。

又方　枸杞子、山药、熟地、茯苓、白芍、石决明各 15 g，丹皮、菊花各 10 g，山萸肉 12 g，制鳖甲（先下）20 g，生龙牡（先下）各 30 g，水煎服，每日 1 剂，2 次分服。用治肾虚阴型更年期综合征。

又方　猪肾 1 对，核桃肉 15 g，山茱萸 9 g，补骨脂 6 g，枸杞子 12 g，盐少许，将猪肾洗净剖开，剔去筋膜，切块与另 4 味一同入锅，加水煮汤，用盐调味，吃肉喝汤，每日 1 剂，2 次分服。用治阴阳两虚型更年期综合征。

又方 栗子 30 g，枸杞子 20 g，羊肉 150 g，食盐适量，按常法炖熟食用，每日 1 剂，2 次分服。用治肾阳虚型更年期综合征。

（66）女子不孕症

熟地、菟丝子、枸杞子、党参、白术、白芍、茯苓各 15 g，紫河车、鹿角霜、川椒、当归各 10 g，水煎服，每日 1 剂，2 次分服。用治肾阳虚型女子不孕症。

又方 生地 12 g，白芍 12 g，地骨皮 9 g，玄参 9 g，麦冬 9 g，青蒿 9 g，枸杞子 15 g，丹参 9 g，益母草 12 g，水煎服。每日 1 剂，2 次分服。用治肾阴虚型女子不孕症。

（67）妊娠水肿

杜仲、枸杞子各 30 g，干姜 10 g，鲤鱼 1 条（500 g），将前 3 味洗净，用纱布包好，鲤鱼宰杀，去鳞及内脏，洗净切块，一同放入砂锅内，加水炖至烂熟，去药袋，饭前吃鱼喝汤，每日 1 剂，2 次分服。用治肾虚型妊娠水肿。

又方 枸杞子 20 g，羊肾 1 对，调料适量，将羊肾剖开，去筋膜，洗净切块，与枸杞子一同入锅，加水煮汤，调味食用，每日 1 剂，2 次分服。

（68）胎动不安

猪肝 60 g，当归 10 g，枸杞子 5 g，将猪肝洗净切片，与当归、枸杞子共入砂锅内，加水炖 1 小时，调味，吃肝喝汤，每日 1～2 剂，连服 15 日。用治血虚型胎动不安。

（69）妊娠腹痛

枸杞子 30 g，大枣 10 枚，粳米 100 g，共洗净，煮粥食用，每日 1 剂，2 次分服。用治血虚型妊娠腹痛。

（70）化脓的疮疖

鲜嫩枸杞子 60 g，白酒 100 mL。将枸杞子洗净，捣烂，取汁，白酒烧热，冲入枸杞子汁中，趁热饮用，每日 1 剂，2 次分服。

（71）肾阴亏虚型骨质增生

枸杞子、桑椹各 25 g，粳米 100 g。洗净，加水煮粥食用，每日 1 剂，2 次分服，连服 15 日。

（72）糖尿病

枸杞子蒸熟嚼食，每次 5 g，每日 2～3 次，治糖尿病病情较轻者，有一定疗效。

（73）白内障

枸杞子 250 g，黄酒适量。将枸杞子浸入黄酒坛中，密封 2 个月，每天饭后适量饮用，每日 2 次，用治肝虚所致白内障。对迎风流泪、云翳遮睛等症亦有效。

又方　干地黄、夜明砂、决明子、沙蒺藜各 15 g，酒白芍、刺蒺藜、枸杞子各 12 g，密蒙花、菊花各 9 g，炙甘草 3 g，水煎服，每日 1 剂，2 次分服。用治白内障初期。

又方　生地、熟地各 24 g，白芍、茯苓、乌贼骨各 12 g，枸杞子、菊花、防风、柏子仁各 10 g，细草 2 g，甘草、柴胡各 6 g，生山药 15 g，水煎服，每日 1 剂，2 次分服。用治肝脾两虚型白内障。

（74）头晕耳鸣

海松子、黑芝麻、枸杞子、松菊花各 10 g。水煎服，每日 1 剂，2 次分服。

又方　枸杞子 15 g，牛肝 100 g，盐少许。将牛肝洗净切片，入沸水中氽一下，捞出切片备用。枸杞子洗净，放入砂锅内，加水煮半小时，再入牛肝片，煮至熟透，加盐调服，每日 1 剂。

（75）梅核气

枸杞子 5 g，绿萼梅、绿茶、合欢花各 3 g，共入杯内，用沸水冲沏，代茶饮用，每日 1 剂。

（76）腮腺癌

海藻、昆布、夏枯草、枸杞子、山慈菇、黄药子各 9 g，海蛤壳、络石藤、忍冬藤、太子参、干地黄、炙鳖甲各 15 g，水煎服，每日 1 剂。

（77）淋巴系统肿瘤

生熟地、当归、松芍、菟丝子、枸杞子、阿胶、首乌、女贞子、鸡血藤、太子参各 15 ~ 20 g。随症加减：若肾阳虚明显，则去菟丝子加仙茅、仙灵脾；气虚明显加人参、黄芪；脾胃不调加山药、鸡内金、焦三仙、白术。水煎服，分 2 次服。多在化疗中或化疗后服用。

主治　恶性淋巴瘤化疗后骨髓、细胞免疫抑制者。

（78）胃癌

生黄芪、太子参、鸡血藤各 30 g，白术、茯苓各 10 g，枸杞子、女贞子、菟丝子各 15 g。水煎早晚口服，每日 1 剂，配合化疗服用，6 周为 1 个疗程。

（79）胰腺癌

穿山甲、丹参各 15 g，龙葵、矾石、红花、枸杞子各 30 g，川楝子、郁金、广木香各 10 g，香附、青皮、陈皮、八月札各 12 g，夏枯草 24 g。随症加减：黄疸加茵陈 24 g，栀子 20 g，大黄 10 g；水肿加茯苓 20 g，泽泻、猪苓各 10 g，车前子、半枝莲各 30 g，水煎服，每日 1 剂。

（80）早、中期肝癌

白英、石榴根、仙鹤草、黄芪、枸杞子各 30 g，刺五加 15 g，三七粉 3 g。三七粉除外，余药水煎后，用药汤分 3 次冲服三七粉。每日 1 剂，早、中、晚各服 1 次。

（81）阴茎癌肾虚证

菟丝子、金樱子、枸杞子、车前子、生地、牛膝各 15 g，五味子、赤小豆各 10 g，水煎服，每日 1 剂。

（82）乳腺癌

太子参、白术、当归各 15 g，枸杞子、女贞子、麦冬各 24～30 g，水煎，每日 1 剂，分 2 次服。治乳腺癌化疗反应。

（83）宫颈癌肝肾两虚证

白英、女贞子、枸杞子、黄芪、补骨脂各 30 g，诃子、刺五加各 15 g。水煎服，每日 1 剂，日服 3 次。

（84）白血病

生地、熟地、枸杞子、菟丝子、女贞子、紫花地丁、半枝莲各 15 g，杜仲 24 g，五味子、青黛、甘草各 6 g，淮山药、茯苓各 21 g，山萸肉、蒲公英各 18 g，生晒参、当归各 12 g，白花蛇舌草 30 g，雄黄 3 g，水煎服，每日 1 剂。治慢性细胞性白血病。

又方　党参、阿胶（烊化）、枸杞子、陈皮各 15 g，女贞子、黄芪各 30 g，生地、竹叶、熟地各 12 g，当归、鹿角胶各 9 g。水煎服，每日 1 剂。治白血病骨髓抑制者。

（85）纤维肉瘤

生黄芪、党参、白术、熟地、枸杞子、淮山药、天冬各 15 g，茯苓 12 g，甘草、木香各 4.5 g，首乌、黄精各 9 g，白花蛇舌草 30 g，大枣 5 枚，水煎服，每日 1 剂，煎 2 次分服。

（86）骨恶性肿瘤

枸杞子、菟丝子、覆盆子、黑豆、补骨脂、骨碎补、生薏苡仁、鸡血藤各 50 g，紫河车、鹿角胶各 15 g，黄芪、当归各 25 g，水煎服，每日 1 剂。

（87）晚期胃肠道癌术后化疗毒副作用

党参、枸杞子、女贞子、菟丝子各 15 g，白术、补骨脂各 10 g。随症加减：恶心呕吐重加生姜、淡竹茹或清半夏；大便溏加薏苡仁、儿茶；出血者加仙鹤草、血余炭；贫血重加鸡血藤、三七粉。

用法　于化疗前 1 周开始服用，每日 1 剂，水煎，分 2 次服，化疗中及化疗后继服。亦可将上方制成冲剂，每次 30 g，每日 2 次。

（88）习惯性流产

人参、枸杞子各 15 g，续断 10 g，杜仲 12 g，熟地、鹿茸、菟丝子各 20 g，水煎服，每日 1 剂，2 次分服。

（89）产后贫血

老母鸡 1 只，大枣 15 枚，枸杞子 10 g，生姜 3 片，调料适量。将老母鸡宰杀，去毛及内脏，洗净斩块，与大枣、枸杞子、生姜共入砂锅内，加水炖熟食用。

（90）流行性腮腺炎

鲫鱼 1 条（200 g），枸杞子叶（连梗）500 g，陈皮 5 g，生姜 2 片，调料适量。按常法煮汤食用，每日 1 剂，2 次分服。

12.3　枸杞子功能食谱集结

（1）首乌枸杞子汤

用料　何首乌 12 g，枸杞子 15 g，麦冬 12 g，生地 18 g，沙参 12 g，菟丝子 12 g，黑芝麻 20 g，桑寄生 12 g，黄精 15 g，杜仲 15 g。

制法　水煎服，每日 1 剂，2 次分服。

功效　益肾填精。用治肝肾阴亏型高脂血症。

（2）首乌枸杞子决明汤

用料　何首乌 15 g，枸杞子 9 g，决明子 30 g。

制法　水煎服，每日 1 剂，2 次分服。

功效　清热润肠，养肝益肾。

（3）槐花枸杞子茶

用料　槐花 15 g，枸杞子 20 g。

制法　混匀后分 3～5 次投入杯中，用沸水冲泡，代茶饮用，每日 1 剂。

功效　清热泻火，益肝补肾。

（4）山楂泽泻枸杞子汤

用料　山楂、泽泻各 15 g，枸杞子 30 g。

制法　水煎服，每日 1 剂，2 次分服。

功效　清热利湿，活血化瘀，滋肝补肾。用治高脂血症。

（5）鸡蛋枸杞子羹

用料　鸡蛋 2 个，枸杞子 10 g。

制法　将鸡蛋打入碗内，加水搅匀，加入枸杞子，隔水蒸熟食用，每日 1 剂。

功效　养肝补肾，润燥疏风。

（6）五味鹌鹑汤

用料　杜仲 30 g，淮山药 60 g，枸杞子 15 g，大枣 6 枚，生姜 8 g，鹌鹑 3 只，食盐适量。

制法　将鹌鹑宰杀，去毛及内脏，洗净，与杜仲、淮山药、枸杞子、生姜一同放入砂锅，加水烧沸，再改用文火炖 1.5 小时，调入食盐即成。每日 1 剂，2 次分服。凡温热内蕴或外感发热者忌服。

功效　补肝益肾，强筋壮骨。

（7）枸杞子鸡块汤

用料　枸杞子 30 g，鸡肉 300 g，调料适量。

制法　按常法煮汤食用，每日 1 剂。

功效　滋阴补血，益气生精。用治缺铁性贫血。

（8）羊骨枸杞子粥

用料　羊骨 250 g，枸杞子 15 g，黑豆 30 g，大枣 10 枚，粳米 100 g。

制法　将羊骨敲碎，与枸杞子、黑豆、大枣、粳米煮粥食用。每日 1 剂，2 次分服。

功效　健脾补肾，养肝生血。用治贫血。

（9）羊肾羊肉粥

用料　羊肾 1 对，羊肉 100 g，枸杞子 10 g，大米 100 g。

制法　将羊肾剖开，去筋膜，洗净切块，羊肉切块，与枸杞子、大米一同煮粥食用。每日 1 剂，2 次分服。

功效　补肾壮阳。用治肾气不固型早泄。

（10）黄精鸽子汤

用料　黄精 50 g，枸杞子 25 g，白鸽 1 只，精盐适量。

制法　将白鸽宰杀，去毛及内脏，洗净切块，与黄精、枸杞子一同入锅，加水炖 1 小时，加盐调味，吃肉喝汤，每日 1 剂。

功效　健脾益气，补益肝肾。用治肾气不固型早泄。

（11）三味鸽蛋羹

用料　鸽蛋 2 个，枸杞子、龙眼肉各 15 g，五味子 10 g，白糖 10 g。

制法　将鸽蛋煮熟，去壳，洗净切块，与龙眼肉、枸杞子、五味子一同放入碗内，隔水煮熟，加入白糖食用，每日 1 剂。

功效　补肾益气，固精养血。用治肾气不固型早泄。

（12）二子雀蛋汤

用料　枸杞子、菟丝子各 15 g，麻雀蛋 3~5 枚，食盐适量。

制法　将枸杞子、菟丝子、麻雀蛋洗净入锅，加水煎煮，麻雀蛋熟后去壳，再入锅内煮 30 分钟，调入食盐，吃蛋喝汤，每日 1 剂。

功效　补肾壮阳，涩精止遗。用治肾气不足型遗精。

（13）枸杞子粥

用料　枸杞子 30~60 g，粳米 100 g，淡豆豉 6 g，葱白、食盐各适量。

制法　按常法煮粥食用，每日 1 剂，2 次分服。

功效　滋阴养血，补益肝肾。用治心肾不交型遗精。

（14）四物羊肾煎

用料　锁阳、冬虫夏草、肉豆蔻、枸杞子各 15 g，羊肾 1 对，食盐适量。

制法　将羊肾剖开去筋膜，洗净切块，与另 4 味一同入锅，水煮 1 小时，调入食盐，吃蛋喝汤，每日 1 剂。

功效　补肾壮阳。用治肾阳虚型性欲减退。

（15）枸杞子茶

用料　枸杞子 15 g，绿茶 3 g。

制法　共入杯中，用沸水冲泡，代茶饮用，每日 2 剂。

功效　滋阴养血，补益肝肾。用治肾阴虚型性欲减退。

（16）杞枣鸡蛋汤

用料　枸杞子 20 g，南枣 10 枚，鸡蛋 2 个。

制法　先将枸杞子、南枣水煎 40 分钟，再打入鸡蛋稍煮即成。每日 1 剂，2 次分服。

功效　健脾和胃，益气补血。用治贫血之体质虚弱、头晕眼花、健忘、视力减退等。

（17）参杞鸡蛋粥

用料　枸杞子 15 g，党参 15 g，大枣 10 枚，鸡蛋 2 个，粳米 60 g，红糖 20 g。

制法　将党参用纱布包好，与枸杞子、大枣、粳米同煮粥，熟后拣出党参袋，再打入鸡蛋搅匀，加入红糖即成。每日 1 剂，2 次分服。

功效　补中益气，滋阴养血。

（18）枸杞子银耳汤

用料　枸杞子 15 g，银耳 100 g，冰糖 30 g。

制法　将银耳用水泡发，去杂洗净，撕成小块，与枸杞子、冰糖一同水煎饮服。每日 1 剂，2 次分服。

功效　滋阴润肺，养血生津。用治白细胞减少症。

（19）枸杞子牛鞭汤

用料　枸杞子 30 g，牛鞭 1 具，调料适量。

制法　将牛鞭洗净切碎，与枸杞子、冰糖一同入锅，加水炖熟，调味食用，每日 1 剂。

功效　益气壮阳。用治肾气不足所致的夜尿频多。

（20）参杞双皮汤

用料　党参 20 g，枸杞子、山药、西瓜皮、冬瓜皮各 25 g。

制法　水煎服，每日 1 剂，2 次分服。

功效　益气养阴，利水消肿。

（21）枸杞子炖牛鞭

用料　枸杞子 40 g，牛鞭 1 具，白酒适量。

制法　将牛鞭洗净切块，与枸杞子一同入锅，加水炖熟，用白酒调味食用，每日 1 剂。

功效　补肾壮阳。用治肾阳不足所致的阳痿。

（22）淮山枸杞子牛肾汤

用料　枸杞子 25 g，淮山药 60 g，芡实 30 g，生姜 4 片，牛肾 1 对，食盐适量。

制法　将牛肾剖开，去筋膜，洗净切块，与枸杞子、淮山药、芡实、生姜、食盐共置砂锅内，加水炖 1 小时，吃肉喝汤。每日 1 剂，2 次分服。

功效　补肾强腰，涩精止遗。用治肾阳不足型阳痿。

（23）枸杞子方

用料　枸杞子 15 g。

制法　将枸杞子嚼碎后徐徐咽下，每日 1 剂，连服 1 个月。

功效　补肾益精，养肝明目。

（24）枸杞子炖羊脑

用料　枸杞子 30 g，羊脑 1 个，调料适量。

制法　将羊脑洗净切块，与枸杞子一同入锅加水炖汤，调味食用，每日 1 剂。

功效　补益肝肾，养血安神。用治血虚头疼、眩晕。

（25）杞菊归地粥

用料　枸杞子、甘菊花各 20 g，当归 5 g，生地黄 10 g，粳米 100 g。

制法　先将前 4 味水煎取汁备用，粳米粥煮至五成熟时兑入药汁，再煮至粥熟即成，每日 1 剂。

功效　滋阴养血，疏风清热。用治肝肾阴虚所致的眩晕。

（26）桑菊枸杞子汤

用料　枸杞子、桑叶、菊花各 10 g，草决明 6 g。

制法　水煎服，每日 1 剂，2 次分服。

功效　清热散风，平肝定眩。用治肝阳上亢所致的眩晕。

（27）双子粥

用料　枸杞子 15 g，菟丝子 10 g，粳米 100 g。

制法　先将菟丝子、枸杞子水煎去渣，再入洗净的粳米煮粥食用。每日 1 剂。

功效　滋阴养血，平肝清热。用治肝阳上亢所致的眩晕。

（28）红枣杞子炖鸡蛋

用料　枸杞子 15 g，红枣 10 枚，鸡蛋 2 个。

制法　共洗净，置入锅内，加水煎煮，鸡蛋熟后去壳再入锅煮 30 分钟即成，每日 1 剂。

功效　健脾益气，养血安神。用治心脾两虚型神经衰弱。

（29）**山药枸杞子炖猪肉**

用料　枸杞子 10 g，淮山药 15 g，猪瘦肉 60 g，调料适量。

制法　按常法煮汤食用，每日 1 剂。

功效　补中益气，养血安神。用治心脾两虚型神经衰弱。

（30）**淮山药枸杞子炖猪脑**

用料　枸杞子 15 g，淮山药 30 g，猪脑 1 个。

制法　将猪脑剔去筋膜，洗净，与淮山药、枸杞子共置碗内，隔水蒸熟即成。每日或隔日 1 剂。

功效　健脾益气，滋肾固精。

（31）**枸杞子猪肉汤**

用料　枸杞子 50 g，猪瘦肉 250 g，调料适量。

制法　将猪瘦肉切成小块，与枸杞子一同入锅，加水炖熟，调味食用。每日 1 剂，2 次分服。

功效　补肝益肾，滋阴养血。用治心肾不交型神经衰弱。

（32）**枸杞子枣仁茶**

用料　枸杞子 30 g，炒枣仁 40 g，五味子 10 g。

制法　将上 3 味混匀，分成 5 份，每日取 1 份，置于茶杯中，用沸水冲泡，代茶饮用。

功效　滋补肝肾，养血安神。

（33）**参杞地黄酒**

用料　枸杞子 90 g，人参 5 g，熟地黄 25 g，冰糖 100 g，白酒 2500 mL。

制法①　将人参去芦头，蒸软，切片，与枸杞子、熟地黄同装入纱布袋内，浸入酒中密封，每日振摇 1 次，浸泡 15 天后，用纱布过滤，取药酒备用。

制法②　将冰糖放入锅内，加少量水加热溶化，煮至微黄时趁热过滤去渣，待凉后加入药酒中，搅匀，静置一段时间后，取上清酒液，即成。每服 25 mL，每日 2 次。

功效　大补气血，安神益智，滋肝明目。用治身体虚弱、神经衰弱、头晕目眩、失眠健忘等。

（34）**枸杞子羊脑小麦粥**

用料　枸杞子 12 g，羊脑 1 只，小麦（捣碎）50 g，调料适量。

制法　将羊脑剔去筋膜，洗净入锅，加入枸杞子、小麦及清水适量，炖熟，调味食用，每日 1 剂。

功效　滋阴养血，补脑安神。用治癫痫。

（35）加味地黄枸杞子汤

用料　枸杞子、熟地、覆盆子、桑椹子、菟丝子各15g，山茱萸、五味子各10g。

制法　水煎服，每日1剂，2次分服。

功效　补肾益精。用治不射精。

（36）杞菊地黄粥

用料　枸杞子、熟地各15g，菊花10g，粳米100g。

制法　先将熟地、枸杞子水煎30分钟，再入菊花煎57分钟，去渣，加入洗净的粳米煮粥食用，每日1剂。

功效　平肝锁阳，息风止痛。用治肝阳上亢所致的头痛。

（37）人参枸杞子粥

用料　枸杞子20g，人参3g，粳米100g。

制法　共煮粥食用，每日1剂，2次分服。

功效　补气益肾。用治肾虚型子宫脱垂。

（38）参杞地黄汤

用料　枸杞子12g，熟地12g，党参15g，杜仲10g，当归12g，山茱萸12g，山药15g，炙甘草、鹿角霜、升麻、益智仁各10g，枳壳15g。

制法　水煎服，每日1剂，2次分服。

功效　补肾养血，温阳益气。

（39）地黄当归汤

用料　枸杞子12g，当归15g，熟地18g，女贞子24g。

制法　水煎服，每日1剂，2次分服。

功效　补益肝肾，养血调经。用治肝肾不足型闭经。

（40）加味枸杞子汤

用料　枸杞子30g，女贞子24g，红花10g。

制法　水煎服，每日1剂，2次分服。

功效　补肾养肝，益血调经。用治肝肾不足型闭经。

（41）加味双地汤

用料　生地、熟地、枸杞子、山药、茯苓各15g，山萸肉12g，盐知母、盐黄柏、地骨皮、丹皮各10g，生甘草6g。

制法　水煎服，每日1剂，2次分服。

功效　养阴清热。

（42）山药萸肉汤

用料　生地、熟地、枸杞子、山萸肉、山药各 15 g，菟丝子、生首乌各 20 g，当归、白芍各 12 g，丹皮各 10 g，炒荆芥 6 g，蝉蜕 3 g。

制法　水煎服，每日 1 剂，2 次分服。

功效　滋阴养血，润燥祛风。用治阴虚血燥型更年期综合征。

（43）归杞首乌汤

用料　当归、枸杞子、制首乌、熟地、山药、菟丝子各 15 g，山萸肉 12 g，鹿角胶（烊）、龟板胶（烊）、川牛膝各 10 g，狗脊 15 g。

制法　水煎服，每日 1 剂，2 次分服。

功效　滋肾填精养血。用治精亏血枯型更年期综合征。

（44）枸杞子山药汤

用料　枸杞子、山药、熟地、茯苓、白芍、石决明各 15 g，丹皮、菊花各 10 g，山萸肉 12 g，制鳖甲（先下）20 g，生龙骨（先下）、生牡蛎（先下）各 30 g。

制法　水煎服，每日 1 剂，2 次分服。

功效　滋肾养肝，平肝潜阴。用治肾虚肝旺型更年期综合征。

（45）栗子枸杞子炖羊肉

用料　栗子 50 g，枸杞子 20 g，羊肉 150 g，食盐适量。

制法　按常法炖熟食用，每日 1 剂，2 次分服。

功效　补肾益精，益气养血。用治肾虚型更年期综合征。

（46）地黄菟丝子汤

用料　熟地、菟丝子、枸杞子、党参、白术、白芍、茯苓各 15 g，紫河车、鹿角霜、川椒、当归各 10 g。

制法　水煎服，每日 1 剂，2 次分服。

功效　温补肾阳，调经助孕。用治肾阳虚型女子不孕症。

（47）生地白芍汤

用料　生地 12 g，白芍 12 g，地骨皮、玄参、麦冬、青蒿、丹参各 9 g，枸杞子 15 g，益母草 12 g。

制法　水煎服，每日 1 剂，2 次分服。

功效　滋阴清热，养血调经。用治肾阴虚型女子不孕症。

（48）五味羊肉汤

用料　精羊肉750 g，冬虫夏草20 g，淮山药、蜜枣各30 g，枸杞子15 g，生姜6 g，食盐适量。

制法　将羊肉洗净切块，入沸水中氽一下，再与冬虫夏草、淮山药、蜜枣、枸杞子、生姜一同放入砂锅内，加水适量，大火烧沸后改用文火炖至烂熟，加盐调味，吃肉喝汤。每2日1剂。

功效　滋补肝肾，益精壮阳。用治肾阳虚型女子不孕症。

（49）加味五子汤

用料　枸杞子、菟丝子、五味子、覆盆子、车前子、益智仁、乌药、炙龟板各12 g。

制法　水煎服，每日1剂，2次分服。

功效　阴阳双补。用治阴阳两虚所致的女子不孕症。

（50）杜仲枸杞子鲤鱼汤

用料　杜仲、枸杞子各30 g，干姜10 g，鲤鱼1条（500 g）。

制法　将前3味洗净，用纱布包好，鲤鱼宰杀，去鳞及内脏，洗净切块，一同放入砂锅内，加水炖至烂熟，去药袋，饭前吃肉喝汤。每日1剂，2次分服。

功效　温肾利水。用治肾虚型妊娠水肿。

（51）枸杞子羊肾汤

用料　枸杞子20 g，牛肾1对，调料适量。

制法　将牛肾剖开，去筋膜，洗净切块，与枸杞子一同入锅，加水煮汤，调味食用。每日1剂，2次分服。

功效　温肾利水。用治肾虚型妊娠水肿。

（52）当归猪肝汤

用料　当归10 g，猪肝60 g，枸杞子5 g。

制法　将猪肝洗净切片，与当归、枸杞子一同入砂锅内，加水炖1小时，调味，吃肝喝汤，每日1~2剂，连服15日。

功效　养血安胎。用治血虚型胎动不安。

（53）枸杞子大枣粥

用料　枸杞子30 g，大枣10枚，粳米100 g。

制法　共洗净，煮粥食用，每日1剂，2次分服。

功效　滋阴养血。用治血虚型妊娠腹痛。

（54）人参枸杞子汤

用料　人参、枸杞子各 15 g，续断 10 g，杜仲 12 g，熟地、鹿茸、菟丝子各 20 g。

制法　水煎服，每日 1 剂，2 次分服。

功效　益气补肾固胎。用治习惯性流产。

（55）枸杞子桑椹粥

用料　枸杞子、桑椹各 25 g，粳米 100 g。

制法　将上 3 味共洗净，加水煮粥食用，每日 1 剂，2 次分服，连服 15 日。

功效　滋阴补肾养血。

（56）枸杞子酒

用料　枸杞子 250 g，黄酒适量。

制法　将枸杞子浸入黄酒坛中，密封 2 个月，每于饭后适量饮用，每日 2 次。

功效　清热疏风，养肝明目。用治肝虚所致的白内障。

（57）枸杞子炖牛肝

用料　枸杞子 15 g，牛肝 100 g，盐少许。

制法　将牛肝洗净切片，入沸水汆一下，捞出切片备用。枸杞子洗净，放入砂锅内，加水煎煮 30 分钟，再入牛肝片，煮至烂熟，加盐调服，每日 1 剂。

功效　滋阴清肝。用治肝肾阴虚所致的头晕耳鸣、视物昏花、腰膝酸软等。

（58）山药枸杞子粥

用料　山药 60 g，枸杞子 30 g，粳米 100 g。

制法　共洗净，加水煮粥食用，每日 1 剂。

功效　滋阴补肾。用治肾阴虚腰痛等。

（59）地黄枸杞子汤

用料　人参、枸杞子各 15 g，续断 10 g，杜仲 12 g，熟地、鹿茸、菟丝子各 20 g。

制法　水煎服，每日 1 剂，2 次分服。

功效　益气补肾固胎。用治习惯性流产。

（60）枸杞子茶

用料　枸杞子 15 g。

制法　将枸杞子置于茶杯中，用沸水冲泡，代茶饮用，每日 2 剂。

功效　滋阴养血，补益肝肾。

（61）枸杞子炖乳鸽

用料　枸杞子 20 g，乳鸽 1 只，调料适量。

制法　将乳鸽宰杀，去毛及内脏，洗净切块，与枸杞子一同入锅，加水适量，上笼蒸熟，调味食用，每日 1 剂。

功效　益气养血，用治自汗。

（62）归地枸杞子汤

用料　当归 15 g，熟地 20 g，枸杞子、杜仲、牛膝各 15 g，炙甘草 5 g，肉桂粉（冲服）3 g。

制法　将前 6 味水煎取汁，兑入肉桂粉饮服，每日 1 剂，2 次分服。

功效　补血温经。用治虚寒所致的月经后期。

（63）地黄当归汤

用料　熟地 18 g，当归 15 g，枸杞子 12 g，女贞子 24 g。

制法　水煎服，每日 1 剂，2 次分服。

功效　补益肝肾，养血调经。用治肝肾不足型闭经。

（64）枸杞子叶粥

用料　嫩枸杞子叶 25 g、大米 100 g，盐、葱花少许。

制法　将枸杞子叶择洗干净，切丝；大米淘洗干净，用盐稍腌。入锅加清水、大米，煮至将熟时，再加入枸杞子叶，煮几分钟后，用盐、葱花调味，当粥食用。

功效　滋阴养血，清湿热。

（65）枸杞子炖牛鞭

用料　枸杞子 20 g，牛鞭 500 g，羊肉 200 g，料酒、花椒水、姜片、盐、葱花适量。

制法　将牛鞭浸水泡透，切成两半洗干净，用沸水焯一下，切成片；枸杞子、羊肉洗净，用沸水焯一下，切成片。将牛鞭、羊肉、枸杞子放入锅中，加料酒、花椒水、姜片、盐、葱花、清水，用大火烧沸，再转成小火炖至牛鞭烂熟食用。

功效　养肝明目，补血。

（66）银杞鸡肝汤

用料　银耳、枸杞子各 20 g，鸡肝 200 g，调料适量。

制法　将鸡肝洗净，去筋切成小块，加黄酒、水淀粉、生抽，抓匀腌渍；银耳洗净去蒂，用温水泡软，撕成小朵；枸杞子洗净，用温水泡软备用。砂锅内倒入高汤，放入银耳、枸杞子，大火烧沸后改成小火焖煮 10 分钟，放鸡肝，用筷子快速打散，煮熟后加盐、鸡精、白胡椒粉，淋上香油即可食用。

功效　益肾、养血、明目。

（67）羊肉枸杞子汤

用料　羊腿肉 1000 g，枸杞子 20 g，生姜 12 g，调料适量。

制法　将羊腿肉去筋膜，洗净切块；生姜切片。待锅中植物油烧热，将羊肉块、料酒、生姜、大蒜、葱段煸炒，炒透后，同放砂锅中，加清水、清汤适量，放入枸杞子，用大火烧沸后改成小火煨炖，煮熟后加盐、味精即可食用。

功效　温阳壮腰，补肾强筋。

（68）枸杞子雏鸽汤

用料　雏鸽 3 只，枸杞子 25 g，姜片、葱段、料酒、盐、鸡精、白胡椒粉、香油适量。

制法　雏鸽除净毛及内脏，洗净后每只剁成 4～6 块；枸杞子放入碗中加温水泡 30 分钟，待枸杞子软后捞出沥干水分。锅中放入沸水，将雏鸽块放入焯一下以去除血沫，将雏鸽块、枸杞子、料酒、姜片、葱段一同放入大碗中，加入适量清水，上笼蒸 2 小时，将白胡椒粉、盐、鸡精加入汤中，淋上香油即可食用。

功效　补气、明目、活血。

（69）羊肝明目粥

用料　羊肝 50 g，枸杞子 10 粒，松子仁 30 g，大米 200 g，高汤 100 mL，盐、味精、香菜、葱花适量。

制法　羊肝洗净，去除表皮筋膜，切片，用盐腌 10 分钟；枸杞子洗净；大米洗净后用水浸泡 30 分钟；锅置火上，放入高汤、大米，大火煮沸后转小火熬煮 20 分钟，将羊肝、枸杞子、松子仁、盐放入粥中，熬煮 30 分钟后加入味精、葱花、香菜调味即可食用。

功效　补肝、明目。

（70）人参枸杞子粥

用料　人参 5 g，枸杞子 15 g，红枣 5 枚，大米 100 g，红糖适量。

制法　将人参、枸杞子、红枣洗净，一同放入锅中加水煎煮后，去渣取药汁，大米洗净，与药汁一同放入锅中煮粥，粥熟加入红糖溶化调匀即可食用。

功效 补肾助阳，健脾益气。

（71）枸杞子粥

用料 枸杞子 20 g，大米 100 g，白糖适量。

制法 将枸杞子与大米分别洗净，放入砂锅中，加水用大火烧至沸腾，改小火，待大米开花、汤稠时，停火焖 5 分钟，吃时加白糖即可食用。

功效 补肝肾，益精明目。

（72）枸杞子核桃粥

用料 枸杞子、核桃仁各 20 g，粳米 100 g，冰糖 35 g。

制法 将枸杞子洗净，去杂质；核桃仁洗净；粳米淘洗干净。把粳米、枸杞子、核桃仁放入锅内，加清水 1000 g，用大火烧至沸腾，改小火煮 45 分钟至熟即可食用。

功效 治肾气，补肾强精。

（73）枸杞子炖兔肉

用料 枸杞子 15 g，兔肉 250 g，食盐适量。

制法 将枸杞子、兔肉分别洗净，兔肉切块，入锅加水炖熟，加盐调味食用，饮汤吃肉。每 1 ~ 2 天服 1 次。

功效 养阴补血，益精明目，降血糖。

（74）枸杞子五味子粉

用料 枸杞子、五味子各 250 ~ 500 g。

制法 将枸杞子、五味子研细。每天服 2 次，每次 3 ~ 5 g，用开水冲服，代茶饮，可连用 7 ~ 10 天。

功效 滋补肝肾，明目清肺。

（75）飘香藕片

用料 嫩藕 150 g，枸杞子少许，白糖、盐、酱油各适量。

制法 将嫩藕去皮洗净，去节头后切成薄片，入沸水汆烫捞出过凉；将枸杞子叶择洗干净，用沸水浸泡 10 分钟，备用；将白糖、盐、酱油拌匀做成调味料备用。藕片摆入盘，放上枸杞子，淋上调味料拌匀即可食用。

功效 健脾开胃，止泻固精。

13 橘 皮（陈皮）

13.1 橘皮（陈皮）概述

橘皮为芸香科柑橘属常绿小乔木植物橘树的成熟果实之皮。主产于广东、福建、四川、湖南、云南等省。秋季果实成熟时收集，北方吃橘果时积攒橘皮。干燥品生用或麸炒用，以陈久者为佳，故名陈皮。果皮含挥发油。

橘皮即陈皮，味辛而微苦，性温，入脾、肺经，具有理气调中、燥湿化痰的功效。

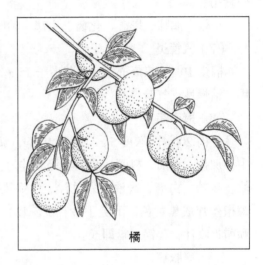

橘

13.2 橘皮（陈皮）药方集结

（1）乳痈初起

陈皮同甘草煎汤服。若以陈皮研末，每服 6 g，用麝香酒服下，有效。

（2）急性乳腺炎

陈皮 30 g，甘草 6 g。水煎，1 日 2 服，有特效。

又方　陈皮 70 g，水煎 2 次，早晚分服，每天 1 剂，15 天为 1 个疗程。

（3）脚气冲心

陈皮 500 g，杏仁 250 g。研细，加蜜和丸如梧桐子大，每日食前米汤送下 30 粒。

（4）皮肤麻木

陈皮 20 g，黄芪 30 g，白芍 30 g，生甘草 5 g，水煎服。

（5）止咳祛痰涎

陈皮 1 片，萝卜 1 个，白胡椒 5 粒，生姜 3 片。加水共煎 30 分钟，日饮汤 2 次。下气消痰，治咳嗽痰多。

（6）糖渍橘皮止咳化痰

鲜橘皮或泡软的干橘皮适量，洗净，切成丝，放入铝锅，加大约重量为橘皮一半的白糖，添水没过橘皮为度，大火煮沸后，再改用小火煮至余液将干时，将橘皮盛出放在盘内，待冷，再撒入大约重量为橘皮一半的白糖，拌匀食用。

功效　润肺、燥湿、化痰、生津，治咳嗽多痰等。

（7）气管炎

橘皮 10 g，芥菜子 10 g，萝卜子 15 g，甘草 10 g。水煎，每日早晚空腹服用。治慢性支气管炎有效。

（8）冠心病

兔肉 200 g，陈皮 5 g，食油 100 g，调料适量。将兔肉切成丁，放入碗中，加盐、食油、料酒、葱、姜等，拌匀，干辣椒切丝。陈皮温水浸泡切成 8 块，味精、白糖、酱油加入兑汁。铁锅置火上，倒入食油烧至七成热，放干辣椒丝炸成焦黄色，下兔丁炒，加陈皮、姜、葱，继续炒至兔丁发酥，烹汁和醋，收汁，起锅入盘即成。

（9）胃胀痛

陈皮 10 g，荔枝核 100 g。晒干，捣碎，研末，每次饭前开水冲服 10 g。治胃脘胀痛、嗳气吞酸。

又方　饴糖、乌贼骨、白及各 2 份，陈皮 1 份。除饴糖外共研为末，每次 5 g，用饴糖加开水调匀送服。

（10）胃炎

陈皮、生姜各 20 g。水煎，每日 2～3 次分服。用治慢性胃炎之胃痛、呕吐黏液或清水。

又方　陈皮 20 g，甘草、苍术各 10 g。水煎服，每日 1 剂，分 2 次服。用治肝胃气滞所致的慢性胃炎。

慢性胃炎　干橘皮 3 g，炒后研末，每服 6 g，加白糖适量，空腹温开水冲服。

（11）理气消胀

橘皮 50 g，白糖适量。将橘皮洗净、撕碎，加白糖少许，用沸水冲沏，当茶饮。

功效　理气消胀，生津润喉。适用于腹胀、喉干、口渴之症。

（12）肝炎后遗症

橘皮 25 g，大麦芽 50 g，茵陈 50 g。水煎汤，每日早晚分服。用治急慢性肝炎后遗症，如胸闷、痞胀、食欲不振等。

（13）营养不良性水肿

野鸭 1 只，赤小豆 50 g，陈皮 5 g。野鸭处理后与其他 2 味共煮汤食用，2 天食 1 只，每日 2 次。

（14）失音

猝然失声，橘皮 25 g，水煎徐呷（《本草纲目》方）。

（15）胃痛

途中心痛，橘皮去白，煎汤饮之，甚良（《本草纲目》方）。

（16）消化不良

橘皮 10 g（干品 5 g），大枣 10 枚。先将红枣去核用锅炒焦，然后同橘皮放于杯中，以沸水冲沏约 10 分钟后可饮用。饭前饮可治食欲不振，饭后饮可治消化不良。

又方　山楂 15 g，陈皮 9 g，生姜 3 片。将上 3 味水煎取汁，分 2 次服下，每日 1 剂。用治消化不良、腹胀。

又方　山楂 20 g，橘皮 9 g，生姜 3 片。将上 3 味共制粗末，放入保温杯中，冲入沸水，加盖焖半小时，代茶饮用，每日 1 剂。用治食欲不振。

（17）胃寒呕吐

橘皮、生姜、川椒各 10 g，水煎服。

（18）胸闷胁痛、肋间神经痛

橘络、当归、红花各 5 g，以黄酒与水合煎，1 日 2 次分服。

（19）烫伤

烂橘子搽涂患部有效。烂橘子不要扔掉，把它放在有色玻璃瓶里，密封贮藏，越陈越好。烂橘子中含有一种橘霉素，有强力抗菌作用。

（20）肝炎后遗症

大麦芽 50 g，茵陈 50 g，橘皮 25 g。水煎汤，每日早晚分服。治急慢性肝炎后遗症，如胸闷、痞胀、食欲不振等有效。

（21）风寒感冒

柴胡防风汤：柴胡 10 g，防风 6 g，陈皮 5 g，白芍 6 g，甘草 3 g，生姜 3 片。将上药水煎 2 次，取汁混匀，趁热饮服，每日 1 剂，早晚分服。

功效　温中解表，理气止痛，散寒祛痰。用治风寒感冒之头痛，咳嗽痰多。

（22）痰湿咳嗽

橘皮茶　橘皮 15～20 g（鲜品 30 g），白糖 15 g。将橘皮用清水浸软，洗净切丝，放入茶杯中，冲入沸水，加盖焖 10～15 分钟，调入白糖，代茶饮用，每日 1 剂。

功效　理气健脾，燥湿化痰。用治痰湿咳嗽，症见咳嗽痰多、痰出咳平、咳痰色白或带灰色等。

又方　陈皮桂花茶，陈皮 10 g，桂花 3 g。将桂花、陈皮混匀，分 2 次放入茶杯中，冲入沸水，温浸 10 分钟，代茶饮用，每日 1 剂。

（23）慢性支气管炎

半夏 10 g，茯苓 12 g，陈皮 3 g，甘草 3 g。共研粗末，放入保温杯中，冲入沸水，加盖焖半小时，代茶饮用，每日 1 剂。用治脾虚痰湿型慢性支气管炎，症见咳嗽痰多、痰白黏或稀、胸脘闷满等。

又方　陈皮 12 g，春砂花 5 g。放入保温杯中，冲入沸水，焖半小时，代茶饮用，每日 1 剂。

（24）支气管扩张

党参、白术、茯苓、陈皮各 15 g，法半夏 10 g，生薏苡仁 25 g。上药水煎 2 次，取汁混匀，每日 1 剂，早晚分服。用治支气管扩张之咳嗽、咳白痰而又咯血者。

（25）呃逆

橘皮 10 g，丁香 3 g。放入保温杯中，冲入沸水，加盖焖半小时，代茶饮用，每日 1 剂。用治肝郁气滞之呃逆、呕吐等。

又方　竹茹、陈皮各 10 g，半夏 6 g，生姜 3 片，水煎服。用治顽固性呃逆。

（26）呕吐

鲜橘皮 30 g（干品 15 g）。放入杯内，用沸水冲泡，代茶饮用，每日 1～2 剂。用治呕吐清水痰涎，头眩心悸。

又方　橘皮、生姜、川椒各 6 g。水煎服。

又方 薤白 10 g，陈皮 15 g，生姜 3 g。共研粗末，放入保温杯中，冲入沸水，加盖焖半小时，代茶饮用，每日 1 剂。

又方 陈皮、竹茹各 10 g，半夏 6 g，生姜 6 g。水煎服，每日 1 剂。用治伤暑呕吐。

又方 橘皮 3 g，大米 15 g，生姜汁 1 食匙。将前 2 味水煎取液，加入姜汁调饮，每日 2 ~ 3 剂。用治胃炎呕吐。

（27）肝胃气痛（包括神经性胃痛）

代代花、橘皮各 6 g，甘草 3 g。混匀，分 3 次放入杯中，用沸水冲泡，代茶饮用，每日 1 剂。

胃痛 五灵脂、陈皮、香附、槟榔、木香各 3 g。共为细末，用醋调绿豆大的小丸，每服 5 ~ 7 丸，酒或水送服皆可。

（28）胃灼热疼痛

生石膏 30 ~ 60 g，陈皮 5 g，粳米 100 g，白糖 20 g。将石膏打碎，先煎 40 分钟，去渣，入陈皮煎 15 分钟，去渣取汁，与粳米同煮为粥，调入白糖食用，每日 1 剂。用治肝胃郁热所致的胃灼热疼痛、痛势急迫，以及烦躁口苦。

（29）胃脘胀痛、嗳气吞酸等

荔枝壳 100 g，陈皮 10 g。共研细末，每服 10 g，温开水冲服，饭前 1 次服下，每日 2 ~ 3 次。

（30）急性胃肠炎

姜半夏 10 g，陈皮 6 g，紫苏叶 10 g，生姜汁半食匙。将前 3 味水煎 2 次，取汁混匀，兑入生姜汁即成，每日 1 剂，2 次分服。用治寒湿阻滞所致的急性胃肠炎。

又方 藿香、陈皮各 10 g。共研细末，分 2 次开水送服，隔 2 小时服 1 次。用治肠胃湿热所致的急性胃肠炎。

又方 柚子皮 10 g，生姜 2 片，细茶叶 6 g。水煎服，每日 2 剂。用治宿食停滞所致的急性胃肠炎。

（31）胃、十二指肠溃疡

瓦楞子 20 g，陈皮、厚朴各 10 g，水煎服，每日 1 剂，分 2 次服。

又方 陈皮 6 g，乌贼骨 10 g。共研细末，开水冲服，每日 1 剂，2 ~ 3 次分服，连服 2 个月。

又方 柚子皮 1 个，粳米 100 g，调料适量。先将柚子皮放炭火上烧去棕黄色的表皮并刮净，然后入清水中浸泡 1 昼夜，切块加水煮沸，入粳米煮稀粥，加入调料即成，每2次吃柚子皮1个，连食4~5个。

（32）赤白下痢、肛门灼热

陈皮10g，生姜7g，陈茶叶10g。将陈皮、生姜水煎10分钟，趁热冲沏陈茶叶，代茶温饮，每日2~3剂。

（33）平时胃痛

鸡内金10g，陈皮14g。共研末，白糖水送服，每服3g。

（34）鼓胀

甘遂、大黄、陈皮、槟榔、二丑、牙皂各等份。将上药共焙干，研为细末，每服6g，每日1次，生姜汤送下，早晨空腹时服下。孕妇忌服。忌盐、碱、生冷食物120天。

（35）胰腺炎

紫苏、陈皮各20g，黄连、伏龙肝各10g。水煎服，每日1剂，2次分服。

（36）高血压

半夏、天麻、陈皮、枳壳、茯苓、白术各10g，竹茹6g，钩藤、薏米各15g。水煎服，每日1剂，2次分服。用治痰浊中阻型高血压。

（37）冠心病等

兔肉250g，陈皮6g，食用油、调料各适量。按常法煮汤食用，每日1剂，2次分服。治冠心病、高血压、动脉硬化等。

（38）高脂血症

决明子12g，生首乌15g，生山楂15g，陈皮6g。共研细末，混匀，每服6g，每日3次，温开水送服。

（39）慢性肺心病之反复咳嗽

白萝卜60g，陈皮15g。将白萝卜洗净切片，与陈皮一同煎汤饮服，每日1剂。

（40）气滞型肾病综合征

木香、陈皮、青皮、槟榔、大腹皮各10g，沉香粉（另兑）2g。水煎服，每日1剂，2次分服。

（41）眩晕

陈皮10g，杏仁15g，薏米30g，粳米100g，白糖适量。将杏仁去皮、尖，与陈皮一同水煎去渣，再入薏米、粳米煮粥，加入白糖即成，每日1剂。用治痰湿中阻所致的眩晕。

（42）癫痫

干橘皮 10 g，杏仁 10 枚，老丝瓜 60 g。水煎服，每日 1 剂。用治痰火内盛型癫痫。

（43）子宫肌瘤

半夏、陈皮、制香附、川芎、槟榔各 10 g，茯苓、苍术、白术、夏枯草、海藻各 15 g，莪术 12 g，木香 6 g。水煎服，每日 1 剂，2 次分服。

（44）女子不孕症

陈皮、半夏、南星、枳壳、神曲各 10 g，茯苓、苍术、白术各 15 g。水煎服，每日 1 剂，2 次分服。

（45）妊娠呕吐

陈皮 10 g，大枣 5 枚，生姜 3 片。水煎服，每日 1 剂。

又方　党参、白术、茯苓各 15 g，陈皮、苏梗各 10 g，砂仁（后下）、炙甘草各 6 g，生姜 3 片。水煎服，每日 1 剂，2 次分服。

又方　苏叶、黄连、陈皮、竹茹各 10 g，白术、茯苓、白芍各 15 g，砂仁（后下）6 g。水煎服，每日 1 剂，2 次分服。

又方　橘皮 10 g，竹茹 15 g，柿饼 1 个，生姜 3 g，白糖适量。将柿饼切碎，生姜切片，与橘皮、竹茹一同入锅，水煎 2 次，取汁混匀，加入白糖，代茶饮用，每日 1 剂。用治肝胃不和型妊娠呕吐。

又方　陈皮、制半夏、藿香、佩兰各 10 g，白术、茯苓、薏苡仁、扁豆各 15 g，炙甘草 6 g，生姜 3 片。水煎服，每日 1 剂，2 次分服。用治痰湿阻滞型妊娠呕吐。

又方　橘皮 5 g，竹茹 10 g，白糖 15 g。将上 3 味放入杯内，用沸水冲沏，代茶饮用，每日 1 ~ 2 剂。用治肝热气逆型妊娠呕吐。

（46）气滞型妊娠水肿

陈皮 15 g，冬瓜皮 50 g，粳米 100 g。先将陈皮、冬瓜皮水煎去渣，再入粳米煮粥食用，每日 1 剂。

又方　天仙藤 9 g，制香附 12 g，陈皮 6 g，苏梗 6 g，乌药 6 g，白术 12 g，木瓜 10 g。水煎服，每日 1 剂，2 次分服。

（47）妊娠腹痛

木香 5 g，陈皮 15 g，瘦猪肉 50 g，粳米 100 g。将木香、陈皮水煎取汁，备用。猪肉洗净，切成小块，粳米洗净，一同入锅，加水煮为稀粥，兑入药汁，再稍煮即成，每日 1 剂，2 次分服。用治肝气郁结型妊娠腹痛。

（48）习惯性流产

苏梗10g，陈皮6g，莲子60g。将莲子去皮和心，放入陶罐内，加水500 mL，用文火隔水炖至九成熟后倒在砂锅内，加入苏梗、陈皮，再加水250 mL，用文火炖至莲子熟透即成，吃莲子喝汤，每日1剂。

（49）小儿疳积、厌食、腹胀等

橘皮10g，荷叶1片，炒山楂3g，生麦芽15g，白糖20g。将前4味水煎取汁，加入白糖饮服，每日1剂，2次分服。

又方　山楂10g，橘皮7g，糯米50g，白糖适量。先将山楂、橘皮水煎去渣，再入糯米煮为糯米粥，加糖调服，每日1剂，分2次服。1岁以下小儿药量酌减。用治小儿厌食症。

（50）小儿惊风

陈皮10g，萝卜50g，竹叶15g。水煎取汁，代茶饮用，每日1剂。

（51）小儿吐泻

丁香2g，陈皮3g，蜂蜜适量。水煎取汁，兑入蜂蜜温饮，每日1剂。

又方　陈皮3～5g，粳米50g。将陈皮研为细末，加入粳米粥内，稍煮即成，每日1剂，分2次温服，连服5剂为1个疗程。用治小儿呕吐。

（52）腹泻

葛根10g，黄芩10g，黄连5g，炒木香3g，陈皮6g，茯苓10g。水煎服，每日1剂，2次分服。用治湿热腹泻。

又方　焦三仙各10g，陈皮10g，连翘6g，莱菔子10g，枳壳6g，砂仁（打碎）2g。水煎服，每日1剂，2次分服。用治伤食腹泻。

又方　藿香10g，茯苓10g，白芷6g，苏叶6g，陈皮6g，炒木香3g，生姜2g，大枣2枚，薏苡仁10g。水煎服，每日1剂，2次分服。用治风寒腹泻。

（53）小儿流涎

大枣5枚，陈皮5g，竹叶7g。水煎取汁，代茶饮用，每日1剂，连服3～5天。

（54）小儿肥胖

陈皮10g，半夏10g，茯苓10g，甘草6g，太子参10g，砂仁3g。水煎服，每日1剂，2次分服。用治脾虚痰阻型小儿肥胖，症见体肥腹满，嗜食肥甘，少气懒动，舌淡苔白腻，脉濡。

又方　广陈皮10g（研末），萝卜50g，粳米50g。先将粳米加水煮粥，将熟时加入广陈皮、萝卜丝，再煮至粥熟即成，每日1剂。用治小儿肥胖症。

（55）疝气疼痛

红头蒜 2 头，橘核 50 g，金橘 2 个，白糖 50 g。将红头蒜去皮切片，橘核打碎，金橘去皮切碎，加水煮汤，加入白糖，1 次服下。功效为消肿、止痛。

（56）酒糟鼻

橘核 3 g，核桃仁 1 个。将橘核捣碎研末，炒至微黄，核桃仁捣碎研末，用温酒调匀，敷于患处。

（57）白内障

黄精 15 g，珍珠母 18 g，枸杞子、陈皮各 9 g，菊花 3 g，红糖适量。水煎服，每日 1 剂，2 次分服。

（58）沙眼

广陈皮、防风、玄明粉、荆芥、桔梗、大黄各 10 g，连翘、知母、黄芩、元参、生地各 12 g，黄连 6 g。水煎服，每日 1 剂，2 次分服。用治脾胃热盛型沙眼。

（59）耳鸣

黑豆 200 g，大枣 10 枚，猪尾 1 条，陈皮 1 块，调料适量。按常法煮汤食用，每日 1 剂，2～3 次分服。

（60）中耳炎

天花粉、乳香、穿山甲、白芷、赤芍、皂刺、金银花、陈皮各 10 g，防风 6 g，蒲公英、黄芩各 15 g，生甘草 6 g。水煎服，每日 1 剂，2 次分服。用治急性化脓性中耳炎。

（61）梅核气

橘络、厚朴、红茶各 3 g，党参 6 g。共制粗末，放入杯中，用沸水冲沏，代茶饮用，每日 1 剂。

（62）食管癌气痰互阻证

旋覆花（包）、郁金、山豆根、贝母、苏梗、陈皮各 10 g，代赭石、瓜蒌、重楼各 20 g，莱菔子、刀豆子各 15 g，砂仁 4 g。水煎服，每日 1 剂。

又方 丹参 30 g，夏枯草、党参各 15 g，紫贝齿、槟榔、玄参、代赭石各 10 g，陈皮、川军各 6 g，木香、白矾、硼砂各 3 g，水蛭 2 g，硇砂 0.5 g。水煎服，每日 1 剂。主治食管癌、胃癌。

（63）肺癌

生黄芪 60 g，高丽参、陈皮、生甘草、生姜各 9 g，生苏叶 18 g。水煎服，每日 1 剂。

（64）舌癌

清半夏 12 g，茯苓、陈皮、贝母各 9 g，制川乌、制草乌各 4.5 g，元参、生牡蛎各 15 g。水煎服，每日 1 剂。

（65）恶性淋巴瘤

党参 30 g，麦冬 60 g，炙枇杷叶、旋覆花（包）、石斛、谷芽、麦芽各 10 g，竹茹、陈皮、五味子、甘草各 6 g。水煎服，每日 1 剂。

又方　青皮、陈皮、浙贝各 9 g，茯苓 24 g，姜半夏、当归、瓜蒌各 12 g，炙甘草、桔梗、天龙各 6 g，水红花子、黄药子各 25 g，八月札 15 g，川厚朴 10 g。水煎服，每日 1 剂。

（66）胃癌

柴胡、白芍、枳壳各 10 g，陈皮、香附、郁金、延胡索、生姜、丁香各 6 g，鲜喜树叶 150 ~ 500 g。水煎 2 次，早晚分服，每日 1 剂。

又方　党参、黄芪各 15 ~ 20 g，白术、生半夏各 15 g，生薏仁、菝葜各 30 g，狼毒、甘草各 3 g，陈皮 6 g。水煎服，每日 1 剂，分 2 次服用。

（67）胰头癌

潞党参、当归、白术、陈皮各 10 g，茯苓、大腹皮各 12 g，玉竹、熟地各 15 g，北沙参、生鳖甲、淮山药各 20 g，黄芪、白花蛇舌草、半枝莲各 30 g，广木香、炙甘草各 3 g，砂仁（后下）9 g。水煎 2 次，早晚分服，每日 1 剂。

又方　木香、陈皮、半夏各 10 g，砂仁 6 g，党参、白术各 15 g，云苓 30 g。水煎 2 次，早晚分服，每日 1 剂。

（68）原发性肝癌

莪术、柴胡、陈皮、三棱、苍术、红花、白术各 10 g，茯苓 15 g，丹参、郁金各 20 g，甘草 3 g。水煎服，每日 1 剂。

（69）大肠癌

败酱草、炒槐角、仙鹤草、炒茯苓、陈皮、炒白芍各 250 g，诃子、甘草各 200 g，枯矾 100 g，冰片 2.5 g，番泻叶 50 g。共为细末，水泛为丸，绿豆大，每日 3 次，每次 15 g。

（70）乳腺癌

川郁金、玫瑰花、橘叶、赤芍、白芍各 10 g，青皮、陈皮各 3 g，当归 15 g，瓜蒌 30 g。水煎服，每日 1 剂。

（71）外阴癌

人参、白术各 12 g，炙甘草、升麻各 6 g，当归、陈皮、柴胡各 9 g，丹皮、栀子各 10 g，黄芪 15 g。水煎服，每日 1 剂。

（72）子宫肌瘤

炒白术、生薏苡仁、茯苓、柴胡、白芍各 13 g，当归、川芎、皂刺、陈皮各 10 g，丹参、煅瓦楞各 30 g，广木香 18 g，甘草 3 g。水煎服，每日 1 剂。

（73）皮肤恶性黑色素瘤

当归、玄参、金银花、陈皮、紫荆皮、牡蛎、黑木耳、黄药子各 30 g，贝母 12 g，儿茶 15 g，夏枯草、半枝莲各 60 g。水煎 2 次，早晚分服，每日 1 剂。

（74）肝癌疼痛

南星、陈皮、苍术、甘草、厚朴、冰片各 500 g，黄柏、姜黄、白芷、大黄、皮硝、芙蓉叶各 1200 g，天花粉（上白）2500 g，雄黄 800 g。共研细末，装入密闭容器备用，将药末适量加水调为厚糊状，外敷肝区。

（75）卵巢囊肿

桃仁、杏仁、橘皮、丹皮、桂枝各 9 g，甘草 6 g，醋、蜜各 30 g（冲服），大黄 10 g。水煎服，每日 1 剂。

（76）急性粒细胞白血病

党参、白术各 20 g，茯苓 15 g，陈皮、半夏各 10 g，炙甘草、木香、砂仁各 6 g，黄芪 50 g，鹿茸 2.5 g。随症加减：补气助阳去党参，改人参 50 g，黄芪增至 100 g，鹿茸增至 5 g，加紫河车 15 g。水煎 2 次，早晚分服，每日 1 剂。

（77）肝癌肝区疼痛

蜈蚣 10 条，陈皮、蚤休、紫花地丁各 45 g，硼砂、全蝎、乳香、没药各 30 g，银朱 9 g，麝香 1.5 g。上药各研细粉、混匀。每次用荞麦面粉打成稀糊，调药粉，按疼痛部位的大小，外敷于对侧（肝区部位的对侧）皮肤上，每敷一对时，换药 1 次，或 2 天换药 1 次。

（78）癌症化疗引起的恶心、呕吐等胃肠反应

党参 30 g，白术、茯苓、陈皮、半夏各 15 g，砂仁（后下）、丁香（打细）、甘草各 10 g，吴茱萸 12 g，生姜 20 g。取上方 1 剂煎 3～4 次，于化疗前 1 天分早、中、晚 3 次服完，每次 150 mL，次日开始化疗。

又方　白芍、扁豆、薏苡仁各30g，白术15g，防风、甘草、陈皮各10g，柴胡、川芎、香附各5g。随症加减：腹痛好转，纳食尚差时减香附、川芎，加神曲、山楂各10g。水煎2次，早晚分服，每日1剂。

（79）伤风感冒、发热、鼻塞、全身痛

鲜橘皮30g（干品15g），放茶杯里加糖1匙，开水冲泡，过2~3分钟，趁热喝下，半小时再照样冲服1杯。

又方　橘皮、生姜、苏叶各15g，水煎加红糖服，或取橘饼1~2个，生姜3片，水煎服。

（80）食生冷、感风寒致腹痛

高良姜15g，陈皮3g。将高良姜切片，与陈皮一同煮米粥吃，每次吃2碗。

（81）妇女乳房起核，乳癌初起

青橘叶、青橘皮、橘核各25g，以黄酒与水合煎，1日2次温服。

（82）乳吹、乳汁不通

鲜橘叶、青橘皮、鹿角霜各25g，水煎后冲入黄酒少许热饮。

（83）小肠疝气、睾丸肿痛

橘核炒香研末，小茴香炒后研末，等份混合，每次5~10g，于临睡前以热黄酒送下。

（84）一般冻疮

萝卜缨（干者亦可）、橘皮各120g，水煎，经常洗之。

（85）烧伤

取鲜橘皮适量，装入广口瓶中，用纸封口，置阴凉处，1周后橘皮表面生有白或黄毛，用筷子捣拌为糊状，备用。用时将上药涂于伤口，每天2次，一般5~7天即可痊愈。注意在发酵时应根据季节温度，适当掌握时间。另外，封瓶口时不要用塑料薄膜，以免影响发酵。

（86）橘皮消除花卉粪臭味

为沤制家庭和温室里的液体花肥，需把鸡粪、鱼下脚料等进行沤制，发酵后有一种难闻的臭味，用橘皮可消除。可把橘皮（鲜皮更好）适量放入粪水中，臭味可除。

13.3 橘皮（陈皮）功能食谱集结

（1）橘皮茶

用料 橘皮 15～20 g（鲜品 30 g），白糖 15 g。

制法 将橘皮用清水浸软，洗净切丝，放入茶杯中，冲入沸水，加盖焖 10～15 分钟，调入白糖，代茶饮用，每日 1 剂。

功效 理气健脾，燥湿化痰。

（2）桂花陈皮茶

用料 陈皮 10 g，桂花 10 g。

制法 将陈皮、桂花混匀，分 2 次放入茶杯中，冲入沸水，温浸 10 分钟，代茶饮用，每日 1 剂。

功效 理气散瘀，燥湿化痰。

（3）柴胡防风汤

用料 陈皮 5 g，柴胡 10 g，防风 6 g，白芍 6 g，甘草 3 g，生姜 3 片。

制法 将上药水煎 2 次，取汁混匀，趁热饮服，每日 1 剂，早晚分服。

功效 温中解表，理气止痛，散寒祛痰。

（4）丁香橘皮茶

用料 橘皮 10 g，丁香 3 g。

制法 将橘皮、丁香放入保温杯中，冲入沸水，加盖焖 30 分钟，代茶饮用，每日 1 剂。

功效 疏肝理气，健脾降逆。

（5）橘皮姜片汤

用料 橘皮 15 g（鲜品 30 g），生姜 5 片，丁香 2 g。

制法 水煎服。

功效 温中降逆。

（6）薤白陈皮茶

用料 陈皮 15 g，薤白 10 g，生姜 3 g。

制法 将上 3 味共制粗末，放入保温杯中，冲入沸水，加盖焖 30 分钟，代茶饮用，每日 1 剂。

功效 理中降逆，健脾燥湿。

（7）竹茹陈皮汤

用料　陈皮 10 g，竹茹 10 g，半夏 6 g，生姜 3 片。

制法　水煎服，每日 1 剂。

功效　清热化痰，和胃止呕。

（8）代代花橘皮茶

用料　代代花、橘皮各 6 g，甘草 3 g。

制法　将上 3 味混匀，分 3 次冲泡，代茶饮用，每日 1 剂。

功效　理气宽胸，健脾开胃。

（9）山楂橘皮茶

用料　橘皮 9 g，山楂片 20 g，生姜 3 片。

制法　将上 3 味共制粗末，放入保温杯中，冲入沸水，加盖焖 30 分钟，代茶饮用，每日 1 剂。

功效　理气化痰，健脾开胃。

（10）橘枣饮

用料　橘皮 10 g（干品 5 g），大枣 10 枚。

制法　将大枣去核，炒焦研末，与橘皮一同放入杯中，冲入沸水，加盖焖 10 ~ 15 分钟，代茶饮用，每日 1 ~ 2 剂。

功效　健脾益气，醒胃调中。

（11）橘皮大米汤

用料　橘皮 3 g，大米 15 g，生姜汁 1 食匙。

制法　将前 2 味水煎取汁，加入姜汁调饮，每日 2 ~ 3 次。

功效　健脾和胃，化痰止呕。

（12）荔枝壳陈皮散冲剂

用料　陈皮 10 g，荔枝壳 100 g。

制法　将上 2 味共制粗末，每服 10 g，温开水冲服，饭前 1 次服下，每日 2 ~ 3 次。

功效　散寒湿，解郁结，和肝胃，止疼痛。

（13）半夏陈皮汤

用料　陈皮 6 g，姜半夏 10 g，紫苏叶 10 g，生姜汁半食匙。

制法　将前 3 味水煎 2 次，取汁混匀，兑入生姜汁即成，每日 1 剂，2 次分服。

功效　理气健脾，燥湿散寒。

（14）肉桂当归粥

用料　肉桂 3 g，当归 3 g，陈皮 5 g，山楂 5 g，粳米 100 g，红糖 20 g。

制法　将前 4 味水煎，去渣取汁备用；粳米入锅，加水煮粥，将熟时加入药汁、红糖，再稍煮即成。每日 1 剂，2 次分服。

功效　温中散寒，燥湿破瘀。

（15）陈皮生姜茶

用料　陈皮 10 g，生姜 7 g，陈茶叶 10 g。

制法　将陈皮、生姜水煎 10 分钟，趁热冲沏陈茶叶，代茶温饮，每日 2 ~ 3 剂。

功效　清热利湿，理气和中。

（16）天麻陈皮粥

用料　天麻 10 g，陈皮 15 g，小米 100 g。

制法　先将天麻、陈皮水煎去渣，再加小米入锅煮粥服食，每日 1 剂，2 次分服。

功效　健脾理气，平肝息风，定惊止痉。

（17）萝卜陈皮汤

用料　白萝卜 60 g，陈皮 15 g。

制法　将白萝卜洗净切片，与陈皮一同煎汤饮服，每日 1 剂。

功效　健脾理气，消积化痰。

（18）陈皮杏仁薏米粥

用料　陈皮 10 g，杏仁 15 g，薏米 30 g，粳米 100 g，白糖适量。

制法　将杏仁去皮、尖，与陈皮一同水煎去渣，再加薏米、粳米入锅煮粥，加入白糖即成，每日 1 剂。

功效　健脾利湿，宣肺化痰。

（19）陈皮大枣汤

用料　陈皮 10 g、大枣 5 枚，生姜 3 片。

制法　水煎服，每日 1 剂。

功效　理气健脾，和胃止呕。

（20）橘茹茶

用料　橘皮 10 g，竹茹 15 g，柿饼 1 个，生姜 3 g，白糖适量。

制法　将柿饼切碎，生姜切片，与橘皮、竹茹一同入锅，水煎 2 次，取汁混匀，加入白糖，代茶饮用，每日 1 剂。

功效　理气健脾，和胃止呕。

（21）陈皮半夏汤

用料　陈皮、制半夏、藿香、佩兰各10 g，白术、茯苓、薏苡仁、扁豆各15 g，炙甘草6 g，生姜3片。

制法　水煎服，每日1剂，2次分服。

功效　化痰除湿，和胃止呕。

（22）茵陈大枣粥

用料　茵陈10 g，青蒿5 g，陈皮5 g，大枣10枚，粳米100 g，白糖适量。

制法　将前3味水煎取汁，备用。大枣、粳米洗净，加水入锅煮粥，将熟时加入药汁，再煮至粥熟，加糖调服。每日1剂，2次分服，连服3~5剂。

功效　清热利湿，健脾和胃。

（23）橘皮竹茹茶

用料　橘皮5 g，竹茹10 g，白糖15 g。

制法　将上3味放入杯内，用沸水冲泡，代茶饮用，每日1~2剂。

功效　清热理气，和胃止呕。用治肝热气逆型妊娠呕吐。

（24）银耳陈皮蒸乳鸽

用料　银耳50 g，乳鸽2只，陈皮、枸杞子各10 g，高汤、盐、鸡精适量。

制法　将乳鸽宰杀去内脏洗净，整只用沸水焯烫2分钟后取出；银耳用温水泡发，摘去发黄的根部，撕成小朵；陈皮和枸杞子洗净。锅内加高汤，加入适量盐和鸡精，一同煮沸。汤碗中放入乳鸽，码放整齐，四周摆放银耳，撒上陈皮和枸杞子，倒入煮沸的汤，上笼用大火蒸30分钟即成。佐餐食用。

功效　益气养血，滋补肝阴。

（25）补肾羊腰粳米粥

用料　羊腰（去油脂块）1对，草果、陈皮、砂仁各6 g，粳米100 g，姜末、葱末各适量，盐少许。

制法　将草果、陈皮、砂仁用纱布包好，粳米淘洗干净，备用；羊腰处理干净备用。将羊腰与药包加适量水一同入锅煮，煮至汤成时取出纱布，放入粳米、姜末、葱末、盐，继续熬煮，煮至粥熟即可。

功效　补肾气，益精髓。

（26）生姜橘皮饮

用料　生姜、橘皮、橘络、橘叶各20 g。

制法 将生姜、橘皮、橘络、橘叶洗净，入锅，加水适量，煎煮30分钟，去渣取汁即成，每日1剂，上、下午分服。

功效 苦能泄能燥，辛能散，温能和，对七情所伤者更适宜。

（27）枸杞子陈皮粥

用料 陈皮、枸杞子各15 g，粟米100 g。

制法 将陈皮洗净、晒干或烘干，研成细末，备用；将枸杞子、粟米分别淘洗干净，同时放入锅内，加水适量，大火煮沸后改小火煮30分钟，待粟米酥烂后调入陈皮细末，搅拌均匀，再用火煮至沸即成。早、晚分服。

功效 滋补肝肾，化痰降脂。

（28）陈皮牛肉汁

用料 牛肉100 g，陈皮2 g。

制法 牛肉切碎剁烂，与陈皮同放炖盅内，加适量开水，隔水炖1小时，以盐调味，饮牛肉汁，作为佐餐食用。

功效 陈皮理气，牛肉补益。

14 生 姜

14.1 生姜概述

生姜（*Zingiber officinale* Rosc.）为姜科姜属多年生草本植物，别名姜根、百辣云、勾装指、因地辛，根茎入药。

性味归经 辛、微温，归肺、脾、胃经。

功效 发汗、解表散寒，温中止呕，化痰止咳，解鱼蟹毒。

化学成分 含有挥发油。

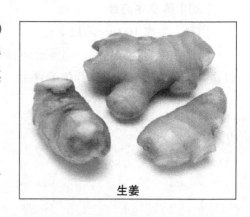

生姜

姜有嫩生姜与老生姜，做酱菜都用嫩生姜，药用以老生姜为佳。

生姜为芳香性辛辣健胃药，有温暖、兴奋、发汗、止呕、解毒等作用，特别对于解鱼蟹毒有较好疗效，半夏、天南星等药物中毒有解毒作用。适用于外感风寒、头痛、咳嗽、胃寒呕吐，在遭受冰雪、水湿、寒冷侵袭后，急以姜汤饮之，可增进血行，驱散寒邪。

14.2 生姜药方集结

（1）外感风寒、头痛发热、寒冷腹痛等

生姜50 g切细，加红糖，以开水冲泡，或煮沸，乘热饮后盖被卧床，出汗即愈（如加葱白，效果更佳）。

（2）支气管哮喘

生姜50 g切细，捣烂绞汁，同白芥子15 g，加烧酒研和如糊，以纱布包裹棉球蘸药糊，擦拭肺俞、大椎、膻中3个穴位，每穴擦拭10分钟，以局部灼热觉痛为度。或以纱布2层，剪似棋子大小，蘸药液贴于这3个穴位1小时左右，痛则取去，以不起疱为度。

（3）食物中毒如鱼蟹中毒引起的腹痛、呕吐、下痢等

生姜、紫苏叶各50 g，水煎加红糖适量，每日2次分服。

（4）慢性胃炎、胃痛、呕吐黏液或清水

生姜、橘子皮各20 g，水煎，每日2~3次分服，有止痛止呕之效。

（5）跌打伤、腰肌劳损、慢性胸膜炎、肋间神经痛、局限性腹膜炎等

生姜、芋头等量，芋头削皮切碎，捣烂如泥，生姜捣烂绞汁，同搅拌，再加入适量面粉，搅如糊状，依患部大小摊于布上贴患部（如在冬季，宜加温后贴），每日更换2次。此药效果很好，屡获著效。注意此药必须临时配，当天使用。我们称之"姜芋糊"，有人叫"盲肠糊"。据说，将其贴于急性阑尾炎患部还能退热，对血象也有改变。此方值得推广和进一步研究。

（6）骨结核未溃时

多量生姜（或干姜）切碎，加水煮沸，用毛巾浸入其中，绞至半干，乘热熨患部，冷即换，可以2块毛巾交换热熨，至局部发赤为度，每日1次。有坚持持续熨治，因而治愈之例。

（7）风寒骨痛、关节疼痛、患部冷感

生姜、葱白等量切细，共捣烂，炒热，以布包之熨敷患处，冷则更换，每日3次。

（8）误食中毒

误食生半夏或生南星、生野芋、魔芋等中毒，口舌发麻时急速嚼食生姜，可缓解。

（9）老人慢性咳嗽

生姜捣汁半匙，饴糖1匙，沸开水冲服，每日2~3次。

（10）急性细菌性痢疾

取鲜生姜45 g，加红糖30 g，共捣为糊状。每日3次分服，7天为1个疗程。

功效 杀菌止痢。

（11）呃逆

取新鲜多汁的生姜1块，洗净，切成薄片。同时取生姜片放入口中咀嚼，边嚼边咽姜汁，一般嚼1～3片后呃逆可止。伴有急性口腔炎、咽喉炎者慎用。

（12）咳喘

取鲜生姜1块如鸡蛋黄大，去皮，切碎，放鸡蛋1个搅拌均匀，再放入油中煎成黄色。趁热吃，每天晨起1次，7天为1个疗程。

（13）消化性溃疡

先取猪肚1只，洗净。再取生姜，切碎后塞入猪肚内，结扎好放入瓦锅中，加水适量，以文火煮至猪肚熟而较烂为度，使姜汁渗透猪肚，服时只吃猪肚（淡吃或拌少许酱油），不吃姜。猪肚与生姜煮熟后的汤必须喝掉（如汤味辣可冲开水）。每只猪肚可吃3～4天，连续吃8～10只。此方最好在冬令服用。

（14）烫、烧伤

取生姜适量，捣烂榨汁。用药棉蘸姜汁敷于患处，伤轻者，敷药1次便可；伤重者，可用姜汁纱布湿敷24～48小时，创面干后自行结痂，脱落痊愈。

（15）蛔虫性肠梗阻

取鲜生姜120g，磨碎，开水淬汁，用姜汁调蜂蜜120mL。1次顿服，或在半小时内频频服完。小儿酌减，每天1～2次。

（16）冻疮未溃者

取鲜生姜60g，配羊角辣椒（去子）60g，置300mL95%的酒精内，浸泡10～15天，去渣，装瓶备用。用棉球蘸药液涂擦患处，每天1～2次，治疗时间按病情而定。

（17）急性附睾炎

取肥大老生姜适量，洗净，横切成0.2cm厚的均匀薄片。每次用6～10片外敷患侧阴囊，盖上纱布，兜起阴囊，每天更换1～2次，直至痊愈为止。阴囊皮肤有创口、附睾发炎化脓破溃者禁用。

（18）花斑癣

症见皮肤出现灰白色斑块，大小不一，且不规则，有的如拇指大，有的融合成片，边缘清楚，表面附有糠样鳞屑脱落。有轻微痒感时，取生姜适量，洗净，切成薄片，用姜片擦患处无发热，再取1片姜蘸细盐少许，涂擦患处 5 次，擦至患处皮肤略呈淡红色，然后抹上一层细盐。每天 3 次，擦后禁用水洗，用药 1 周即可。

（19）**面神经炎（面瘫）**

取鲜生姜 1 块，剖开备用。用剖开生姜面反复向左向右交替涂擦患侧上下齿龈（如口角向左歪斜则右侧为患侧，反之则为左侧），直至齿龈部有烧灼感或有发热感为止。每天 2～3 次，7 天为 1 个疗程。

（20）**晕车**

取 5 分硬币大小的新鲜生姜片，在临上车前敷在内关穴（男左女右）上，再用胶布（或伤湿止痛膏）包扎固定。

（21）**挫、扭、跌伤**

生姜 1 份，生土豆（去皮）2 份，捣碎敷。

（22）**挫伤**

生姜 1 块捣烂，加 1 匙食盐拌和，外敷伤处，用绷带固定，每天 1 次，连敷 2～3 天。

又方　生姜汁加芋头泥和少量面粉，调成糊状，敷贴患处，外加包扎。

（23）**落枕**

生姜 5 片，大蒜 2 根，煎水，频频温服数次。

（24）**扭伤或挫伤后无骨折及皮肤损伤**

生大黄末 3 g，鲜葱白 5 根，生姜汁 10 g，面粉适量。共捣如泥，加白酒少许，敷患处，每日 1 次。

又方　生栀子 120 g，生姜 10 g，用白酒调成糊状，外敷患处，每日 1 次。

（25）**外伤流血不止**

姜炭末适量，研细，撒伤口上，纱布包好。

（26）**鱼鳖中毒**

生姜、苏叶各 30 g，加适量红糖，水煎服。

又方　鲜芦根 90～150 g，生姜 15 g，紫苏叶 15 g。水煎服。

（27）**蜈蚣咬伤、蜂蜇伤**

生姜捣烂，敷患处。

（28）**牙龈炎**

黄连、生姜各 6 g，研细，共捣如泥贴患处，每日 2 次。

（29）**白癜风**

生姜 50 g，捣烂，加白酒调后外敷，每日 1 次。

（30）狐臭

姜汁频涂。

（31）老年斑

生姜、蜂蜜水，当茶饮，常喝。

（32）一般体癣

生姜切成片，用力摩擦患处，每日 2～3 次。

（33）斑秃（鬼剃头）

用鲜姜或大蒜瓣摩擦掉发处，或用辣椒油抹在秃的地方。

（34）一般冻疮

取生姜 20 g 放 100 mL 白酒内，烧开备用，用棉花蘸此液擦洗未破冻疮。

又方　鲜生姜外搽过去生过冻疮处，每日 2～3 次，可预防。

（35）妊娠呕吐，不能进食

芦苇根茎（芦根）30 g，生姜 15 g。水煎，分 3 次服，每日 1 剂，连服 7 日。

又方　韭菜 1 把，生姜 1 块。捣汁，加白糖少许冲服。

又方　甘蔗汁 1 杯，生姜汁 4～5 滴。和在一起，每隔短时间服少许，喜欢食醋、辣的孕妇最适宜采用此方。

又方　苏叶 10 g，鲜姜汁数滴。先以苏叶泡茶，再滴入姜汁，内服。

（36）经行小腹疼痛

鲜姜（干者减半）、红糖各 15 g，水煎温服。

（37）胸胁痛

带须葱白 1 把，生姜 2 块，白萝卜 2 个。共捣烂，炒热后以布包之，趁热敷痛处。

（38）晕船

生姜、干姜共为细末，适量服之。

（39）风湿性关节炎

生姜 30 g，鲜葱、香菜各 30 g，菖蒲 15 g。共切碎，用白酒烧热，用布包住敷患处，冷了就换，每日 3 次。

（40）下部受寒、两腿疼痛

鲜生姜 1000 g，红糖 500 g。姜捣烂如泥，红糖用水溶化，与姜泥调匀，用小火熬成膏。每天早、午、晚各服 1 汤匙。

（41）风寒关节痛或全身痛

老姜 30 g（切），葱头 3 个（切），橘子叶 15 g。和酒烧热，用布包敷痛处，每天 2～3 次，直到不痛为止。

（42）睾丸炎

生大黄、大枣（去核）、鲜生姜（去皮）各 60 g，共捣如泥，敷贴阴囊，布包，1 日 1 换，敷药 10 分钟，局部有凉爽舒适的感觉。

（43）寒滞腹痛（寒气内积）

生姜、红糖、白糖各 15 g，大枣 6 枚，艾叶 10 g，水煎服。

（44）寒性腹痛

鲜姜 3 片，白胡椒 7 粒，红糖 1.5 g。捣烂，开水冲服。

又方　干姜 9 g，陈皮 12 g，葱白 5 株，胡椒 1.5 g，水煎服。

（45）寒胀中满、腹痛、二便闭结

鲜姜、大葱白各 120 g，小麦麸 500 g，黄酒 250 g。先将葱姜切碎与麦麸合一处，用黄酒拌匀，如无黄酒用白开水亦可，拌妥后分作 2 份，用煮沸消毒的白细布两块，分别包好，放锅内蒸好。用干净毛巾或白布叠数层敷肚脐上，然后取药 1 包趁热罨布上熨之，冷则另换 1 包，如此再蒸再换，交替罨熨，以腹内感觉舒适或欲便溺时为止。

（46）红白痢疾

生莱菔汁、蜂蜜各 100 mL，生姜汁 5 mL，旧茶叶 3 g，开水 30 mL。混合后，分 2 次服。

（47）痢疾

姜汁、萝卜汁各 1 盅，白痢疾用红糖、红痢疾用白糖各 30 g，白开水送服。

（48）呕吐呃逆

生姜汁 60 g，白蜂蜜 30 g。调匀，温服，一般 1 次即止，不愈再服 1 次。

（49）恶心、吐涎沫

干姜、半夏各 10 g，共为粗末，每次 10 g，水煎，慢慢喝下。

（50）呕吐日久，常年不愈

鲜姜、红糖各 500 g，共捣烂调匀，分数次服完。每日早晨用开水冲服。

（51）恶心呕吐

生姜捣汁，涂舌尖，或生姜汁内服。

又方　生姜、橘皮各 9 g，水煎，分 2 次服。

（52）慢性胃炎

干姜 15 g，花椒 3 g，水煎服。忌食冷物及猪肉。

（53）胃病恶心、吐清水

老生姜 10 g，红茶 6 g，水煎服，每日 3 次。

（54）胃痛烧心

鲜姜 60 g，大枣 7 个，红糖（或白糖）120 g。同煮，吃枣饮汤，每日 1 剂，2 次分服，连服数日。

（55）虚寒胃痛

葱头 30 g，生姜 15 g，共捣烂烧热，用布包热敷于心窝处。

（56）平时胃痛

大葱、生姜各 15 g，捣烂，黄酒冲服。

又方　干姜、良姜各等份，研末，每次服 4.5 g，开水送服。

（57）脾胃虚寒、消化不良、受凉后胃部胀满不适

大枣 500 g，生姜 120 g。生姜切片，与大枣一同煮熟，每日吃 3 次，每次吃大枣 10 枚，姜 1～2 片。吃时用原汤炖熟，饭前饭后均可。煮数次后枣汤渐甜，每次兼服此汤更好。

（58）胃病

生姜、葱白、麦麸各适量，共灼热，布包敷胃部。

（59）老年哮喘

黑芝麻 250 g（炒），生姜 125 g（捣汁去渣），冰糖、蜂蜜各 125 g（溶化混合均匀）。将黑芝麻与姜汁浸拌，再炒一下，冷后与蜜糖混合拌匀，放瓶中。每日早、晚各服 1 汤匙。

（60）一般哮喘

生姜、陈酒、冰糖各 500 g，生姜切末加上陈酒煮开 20 分钟后，投入冰糖，并用筷子不停搅拌，直至呈膏状即可。少年哮喘患者每天清早 1 匙，中老年哮喘患者每次饭前 1 匙，用温开水冲服。

（61）痰火上逆，胸闷咳痰

生姜汁、莱菔汁、梨汁各 1 酒盅，混合均匀，分 2 次服，冰糖水送下，每天早、晚服 1 次。

（62）止咳消痰

梨汁、姜汁、蜂蜜各适量，熬膏服之。

（63）伤风感冒、发热、鼻塞、全身痛

生姜 3 片，红糖 15 g。水煎服，或再加入紫苏 6 g。

又方 鲜姜汁。用药棉蘸姜汁搽前额，使局部有发热感，每日 2 次。体温高时，加搽曲池、风池穴。

又方 生姜 3 片，冰糖 30 g。水煎趁热服下，盖被出汗。

又方 生姜 10 g，葱白 3 段长块，大枣 4 枚，萝卜片 50 g，绿豆 25 g。水煎 1 次服，服后发汗即愈。

又方 生姜 30 g，葱白 6 根，淡豆豉 12 g。用水 1 碗煮熟去渣，趁热 1 次喝下，盖被使全身出汗。此方对感冒、气管炎、支气管炎致咳嗽也有效。

（64）老年头晕

生姜、白萝卜、大葱各 30 g，共捣如泥，敷在头前部，每日 1 次，半小时取下，连用 3 ~ 4 次。忌食寒凉、辛辣食物。

（65）慢性肝炎

生姜、红糖各 120 g，花椒 15 g。把生姜捣烂，加红糖、花椒，焙干研末，开水冲服，避风出汗，连服 3 剂。

14.3 生姜功能食谱集结

（1）紫苏姜片汤

用料 紫苏叶 15 g，生姜 5 片，红糖 20 g。

制法 将紫苏叶、生姜片放入锅内，水煮 10 ~ 15 分钟，去渣取汁，调入红糖，趁热饮服。每日 1 ~ 2 剂。

功效 辛温解表，宣肺散寒。

（2）菜根姜片汤

用料 干白菜根 1 个，生姜 6 g，红糖 30 g。

制法 将干白菜根、生姜洗净切片，水煮 2 次，取汁混匀，调入红糖，趁热饮服。每日 1 剂，早晚分服。

功效 清热解表，利尿。

（3）姜蒜汤

用料 生姜 30 g，青大蒜 20 g，红糖 50 g。

制法　将生姜、青大蒜洗净切片，水煎30分钟，调入红糖，睡前1次服下，连服3~6剂。

功效　辛温解表，宣肺解毒。

（4）萝卜籽生姜汤

用料　生姜片10 g，白萝卜子30 g。

制法　将生姜片、白萝卜子水煎2次，取汁混匀。早晚分服，每日1剂。

功效　温中散寒，下气止咳。

（5）芥菜生姜茶

用料　生姜10 g，鲜芥菜100 g，盐少许。

制法　将芥菜、生姜洗净切片，加水煎汤，调入食盐，趁热饮服。每日1剂，连服3剂。

功效　宣肺止咳，疏风散寒。

（6）萝卜葱姜汤

用料　生姜15 g，萝卜1个，葱白6根。

制法　将萝卜洗净切片，入锅加水煮熟，再下入洗净切碎的葱白、生姜，煮沸23分钟，连渣1次服下，每日1剂。

功效　宣肺解表，化痰止咳。

（7）姜糖核桃方

用料　生姜10 g，核桃仁60 g，红糖20 g。

制法　将上3味共置铁锅内，加热至糖溶化，再炒至焦黄，去生姜，趁热嚼食核桃仁。每日1剂，2次分服，连服3~5剂。

功效　祛风散寒，润燥化痰。

（8）参姜汤

用料　生姜3片，人参1 g，核桃仁20 g。

制法　将人参、生姜片共研细末，放入杯中，用沸水冲泡，候温备用。每晚睡前嚼食核桃仁，用参姜汤送下，每日1剂。

功效　补肾益气，壮阳固精。

（9）黑砂糖姜汁膏

用料　生姜汁150 mL，黑砂糖120 g。

制法　将上2味共入锅内，以文火熬制成膏，候冷装瓶备用。每次口含半匙，徐徐咽下，每日数次。

功效　消痰下气，温中止喘。

（10）姜枣糯米粥

用料　生姜、大枣各 10 g，糯米 100 g。

制法　将生姜洗净切细，大枣、糯米洗净，加水放入锅内煮粥，将熟时加入生姜丝，再煮数沸即成，每日 1 剂。

功效　健脾益气，化痰止咳。

（11）葛根姜蜂饮

用料　生姜、葛根粉、蜂蜜各 1 食匙。

制法　将上 3 味放入碗中，用开水冲服，每日 3 剂，连服 1 个月。

功效　健脾益气，养阴润肺。

（12）清蒸鳗鱼

用料　鳗鱼（白鳝）150 g，大蒜 2 头，姜片、葱段、料酒、精盐、味精各适量。

制法　将鳗鱼洗净切段，大蒜去皮洗净，一同放入碗内，撒上调味品，隔水蒸熟即成。每日 1 剂，连服 15～20 剂。

功效　补虚扶羸，祛风除湿，解毒杀菌。

（13）姜汁蜜饮

用料　鲜生姜、蜂蜜各 30 g。

制法　将生姜洗净捣烂，取汁与蜂蜜调匀，1 次服下。

功效　和胃降逆，用治呃逆。

（14）芦根绿豆汤

用料　芦根 100 g，绿豆 100 g，生姜 10 g，紫苏叶 15 g，白糖 30 g。

制法　先将芦根、生姜、紫苏叶水煎去渣，再入绿豆煮至烂熟，加入白糖即成。每日 1 剂，2 次服下。

功效　祛热解暑，和胃止呕。

（15）姜枣散冲剂

用料　生姜 20 g，大枣 80 g。

制法　将生姜去皮，大枣去核，共焙干研末，混匀，装瓶备用。每服 10 g，以温水送服，每日 2～3 次。

功效　补中益气，和胃消食。

（16）生姜萝卜汁饮

用料　生姜 30 g，生萝卜 500 g，食盐少许。

制法　将生姜、萝卜洗净切碎，捣烂取汁，兑入食盐调匀即可饮服。每日 1 剂，2 次分服。

功效　宽中下气，和胃止痛。

（17）姜汁奶

用料　生姜汁 1 食匙，鲜牛奶 200 mL，白糖 15 g。

制法　将上 3 味放入瓦盅内，隔火炖服，每日 1 剂。

功效　温中散寒，缓急止痛。

（18）猪肚暖胃饮

用料　生姜汁 15 g，猪肚 1 个，小茴香 30 g，当归 10 g。

制法　先将猪肚洗净，纳入小茴香、当归、生姜汁，用纱布包好，放入砂锅内，加水适量，用文火煮至烂熟，去药渣，切段，调味食用，每 3 日 1 剂。

功效　温中暖胃，行气止痛。

（19）姜术吴茱萸汤

用料　干姜 6 g，白术 10 g，吴茱萸 3 g。

制法　水煎服，每日 1 剂，2 次分服。

功效　温中散寒，健脾燥湿。

（20）柚皮姜片茶

用料　生姜 2 片，柚子皮 10 g，细茶叶 6 g。

制法　水煎服，每日 2 剂。

功效　健脾和胃，消食化滞。

（21）干姜茶

用料　干姜 3 ~ 5 g，红糖 15 g。

制法　将干姜制为粗末，与红糖一同放入杯内，冲入沸水，加盖焖 30 分钟。代茶饮用，每日 2 剂。

功效　温中散寒，回阳通脉，用治低血压。

（22）薤白姜葱粥

用料　薤白 20 g（鲜品 40 g），生姜 5 片，葱白 5 根，粳米 100 g，精盐适量。

制法　将薤白、葱白洗净，切成细段，粳米洗净加水放入锅，加生姜共煮成粥，煮沸即成。每日早餐服用。

功效　温阳化浊，宣痹止痛。

（23）干姜粥

用料　干姜5g，红枣3～5枚，粳米100g。

制法　先将干姜煎取汁，与红枣、粳米洗净，加水放入锅共煮成粥。日服1次，当早餐用。

功效　温中健脾，散寒止泻。

（24）姜艾薏苡仁粥

用料　干姜、艾叶各10g，薏苡仁30g。

制法　先将干姜、艾叶水煎取汁，然后加洗净的薏苡仁煮成粥。每日服2次，温热食。

功效　温经化瘀，散寒除湿。

（25）当归姜椒羊肉汤

用料　当归15g，生姜5g，川椒3g，羊肉250g。

制法　当归先水煎取汁，加入羊肉（切块）、生姜再煮，半熟时加川椒再煮，至羊肉熟烂即可，佐餐服食。

功效　健脾暖胃，温经散寒，活血化瘀。

（26）干姜羊肉汤

用料　干姜50g，羊肉150g。

制法　将上2味共炖至羊肉熟烂即可，吃肉饮汤，食时入盐等佐味。

功效　发汗解表，温肺散寒，益气补虚，助肾阳。

（27）山药枸杞子狗肉汤

用料　山药200g，枸杞子20g，狗肉400g，生姜、葱、胡椒粉、高汤、盐、味精各适量。

制法　将山药放入清水中清洗，去皮，切块；枸杞子洗净，放入清水中浸泡10分钟；狗肉洗净，放入沸水中氽烫，去血水，捞出洗净，切小块。油锅烧热，放入生姜，炒出香味后，再放入狗肉，翻炒片刻，加入葱，翻炒均匀后，倒入瓦罐内。再将山药、水倒入瓦罐内，小火慢煮1小时后，下枸杞子、盐、高汤，再用中火煲30分钟即可，用味精、胡椒粉、盐调味食用，吃肉饮汤。

功效　填精益髓，补肾壮阳。适用于性功能下降、阳痿、遗尿、小便频数者，还适用于脾胃虚弱、手足不温者。

15 梅 花

15.1 梅花概述

梅花[*Prunus mume* (Sieb.) Sieb. et Zucc.] 为蔷薇科杏属落叶小乔木的干燥花蕾。梅花又分白梅、红梅,白梅主产于江苏、浙江;红梅主产于四川、湖北。入药以白梅为主。初春花未开放时采摘,及时低温干燥。本品气清香,味微酸、涩。以完整、含苞未放、气清香者为佳。生用。

性味归经 微酸、涩,平,归肝、胃、肺经。

功效 疏肝和中,化痰散结。

化学成分 梅花含有挥发性成分,可提取挥发油,干花可做药枕及各种药品与食品。

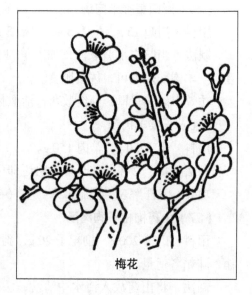

梅花

梅花原产于我国南方,已有3000多年的栽培历史。20世纪80年代随着南梅北移取得成功,梅花种植范围不断扩大。

梅花为我国十大名花之首,传统药食同源植物,有花梅和果梅两种。树高4~10 m,树形开张或半开张,中央领导干不明显,树干上多纵沟、皮孔和枝刺;小枝绿色或褐色,光滑无毛;叶片卵形或椭圆形;花单生、对生或簇生,花径1.3~4.1 cm,花色以白色、粉色、紫色较多,花态各异,大部分有香味,先花后叶;果实近球形,直径2~3 cm,黄色或绿白色,被柔毛,味酸;果肉与核粘贴;核椭圆形,两侧微扁。花期南方在冬春季,北方在春季。果期 5 ~ 6 个月。其叶、花、果、根、核仁均可入药。

除观赏外，梅花花蕾能开胃散郁，生津化痰，活血解毒；果实可以加工成各种蜜饯、果酱、果酒等食物，也可用青梅加工制成乌梅或白梅入药，具有敛肺涩肠、杀虫生津功能，是收敛剂，能治痢疾，并有镇咳、祛痰、解热、杀虫、解毒等功效，又治中风惊痫、喉痹痰厥僵仆、泻痢烦渴、霍乱吐下、崩漏下血等；根研成粉末治黄疸有效；叶酸、平、无毒，可以治疗休息痢及霍乱。

梅花作为传统的药食同源植物，为《神农本草经》中的中品。《本草纲目》中记载有关于梅花的 36 方，在《蒙药正典》《诗经》《哀牢传》等典籍和少数民族药典中均有梅花食用和药用记载。

15.2 梅花药方集结

15.2.1 梅花

性味 微酸、涩，无毒。

功效 开胃散郁，生津化痰，活血解毒。

采收与初加工 初春采集含苞待放的花蕾，低温干燥保存。

（1）咽喉异物感、上部食管痉挛

取梅花、玫瑰花各 3 g，开水冲泡，代茶常饮（《浙江药用植物志》）。

（2）妊娠呕吐

取梅花 6 g，开水冲泡，代茶饮（《浙江药用植物志》）。

（3）瘰疬

鸡蛋开 1 孔，入绿萼梅花将开者 7 朵，封口，饭上蒸熟，去梅花食蛋。每日 1 枚，7 日痊愈（《本草纲目拾遗》）。

（4）唇上生疮

取白梅瓣贴之，如开裂出血即止（《赤水玄珠》）。

15.2.2 梅果

梅果性味甘、酸、平，无毒。

梅果因加工方法不同，分为白梅和乌梅。在《齐民要术》中即记载了两种不同的加工方法。

白梅 "梅子酸，核初成时摘取，夜以盐汁渍之，昼则日曝。凡作十宿、十浸、十曝，便成矣。"

乌梅 "亦以梅子核初成时摘取，笼盛，于突上熏之，令干即成矣。"

乌梅性味酸、温、平、涩，无毒。

功效主治 敛肺、涩肠、生津、安蛔。临床用于治疗肺虚久咳、久泻久痢、虚热消渴。性寒，忌猪肉。

白梅，又名盐梅、霜梅。性味酸、咸、平，无毒。

功效主治 利咽生津，涩肠止泻，除痰开噤，消疮，止血。主咽喉肿痛，烦渴呕恶，久泻久痢，便血，崩漏，中风惊痫，痰厥口噤，梅核气，痈疽肿毒，外伤出血。

（1）痈疽疮肿

盐白梅烧存性，为末，入轻粉少许，香油调，涂四围（王氏《易简方》）。

（2）喉痹乳蛾

青梅20枚，盐600 g，腌5日，取梅汁，入明矾150 g，桔梗、白芷、防风各100 g，牙皂30条，俱为细末，拌汁和梅入瓶收之。每用1枚，噙咽津液。

（3）消渴烦闷

乌梅肉100 g，微炒为末，每服10 g，水2盏，煎1盏，去滓，入豉200粒，煎至半盏，温服（《简要济众方》）。

（4）泻痢口渴

乌梅煎汤，日饮代茶（《扶寿精方》）。

（5）产后痢渴

乌梅肉20个，麦冬12分，以水1升，煮7合，细呷之（《必效方》）。

（6）赤痢腹痛

用陈白梅同真茶、蜜水各半，煎饮之（《直指》）。

用乌梅肉（炒）、黄连各200 g，为末，炼蜜丸梧子大。每米饮服20丸，日3服（《太平圣惠方》）。

（7）便痢脓血

乌梅50 g，去核，烧过为末。每服10 g，米饮下，立止（《圣济总录》）。

（8）久痢不止，肠垢已出

乌梅肉20个，水1盏，煎6分，食前分2次服《肘后备急方》。

乌梅肉、白梅肉各 7 个，捣烂，入乳香末少许，杵丸梧桐子大，每服 20~30 丸，茶汤下，日 3 次。

（9）大便下血及酒痢、久痢不止

用乌梅 150 g，烧存性为末，醋煮米糊和丸，梧子大。每空心米饮服 20 丸，日 3 次（《济生方》）。

（10）尿血

乌梅，烧存性研末，醋糊丸梧子大。每服 40 丸，酒下。

（11）血崩不止

乌梅肉 7 枚，烧存性研末。米饮服之，日 2 次。

（12）大便不通、气奔欲死者

乌梅 10 颗，汤浸去核，丸枣大。纳入下部，少时即通（《食疗本草》）。

（13）霍乱吐利

盐梅煎汤，细细饮之（《如宜方》）。

（14）蛔虫上行，出于口鼻

乌梅煎汤频饮，并含之，即安（《食鉴本草》）。

（15）水气满急

乌梅、大枣各 3 枚，水 4 升，煮 2 升，纳蜜和匀，含咽之（《圣济总录》）。

（16）梅核气

取半青半黄梅子，每个用盐 50 g，腌 1 日夜，晒干，又浸又晒至水尽乃止。用青钱 3 个，夹 2 梅，麻线缚定，通装瓷罐内封埋地下，百日取出。每用 1 枚，含之咽汁，入喉即消。收 1 年者治 1 人，2 年者治 2 人，其妙绝伦（《龚氏经验方》）。

（17）心腹胀痛、短气欲绝者

乌梅 27 枚，水 5 升，煮沸，纳大钱 27 枚，煮 2 升半，顿服之（《肘后备急方》）。

（18）劳疟劣弱

乌梅 14 枚，豆豉 2 合，桃、柳枝各 1 虎口握，甘草 3 寸长，生姜 1 块，以童子小便 2 升，煎 7 合，温服即止（《图经本草》）。

（19）久咳不已

乌梅肉微炒，罂粟壳去筋膜蜜炒，等份为末。每服 10 g，睡时蜜汤调下。

（20）痰厥头痛如破者

乌梅肉 30 个，盐 3 撮，酒 3 升，煮 1 升，顿服，取吐即愈（《肘后备急方》)。

（21）伤寒头痛、肚热、胸中烦痛

乌梅14枚，盐5合，水1升，煎半升，温服取吐。吐后避风良（《梅师方》）。

（22）折伤金疮

干梅烧存性，敷之，一宿瘥（《备急千金要方》）。

（23）马汗入疮作痛

乌梅连核捣烂，以头醋和敷。仍先刺疮，出去紫血，乃敷之系定（《经验方》）。

（24）犬伤毒

乌梅末，酒服10 g（《备急千金要方》）。

（25）指头肿毒痛甚者

乌梅肉，和鱼捣封之妙（李楼《怪证奇方》）。

（26）伤寒䘌疮、生下部者

乌梅肉150 g，炒为末，炼蜜丸梧子大。以石榴根皮煎汤，食前下30丸（《太平圣惠方》）。

（27）小儿头疮

乌梅烧末，生油调涂（《圣济总录》）。

（28）香口去臭

曝干梅脯，常时含之（《毛诗注疏》）。

（29）硫黄毒发，令人背膊疼闷、目暗漠漠

乌梅肉（焙）50 g，砂糖25 g，浆水1大盏，煎7分，呷之（《圣济总录》）。

15.2.3 梅核仁

性味酸、平，无毒。主治：明目、益气、使不饥（吴普）；除烦热（甄权）；治代指忽然肿痛，捣烂，和醋浸之（《肘后备急方》）。

15.2.4 梅叶

性味酸、平，无毒。主治休息痢及霍乱，煮浓汁饮之（大明）。

藏器曰："嵩阳子言，清水揉梅叶，洗蕉葛衣，经夏不脆。有验。"

时珍曰："夏衣生霉点，梅叶煎汤洗之即去，甚妙。"

（1）水毒病初起头痛恶寒、心烦拘急、旦醒暮剧

梅叶捣汁 3 升，饮之良（《肘后备急方》）。

（2）下部虫匶

梅叶、桃叶 1 斛，杵烂蒸极热，纳小器中，隔布坐蒸之，虫尽死也（《外台秘要》）。

（3）月水不止

梅叶（焙）、棕榈皮灰各等份为末，每服 10 g，酒调下（《圣济总录》）。

15.2.5 梅根

主治风痹（《名医别录》）。

（1）疮热

初生小儿，取根同桃、李根煮汤浴之，无疮热之患（《崔氏纂要方》）。

（2）霍乱、休息痢

煎汤饮，治霍乱，止休息痢（大明）。

15.3 梅花功能食谱集结

（1）梅花大米粥

用料　梅花花蕾、大米适量。

制法　先将梅花花蕾及大米清洗干净，然后将大米放入锅中，并且加入适量的清水熬粥。等到粥熬好之后加入洗干净的梅花，粥开 2 次之后起锅。每天服用 1 剂，坚持服用 5 天时间，令身体不舒服的症状可消失。

功效　这道梅花粥服用后对身体的保健效果是比较好的，不仅能够健脾开胃，还具有疏肝理气的作用。食欲减退者食用效果颇佳，健康者食用则精力倍增。

（2）梅花当归粥

用料　梅花花蕾、当归、大米适量。

制法　将大米淘洗干净，然后将梅花、当归先放入锅中加上清水煎煮，最后获得的药液和大米一起熬粥。每天服用 1 剂，坚持服用 1 周。

功效　可以起到疏肝理气的作用，特别是对一些肝郁气滞导致脾气暴躁、腹胀等的患者。

（3）梅花茶

用料　梅花花蕾、茶叶、开水适量。

制法　将梅花和茶叶一起放入杯中，随后加入适量的清水，10分钟后揭盖服用。

功效　治疗精神不振及食欲不振，适合夏天服用。

（4）绿萼梅冰糖茶

用料　绿萼梅、冰糖（蜂蜜）、开水适量。

制法　用沸水冲泡绿萼梅、冰糖，代茶饮。

功效　疏肝和胃，通经活络，理气化痰。可用于梅核气所致咽中梗梗不舒，以及易发火、月经不调、乳腺增生等。

（5）郁梅瘦肉汤

用料　广郁金、绿梅花、瘦猪肉适量。

制法　将广郁金、绿梅花洗净，猪肉切碎加入葱、姜、油、盐、水适量，煮汤。

功效　疏肝理气，和胃止痛。适用于肝胃不和所引起的胃痛、嗳气、泛酸等症。

（6）蜜制青梅

用料　梅果、盐、白砂糖适量。

制法　把梅果入缸，分层将盐撒入缸内的果实上，腌制3天后即为咸梅坯，备用；把梅果用刀沿缝合线对剖两半，除去果核；取咸梅坯用清水浸泡约10小时，漂清盐分，取出压滤，去除水分；配成浓度为30%的糖液，将梅坯浸入蜜渍，约经12小时，然后分批加入白砂糖，经15天后，连同糖液置于锅中煮沸，随即取出沥去余糖液；将糖渍后的梅坯摊放晾晒，晾晒至梅果表面的糖汁呈稠黏时即可。

功效　调理肠胃。

（7）梅果酒

用料　梅果、白酒、冰糖适量。

制法　将梅果洗干净晾干，然后放进准备好的瓶子里，倒入45°左右的白酒，大约3/4满，其余1/4放入冰糖。大约半个月就可以饮用了。

功效　调节胃肠道，增强血液循环，促进肠蠕动。治便秘。

（8）青梅酱

用料 青梅、冰糖、盐适量。

制法 将青梅用清水洗净，用盐水浸泡12小时，洗净；锅中放水加少许盐，倒入梅果，开火煮梅果，当青梅变黄后把水倒掉用清水冲洗，沥干水分放入锅里，加入冰糖、少许盐；煮开后转小火，用勺在漏勺上挤压，使其果肉和核分开，把核去掉，熬成糕状即可。可以直接食用或涂在面包上，也可以在开水中加入几勺饮用。

（9）酸梅汤

用料 乌梅、山楂干、甘草、陈皮、玫瑰茄适量。

制法 将乌梅清洗干净，浸泡1小时。将山楂、甘草、陈皮、玫瑰茄同水倒入锅中，以慢火煲40分钟。加入冰糖至完全溶化，关火。盖上盖子焖5分钟，晾凉后放入冰箱冷藏。饮用时滤掉渣子即可。

（10）梅花粥

用料 粳米、绿萼梅、水适量。

制法 粳米30～60 g，煮成稀粥，加绿萼梅3 g，再煮至花刚熟即成。1次服用。

功效 用于脾胃虚弱，湿犯脾胃则清阳之气不升等证。

16 玫瑰花

16.1 玫瑰花概述

玫瑰花为蔷薇科蔷薇属植物玫瑰（*Rosa rugosa* Thunb.）的干燥花蕾，又称刺玫花、笔头花、湖花、徘徊花。中国是玫瑰花资源大国，拥有 2000 多年的栽培种植历史，玫瑰品种多达上百种，其中以甘肃苦水玫瑰、山东平阴玫瑰、北京妙峰山玫瑰、新疆和田玫瑰等最为有名，备受人们喜爱。

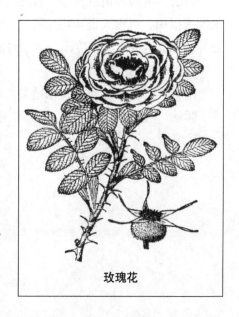

玫瑰花

"玫瑰花"药用之名，始载于《食物本草》，在《本草再新》《本草正义》《本草纲目拾遗》等历代本草多有著录，古今药用品种一致。玫瑰花甘、微苦，温，功能：行气解郁、活血、止痛，用于治疗肝胃气痛、食少呕恶、月经不调、跌扑伤痛。作为药食同源品种，玫瑰花含有挥发油、黄酮类、酚类、萜类、多糖、蛋白质、生物碱、有机酸、鞣质等多种活性成分，还含有亚油酸、维生素、氨基酸、膳食纤维和微量元素等人体必需的营养成分。现代药理学研究表明，玫瑰花在防治心血管疾病、抗肿瘤、抗氧化、免疫调节、抗菌抗炎、降血脂、降血糖等方面具有良好的生理活性。

《本草拾遗》："和血行血，理气，治风痹，噤口痢，乳痈，肿毒初起，肝胃气痛。"《本草再新》："舒肝胆之郁气，健脾降火，治腹中冷痛，胃脘积寒，兼能破血。"《食物本草》："主利肺脾，益肝胆，辟邪恶之气，食之芳香甘美，令人神爽。"《脉药联珠药性考》："行血破积，损伤瘀痛，浸酒饮。"《随息居饮食谱》："调中活血，舒郁结，辟秽，和肝。酿酒可消乳癖。"《泉州本草》："治肺病咳嗽痰血、吐血、咯血。"

玫瑰花是我国传统名花，不仅具有良好的药用价值，而且在保健、食品、化妆品等方面的应用也很突出。作为日常饮食，玫瑰花经加工炮制后可用于泡茶、酿酒、制作玫瑰果酱、酸奶、玫瑰花饼等。从玫瑰花中提取的玫瑰挥发油被誉为"液体黄金"，其成分纯净，具有特殊的活性和香味，一直是世界香料工业不可取代的原料，广泛用作高档化妆品、日化用品、香精等的配料。

16.2　玫瑰花药方集结

（1）肝胃气痛

玫瑰花阴干，冲汤代茶服。

又方　玫瑰花适量，研细末，每次 1.5 g，开水冲服。

（2）胃痛

玫瑰花、川楝子、白芍各 15 g，香附 20 g。水煎服。

（3）脾胃有热、风毒相乘，上攻咽喉肿痛

丹砂 100 g（研），人参 25 g，硼砂（研）25 g，半夏（为末、生姜汁作饼、晒干）25 g，雄黄（研）25 g，麦冬（去心、焙）75 g，甘草（生、锉）50 g，乌梅肉 50 g，赤茯苓（去黑皮）3 g，白梅肉 3 g，麝香（研）1 g，冰片（研）1 g，紫雪 1 g。

（4）消化不良

玫瑰花 3～6 g，红糖适量。水煎，每日 1 剂，分 2 次服。

（5）慢性胃炎

玫瑰花适量，阴干，冲泡代茶服。

（6）慢性肠炎

玫瑰花（干花）6 g，大黄 3 g。水煎，每日 1 剂，分 3 次服。

（7）胃溃疡

玫瑰花、黑枣各适量，将枣去核，加入玫瑰花，放碗中盖好，隔水煮烂即成，每日 3 次，每次吃枣 5 个，经常食用。

（8）胃癌

玫瑰花 10 g，柴胡 12 g，郁金 10 g，枳壳 12 g，旋覆花 12 g，代赭石 15 g，半夏 10 g，杭芍 15 g，甘草 6 g，焦三仙各 10 g，白屈菜 10 g。水煎服，每日 1 剂。

又方　玫瑰花 10 g，茉莉花、绞股蓝、绿茶各 5 g。沸水冲泡，每日频饮。

（9）胃神经官能症（肝气犯胃型胃脘痛）引起的肝区痛

玫瑰花 6 g，香附 12 g。水煎服。

（10）肝郁吐血、月经不调

玫瑰花蕊 300 朵，初开者，去蒂心，新汲水砂铫煎取浓汁，滤去渣，再煎，加冰糖 500 g，收膏，早、晚开水冲服，瓷瓶密收，切勿泄气。如专调经，可用红糖收膏。

（11）解郁和中

当归 6 g，白芍（酒炒）4.5 g，肉桂 1.5 g，青皮 3 g，茯苓 6 g，蒺藜 12 g，郁金 6 g，合欢花 6 g，木香 1.5 g，牛膝 6 g，玫瑰花 1.5 g，红枣 5 枚，降香 1.5 g。

（12）理气开郁、降逆化痰

绿萼梅 6 g，玫瑰花 6 g，佛手花 6 g，厚朴花 6 g，姜半夏 5 g，白茯苓 10 g，远志肉 10 g，白芍 10 g，生甘草 3 g。

（13）失眠

玫瑰花 50 g，羊心 1 枚，藏红花 6 g，食盐适量。

（14）月经周期性头痛

月季花 15 g，玫瑰花 12 g，滁莉花 12 g，杜红花 10 g，金银花 15 g，旋覆花（包煎）6 g。水煎服，月经来潮前 4 天开始服用，连服 10 剂，下次月经前 4 天再开始服用。

（15）更年期诸症

乌龙茶、茉莉花、玫瑰花、白菊花、白扁豆花各适量，沸水冲泡，代茶饮。适用于更年期烦躁不安、精神抑郁、高血脂、高血压等。

（16）乳痈初起（抑郁症宜此方）

玫瑰花初开者，去心蒂，阴干，30 朵。陈酒煎，食后服。

（17）急性乳腺炎

玫瑰花 7 朵，母丁香 7 粒，黄酒适量。水煎服。

（18）月经失调

玫瑰花根 6～9 g，水煎后冲入黄酒及红糖，早、晚各服 1 次（《中国药膳》）。

又方　玫瑰花、月季花各 15 g，益母草、丹参各 25 g。水煎服。

（19）月经过多

玫瑰花 15 g，鸡冠花 15 g。水煎去药渣，加红糖服。

又方　玫瑰花 9 g，鸡冠花 9 g，红糖适量。水煎，去渣，取汁，加红糖调味即可。

（20）乳痈

玫瑰花 7 朵，母丁香 7 粒。无灰酒煎服。

（21）乳腺增生

玫瑰花 10 g，菊花 10 g，青皮 5 g。开水冲泡，代茶饮。

（22）乳腺炎

玫瑰花（初开放者）30 朵，阴干，去蒂，陈酒煎，饭后服。

（23）气滞血瘀型急性宫颈炎

玫瑰花、佛手各 10 g，败酱草 40 g。洗净，加水 300 mL，煎取汁，每日 1 次，代茶饮。

（24）气滞血瘀型子宫肌瘤

干玫瑰花、干茉莉花各 5 g，绿茶 9 g。加 100 mL 开水徐徐冲入，等茶叶沉底后，先把茶汁倒出冷却，再续泡 2 次，待冷后一并装入玻璃瓶，放入冰箱冷冻，成为冰茶，经常饮用。

（25）痛经

茉莉花 10 g，玫瑰花 5 朵，粳米 100 g，冰糖适量。放锅内，加清水煎至开，去渣饮用。

又方　玫瑰花、月季花、鸡冠花各 30 g，益母草 15 g，制香附 10 g。加水炖鸡蛋吃。

（26）白带异常

玫瑰花、白鸡冠花各 9 g，乌贼骨 12 g。将上述药物放入砂锅中，加水煎煮 30 分钟即可，每日 1 剂，分 2 次温服。

（27）乳腺癌

玫瑰花 30 g，郁金 60 g，青皮、陈皮各 60 g，橘叶 30 g，瓜蒌 120 g，僵蚕 30 g，山慈菇 30 g，赤芍、白芍各 60 g，当归 60 g，上药共为末，蜜丸，每丸重 6 g，1 次 2 丸，每日 3 次。

（28）经前乳房胀痛

经前 1 周水煎益母草、泽兰各 15 g，鲜橘叶 10 g，玫瑰花、月季花各 10 g，后放，不要久煎，连服 5 ~ 7 天。

（29）异常子宫出血

玫瑰花 25 g，水煎服。

（30）化痰核，消结块

玫瑰花、菊花各 10 g，青皮 5 g。沸水冲泡，代茶饮。适用于乳腺增生患者。

（31）治肺病咳嗽吐血

鲜玫瑰花捣汁，炖冰糖服（《泉州本草》）。

（32）咳嗽咯血

鲜玫瑰花 9 g，冰糖 15 g。加水炖服。

（33）肺结核咳嗽吐血

玫瑰花 12 g，冬虫夏草、侧柏炭各 9 g，白蜜 30 g。水煎服。

（34）梅核气

玫瑰花、半夏、红枣、苏梗各 10 g，水煎服，每日 1 剂。

（35）肺虚咳痰咯血

玫瑰花、白茅根各 15 g，贝母 10 g，陈皮、莱菔子各 10 g。生姜水煎服。

（36）肿毒初起

玫瑰花适量，去心蒂，焙为末，每次 3 g，好酒合服（《百草镜》）。

（37）跌打损伤、吐血

玫瑰花根 15 g，用黄酒或水煎，每日 2 次。

（38）肝风头痛

玫瑰花 4 ~ 5 朵，蚕豆花 9 ~ 12 g。上味经开水冲泡，代茶频饮（《泉州本草》）。

（39）急、慢性风湿痛

玫瑰花 9 g，当归、红花各 6 g。水煎去渣，热黄酒冲服。

（40）肝风头痛

玫瑰花 6 g，蚕豆花 12 g。开水冲泡，代茶饮。

（41）外伤瘀血

玫瑰花 9 g，当归 6 g，红花 3 g。加水煎汤取汁，用白酒少量兑服。

（42）芳香辟秽，通窍止痛

檀香 1.3 kg，零陵香 150 g，白芷 350 g，香排草 1.5 kg，姜黄 150 g，玫瑰花 350 g，甘松 150 g，公丁香 350 g，木香 300 g。

（43）清暑散风，通窍止痛

香排草 1.5 kg，零陵香 240 g，甘松 240 g，白芷 50～60 g，公丁香 50～60 g，玫瑰花 50～60 g，广木香 480 g，檀香 1.48 kg，色姜黄 240 g。

（44）清通肝络，行血止痛

小川连 2 g（醋炒），新绛 7.5 g，玫瑰瓣 3 朵（拌炒丝瓜络 15 g），淡竹茹 15 g，旋覆花 15 g（包煎），青葱管 3 寸，广郁金汁 4 匙（冲）。

（45）凉血活血，疏风解毒

红花、鸡冠花、凌霄花、玫瑰花、野菊花各 15～25 g。

（46）急、慢性风湿，类风湿关节炎

玫瑰花 20 g，当归 15 g，红花 10 g。将上药水煎 2 次，每次用水 300 mL，煎半小时，2 次混合，分 2 次趁热用黄酒送服。

（47）新久风痹

玫瑰花（去净心蒂，阴干）15 g，红花、全当归各 3 g。水煎去滓，好酒和，服 7 剂。

又方　玫瑰花 15 g，红花、当归各 10 g。水煎去渣，热黄酒冲服。

（48）噤口痢

玫瑰花阴干煎服。

（49）痢疾

车前草 15 g，玫瑰花 7.5 g，大黄 5 g。

（50）赤白痢疾

玫瑰花去蒂，焙燥研细末，每服 5 g，黄酒送服，日 2～3 次。

（51）防治痤疮

海带、绿豆各 15 g，甜杏仁 9 g，玫瑰花 6 g（用纱布包好）。水煎，去玫瑰花，加红糖适量，每日 1 剂。

（52）益肾、固精、坚阳

角沉香、玫瑰花、蔷薇露、梅花蕊、桃花瓣、韭菜花各 50 g，核桃肉 400 g，白酒浆 2.5 kg，好烧酒 2.5 kg（《摄生秘剖》卷五）。

（53）肥胖症

玫瑰花、茉莉花、荷叶、川芎各 5 g，沸水冲泡 15 分钟，代茶饮，晚上服用。

（54）恶性淋巴瘤

玫瑰花6g，炒白术12g，黄药子12g，水红花子30g，天龙3条，八月札12g，制苍术9g，橘皮9g。水煎服，每日1剂。

（55）淋巴结核

鲜玫瑰花根30g，鲫鱼1～2条，水炖服。或用玫瑰花每次5g，沸水冲饮。

（56）慢性胆囊炎

玫瑰花10g，鲜马蹄金、茵陈各20g，水煎服，每日1次，饮1剂。

（57）高血压所致眩晕头晕

玫瑰花7朵，白菊花10g，龙井茶叶3g，沸水冲泡，待凉饮之。

（58）肝胃气痛、吐血咯血、月经不调、赤白带下、痢疾、乳痈

玫瑰花水煎剂能够促进胆汁的分泌，并有解毒、理气解郁、和血散瘀作用。内服每次3～6g，泡茶，或煎汤。

（59）咳嗽、咯血

玫瑰花12g，冬虫夏草10g，三七粉3g（冲）。水煎服。

（60）肺病咳嗽咯血

鲜玫瑰花适量，捣汁，炖冰糖20g，温服。

（61）胃寒冷痛

桂花子5g，研末，加玫瑰花1g，用沸水冲泡，代茶饮。

（62）肝胃不和疼痛

玫瑰花6g，佛手10g。沸水冲泡，代茶饮。

（63）急慢性肠炎、细菌性痢疾、消化不良

玫瑰花6g，茉莉花3g，金银花9g，陈皮3g，甘草3g，绿茶9g。混匀，分3～5次，用沸水冲泡，加盖闷10～20分钟。代茶频饮。

（64）急慢性肠炎、下痢、泄泻

玫瑰花6g，金银花10g，甘草6g，黄连6g。加水煎汤，去渣取汁。代茶饮，1次服完。

（65）胃痛、消化不良、肺结核咯血

玫瑰花制成糖膏：取玫瑰花100g，白砂糖300g，玫瑰花捣碎与白砂糖混匀，置阳光下待糖溶化后服用。1日3次，每次10g。

又方　干玫瑰花45g，研末，加红糖和匀，每日3次，1次9g。

16 玫瑰花

（66）崩漏不止

玫瑰花12g，红糖15g。用开水浸泡2小时，代茶饮。

（67）咯血

玫瑰花12g，冬虫夏草9g，侧柏炭6g，白蜜30g。水煎服。

（68）外伤肿痛

玫瑰花9g，全当归3g，红花3g。水煎取汁，用白酒兑服。

（69）肠炎下痢

玫瑰花9g，白头翁16g，刺黄柏9g，马齿苋30g。水煎服。

（70）梅核气

玫瑰花12g，半夏10g，红枣10g，苏梗10g。每日1剂，水煎服。

（71）肝郁头痛

玫瑰花4~5朵，蚕豆花9g。开水泡，代茶饮。

（72）气滞、胸胁胀满疼痛

玫瑰花6g，香附6g。水煎服。

（73）上部食管痉挛

玫瑰花、白梅花各3朵，沏水代茶饮。

（74）月经不调

玫瑰花、月季花各9g，益母草、丹参各15g。水煎服。

16.3 玫瑰花功能食谱集结

16.3.1 玫瑰饮品类

（1）玫瑰美容茶

用料　4~5朵玫瑰花。

制法　将玫瑰花放入杯中，热水冲饮。

功效　养颜、消炎、润喉。

（2）玫瑰红茶

用料　红茶2茶匙或1~2袋，干玫瑰花5朵，蜂蜜适量。

制法　把水煮沸，放置温度降至85℃时，倒入壶中。放入红茶、干玫瑰

355

浸润 10 分钟，调入蜂蜜即可。

功效　养颜美容，放松精神，调经补血，润肠通便。

（3）玫瑰蜜枣茶

用料　干玫瑰花 6 朵，蜜枣干 4 颗。

制法　锅中注水烧开，水沸后放入蜜枣干继续滚煮 2 分钟。将干玫瑰花放在壶中备用。待蜜枣茶温度降至 80 ℃时再倒入壶中，浸润玫瑰花 6 分钟即可。

功效　调经养颜，促进血液循环，帮助消化，生津通便。

（4）薄荷甘草玫瑰茶

用料　新鲜薄荷叶 10 片，甘草 2～3 片，玫瑰花 5 朵。

制法　将薄荷叶洗净，用手稍微搓揉后连同玫瑰花一起放入壶中。锅中注水烧沸后，加入甘草继续煮 10 分钟。当甘草水温度降至 80 ℃时，回冲入壶内，浸润 10 分钟即可。

功效　调经理气，舒缓解压，清热解郁，润喉生津，润肠通便。

（5）竹叶玫瑰茶

用料　淡竹叶 10 片，乌梅 3 颗，玫瑰花 5 朵，蜂蜜适量。

制法　锅中加水煮沸，调成中火，把淡竹叶、乌梅、玫瑰花放进锅里，煮 15 分钟，倒入杯中即可。

功效　调经理气，美白肌肤，消炎止痛，舒压解闷，生津止渴，清热化痰，生津润喉，提神醒脑，促进胃肠蠕动，消除水肿。

（6）三花减肥茶

用料　玫瑰花、玳瑁花、茉莉花、川芎、荷叶各等份。

制法　将上述各药切碎，共研粗末，贮于瓷罐中备用。每天 1 次，每次取 3～5 g，用沸水冲泡 10 分钟，代茶饮用。

功效　宽胸理气，利湿化痰，降脂减肥。适用于肥胖症患者。

（7）玫瑰花茶

用料　玫瑰花瓣 10 g，茉莉花 5 g，云南抗癌保健茶 10 g。

制法　将花与茶同置大杯中，以沸水冲泡。

功效　理气解郁，舒肝健脾，扶正抗癌。

（8）玫瑰蜜茶

用料　玫瑰花6朵，红茶1小包，柠檬1片，蜂蜜适量。

制法　红茶包与玫瑰放入茶壶中，倒入适量沸水冲泡，加盖闷5～10分钟。放入蜂蜜和柠檬片，搅拌均匀即可饮用。

功效　活血养血，促进气血循环，养颜美容，消除疲劳，保护肝脏及胃肠。

（9）玫瑰益母茶

用料　玫瑰花7～8朵，益母草10 g，红糖适量。

制法　玫瑰花与益母草用沸水冲泡5分钟，加红糖拌匀，温饮。

功效　活血调经，活血化瘀，调经止痛。

（10）玫瑰黄花茶

用料　玫瑰花6朵，干黄花菜（忘忧草）3 g，冰糖适量。

制法　泡发后的黄花菜与玫瑰花用沸水冲泡10分钟，加冰糖即可。

功效　温养血脉，抗抑郁。

（11）玫瑰蚕豆花茶

用料　玫瑰花4～5朵，蚕豆花9～12 g。

制法　上述材料用沸水冲泡，代茶频饮。

功效　行气止痛。

（12）玫瑰膏

用料　玫瑰花200 g，白冰糖500 g。

制法　玫瑰花水煎煮，取浓汁，白冰糖收膏，如专调经，可用红糖收膏，瓷瓶密收，切勿泄气。

功效　用于肝郁吐血、月经不调。

又方　用料：玫瑰花300朵，冰糖500 g。

制法　玫瑰花用水熬浓汁，加入冰糖小火收膏，每次1汤匙，沸水冲服，早、晚各1次。

功效　适用于肝癌患者。

（13）玫瑰花酒

用料　鲜玫瑰花350 g，冰糖200 g，白酒1500 mL。

制法　将玫瑰花洗净晾干，冰糖捣碎，一同浸入酒内加盖密封，15日后即成。

功效　疏肝理气，和胃止痛。

（14）玫瑰山楂酒

用料　玫瑰花 15 g，生山楂 60 g（干品 30 g），黄酒 500 mL，红糖 20 g，冰糖 10 g。

制法　将玫瑰花、生山楂拣杂，生山楂切成片，与玫瑰花同放入黄酒瓶中，加红糖及冰糖，加盖密封，每天振摇 1 次，浸泡 7 天后即可开始饮用。经前 3 天开始服用，于每晚临睡前饮酒 1 小盅（约 15 mL）。

功效　可辅治气滞血瘀型痛经。

（15）白玫瑰露酒

用料　白玫瑰花 50 g，玫瑰精少许，代代花 100 g，原高粱 5 kg，冰糖 500 g。

制法　共入坛内，封固，1 月余取出装瓶。

功效　疏肝郁，止腹痛，悦脾胃，进饮食，理滞气，宽中宫。主治诸般风痛。

（16）玫瑰酒

用料　玫瑰花根 10 g，红糖 15 g，黄酒 50 mL。

制法　上药水煮后，冲入黄酒和红糖。

功效　调经止痛。用于月经不调。

又方　用料：初开的玫瑰花 30 朵，陈酒适量。

制法　将玫瑰花阴干，去心蒂，放入砂锅中加入陈酒，用文火煎煮 15～30 分钟，去渣，即成。

功效　清热解郁，理气和中，和气散瘀。适用于乳痈初起等。

（17）白玫瑰酒

用料　白玫瑰精 10 g，冰糖 5000 g，白酒 25 L。

制法　将上药和冰糖一同加入白酒中浸泡，待冰糖溶解尽后即可取服。

功效　平肝开郁，顺气祛湿，养胃舒脾，活血通络。一切胸膈痞、闷之症皆主之。

16.3.2 玫瑰菜品类

（1）玫瑰花饼

用料　面粉 2000 g，猪油 1350 g，鲜玫瑰花 800 g，熟面粉、蜂蜜各 500 g，饴糖 50 g，白糖粉 800 g。

制法　① 将鲜玫瑰花瓣洗净，沥干水分。将熟面粉、蜂蜜、玫瑰花、白

糖粉、饴糖和猪油500 g，拌和均匀即成馅心。② 将面粉1000 g、猪油550 g
和匀成干油酥面团；取面粉1000 g、猪油300 g、水500 g和匀后搓揉成水油
光滑的面团。将干油酥面团包入水油面团中，揪成50 g 1个的剂子，擀成圆
皮。取面皮一个，包入馅心50 g，收口后按成饼状。③ 将生坯置于刷过油的
烤盘中，用180～200 ℃的炉温烘烤15～20分钟至熟即成。

功效　美容养颜，理气解郁。

又方　用料：面粉500 g，白糖300 g，鲜玫瑰花、熟面粉各25 g，花生油
1000 g（实耗350 g）。

制法　① 将鲜玫瑰花去蒂，用清水洗净，加入白糖、熟面粉、花生油
（100 g）和匀成馅。② 将面粉150 g加油100 g，擦成酥面，将面粉350 g加
油50 g和清水适量和成水油面团。③ 将酥面和水油面团各分成20个剂，
然后将水油面剂子按扁，包入酥面剂子，擀成牛舌形薄片，由外向内裹成圆
筒，再顺起压平擀长，先叠1/3，再将剩余的1/3叠在上面，擀成5 cm大的
圆饼皮。④ 包入25 g馅，把封口向下，按成圆饼，在饼中心点一红色圆点。
⑤ 将平锅置于火上，注油烧至四成热，放入饼坯，炸约5分钟，至皮酥浮起
即成。

功效　疏肝活血，美容养颜。

（2）玫瑰茉莉冰糖粥

用料　玫瑰花20 g，茉莉花30 g，冰糖30 g，粳米100 g。

制法　将玫瑰花和茉莉花稍微清洗一下，粳米洗净浸泡半小时，放入玫
瑰花和茉莉花，留一些玫瑰花瓣。将材料倒入锅中，加1000 mL水，大火煮
沸，小火煮稠，关火，加入冰糖，溶化搅拌均匀后撒上玫瑰花瓣即可。

功效　解毒消肿，活血散瘀，行气解郁。

（3）玫瑰花粥

用料　玫瑰花15 g，大米100 g。

制法　玫瑰花剥取花瓣备用。大米洗净、稍浸泡，放入沸水锅中煮成
粥。待粥熟时撒入玫瑰花瓣，搅拌均匀，稍煮一会儿即可。

功效　疏肝理气，调节情绪，改善睡眠质量。对两胁胀痛、经前乳房胀
痛、月经不调、心烦失眠等有一定的调理效果。

（4）玫瑰花糯米粥

用料　新鲜玫瑰花瓣25 g，糯米100 g，白糖适量。

制法　玫瑰花瓣洗净、切成丝，糯米淘洗、煮粥，在粥将成时，调入白

糖和玫瑰花,稍煮即可。

功效 理气解郁,活血祛瘀。

(5)玫瑰鱼片汤

用料 玫瑰花50g,枸杞子25g,鱼片200g。

制法 玫瑰花取瓣洗净切成丝,鱼片上浆备用,砂锅中加浓汤,加盐、胡椒粉,放入枸杞子调好口味烧开,入腌制好的鱼片煮熟,撒上玫瑰花丝即可。

功效 理气解郁,活血祛瘀,补气血,益脾胃。

又方 用料:新鲜的玫瑰花瓣50g,黑鱼肉100g,青豆30g,冬笋50g,火腿15g,生姜、葱白、黄酒、鸡汤、盐、味精适量。

制法 玫瑰花瓣洗净、控干;黑鱼肉和冬笋切片,火腿、葱白、生姜切丝;锅中油热时,放入黑鱼肉,至6分熟,立即捞出,再在锅中放些许油,把葱白、姜丝煸出香气,倒入笋片、青豆、火腿、鸡汤、黄酒同炒;放入黑鱼肉,加水煮汤,以盐和味精调味,最后加入玫瑰花瓣。

功效 活血解郁,去瘀生新。

(6)玫瑰花炖鸡心

用料 玫瑰花40g,鸡心100g,料酒、葱各10g,姜5g,盐2g,味精1g,鸡油15g。

制法 ① 将玫瑰花瓣撕下,用清水浸泡2小时;鸡心洗净,切成两半;姜切片;葱切段。② 将玫瑰花、鸡心、料酒、姜、葱同放锅内,加水400 mL,置武火上烧沸,再用文火炖28分钟,加入盐、味精、鸡油即成。

功效 养心安神,理气解郁。

(7)玫瑰花煮羊心

用料 玫瑰花15g,羊心100g,料酒10g,味精、盐各2g,葱、姜各5g,鸡油20g。

制法 ① 将玫瑰花瓣撕下,用水浸泡2小时,羊心(可用牛心代替)洗净,切成薄片,姜切片,葱切段。② 将玫瑰花、羊心、姜、葱、料酒同放炖锅内,加水400 mL,置武火上烧沸,再用文火炖煮28分钟,加入盐、味精、鸡油即成。

功效 理气、解郁、宁心。

(8)玫瑰花烤羊心

用料 新鲜玫瑰花瓣50g,番红花10g,羊心1个,盐少许。

制法 新鲜玫瑰花瓣和番红花洗净，加少量水、少许食盐煎浓汁，放冷待用；羊心对剖，洗净，切成块状，浸入玫瑰番红花汁中，再把羊心串在烤签上，蘸玫瑰番红花汁在炭火上反复烤炙，汁尽为度。

功效 心慌惊悸，郁积不乐。

又方 用料：鲜玫瑰花50g，羊心50g，盐水。

制法 鲜玫瑰花加盐水煮10分钟，羊心串在烤签上边烤边蘸玫瑰盐水，烤熟即可。

功效 适用于心血亏虚引起的惊悸失眠、郁闷不乐等。

（9）玫瑰豆腐

用料 鲜玫瑰花1朵，豆腐2块，鸡蛋1个。

制法 玫瑰花择洗干净，切成丝，放在盘内；豆腐切成小块；鸡蛋打入碗内，加上湿淀粉、面粉，搅成鸡蛋糊；豆腐块蘸上干淀粉，再挂上蛋糊，下油锅炸至金黄色，捞出，沥去油；炒锅内放少许清水，加白糖搅炒，使其溶化起大泡，放入炸好的豆腐块翻炒几下，放入鲜玫瑰丝，见糖发白时盛入盘内即成。

功效 益气和胃，活血散瘀。

（10）玫瑰香椿豆腐

用料 豆腐300g，新鲜的玫瑰花瓣10g，香椿嫩叶100g，鲜蘑菇100g，鸡汤、辣酱油、盐、味精适量。

制法 玫瑰花瓣洗净切丝，香椿叶洗净切末，蘑菇切薄片，豆腐微煎，再把香椿、蘑菇、玫瑰花丝放在豆腐上，倒入辣酱油、鸡汤、盐和味精同煨，至汤汁浓厚、豆腐入味即可。

功效 理气解郁，清热解毒（《百花食谱之十六：玫瑰花》）。

（11）玫瑰香蕉

用料 鲜玫瑰花1朵，香蕉600g，鸡蛋1个。

制法 香蕉去皮，切成小块；玫瑰花洗净，切丝；鸡蛋打入碗内，加面粉、湿淀粉拌匀调糊；锅烧热，倒入花生油烧至五成热时，将香蕉块蘸一层面糊，逐块炸成金黄色时捞出；锅内留底油少许，放白糖，待糖炒至黄色时下入炸好的香蕉，翻炒几下，使糖全部裹在香蕉上，翻炒几下，盛入抹好油的平盘内，撒上玫瑰花丝即可。

功效 益脾胃。用于肝胃气痛、烦渴、痔血、肿痛等。

（12）**玫瑰莲子糕**

用料　新鲜的月季花瓣 20 g，莲子肉 200 g，糯米 250 g，白糖、猪油、糖桂花适量。

制法　莲子肉洗净、煮熟后与玫瑰花瓣一起捣烂；糯米洗净、蒸熟后与白糖、猪油、糖桂花拌匀；再把莲子和糯米等一起拌匀捣烂，用模子按成糕状；最后把糕放在蒸笼上蒸熟即可。

功效　理气解郁，活血祛瘀，美容。

（13）**玫瑰梨丸子**

用料　玫瑰鲜花酱，大青梨，青红丝，核桃仁，黑芝麻，橘饼，面粉，芝麻油，猪板油，绿豆淀粉，花生油，白糖。

制法　将甜脆的大青梨洗净削皮去核，切成细丝，放入盆内与适量炒好的面粉拌匀；把橘饼、核桃仁剁成细末，放入玫瑰酱、青红丝、白糖、芝麻油及猪板油，拌匀后捏成直径为 2 cm 的丸子馅心；然后把丸子馅心用梨丝包起来团成直径 4 cm 左右的丸子，放入盛有干绿豆淀粉的圆簸箩中，旋转簸箩，滚上一层淀粉；最后炒锅内倒入花生油，用中火烧热，把丸子逐个下入油中，直至炸透，炸透后捞出，控净油放入盘中，摆成塔形，再加上一些点缀使其更为美观。

功效　止咳化痰，清肺解热，活血化瘀。

17　虎耳草

17.1　虎耳草概述

　　虎耳草（*Saxifraga stolonifera* Curt.）为虎耳草科虎耳草属多年生宿根常绿草本植物，别名老虎耳、耳朵草、通耳草、金丝荷叶、疼耳草、狮子耳。原产于中国和非洲东部，野生的多生于高山阴湿之处。目前，其多作为盆栽观赏，用于点缀盆景。

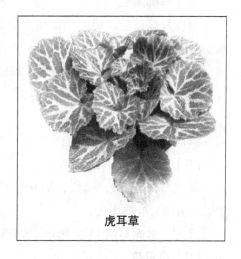

虎耳草

　　虎耳草的叶茎密生毛茸，叶形似虎耳，故名"虎耳草"。其繁殖极为容易，可切取匍匐枝植于砂土中，放在阴湿之处，要不了多少天便可生根；也可用分株法，以春天分株为好，只要放阴湿处，生长就能旺盛。其特点非常适宜室内栽培，也可栽培在花坛里，目前大部分花店里都有出售。

　　虎耳草全草含有挥发油，干燥全草得油率为0.71%。性味微苦、辛，寒，有小毒，具有祛湿消肿、凉血止血、清热解毒的功效。孕妇慎用。

　　虎耳草是四季植物，既可观赏，也可药用，开花后的虎耳草药效更好。

17.2 虎耳草药方集结

（1）中耳炎、耳鸣

鲜虎耳草捣烂取汁，用脱脂棉蘸湿，塞入耳孔，疗效佳。

又方 鲜虎耳草1把，洗净捣烂取汁（或加冰片粉少许）滴耳，每日1～2次。

功效 治耳内热毒，红肿流脓疼痛有效。

（2）耳郭溃烂

鲜虎耳草适量，捣烂调茶油涂患处；或加冰片0.3 g、枯矾1.5 g，共捣烂敷患处。

（3）外伤出血、疖肿、脓肿、冻疮溃烂、淋巴结核

鲜虎耳草适量，洗净捣烂敷患处。

（4）风火牙痛

鲜虎耳草30 g，水煎服。

（5）风疹瘙痒、湿疹

鲜虎耳草600 g，捣烂，加95%酒精拌和，再加30%酒精1800 mL浸泡1周、去渣，外涂患处。

又方 鲜虎耳草15～30 g，水煎服。

（6）百日咳

虎耳草3～9 g，冰糖10 g，水煎服。

（7）肺痈吐臭脓

虎耳草12 g，忍冬叶30 g。共水煎2次，分服。

（8）吐血

虎耳草9 g（鲜虎耳草用20～30 g），猪瘦肉120 g。混后剁烂，做成肉饼，加水蒸熟食。

（9）血崩

鲜虎耳草25～50 g，加黄酒、水各半，煎服。

（10）痔疮肿毒

将干虎耳草40 g放入便器中烧，用其烟熏患部，可收到好疗效。

又方 虎耳草40 g，水煎，加食盐少许，放入器皿，泡肛门。

（11）瘟疫

将虎耳草捣烂用酒服。生则致吐泻，熟则止吐泻。

（12）眩晕症

鲜虎耳草适量，捣烂取汁，1次服1盅，疗效佳。绿叶比红叶疗效佳。

（13）咽喉闭塞不言语

煎虎耳草以茶代饮，有效。此方亦治吐血。

（14）荨麻疹

虎耳草和青黛，共水煎服。

（15）风丹热毒和风火齿痛

鲜虎耳草40 g，水煎服。

（16）肺热咳嗽、哮喘

鲜虎耳草叶10片左右，加360 mL水，煎至一半，饭前30分钟分3次服。入蜜少许，疗效更佳。

又方　虎耳草12～24 g，冰糖20 g，共水煎服。

（17）冻疮溃烂

鲜虎耳草叶适量，捣烂厚敷患处，包扎。

（18）神经症

捣烂取虎耳草汁，日服2～3次，1次服半盅，疗效佳；或带根虎耳草15 g，水煎服，疗效亦佳。

（19）癫痫

将虎耳草适量榨取汁，1次半盅，日服2～3次，显效。坚持一段时间连续服药可去根。

（20）夜盲症

虎耳草叶，油炸，代菜肴吃，疗效佳。

（21）牙龈肿痛

虎耳草叶少许，用食盐擦搓后放入痛处以牙轻咬，每日2～3次。

（22）口角炎出血

鲜虎耳草叶放入密闭器皿烧炭为末，用香油调和敷之，疗效佳。

（23）心脏疾病

鲜虎耳草叶5～10片为1日剂量，水煎，代茶频频服，显效。

（24）肾脏病

虎耳草、洋白菜叶、胡萝卜叶，共捣烂取汁，1次1盅，日服1～2次。

（25）酒刺

鲜虎耳草汁涂之，日涂数次。

（26）痱子

鲜虎耳草汁涂之，显特效，无副作用。

（27）皮肤炎

用虎耳草汁调和亚铅华，入蜜少许，涂患部，疗效佳。亚铅华是西药。

（28）白癣

白癣是一种皮肤病，症状为皮肤瘙痒难忍。对此病，可用虎耳草汁调和亚铅华涂患部。

（29）小儿抽风

对此病特别要注意防止因昏厥而跌倒受伤。发作时，取虎耳草汁，徐徐喂服，尽量多喂服为佳。用此方治愈者颇多。

（30）食物中毒

取鲜虎耳草汁，1次1茶匙，日服3次，疗效佳，长期服，直到治愈为止。

（31）小儿病态型神经疾病

取鲜虎耳草汁，1次半盅，日服2次，坚持服用，直到治愈。

（32）白喉

因特殊情况，来不及到医院时，可服虎耳草汁，1次半盅，随时服，尽量多服为佳。

（33）支气管哮喘

虎耳草25 g，黄花鱼胆1个，山楂根50 g，茶树根50 g，大枣5枚。水煎，日服1剂。

注意　孕妇慎用虎耳草。

18 泥　鳅

18.1　泥鳅概述

泥鳅，鱼纲鳅科，我国各地淡水中均产。泥鳅鱼可食用，是餐桌上的佳肴；也可药用，对一些病症有奇效。

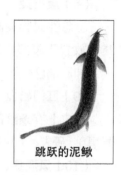
跳跃的泥鳅

18.2　泥鳅药方集结

（1）撞伤、挫伤和扭伤

取泥鳅剖腹去内脏和骨刺，用其皮贴敷于患部，干固换敷。此法疗效甚佳，轻者贴敷 2～3 日即愈。

又方　将泥鳅捣烂，用红糖拌和敷于患部，既止痛，又消肿。

（2）烧伤

将活泥鳅 5～6 条装入瓶子后，再放入少量红糖封闭，不久就流出泥鳅黏液，取此黏液涂于患部，有效。

（3）阑尾炎

在缺医少药的山区，用布包 1 碗活泥鳅贴敷于患处，对阑尾炎有治疗效果。

急性阑尾炎患部不大时，取 1 条泥鳅，从头到尾顺势剖开，去刺，使其皮贴敷患部，然后用布条缠缚以防滑落。

（4）化脓性指头炎

去内脏和骨刺，贴敷于患指就能消肿止痛。治疗时多准备些泥鳅，因为其受热就会变质，应勤换敷。

（5）乳房肿大

将活泥鳅去内脏和刺骨，使外皮向里贴敷乳房发炎部位，可消炎去痛。

（6）神经痛

将活泥鳅剖开，去内脏和骨刺，将皮面贴敷患部。

（7）痔疮

将泥鳅洗净装入瓶子，再放入适量白糖过半天，取从泥鳅中渗出的红色汁液涂于患部。

（8）腹膜炎

患急性腹膜炎高度腹胀、疼痛难忍时，取活泥鳅 540～720 g，装入棉布袋，放置于腹部。过 1 小时左右泥鳅死后再换敷。连敷 1800 mL 泥鳅，可止痛，如腹部已化脓，应手术治疗。

（9）肛门出血

选皮上有条纹的泥鳅 3 个烧黑（将泥鳅放入有盖器皿，用火加热时便成炭黑），研末，1 次服，止血。

（10）风湿症、神经痛

在疼痛部位贴敷泥鳅皮，能获大效。方法是将泥鳅竖切成两半，挑出刺儿，把鱼皮放于患部贴敷即可。

（11）亚急性、迁延性肝炎

将泥鳅若干条处理后放烘箱内烘干（温度 100 ℃为宜），达到可捏碎为度，取出研粉。每服 15 g，每日 3 次，饭后服。小儿酌减。

（12）病毒性肝炎

金针菜 30 g，泥鳅 100 g，调料适量。将泥鳅剖杀，去杂洗净，与金针菜一同入锅，加水煮汤，用调料调味。每日 1 剂，连服 7～10 天。

（13）阳痿不举

泥鳅 400 g，大枣 6 枚（去核），生姜 2 片，食盐适量。泥鳅开膛洗净，加水与枣、姜共煮，以 1 碗水煎煮至剩一半即成。每日 2 次，连服多日。若泥鳅与虾共煮汤食用，疗效更佳。

（14）消渴

泥鳅 10 条，干荷叶 3 张。泥鳅阴干，去头尾，烧灰，碾为细末，与等量干荷叶（研末）混合，每服 10 g，口渴再服，每日 3 次，服时用凉开水送下，以不思水为止。

（15）营养不良、自汗等

泥鳅 5 条，生姜 5 片，黄芪、党参各 25 g，淮山药 50 g，红枣 5 枚。泥鳅放清水中养 3 日后令其排污物，然后放油锅中煎黄，加水 3 碗，同各味共煎浓。饮服。

（16）病毒性肝炎后消瘦

泥鳅 300 g，宰杀，去肠杂，洗净，放入烘箱焙干，研为细末。每服 10 g，每日 3 次，温开水送服，连服 15 天。用治病毒性肝炎之身体消瘦、面色滞暗、食欲降低、两胁疼痛等症状。

（17）早泄

泥鳅 250 g，虾仁 50 g，调料适量。将泥鳅去肠杂洗净，与虾仁共煮汤，调味食用。每日 1 剂，2 次分服。用治肾气不固型早泄。

（18）盗汗

泥鳅 120 g，食用油、食盐各适量。先用热水洗去泥鳅黏液，剖腹除去内脏，用热油煎至金黄色，加水 2 碗煎至半碗，用盐调味，吃鱼喝汤。每日 1 剂，连服 3~5 剂。

（19）皮肤瘙痒症

泥鳅 150 g，大枣 9 枚，精盐适量。将泥鳅宰杀，去肠杂，洗净，大枣洗净，一同放入砂锅内，加水炖汤，用盐调服。每日 1 剂，连服 10~15 剂。

（20）狐臭

活泥鳅适量，将泥鳅（不洗，带黏液）捣烂如泥，涂敷患处。每日 2 次，久用见效。用治腋下狐臭、红肿疼痛。

（21）传染性肝炎（黄疸型）

活泥鳅 10 条，煮服之。

（22）肝炎、肝硬化

将活泥鳅放清水内养 1 天，使其肠内物排尽，次日用烘箱把泥鳅烘至可以捏碎为度（温度在 100 ℃为宜）。粉碎后加少量薄荷水和香精调味。每日服 3 次，每次 6 g。

（23）丹毒、面疔、化脓性指头炎（指头疔）、腮腺炎

活泥鳅 10~20 条，先养于清水中漂去泥污，再置盆中，投入白糖适量，搅拌约 10 分钟，取滑液糖浆，涂于患部，干即更换，数次见效。

（24）急性胆囊炎

生泥鳅1~2条，取其背上肉，切细，装入胶囊，吞服。每次约1条，以温开水送服。

（25）泥鳅外用方

活泥鳅适量，将泥鳅（不洗，带黏液）捣烂如泥，涂敷患处。每日2次，久用见效。

功效　消炎散肿，解毒除臭。

18.3　泥鳅功能食谱集结

（1）豆腐泥鳅煲

①豆腐泥鳅煲A

用料　泥鳅5条，豆腐1块，盐、味精各少许。

制法　泥鳅放清水中，滴1滴食油，让泥鳅吃油及清水后排出体内粪物，取出，同豆腐切块炖熟，加盐及味精调味，食用，每日2次。

②豆腐泥鳅煲B

用料　泥鳅250 g，豆腐2块，生姜0.5 kg，葱1根，豆腐切4小块。

制法　泥鳅去腮、肠及内脏，洗净；姜洗净切丝；葱洗净切葱花。将泥鳅放油锅略煎，然后换瓦锅，放入豆腐、姜丝、清水适量，文火煲20分钟，放葱花和调味料稍煮，水将干即可，分1~2次食用或佐膳食。

功效　适用于肝癌腹水患者。

（2）泥鳅仙人掌汤

用料　泥鳅300 g，仙人掌100 g，赤小豆60 g，瘦肉100 g，陈皮5 g，盐6 g，味精5 g，姜10 g，葱3 g，胡椒粉2 g。

制法　将泥鳅宰杀去内脏、洗净切段，赤小豆淘洗干净，瘦肉切2 cm见方小块，仙人掌去皮洗净切2 cm见方的丁，锅中放清水适量，放赤小豆、瘦肉、泥鳅，旺火熬沸后改用文火炖煮熟，再放入仙人掌丁、葱、姜、胡椒粉、盐、味精，搅匀煮10分钟左右即可。

功效　适用于食欲不振、肝瘀滞、黄疸伴有腹水者。

（3）金针泥鳅汤

用料　金针菜30 g，泥鳅100 g，调料适量。

制法　将泥鳅宰杀去内脏，去杂洗净，与金针菜一同入锅，加水煮汤，用调料调味。每日1剂，连服7～10天。

功效　清热利湿，益气解毒。用治病毒性肝炎。

（4）泥鳅散冲剂

用料　泥鳅300 g。

制法　将泥鳅宰杀去内脏，洗净，放入烘箱焙干，研为细末。每服10 g，每日3次，温开水送服，连服15天。

功效　补中益气，祛湿除邪。用治病毒性肝炎之身体消瘦、面色滞暗、食欲减低、两肋疼痛等症状。

（5）泥鳅大枣汤

用料　泥鳅400 g，大枣6枚，生姜2片，食盐适量。

制法　将泥鳅宰杀去内脏，洗净，大枣去核，与生姜同入锅内，加水炖熟，用盐调味即成。每日1剂，连服5～7剂。

功效　补中益气，滋养强身。用治阳痿、遗精。

（6）泥鳅虾仁汤

用料　泥鳅250 g，虾仁50 g，调料适量。

制法　将泥鳅宰杀去内脏，洗净，与虾仁共煮汤，调味食用。每日1剂，2次分服。

功效　温补肾阳。用治肾气不固型早泄。

（7）泥鳅汤

用料　泥鳅120 g，食用油、食盐各适量。

制法　先用热水洗去泥鳅黏液，剖腹除去内脏，用热油煎至金黄色，加水2碗煎至半碗，用盐调味，吃鱼喝汤。每日1剂，连服3～5剂。

功效　益气养阴。用治盗汗。

（8）大枣泥鳅汤

用料　泥鳅150 g，大枣9枚，精盐适量。

制法　将泥鳅剖腹除去内脏，洗净，大枣洗净，一同放入砂锅内，加水炖汤，用盐调服。每日1剂，连服10～15剂。

功效　补血柔肝。

（9）参芪泥鳅汤

用料　泥鳅 250 g，黄芪、党参、山药各 30 g，红枣 5 g，生姜 3 片，调料适量。

制法　将泥鳅用淡盐水泡 1 天，把泡好的泥鳅用少许盐去黏液，再放入开水中余烫，捞出洗净备用；油锅烧热，放入姜片，爆香后放入泥鳅，炸至金黄时，铲起备用；将黄芪、党参、红枣、山药洗净，与泥鳅同（山药除外）放入沙煲里，加适量清水，小火慢煲 1.5 小时，放入山药再煲 30 分钟，最后用盐调味即可。

功效　补气养心安神。高热属实证者不要使用本汤。

19 蚯 蚓

19.1　蚯蚓概述

世界许多国家，如美国、日本、加拿大、英国、德国、澳大利亚等，都比较重视蚯蚓的养殖、应用和研究工作。蚯蚓不仅逐渐成为高蛋白质饲料和人类的食品、药品，而且在改良土壤、消除虫害、保护生态环境、促进物质循环及综合利用、维持自然界生态平衡、保护生物多样性等方面发挥了重大的作用。像蚯蚓这一类具有分布广泛、饲养简易、价格低廉、作用巨大等优点的动物，确有必要大力研究和开发。

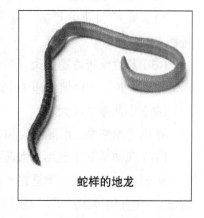

蛇样的地龙

蚯蚓即地龙，捕得后用草木灰呛死，去灰晒干；或剖开用湿水洗净体内泥土，晒干。药用时干用或鲜用均可。

19.2　蚯蚓药方集结

（1）伤寒高烧，狂乱

大蚯蚓 300 g，去泥、洗净，用人尿煮，去渣服之，即愈。它是对高烧无副作用的名药。

（2）热毒满胸，喘促，大躁狂乱

蚯蚓 4 条，去泥、洗净、捣烂，入生姜汁少许、蜜 1 匙、薄荷汁少许，用白水调服。发高烧时，加片脑少许，指压心口，片时发汗而解。不效再服 1 次，是为神效方。

（3）疟疾和烦热

用上述（2）方，即愈。

（4）小便不通

蚯蚓洗净、去泥，捣烂，泡水，榨取汁，服半杯，即通小便。

又方　将蚯蚓 5 条洗净捣烂，敷于小腹处，外用胶布固定。用治小便不利。

（5）老年性尿闭

白颈蚯蚓和茴香等量，捣取汁服之，显效。颈上有白带的蚯蚓叫白颈蚯蚓。

（6）急性流行性腮腺炎

地龙 2 条，加白糖浸泡 3 小时后，外涂。

（7）小儿睾丸肿大

蚯蚓连泥细捣，用涎液为和，厚敷患部，显效。

（8）风热头痛（包括高血压头痛）

蚯蚓粉、生姜汁、半夏饼（半夏粉也可）、赤茯苓各等量，共研为粉。每服 2 g，用煎生姜汤送下。要用生姜薄荷汤送服，但用生姜汤送服亦佳。

（9）精神分裂症

属于热狂证者，取鲜蚯蚓（洗净）60 g、白糖 10 g，水煎。分早晚 2 次服，每天 1 剂，每周 6 剂，60 剂为 1 个疗程。

（10）带状疱疹

腰部带状疱疹，灼痛，寝食不安。蚯蚓 5 条，烤干研粉，加适量麻油调匀，涂擦局部。有清热解毒、止痛的功效。

（11）慢性惊风

附子，去脐研末，撒匀于白颈蚯蚓上面后，刮取蚯蚓身上的附子粉为丸，丸如米粒大，1 次 10 粒，用米汤送服。附子要为生附子，蚯蚓要为活的。

（12）偏、正头痛剧烈而不可忍受时

蚯蚓洗净去泥，焙干，加乳香等量，共研末，用薄纸卷如烟卷。用鼻孔吸其烟，显奇效，在其中加指甲粉亦佳；或将药粉撒于火盆里，用纸管吸入鼻孔，口含凉水，疗效佳。这是"圣惠龙香散"名药，秘方中的秘方。

又方　茺蔚子 25 g，白芷 20 g，蚯蚓 15 g，川芎 15 g，全蝎 7.5 g，祁蛇 25 g。水煎服，月服 2 次。

（13）风赤眼病

蚯蚓焙干，研为细末，用茶服 10 g。

又方　全蝎、地龙、甘草各等份，共研细末，每服 5 g，早晚各 1 次。

（14）尿齿或虫齿疼痛剧烈时

蚯蚓洗净，撒一层食盐，将蚯蚓化为水，用白面调和，涂于牙与牙床，再涂皂荚皮粉，即止痛，治愈。

（15）牙齿裂而疼痛剧烈时

蚯蚓焙干，研末，厚涂痛处。

（16）牙龈出血不止

蚯蚓粉、烧明矾粉各 3 g，加麝香少许，搓擦牙龈，止血。

（17）牙齿摇动欲掉、百药无效时

干蚯蚓（炒）、五倍子各等量，共研为末，先用生姜刷牙后，将上味药涂于牙龈。请勿轻易拔牙。

（18）木舌肿痛

此病如不治疗，就会死亡。蚯蚓 1 条，用食盐化成水涂之，不久渐消。

（19）咽喉肿大、不可咽食时

蚯蚓 14 条，捣烂，涂于脖子上，即愈；或蚯蚓 1 条，以食盐化成水，加蜜少许，服之，疗效佳。

（20）咽喉肿大

韭菜地蚯蚓若干条，洗净，加米醋捣烂吞服，即可吐出痰，治愈；或蚯蚓 1 条，捣烂，加鸡蛋清调匀，服之，即通咽喉。

（21）鼻中长息肉、百药无效时

蚯蚓置于火上炒干，研末，加皂荚粉等量，以蜜调和，涂患部后滴入清水，疗效佳。

（22）中耳炎出脓、百药无效时

蚯蚓和锅烟子及生猪油各等量，捣烂，用大葱汁调和，搓成长条，塞入耳孔，疗效佳。

（23）耳脓凝固不出时

白颈蚯蚓放入葱白化成水，滴满耳孔，用几回可见效。这是妙方。

（24）烧伤（Ⅰ～Ⅱ度）

活红蚯蚓（灰色不能用）洗净，加糖，待化水后外搽。

（25）头皮屑多而秃发、百药无效时

干蚯蚓粉加轻粉少许，用香油调匀，涂患部，疗效佳。这是简单而疗效高的方法。

（26）毒蜘蛛咬伤、浑身脓疮而百药无效时

取大葱叶，将蚯蚓放入其中，扎口，封闭，摇晃数次生出水，用此水涂咬伤处，疗效佳。

（27）因疠风浑身瘙痒而疼痛时

大白颈蚯蚓去泥，同大枣肉等量，共研为丸，丸如梧桐子大。日服3次，1次服60丸，用清酒或药酒送下。忌食生姜和大蒜。

（28）耳聋气闭、百药无效时

蚯蚓、川芎各60 g研为末，每次服7 g，用麦冬汤送下，服后低枕睡觉。1个晚上服1次，过3个晚上显效。

（29）后颈脓疮为脑疽、脑疽恶化成蜂窝状而出脓时

韭菜地蚯蚓若干条，洗净，捣烂，以凉水调和，涂患部，日换3～4次，疗效佳。不是韭菜地蚯蚓也可。

（30）化脓性指头炎化脓、百药无效时

蚯蚓捣烂涂之，消热止痛。

（31）口疮、舌疮，百药无效时

干蚯蚓、吴茱萸各等量，共研末，加白面少许，用米醋调和，敷患部，即效。

（32）蛔虫病

干蚯蚓火炒研末，服之，疗效佳。

（33）恶性赤白痢

蚯蚓粪1.81 kg，炒至冒烟，倒入0.9 kg水，榨取汁，沉淀，服其上清水，每次服1杯，疗效佳。混在动物饲料里喂食动物，可预防动物泻痢，无副作用。

（34）小儿急慢性惊风

大白颈蚯蚓，不拘多少，去泥焙干研为末，加朱砂末等量，糊为丸，金箔为衣，丸如绿豆大。日服1丸，开水下，疗效佳。这是妙方。

又方　地龙10 g，生姜5 g，鲜葛根30 g。水煎，每日1剂，分2次服。此方用于小儿急惊风。

又方　小蚯蚓 2 条，捣烂，加糖适量，冲服。此方用于小儿惊风夜啼。

又方　乳香 2 g，胡粉 7 g，与白颈蚯蚓共捣烂制为丸，丸如大豆粒大。服 7～15 粒，用煎葱白水服，疗效佳，为乳香丸。对惊风啼叫，效果亦佳。

（35）痔疮

猪大肠 200 g 和蚯蚓 14 条，用 1 碗水炖烂，去蚯蚓，服猪肠饮汤，可止痛，服几次根治。

（36）支气管哮喘

地龙适量，洗净晒干研粉，可装入胶囊。每次服 1.5～3 g，每日 3 次，可连续服用。屡治无效的支气管哮喘患者 9 例，服此药疗效显著。（加减：咳嗽痰多加贝母 15 g；气短加五味子 15 g）。

（37）腮腺炎

取蚯蚓 6 条，去其体内脏泥，放入杯，加等量白糖调匀，约过 30 分钟，即成糊状。而后用脱脂棉浸湿其糊状物贴患部，3～4 小时换 1 次。换药时用淡盐水洗净患部。用此方治腮腺炎，比其他方疗效佳。

（38）精神分裂症

取韭菜地蚯蚓 300 条，用刀剖腹去泥，洗净，晒干，与鸡蛋共炖熟，同蔬菜一起服。过 3 日，再取蚯蚓 300 条与猪肉炖熟服用。再过 4 日，服蚯蚓 200 条，症状渐渐消退，1 个月可痊愈。

（39）地龙接骨丸

骨折疼痛剧烈、肿胀严重而不可做接骨手术和整骨时，可用地龙糖浆和地龙接骨丸。

方法是外敷地龙糖浆，内服地龙接骨丸，在 24 小时内患部热退、痛止、肿消。

地龙糖浆制法　取蚯蚓数十条，清水洗净，加 1/3～1/2 白糖，捣成糊状，加冰片少许即可，用时将药涂于多层布上敷患处，日换 1 次。伤口避敷。

地龙接骨丸制法　取干蚯蚓为末，水和为丸，丸如绿豆大，山药粉为衣，每次 7 g，日服 2 次。

除此之外，还可用蚯蚓注射液制剂。

（40）高烧、精神不安

取蚯蚓数条（5～15 g），洗净排污后生绞汁服用。

（41）产后缺乳

取蚯蚓 4 条，同面条煮食。

（42）发烧不退

蚯蚓十几条，处理后浸入酒中，2～3小时后，取出蘸明矾末，将蚯蚓捆在患者胳膊上包扎。

（43）中耳炎

活蚯蚓数条，放在茶杯中，加入食盐少许，3分钟后，蚯蚓就会分泌出如水状的液体，然后将水滴入耳中。

（44）文蛤粉清热镇咳平喘

地龙250g，文蛤粉750g，青黛150g，黄芩200g。共研细末，制粒压片，片重0.5g。每服3～6片，日3次。用治慢性气管炎、哮喘等。

地龙油制法　取活蚯蚓若干条，处理后投入植物油中，浸渍数日即得。涂敷外用，治烫、烧伤。

（45）息风降血压

活蚯蚓4条，鸡蛋2个，食油、盐各适量。将活蚯蚓放盆内2～3天，使其排出体内污泥，再剖开洗净切断，鸡蛋与蚯蚓同放碗内搅拌后，锅内放油烧热同炒熟，蘸盐吃，隔日1次。

（46）阴茎异常勃起

当归、地龙、赤芍、红花、桃仁、黄芩各10g，水煎服，每日1剂，2次分服。

功效　活血化瘀，祛风通络。用治血脉瘀阻型阴茎异常勃起。

（47）癫病

地龙60g，黄豆500g，白胡椒30g。放入锅内，加入水2000mL，以文火煨至水干，取出黄豆晒干，贮于瓶内。每服30粒，每日2次。

（48）子宫出血

干地龙15g，地榆炭9g，棕榈炭9g，椿树炭9g。将上药焙干，共研细末，贮瓶备用。每服6g，每日2次，黄酒送下。用治异常子宫出血。

（49）急性结膜炎

新鲜蚯蚓3～5条，白糖10～15g。将蚯蚓洗净后放入碗内，加入白糖，用锅盖覆盖，待蚯蚓溶化成水，用其点服，每日3次。

（50）鼻咽癌

射干、炒天虫、胖大海各9g，蝉花、凤凰花、板蓝根各6g，地龙、桔梗各4.5g，土贝母9g，败酱草、凤尾草各12g。水煎服，每日1剂。

又方　马钱子散30包，广地龙、熟附片、姜半夏、五灵脂各250g，全蝎、没药各 100 g，乳香 130 g。共研为末，每日早晚用开水送服，每次 3 g。

（51）扁桃体癌

生蒲黄、五灵脂、土鳖虫、制乳香、没药、贝母、皂角刺、莪术、地龙各 10 g，穿山甲、当归各 15 g，全瓜蒌 25 g。水煎服，每日 1 剂。

（52）胃癌

蜈蚣 20 g，地龙、乌梢蛇、土鳖虫、三七、穿山甲各 50 g。共研细末，炼蜜为丸，每丸重 5 g。每日 1 次，每次服 1 丸。

（53）多发性骨髓瘤

柴胡、龙胆草各 9 g，夏枯草、板蓝根各 15 g，炙鳖甲、凤尾草各 24 g，地骨皮、蝉花、地龙各 12 g，漏芦 6 g，僵蚕 2 g，生姜 2 片。水煎服，每日 1 剂，分 2 次服用。

（54）脑肿瘤

鱼脑石 15 g，广郁金、石决明、钩藤、栀子、芍药各 12 g，石菖蒲、天竺黄、赤茯苓、地龙、桃仁各 10 g，珍珠母 24 g，煅磁石 3 g，橘络、橘红各 6 g，川牛膝 25 g，生代赭石 30 g。随症加减：虚火上炎加生地、玄参；痰蒙心窍，神昏恍惚及伏热呕吐加服安宫牛黄丸；肝阳上亢，眼目昏糊加苦参、龙胆草、龙葵。水煎服，每日 1 剂。

（55）高血压

地龙 40 g，60% 酒精 100 mL。地龙洗净捣碎放入酒精内，浸泡 3 天，每天振荡 2 次，用时过滤。1 次 10 mL，日服 3 次。

（56）一般头痛

地龙、全蝎、甘草各等份，共为细末，每服 3 g，早、晚各 1 次，开水送服。

（57）神经性头痛

地龙、甘草各 6 g，全虫、细辛各 9 g。共研细末，每服 3 g，早、晚服 1 次。

（58）哮喘

地龙 25 g，葶苈子 15 g。共研细末，每服 5 g，日服 2 次，开水送下。

（59）慢性支气管哮喘

地龙、杏仁各等份，共为细末，每日早晚各服 10 g，白开水送下。

（60）食管癌

地龙 5 条，壁虎 2 只，鲜猪胆、鲜羊胆、鲜狗胆各 3 个。各焙干研面 1 次配成。3 次服完，每日 1 次，黄酒 60 g 温服（不加水），第 4 天早起服大黄末 3～9 g（根据体质定量，老、弱、孕妇慎用）。

（61）小便白浊不利并疼痛

蚯蚓 2 条，白糖不拘多少。蚯蚓放碗内捣泥，再用开水溶解，放入白糖，饮之。每日服 1 次，连服 3 次即愈。忌辛辣。

（62）五淋白浊

大条金项蚯蚓（地龙）4 条，焙干研末，和冰糖冲开水顿服。

（63）早泄

大蚯蚓 11 条，剖开，长流水洗净，加韭菜汁捣溶，热酒冲服，日服 1 次。

（64）子宫脱垂

蚯蚓 7 条，置瓦上焙干，研末，分 2 次，用黄酒冲服。

（65）口唇肿大

蚯蚓粪适量，舂烂后涂口唇。

（66）板打臀疮

蚯蚓 2 条，瓦焙干研细末，热黄酒冲服。

（67）疔疮

蚯蚓 1 条，红糖 9 g。共捣烂敷患处。

（68）蛇盘疮（带状疱疹）

蚯蚓粪用麻油适量调匀，在局部反复涂之。

又方　土地龙面（带土的地龙研面），用凉水调匀，搽患处。擦去黄水，上干面。

（69）颜面丹毒（大头风、大头瘟）

活地龙 5 条，白糖 30 g。共化为浆，涂抹患处。

（70）烫伤、烧伤

蚯蚓、白糖，捣泥敷患处。

（71）急性腰扭伤

土鳖虫 7 只，地龙、麻黄、桂枝、杜仲各 15 g。熬水，每天服 3～4 次。

（72）蚯蚓外用方

蚯蚓 5 条，洗净捣烂，敷于小腹处，外用胶布固定。

功效　清热祛风，利尿。用治小便不利。

（73）白糖蚓液加六神丸治疗带状疱疹

用白糖蚓液治疗带状疱疹，并配合六神丸口服，效果奇佳。

典型病例　患者，女，21 岁，因"右侧腰、腹部水疱伴剧痛 1 天"入院。查体：右侧腰背部、右下腹至右侧会阴带状分布大片水疱疹。患者备 10 余条青蚯蚓，放清水中吐出污泥，洗净后置玻璃器皿中，加白糖 150～200 g，待其自行溶成黏稠浆液即可。将上液用消毒棉签涂于皮损区，每天 4～5 次。每次涂液前需用生理盐水清洗涂抹区。同时服用六神丸，每次 10 粒，1 日 3 次。患者次日复诊，诉夜间涂药后痛减轻，查体约一半疱疹已结痂，再诊痛消，水疱多数结痂。共用药 4 天，临床诸症消失，遗有淡淡色素。

白糖蚓液加六神丸治疗带状疱疹，止痛效果好，病程短，用药简便、经济，疗效确切，尤其适用于基层医护人员，值得推广普及。

（74）慢性溃疡和烫伤

蚯蚓浸出液对久治不愈的慢性溃疡和烫伤都有一定疗效，其制法是取鲜蚯蚓 1 kg，放入清水中，排净蚯蚓消化道中的粪土，并洗去蚯蚓体表的污物，放入干净的容器中，再加入 250 g 白糖，搅拌均匀，经过 1～2 小时后即可得到 700 mL 蚯蚓体腔的渗出液，然后用纱布过滤。所得滤液呈深咖啡色，再经高压高温消毒，可置于冰箱内长期贮存备用。

注意　蚯蚓既可作为优质的饲料和上佳的食品，又可作为药材，但在使用前必须认真仔细地分析和检查，看蚯蚓是否已感染寄生虫和检查其内有无重金属或磷、有机氯等农药的富集。据知，蚯蚓可使鸡患 9 种寄生虫病、猪患 6 种寄生虫病。

20 白矾

20.1 白矾概述

白矾即明矾，为明矾石（Alunite）的提炼品，是硫酸盐类的矿物明矾石经加工制成的结晶体。处方名为明矾、矾石、枯矾、生矾。呈不规则块状或粒状，大小不一，无色或黄白色，半透明，具细密纵棱，有玻璃样光泽，表面常附有白色细粉；质脆，易砸碎，味极涩；在火中燃烧时产生紫色火焰。主要含硫酸铝钾 $[KAl(SO_4)_2 \cdot 12H_2O]$。本品性寒，味酸、涩，入肺、肝、大肠经；能燥湿止痒、解毒杀虫、止血止

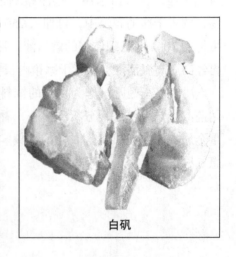

白矾

泻、祛除风痰；用于中风痰厥、癫痫发狂、衄血、便血、湿疹、鼻息肉等。用量 0.6 ~ 1.5 g；外用适量，研末敷或化水洗患处。

白矾产地为湖北、安徽、浙江、福建、甘肃等地。

20.2 白矾药方集结

（1）慢性胃炎及十二指肠溃疡

白矾粉和淀粉，以 9 : 1 比例混合，用凉水做丸，丸如黄豆粒大小。日服 3 次，1 次 1 g，疗效佳。

（2）妇女经水不利，子宫部位发硬，白带下

枯矾和杏仁（去皮），以 3∶1 比例共研为末，同蜂蜜和为丸，丸如枣核大，每次服 4 丸，或塞入阴道，疗效佳。这叫矾石丸，为名药。

（3）遗尿

枯矾和牡蛎末（烧）各等量，研末，1 次 1 匙，用酒送服。对大人遗尿，疗效亦佳。

（4）肠炎

白矾研细末，装入胶囊，1 次 2 个，日服 2 次，疗效佳。

（5）中风痰厥，气管堵塞

白矾 40 g，牙皂 10 g。共研为末，每次服约 4 g，温水调下，吐痰为度。

（6）泄泻、腹痛

白矾 200 g，草果 600 g，槟榔 400 g。共为细末，装瓶备用，日服 3 次，每次服 7.5 ～ 10 g，温开水送下。

（7）鼻中长息肉，闻不出香臭

烧明矾为末，以猪油调和，用棉花裹着塞入鼻孔，数日后息肉脱落。

（8）妇女阴部脱出、瘙痒

烧明矾研末，每次 1 茶匙，空腹用酒送下，日服 3 次，疗效佳。

（9）痰阻头痛，食欲不振

白矾 40 g，用水 3.61 g，煎至 1.81 g，加入蜂蜜 90 mL，频服少许，须臾大吐，症状消退。

（10）产后风而不语

白矾末约 3 g，用适量水煎，服之，疗效佳。

（11）舌头发硬、百药无效时

白矾、桂心各等量，捣为末，放入舌底，治愈。

（12）口舌疮、百药无效时

白矾加水，温度调至 45 ℃，泡脚，疗效佳。

（13）小儿鹅口疮、百药无效时

白矾 4 g，火烧，加朱砂 0.8 g。共研细末，涂患部，3 次显神效。

（14）鼻出血不止、百药无效时

烧明矾吹入鼻孔，疗效佳。

又方　盐或白矾研碎，用棉花包上少量，卷成小蛋丸，塞进鼻子。

又方　棉球蘸白矾水，塞鼻。

（15）秃眉毛、百药无效时

烧明矾 300 g，研为末，加白面，和如糕，蒸为丸，丸如梧桐子大，空腹用温水服。第 1 天服 7 丸，次日服 8 丸，以此每天增加 1 丸，到 49 天与此相反，每天减少 1 丸，服到 7 丸，以此反复服用，服到治愈为止。

（16）眼角上长胬肉

白矾研末，制成小米或高粱米大小粒，放入眼中以出眼泪，天天做，恶汁出尽，治愈。

（17）白内障

白矾 1.81 g 与水 720 mL，置于瓷器内，煎取 90 mL，入蜂蜜少许，搅匀，用棉布过滤，每日 3 ~ 4 次，滴眼。这是白内障不做手术的治疗方法。

（18）赤目风肿

煮甘草水，磨白矾，涂眼皮有效；或用烧明矾频搓眉心，针刺眉心，留针 30 分钟，疗效佳。

（19）中耳炎出脓、百药无效时

取白矾粉 40 g，同炒铅丹粉 4 g 混合，每天吹入耳孔，疗效佳。

（20）突然断气、尚有体温时

白矾 300 g，加水 271 g，烧热，脚脖子以下泡入其水。有使用后复生的病例。

（21）风湿膝盖痛

脚气、出汗、乏力而时时痛、阴部多汗时，取烧明矾 1 匙，置入 1 杯开水中，搅匀，洗患部，疗效佳。膝盖以下神经痛，做指压之前可试用此方法。

（22）黄斑水肿、百药无效时

白矾 80 g、青矾 40 g 研为末，加白面 300 g，炒红，醋煮米汤和为丸，丸如梧桐子大，用大枣汤送服，每次服 30 丸。

（23）大小便不通

白矾放满肚脐，滴凉水少许，使凉气渗到腹中，疗效佳。肚脐平者，用纸包放。

（24）霍乱吐泻不止

烧明矾 4 g，用开水送服，疗效佳。

（25）中暑腹泻不止

烧明矾末，以醋米汤和为丸，丸如梧桐子大，每次 20 ~ 30 丸，用木瓜汤送服。

（26）赤白痢不止

白矾研细末，以醋面糊和为丸，丸如梧桐子大，赤痢，用煮甘草汤；白痢，用煮干姜汤，服 20～30 丸。

（27）祛痰止咳

白矾 80 g，鲜人参粉 40 g，加米醋 3.6 g，煎取黏膏状和为丸，丸如豌豆粒大，油纸包，放入舌底 1 次 1 个，即祛痰、止咳。白矾粉，以醋米汤和为丸，丸如梧桐子大，每晚睡觉之前，用水服 20～30 丸，疗效佳。白矾，一半生用，一半烧黑同炒黑栀子等量，共研为末，用生姜水熬的米汤和为丸，丸如梧桐子大。水酒合煎服，疗效佳。

又方　白矾 10 g，石榴皮 10 g。水酒合煎服。

（28）心气痛

米醋 1 杯，加白矾 1 块，如拇指大，同煮至七到十成热，服之，显效。

又方　白矾 10 g，石榴皮 10 g。水酒合煎服。

（29）毒蛇毒虫咬伤而手足僵硬、不言语、眼眶发黑时

白矾和甘草各等量，研为末，以凉水服 7 g。

（30）刀斧金疮

白矾、黄丹各等量，研为末敷疗效佳。

（31）漆疮瘙痒

用煮白矾水洗患部，疗效佳。

（32）染发副作用

白矾粉 1 匙，用米纸包，染发之前，用凉水服，可预防染发引起的副作用。这是笔者的经验方，效果佳。服多次，能形成抗体，染发就无副作用，染发后再服，效果更佳。

（33）小儿脐上长疮

白矾火烧，研细末涂之，疗效佳。

（34）干头疮或湿头疮

生白矾和烧明矾各等量，共研为末，用酒调和，敷患部，这是妙方。

（35）腋臭

白矾粉盛满布袋，随时搓擦腋下，疗效佳。

（36）疮口像鱼口、疮毒严重、百药无效时

取白矾火烧，研为末，用白面糨糊调和，敷患部，疗效佳。

（37）足疮

牛胃或猪胃不洗，捣烂，加烧明矾调匀，铺于布上，敷患部。瘙痒则连布拿掉，用温水洗净。每隔3日换药，敷几次根治。此方亦治手足癣，显效。

（38）鸡眼、百药无效时

烧明矾粉、黄丹、朴硝等量，共研为末，搓擦患部，次日擦掉。做2～4次，治愈。

（39）疔疮疼痛剧烈、百药无效时

白矾粉20g火烧，同葱白捣为丸，丸如梧桐子大，1次10g，用酒送服，不效再服，孕妇忌服。

（40）男女阴部多汗、瘙痒

烧明矾研细末，用开水化开，洗患部数次，疗效佳，对妇女滴虫病疗效亦佳。

（41）睾丸肿大或睾丸进腹沟、痛不可忍受时

白矾0.4g，硝石1.2g。共研为末，用大麦榨取汁1匙送服，日服3次，热毒随大便排出，治愈。配用大敦针刺，疗效更佳。

（42）妇女阴部痛

白矾粉1.2g，炒甘草粉0.2g。调匀，脱脂棉裹之，内藏阴部，疗效佳。

（43）反胃呕吐、百药无效时

白矾、硫黄各40g，置于铁器皿烧为末，加朱砂0.4g，以面粉糨糊和为丸，丸如小豆大，用煮生姜汤送服20～30丸。

（44）急慢性化脓性中耳炎

烧明矾粉8g，冰片粉1.6g，五倍子2g。共研细末，将外耳道脓性分泌物用棉棒擦干后，吹入耳孔，每日3次。

（45）恶疮

白矾、黄丹各等量，共研为末，先用三棱针刺疮挤血，将此药涂于膏药敷之，包扎。这叫二仙散，为名药。

（46）干癣恶化成如牛皮、百药无效时

用石榴皮蘸白矾粉涂抹患处，疗效佳。

（47）风痰癫痫

白矾和细茶，按2∶1比例，共研为末，以蜜和为丸，丸如梧桐子大，用茶叶水送服。1岁婴儿服10丸，成人服50丸，痰随大便排出，根治。

（48）鼻疮恶臭、疼痛难忍时

烧明矾和卤砂，以4：1比例混合，研细末，涂抹患部治愈。

（49）小儿腹泻

面粉30 g，白矾6 g。将面粉炒黄，加白矾研末，分12包，1~4岁每次口服半包，5~10岁每次1包，每日3次内服。

（50）黄疸型肝炎

取白矾粉装入胶囊，每次1 g，日服3次，或每日1次服3 g；亦可将白矾粉500 g、大枣肉850 g加甘油500 mL，捣成膏药状，制成丸剂，每日服9 g，孕妇减半，儿童服5%白矾糖浆，按年龄增减，均空腹服，一般以10~30天为1个疗程。此外，白矾对肝硬化引起的黄疸亦有疗效。

（51）肝硬化、慢性肝炎

白矾和硝石各等量，装入胶囊，每次1 g，日服3次。肝硬化腹水要延长服药时间，最长需要5个月。

（52）精神病

取白矾、冰糖各120 g，加水600 mL，浓煎成200 mL，空腹1次服100~200 mL，服后出现呕吐、泄泻，即自止。第3日再次服药，只出现呕吐，无泄泻。

（53）急救时疫

白矾1块，大蒜5瓣，共捣碎，以水煎去渣，灌服。

（54）慢性胃炎，时时作痛

把白矾打成黄豆大小，每服1粒，每日3次，饭后开水送服。此方对胃酸过多、消化性溃疡亦有治疗价值。

（55）水泻

生白矾50 g，枯白矾50 g。共为细末，用陈艾煎汤打成丸剂，如黑豆大，开水送下，成人每服5丸，小儿2丸。

（56）吐泻

白矾10 g，生大蒜1~2瓣。大蒜捣烂，白矾研细，将开水冲入稀释澄清，取清汁服之，随吐随服，服至不吐为度。

（57）脱肛

白矾25 g，石榴皮150 g。水煎30分钟后，熏洗肛门，每日2次。

（58）头晕（高血压）

用黄豆大白矾1粒，每晚吞服。

又方　白矾、绿豆粉各等份，研末，水泛为丸，如梧桐子大，早晚各服5丸。

（59）产后风

白矾50 g，胡椒15 g，黄丹50 g。共为细末，炼醋为丸2个，置患者右手1个，脐上1个，盖被取汗，汗后以干毛巾拭之。

（60）子宫脱垂（阴挺、阴茄）

枯矾50 g，炒五倍子50 g。合并研末，每次10 g，以纱布包塞入阴道内。

（61）急惊风

生白矾0.5 g，研末冲开水内服，如遇重病，可再服1次。

又方　白矾10 g，同醋搅匀，敷贴两足底涌泉穴。

又方　枯矾研末，每用少许，吹鼻内。

（62）小儿脐湿（新生儿脐部渗血、渗液或感染之类）

枯矾2.5 g，龙骨10 g，轻粉1 g。研末敷之。

（63）脐肿流水不止

枯矾适量，用香油调敷患处。

（64）黄水疮

头面部黄水疮，流黏性黄水，作痒，搔之则弥漫浸淫。耳部湿渗亦可。

四圣散　枯矾、铅粉、轻粉、松香各等份，研细粉。

用法　疮面潮湿流黏水，可将粉撒疮上（不要过多），如疮面有干痂则用香油（别的油亦可）调成糊状搽之。

功效　头面部黄水疮，不合并感染的，效果良好；如合并感染，疮周皮肤潮红炽热，用之不好，有时引起患者发烧。此方燥湿杀虫拔干的力量强，里面没有清热解毒药。

头面部黄水疮合并感染用四圣散不合适者，用此方（耳部湿疹亦可）：煅石膏100 g，枯矾30 g，轻粉5 g，青黛20 g，黄柏30 g，煅硼砂30 g。研细粉。用法同四圣散。

（65）睾丸症

【睾丸肿】

白矾、雄黄、甘草、金银花各等份，熬水熏洗。

【睾丸鞘膜积液】

白矾10 g，溶于100 mL 1%普鲁卡因溶液中，过滤消毒，备用。以注射器抽尽鞘膜内积液，针头不动，取下针筒，另装上装满白矾液的针筒，徐徐注入适量药液。

（66）睑腺炎（针眼）

枯矾研末，用鸡蛋清调和成膏，敷于眼睑患处。

（67）牙龈出血

以棉球蘸白矾末搽患处，或将白矾溶于水中含漱。

（68）肺结核咯血

白矾 10g，红萝卜（红皮白芯圆萝卜）1000g，蜂蜜 100g。先将白矾用水溶化，备用；红萝卜洗净、切碎捣为泥，以纱布挤压取汁；把萝卜汁放在锅内煮沸后，改用文火，煮沸至黏稠时加白矾水，调匀，再下蜂蜜至沸，晾凉，装入瓶内即成。每次 1 汤匙，日服 3 次，空腹时饮用。

（69）醋矾糊外敷止呕

陈醋、明矾、面粉各适量，共调成糊状，用时敷于两足心涌泉穴，用纱布包扎固定，半小时后可止呕。

（70）急性胃肠炎

大蒜 2 头，明矾 6g。将大蒜去皮捣烂，明矾研末，共入碗中，用开水冲化澄清，取清汁饮服，随吐随服，服至不吐为止。

（71）中风休克

白矾 6g，生姜汁 1 小杯。将白矾捣碎，用开水冲化，兑入姜汁，灌服。

（72）眩晕

白芥子 30g，胆南星、白矾各 15g，川芎、郁金各 10g，姜汁适量。将前 5 味共研细末，用生姜汁调制为膏，贴于脐部，外用纱布覆盖，胶布固定。每日换药 1 次，15 日为 1 个疗程，连用 2～3 个疗程。用治痰湿内阻所致的眩晕。

（73）癫痫

红茶、明矾各 500g，糯米汤适量。将红茶、明矾共研细末，用糯米汤和匀为丸如绿豆大，每服 49 粒，水送下，每日 2 次，未发作时服用。

又方　明矾 250g，朱砂 30g，磁石 60g。共研细末，每服 2g，每日 3 次，温开水送服。

又方　川郁金、明矾各 12g，蜂蜜适量，将郁金、明矾共研细末，炼蜜为丸，每丸重 6g，每服 2 丸，每日 2 次，温开水送服。

（74）水肿

土茯苓 30g，明矾 1.5g。水煎服，每日 1 剂，2 次分服。

（75）中暑昏倒

大蒜 6 瓣，明矾 10 g。共捣烂，用凉开水调匀送服。

（76）蛲虫

明矾 1 块，每晚睡前将明矾塞入肛门内，次日晨起取出，连用 3 ~ 5 次。

（77）子宫出血

香附 9 g，枯矾 6 g。用醋炒过，共为细末，分 3 次服，早中晚空腹服下，白开水送服。

（78）阴道炎

龙胆草、雄黄、苦参、蛇床子、明矾各 12 g，入砂锅内，加水 1500 mL，煎至 1000 mL，去渣，将药液倒入盆中，患者坐于其上，先熏后浸，每次半小时，每日 1 次，一般 3 ~ 6 次即可痊愈。

（79）流行性腮腺炎

葱白 2 根，白矾、白糖各 10 g。共捣烂，混匀，外敷患部，每日 2 ~ 3 次。用治急性流行性腮腺炎。

（80）过敏性皮炎

铁锈 30 g，明矾 3 g。将铁锈浸入清水中，搅动使其溶解，水呈红褐色时加入捣为碎末的明矾，再搅拌均匀，用药棉蘸取药水洗擦患处，每日 2 ~ 3 次。

（81）狐臭

明矾适量，焙干，研成细末，每取适量涂敷患处，每日 1 ~ 2 次。

（82）中耳炎

白矾 15 ~ 20 g，猪胆 1 个。将白矾装入猪胆内，放于阴凉处晾干，取出白矾，研末备用。用过氧化氢冲洗患耳耳道，以适量药末入耳内，每日 1 ~ 2 次。用治化脓性中耳炎。

又方　苦参、黄柏各 3 g，冰片 1 g，枯矾 2 g。先将前 2 味烧炭，再与后 2 味共研为细末，一并放入烧开并冷却的麻油中调匀备用，用时每取 2 ~ 3 滴滴入患耳内，每日 2 次。

（83）咽喉炎

橄榄 12 枚，明矾 15 g。将橄榄洗净，用小刀将橄榄割数条纵放，明矾研末揉入割缝内，每取 1 ~ 2 枚含于口中咀嚼，食果肉，并随之咽下唾液，每日 3 次。用治咽喉肿痛、扁桃体炎、甲状腺肿大。

（84）龋齿牙痛

明矾少许。将明矾塞入龋齿孔内，或用棉花裹后咬在痛处。

（85）走马牙疳

枯矾、青黛、五倍子、黄柏各 3 g，共研细末，先用淡盐水漱口，再用药末涂搽患处。

（86）洁齿

白矾适量。将白矾研细，每日用牙刷蘸粉刷牙。

功效　洁齿。用治牙齿烟黄。

（87）恶性淋巴瘤

天花粉、乳香、没药、朱砂各 60 g，血竭、枯矾、雄黄、全蝎、蜈蚣、生水蛭各 30 g，硇砂、苏合油、硼砂、白及各 15 g，轻粉 2 g。共研细末，水泛为丸，如绿豆大小，每次 2～10 丸，每日 3 次。

（88）阴茎癌

血竭、白芍各 9 g，象皮、枯矾、青黛各 15 g。共为细末，装入胶囊，每日 2 次，每次 2 粒。

又方　轻粉 3 g，青黛 9 g，密陀僧、生附子、生马钱子各 6 g，雄黄、枯矾各 1.5 g，硇砂 15 g。共研细末，每次适量，撒布于肿瘤局部，周围用凡士林油纱布条保护正常组织，每日换药 1 次，连用 5 次。若未见效，可继续使用。

（89）乳腺癌

雄黄、白矾、龙胆草、鸡内金各 30 g，蜈蚣 20 条，仙鹤草 60 g，西红花、桃仁各 15 g，蟾酥 3 g。共研为细末，水泛为丸，如绿豆大小。每次服 1.5～3 g，每日 3 次，黄芪煎水或开水送下。白矾治乳腺癌肿块溃烂或癌皮发硬。

（90）宫颈癌

白矾 45 g，明矾 60 g，雄黄 7.2 g，没药 3.6 g。制成饼、杆形，紫外线消毒，每 5～7 天用药 1 次，连续 3～4 周。上药时用凡士林纱布保护阴道穹隆。紫草、紫花地丁、草河车、黄柏、旱莲草各 30 g，冰片 3 g。共研细末，高压消毒，外用。

又方　雄黄、白矾、铅粉、冰片、五倍子各 60 g，大黄、藤黄、轻粉、桃仁各 30 g，硇砂 3 g，麝香 1.5 g。各药共研细末，制成外用散剂。每日 2 次，用带线棉球蘸取药粉，塞于阴道宫颈癌灶处。

（91）皮肤癌

白矾 7.5 g，马钱子 5 g，明矾 10 g，小檗碱 15 g，普鲁卡因 2 g。先将白砒、明矾研成细末，在瓦罐上煅至青烟尽，白烟出，24 小时后与小檗碱、马钱子（研粉）、普鲁卡因等混合制成外用散剂，瓶装备用。外用撒布于癌肿创面，每日或隔日换药 1 次。如某些部位药粉不易黏附，可先涂少许凡士林，再撒上药粉。用药后局部癌块坏死变黑时，可用手术剪刀剪除。

又方　枯矾 30 g，黄柏、黄升丹各 10 g，煅石膏 20 g。共研细末，用熟菜油调成糊状外敷患处，每日或隔日换药 1 次。

（92）皮肤恶性黑色素瘤

水银 30 g，白矾 24 g，火硝 21 g。按升丹法炼制，研末结用。癌瘤组织坏死脱落后，改用此丹，撒少许于疮面，以普通膏药贴保护，2 天换 1 次，至疮面愈合。

（93）肝癌、胰腺癌剧痛

雄黄、明矾、青黛、皮硝、乳香、没药各 60 g，冰片 10 g，血竭 30 g。研成细末，和匀后分为 60 g/包。用猪胆汁和米醋（3∶1）将药 1 包调成糊状。将药糊外敷患处，药干后再涂猪胆汁和醋液，使药面保持湿润。每日 1 次，每次敷 8 小时左右，有些患者可夜间敷，止痛效果优于白天。

（94）食管癌

红硇砂、白矾、雄黄、炒谷芽各 30 g，柿饼霜 60 g，砂仁 18 g。共研为细粉，每次服 1.5 g，每日 3 次，黄芪煎水或开水送下。治食管癌咽下困难较严重者。

（95）肝癌

炙马钱子 25 g，五灵脂、明矾、莪术、广郁金各 30 g，干漆 12 g，火硝 36 g，枳壳 60 g，仙鹤草 90 g，丁香、地鳖虫各 50 g，蜘蛛 80 g。共为细末，贮瓶中密封。每服 1 g，每日 2 次，温开水送下。

（96）慢性粒细胞白血病

壁虎 60 条，枯矾 80 g，朱砂、皂刺各 30 g，蜈蚣 60 条，青黛、乌蛇各 100 g，三七 60 g，僵蚕 50 g。共研细末，每服 2 g，日服 2 次。

（97）子宫癌晚期剧烈腹痛

雄黄、白矾、乳香、没药各 15 g，硇砂 1 g，苦参、黄柏各 30 g，麝香、蟾酥各 2 g，冰片 3 g。共研为细末，用蛋黄油调膏，敷患处，每日换药 1～2 次。

（98）肺癌、骨癌、食管癌和肝癌

仙鹤草、枳壳、郁金、白矾各 18 g，干漆 6 g，五灵脂 15 g，制马钱子 4 g。水煎服，每日 1 剂。

（99）疟疾

生白矾、鹿角霜各 3 g，大红枣（去核）。共捣为丸，每次 1 丸。

（100）间日疟（每隔 1 天发作 1 次）

明矾面 90 g，与面肥（面引子）和在一起，制成绿豆大小丸，每病发前服 12 粒。

（101）吐血

枯矾 1.5 g，血竭 1.2 g，三七 1 g。共为末，1 次冲服。

（102）胃痛

枯矾、白矾各 30 g，胡椒 15 g。共为细面，醋糊为丸，如梧桐子大，痛时服 1 丸。

又方 明矾 0.6 g，红枣 3 g。红枣去核，明矾放入枣内，放瓦上焙干，研末为丸服用，痛时服 1 丸。

（103）胃溃疡胃酸过多

苏打、白矾各 60 g，蜂蜜 500 g。将白矾研细，蜂蜜化开，加白矾、苏打成糖稀状。每次 1 匙，日服 2 次。

（104）十二指肠溃疡及幽门半梗阻

蜂蜜 500 g，白矾、苏打各 120 g。煎熬，每天饭前服 1 匙，日服 3 次，半个月服完，为 1 个疗程。

（105）痢疾日久

明矾 10 g，水冲开，分 3 等份，早、中、晚各服 1 份。

（106）霍乱吐泻

雄黄、白矾各等份，共为细面，用小米饭捣烂为丸，如绿豆大，每次服 9 g，开水送下。

（107）肠炎

白矾 3 g，红枣 2 个。捣如泥敷足心。

（108）一般腹泻

羊肝 1 具，白矾（研面）30 g。羊肝破开，将白矾面放入肝内，用砂锅炖熟，分 3 次吃完。

（109）心腹绞痛

明矾 0.6～1.2 g，开水调匀服。

（110）寒性腹痛

樟丹、白矾、火硝各 20 g，共研细面，温水调敷肚脐处。忌寒凉之物。

（111）大便下血

鲫鱼 1 条，白矾 9 g（研面）。将白矾放入鱼肚内，煅干研面，每服 3 g，米汤送下。

（112）乳房红肿疼痛、内有硬核

白矾 1 小块，鸡蛋 1 个（去黄）。将白矾研末，调鸡蛋清成糊状，涂患处，随干随涂，保持湿润。

（113）腮腺炎

生大黄 60 g，明矾 30 g。共捣烂，醋调外用。

（114）妇人阴肿作痒

白矾 6 g，蛇床子 30 g。煎汤熏洗。

（115）阴道滴虫

生山楂（鲜）250 g 左右，明矾 60 g，冰块 3 g。先将鲜山楂打碎去核，然后捣成烂糊，再把明矾和冰块加入，同捣均匀，做成坐药，外面裹以纱布，稍涂凡士林，一端以线扎系，便于换取。放入阴道内。

（116）一切无名肿毒

白矾指甲大 1 块，黄蜡 3 g，胡椒 5 粒，有尖葱 1 根（去尖须），姜 3 片，枣 7 个（去核）。共捣为丸，男左女右手握之出汗。避风 3 日，忌腥冷。

（117）蛇盘疮（即缠腰火丹、缠腰龙、带状疱疹）

白矾、雄黄共为细面，茶水调，搽患处。

又方　白矾、雄黄各 30 g，共研面，背阴黄土 1 茶碗，好陈醋调成膏药，搽患处。

（118）稻田皮炎、湿疹

枯矾 15 g，密陀僧、黄柏、甘草各 9 g，冰片 1.8 g。共研和匀，外敷患处。

又方　枯矾粉或明矾，调入食盐水洗患处。

（119）疥疮

枯矾、硫黄、胡椒（炒）各 30 g，研细末，香油调敷。

（120）荨麻疹

枯矾、甘草各 30 g，水煎外洗患处。

（121）稻田皮炎

明矾、早稻草各适量。稻草切碎，加水煮沸 30 分钟，用前 10 分钟加入明矾，外洗。

（122）皮肤瘙痒症

白矾、花椒各 15 g，水煎洗患处。

（123）婴儿湿疹

黄连 30 g，枯矾 15 g。共研细末，加凡士林配膏，涂患处。

又方　枯矾 15 g，煅石膏 500 g，冰片 3 g。共研细末，用菜油调搽患处，每日 3 次。

（124）体癣（金钱癣）

硫黄 12 g，枯矾 6 g，花椒、大黄、密陀僧各 1.5 g。共研细末，米醋调搽患处。

（125）顽癣、秃疮

蜂房 1 个，生白矾不拘量。蜂房放入破罐内，白矾装入蜂房内，用火煅，白矾化完为止。取蜂房研细末，搽患处。

（126）头部白癣（结痂瘙痒、脱屑或渗黏液）

硫黄 15 g，枯矾 5 g，鸡蛋 10 个。将鸡蛋煮熟，取蛋黄放铁锅内捣碎，慢火煎熬取油，然后将硫黄、枯矾研末，与蛋油调匀成糊状待用。用时先将患处头发剃光，后涂上前方，每日涂 2～3 次。

（127）脚汗

白矾 10 g，艾叶 15 g，防风 20 g。水煎熏洗。

又方　白矾 25 g，干姜 25 g。共为末，每日洗脚，连用 5 日。

（128）狐臭

枯矾研细末，扑搽腋窝处，每天数次。

（129）撞伤

生白矾面、大葱白（火烧）共捣如泥敷患处。

（130）遍身烧伤

白矾末和香油涂患处。

（131）烧、烫伤

白矾与花椒粉等份，先将白矾放入锅内，加热溶化，至快干时加花椒炒成灰黄色，取出研成粉末，用麻油调成糊状待用。伤口消毒洗净后，敷上药糊，2～3 天换药 1 次，连用 10 天。

又方　滑石 30 g，白矾 10 g。共为细末，鸡蛋调和，涂之。

（132）砒霜中毒

鸡蛋 20 个打碎，加入明矾 10 g，灌服使呕吐尽。

（133）鸦片中毒

鸡蛋 4 个，白矾少许研面，将蛋弃黄留清，合白矾和匀灌下，令中毒者反呕作吐，如吐不尽，取鲜人乳 120 mL，灌下即吐。

（134）六六六、滴滴涕中毒

生鸡蛋 5 ~ 10 个，搅匀，加明矾末 10 g，灌胃催吐。绝对禁用油剂、泻药，如蓖麻油等。

（135）农药中毒

明矾 3 g，大黄、甘草各 15 g。水煎冷服，1 次服完，1 日内连服 2 剂。

（136）河豚中毒

明矾 15 g，开水冲服，并用鸡毛扫喉咙催吐。

（137）鼠咬伤

白矾末 5 g，冲酒服，渣敷患处。

（138）毒蛇咬伤

雄黄、白矾各 3 g，白芷 15 g。共研细末，每日 2 次，成人每次服 3 g，儿童服 1.5 g，温开水送下，并可以药粉水调敷伤口。

（139）蝎蜇伤

白矾 3 g，好陈醋 1 茶盅，煎化白矾为度，搽患处。

又方　白矾、半夏研末，醋调贴之。

（140）一切毒虫咬伤

雄黄、枯矾等份为末，先用姜汤洗，再用茶调敷（方名二味拔毒散）。

（141）蜂、蝎蜇伤，蜈蚣及其他毒虫咬伤

先以甘草水洗，再用白矾、熊葱各少许，研细末（也可单用其中一种），水调涂患处。

（142）蜈蚣咬伤

白矾、桑叶各适量，水煎洗伤处。

（143）烂眼边（眼睑炎）

梨汁、白矾各适量，用梨汁化白矾，抹眼边。

（144）急性结膜炎（暴发火眼）

白矾、生姜各 3 g，捣碎，用布包住，泡水内洗眼。

（145）沙眼

明矾、胆矾、黄连各 3 g，木贼 6 g。水煎熏洗，每晚 1 次，1 剂可熏洗 1 周。下次熏洗需要加热，如患者感觉刺激强，可酌情加适量开水再用。

（146）睑腺炎（针眼）

食盐 10 g，明矾 6 g。用开水 1 大碗，将上二味泡化、澄清，分 3 小碗，每日用棉花蘸洗 3 次，每次 3 ~ 5 分钟，温凉均可。

又方　枯矾 1.5 g 研细末，鸡蛋清 1 个调匀，涂患处，每日 3 次。治疗时辅以眼部热敷，每日 3 次，每次 10 ~ 15 分钟。

（147）口疮

生白矾 5 g，朱砂 1 g。共为细末，敷之。

（148）小儿鹅口疮，满口白烂

枯矾 3 g，朱砂 0.6 g。为末，每以少许敷之，每日 3 次。

（149）咽喉肿痛

青果肉 6 g 煎成浓汁，加白矾 30 g 再煎成膏，每次 9 g，开水化服，每日 3 次。

又方　鲜猪胆 1 个，装入白矾末，阴干后研末，吹患处，每日 3 次。

（150）中耳炎

枯矾 6 g，冰片 1.5 g。共为细末，吹入耳内，每日 3 次。

又方　蜘蛛 3 个（瓦上焙干），枯矾少许。共为细末，吹入耳内。

又方　白矾 2 g，蚕茧 1 个。白矾装入蚕茧内，熟火焙焦，共为细面，先洗净耳道，将药吹入耳内。

又方　蛤粉（炒）5 g，冰片 0.5 g，枯矾 1 g。共研细粉，吹入耳内。

又方　枯矾 6 g、冰片 1 g 研成细末，黄柏 6 g。切成薄片，香油加热至沸，放入黄柏炸至焦黄片弃之，待油冷后，加进枯矾、冰片末调匀，用前先用双氧水洗净耳道，然后将药油滴入，每日 3 次，每次 2 滴。此方治慢性中耳炎效果很好。

（151）化脓性中耳炎

枯矾 1.5 g，硼砂 3 g，冰片 1 g。共研细末，用香油调匀，滴耳中，每日 3 次，用药前需将耳道内脓液和旧药拭净。

又方　明矾、雄黄等份研面，每次取豆粒大，用半酒盅绿茶冲后，灌入耳内，每日 1 次。

又方　明矾 1.5 g，冰片 0.3 g。共为细末，擦净耳内脓汁后，吹入少许药末。

（152）扭伤或挫伤后无骨折及皮肤损伤

生白矾、五倍子各等份，研末水调敷患处，每日 1 次。

（153）白矾姜汁饮

白矾 6 g，生姜汁 1 小杯。将白矾捣碎，用开水冲化，兑入姜汁，灌服。

功效　温中散寒，用治中风休克，不省人事。

（154）白矾猪胆方

白矾 15～20 g，猪胆 1 个。将白矾装入猪胆内，放于阴凉处晾干，取出白矾，研末备用。用过氧化氢冲洗患耳道，吹适量药末入耳内，每日 1～2 次。

功效　用治化脓性中耳炎。

（155）明矾方

明矾少许，塞入龋齿孔内，或用棉花裹后咬在痛处。

功效　止痛，用治龋齿牙痛。

（156）枯矾青黛散

枯矾、青黛、五倍子、黄柏各 3 g，共研细末，先用淡盐水漱口，再用药末涂搽患处。

功效　用治走马牙疳。

（157）白矾散

白矾适量，研细，每日用牙刷蘸粉刷牙。

功效　洁齿，用治牙齿烟黄。

附录 其他药方食谱

A 文冠果

文冠果（*Xanthoceras sorbifolia* Bunge）为无患子科文冠果属落叶灌木或小乔木，是我国北方特有的木本油料作物，别名文冠木、文官果、文冠花、崖木瓜、温旦革子。

树高 2~5 m，小枝褐红色，粗壮，无毛。奇数羽状复叶，叶连柄长可达 30 cm。小叶两侧稍不对称对生，长 2.5~6 cm。花序顶生，雄花和两性花共生，雄花长 12~20 cm，花序腋生。总花梗短，花瓣白色或红色，基部紫红色或黄色，蒴果长达 6 cm。种子一般为黑色而有光泽，大小差异较大。春季开花，夏末秋初结果。

文冠果分布在北纬 32°~46°，东经 100°~127°，海拔 52~2260 m，即北到辽宁西部和吉林西南部，南至安徽省萧县

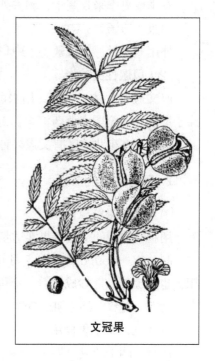

文冠果

及河南南部，东至山东，西至甘肃宁夏。主要集中在内蒙古自治区、陕西、山西、河北、甘肃等地。

性味甘、平、微苦、无毒，归肝经，具有平肝和胃、祛风除湿、消肿止痛、调和营气、助谷气、止泻痢、益气润五脏、安神养血、生肌、止湿痹等功能。现代医学研究证明文冠果叶中含有黄酮和杨梅苷，有杀菌、稳定毛细血管、止血、降低胆固醇、清除血脂、调节血压的作用，还能够有效预防和缓解中风、偏瘫、冠心病等心脑血管疾病。文冠果叶中含有的文冠果皂苷，

具有较强的抗癌活性，可以激活脑细胞，增强学习和记忆能力。文冠果花中含有茯苓苷、白蜡树苷和七叶苷，具有解热、安眠、抗痉挛等作用，能够有效调节生物钟、改善睡眠、抑制肿瘤生长。

文冠果含有神经酸，能补充大脑营养，修复大脑创伤，利于婴幼儿大脑发育，可增强记忆力，延缓衰老，预防和治疗老年痴呆症，被科学家称为"脑黄金"。

1. 文冠果药用方

（1）风湿热痹、筋骨疼痛等

春季或夏季采收茎干，剥去外皮取木材、晒干，或取鲜枝叶，切碎熬膏。

内服　煎汤，3～9 g，服膏，每次 3 g，每日 2 次。

外用　适量，熬膏敷（《中华本草》）。

（2）风湿性关节炎

取文冠果木材 3～6 g，用水煎服，或每次服膏 3 g，每日 2 次。也可取膏涂于患处（《全国中草药汇编》）。

备注　在东北地区有文冠果种子治小儿夜尿者显效案例。

2. 文冠果功能食谱

（1）文冠果鲜果食用

用料　饱满的文冠果果实适量。

制法　一般在 6 月底到 7 月初，拨开果皮露出螺旋状白色果仁，直接食用；也可凉拌、煎炒成菜肴，都可制出具有独特风味的菜品。

功效　益气，润五脏，安神，养血生肌。久服身体轻健。

（2）文冠果干果食用

用料　晒干的成熟果实适量。

制法　去掉文冠果的果皮和种子即可食用。也可用清水洗一下，晾干水分，放在盐水中浸泡 3～5 小时，捞出后晾干，放到锅中慢慢炒，炒熟后去掉外壳就能直接食用。

功效　美容养颜。

（3）文冠果油食用

用料　文冠果食用油适量。

制法　煮汤，在汤要起锅的时候，浇进去适量的文冠果油，其味特鲜美。在凉拌菜肴中，代替香油，味道清香可口，口感顺滑，其营养价值丰富，更是三高人群的美味。

功效 解热、美容等。

（4）文冠果茶

用料 文冠果的嫩叶、老叶均可制作茶叶，根据不同加工工艺制作成红茶、绿茶和黑茶。

制法 取茶叶适量，用开水冲泡（或小煮）饮用，茶水呈茶绿色至金褐色，味甘爽，具茶香。可每日清早冲泡，连续用开水冲饮1天，成分中无茶碱，和胃。

功效 具有疏通肠胃、养身健体、改善血液循环、清除血管垃圾、促进微血管输送的功效，对心脑血管疾病有较强辅助治疗作用，对皮肤具有增加光泽、润滑、增强弹性的美容效果。

B 橄榄

橄榄，一名青果，属橄榄科植物。因其味苦涩，久之方回甘味，故又称谏果。橄榄产自我国南部广东、广西、四川、福建等地，尤以广东栽培最多。

性味酸、甘、涩、温，无毒。种子含挥发油，成分有醇不溶性的树脂——香树脂素等。果肉含蛋白质、糖类及维生素C。具有消酒、解鱼毒、生津、清肺、化痰之功效，用于防治上呼吸道传染病，治喉痛、鱼骨鲠喉、误食鱼、肉中毒等。

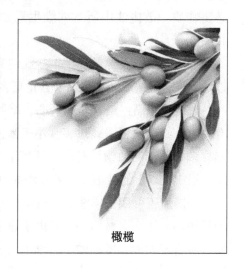

橄榄

橄榄药用方

（1）防治流感、上呼吸道感染、白喉等

将鲜青果3～5个劈开，鲜萝卜（红皮、白皮均可）半至1个切开，煮水代茶饮，连用数天。

（2）误食鱼、蟹中毒

鲜青果50～100 g捣烂，加水绞榨汁，灌服使吐。

（3）癫痫

青果500 g捣烂，郁金250 g，加水适量，煎成浓汁去渣，再煎浓再去渣，前后煎3次然后过滤，加明矾250 g，收成膏，每服1匙，温水送服，1日2～3次。

（4）鱼骨鲠喉

青果核磨汁，用作含咽剂。此为民间经验，据称有显效。

（5）阴囊肿痛

橄榄核、荔枝核、山楂核各等份，烧灰存性，研细末，每服6 g，空腹茴香煮汤调服。

附　橄榄——大自然的恩赐，大自然的产物

营养学家认为，橄榄既是蔬菜也是水果，营养价值很高。橄榄含有67%的水分、23%的油脂、5%的蛋白质和1%的钙、铁、磷等矿物质，同时还含有维生素A、维生素B、维生素D、维生素K和维生素E等多种维生素。维生素A能保护皮肤和体内黏膜，可增强视力，是身体组织和肌肉发育的必要物质。橄榄油中所含的维生素E是血管保护剂，可降低胆固醇和三酰甘油。

橄榄的蛋白质含量很少，盐腌的青橄榄可以吃，完全熟透的黑橄榄也可以吃，青橄榄的脂肪和蛋白质含量更多一些。

橄榄可防癌：最新研究证明，结肠癌患病概率与食用脂肪和油脂的多少有关。动物试验证明，过多食用玉米油和葵花子油的动物易患结肠癌，食用同样多橄榄油的动物没有出现任何结肠肿瘤。另一份研究报告显示，坚持每天食用1次以上的橄榄油，乳腺癌的患病概率降低45%。

橄榄油还可用于胃溃疡的辅助治疗、预防胆结石并能治疗背部疼痛。每天早餐前食用2匙橄榄油，有助于缓解背部疼痛，同时，还有助于降低血液中的有害胆固醇。橄榄油中的维生素E和阻止脂肪酸氧化的物质可降低血管硬化的危险，因此，许多研究报告强调，橄榄油可防患心脏病。由于地中海国家的人食用富含不饱和脂肪酸和抗氧化物的橄榄油，该地区心脏病患者比其他国家少，因为橄榄油中所含的成分有助于防止血管栓塞的形成。

在希腊的餐馆和饭店，肉、蔬菜甚至奶酪等所有食品中都放有橄榄油。一份研究报告显示，同其他油脂相比，用橄榄油烹调食品可保留食品的所有营养成分，因为橄榄油富含矿物质和稀有元素，橄榄油的脂肪含量大大低于棉籽油和亚麻籽油等其他油脂。因此，食用橄榄油可预防摄入脂肪过多导致血管硬化、高血压、心绞痛和肥胖的风险。

橄榄对很多病有效：橄榄油是糖尿病患者最好的营养品，因为橄榄油有扩张血管的作用。同时，橄榄油还可作为镇静剂及治疗便秘、黄疸和胆结石的良药使用。此外，橄榄油还有降血压的作用，并可用于治疗风湿症和神经炎、消除面部皱纹、护肤、护发和防治手足皲裂等。同时，橄榄油还可治疗肝脏疾病，有抗病毒的作用，因而可提高肝脏排毒的功能。食用橄榄油可强身健体、促进血液循环，使人精力充沛。营养专家们把橄榄油作为青年人的强壮剂和老年人的滋补剂。皮肤专家建议夏季人们在身上涂抹橄榄油保护皮肤，以防高温和紫外线对皮肤的伤害，专家强调这是防患皮肤癌的保护剂。现在，有些化妆品厂开始在其产品中使用橄榄油，因为橄榄油含有许多对皮肤有益的成分，而且没有任何副作用。

营养专家们强调，橄榄、橄榄油，甚至橄榄叶都对身体十分有益。咀嚼橄榄叶可治疗牙龈炎和咽喉炎、杀菌并使口腔的气味清新。如果把橄榄叶捣碎或榨汁敷在伤口上，有助于伤口的愈合。在埃及，人们常常用这种方法治愈伤口。法国人都知道，一茶匙橄榄叶粉末就可帮助控制血压，因为橄榄叶含有利尿的物质。同时，橄榄叶还含有降血糖和促进血液循环的成分。

在芳香疗法实践中，使用低温生产的橄榄油稀释挥发油，润肤、保湿效果好；在众多的基础油中，橄榄油是优良的、常用的、性价比适当的。

（选自《参考消息》报2002年11月26日科学技术版，收录本文有改动。）

C　蓖麻子

大戟科植物蓖麻的种子，处方用名"蓖麻子"。

（1）疔疮肿毒、痈疖溃疡

本品外用有拔毒排脓之功，用于痈疖肿毒，常与松香、乳香、轻粉等同用。

（2）口眼歪斜

蓖麻子有通络除痹作用，故可用治口眼歪斜（面神经麻痹），以仁捣烂（右斜贴左，左斜贴右）贴敷。蓖麻子肉8g，乳香4g，共捣烂成膏药状，铺于白布敷在歪斜侧对面。

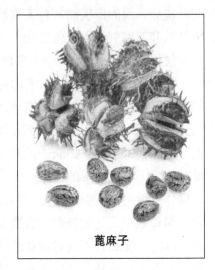

蓖麻子

又方　口眼歪斜时，蓖麻子肉40g，加冰片少许，捣烂成膏药状，铺在白布上，敷于患部，包扎。眼睛不合之侧就是患部，请注意鉴别。

又方　将蓖麻子肉7个，巴豆7个，捣烂成膏药状，敷于口眼歪斜侧对面眼角旁。为防止进入眼睛，用布包扎。

又方　蓖麻子5个，捣烂加醋调成膏状，左歪贴右，右歪贴左。注意药勿入眼内。

又方　蓖麻子30g，冰片1g，共捣如泥，左歪斜贴右，右歪斜贴左（勿入眼内）。如遇天冷时，可加干姜、附子各3g。

（3）胃下垂及子宫下垂等症

蓖麻子仁捣烂做成膏剂，贴百会穴。

（4）风湿性关节炎

海雄蟹1个，蓖麻细嫩叶15g，黄酒适量，炖服。

（5）毒虫或蜜蜂蜇伤

将蓖麻油涂抹于咬伤处，则可止痛、解毒。被毒虫咬伤时，立即用嘴用力吸吮5~6分钟后，再采用上述疗法疗敷更佳。

（6）被皮鞋磨出水疱

将蓖麻油涂于水疱搓擦有效。

（7）疣和斑点

临睡前用蓖麻油搓擦斑点30分钟，能将黄豆大小的疣子和铜币大小的斑点去掉。

（8）生发

将蓖麻子烧焦研末，用猪油调和涂抹于头皮，长期治疗能生发。

（9）牙痛

蓖麻子1个去皮，其一头用针头钻小眼点火，待蓖麻子渗出油时紧贴在痛牙上面，待凉去掉，如疼痛不止，可反复用此法治疗。

（10）腹膜炎

将蓖麻子 20 个、石蒜根 15 个均去皮细捣，厚敷两脚掌，干固换敷，可消肿去水。此方对肾脏病水肿也有效。急性患者应及时送医院治疗。

（11）痢疾

痢疾与赤痢易混淆，要根据大便色和次数来鉴别。痢疾初期一般有腹泻的症状，逐渐只拉黏液性便，初期黏液性便中病毒盛多，肠内也有很多病毒，因此力争在病毒被肠吸收之前及时饮服蓖麻油，以排泄威胁生命的毒素。

（12）脱肛

鲜蓖麻叶涂上蜂蜜，烤热贴敷于患部，凉则换敷，敷若干次，获效。

（13）偏头痛

取蓖麻子和乳香，加少量食盐共捣烂，贴敷于两侧太阳穴，治愈。

（14）烧伤

蓖麻子 200 g，蛤粉 100 g。调膏敷用。

（15）疮疹

蓖麻研末，油调敷患处。

（16）风湿性关节痛

鲜大蓟、小蓟，蓖麻子仁（去壳）适量，捣烂敷患处。

（17）腿关节痛

蓖麻子肉、大蒜各 50 g，共捣成泥，贴昆仑穴，起疱即除掉。

（18）催产

红梗蓖麻嫩叶（南洋蓖麻）捣烂，敷两足心，可代奎宁及催产素（本方需在专业医师指导下使用）。

（19）子宫脱垂（阴挺，阴茄）

蓖麻子 20 ~ 50 粒，捣如泥，摊在白纸上，贴在患者百会穴上。子宫上收时，把药膏揭下（本方需在专业医师指导下使用）。

（20）秃疮及黄水疮

蓖麻子、大风子各 50 个去壳捣细，合前油内收成膏，敷患处，日换 2 次。

（21）敷脐法治胃下垂

蓖麻子仁 3 g（选饱满洁白者为佳），五倍子 1.5 g。

上两味剂量为 1 次用量。将两味捣碎，研细，混匀后加水，制成形似荸荠状、上尖下圆的药团，大小可根据患者脐眼大小而定。将药团对准脐眼塞上，外用橡皮膏固定，每日早中晚各 1 次。用热水袋放于脐眼上热敷，每次热敷 5 ~ 10 分钟，以感觉温热不烫皮肤为度。一般 4 天后取掉药团，贴敷 3 次为 1 个疗程，1 个疗程后可做 X 线造影复查。如胃的位置已复原，应停止用药；未复原，可再进行第 2 个疗程。

此方可除湿通络，敛肺涩肠。用治胃下垂。

注 据《老年报》介绍，采用此方治疗期间，应注意：①治疗不宜在寒、暑天进行，一般以室温在 20 ℃左右较好；②治疗期间应适当卧床休息，减少活动，适当减少茶、汤的饮用量，少吃水分多的食物，饮食以少量多次为好；③禁房事；④热敷时腹部可能出现较强的牵拉感，这是正常现象，不必惊慌，个别患者可出现过敏反应，应引起注意，过敏者应停用；⑤兼患吐血的患者及孕妇，不宜采用此法治疗。

（22）尿毒症

蓖麻子 50 粒，大蒜 15 瓣，共捣烂和匀，敷于两足心涌泉穴，每日 1 剂。

（23）面神经麻痹

蓖麻子（去皮）25 g，冰片 3 g，共捣烂如泥，敷于患处，外用胶布固定。每日换药 1 次。

又方 蓖麻子适量，去壳取仁，捣成泥状，敷于患侧下颌关节及口角部（厚约 0.3 cm），外加纱布绷带固定，每天换药 1 次。

（24）水肿

蓖麻子 30 ~ 50 g，粳米 60 ~ 100 g，调料适量。先将蓖麻子捣烂取汁，与淘洗干净的粳米同煮为粥，调味食用，每日 1 剂，空腹温服。

（25）甲状腺肿大

鲜山药 30 g，蓖麻子仁 3 g，共洗净捣烂，贴敷于患处，外用纱布固定，每日 2 次。

（26）脱肛

蓖麻根 15 g，猪大肠头 200 g，调料适量。

将猪大肠头洗净，纳入蓖麻根，放入碗内，加水适量，上笼蒸熟，去蓖麻根，调味食用，每日 1 剂。

（27）皮肤癌

千足虫（马陆）、苎麻根各 6 g，蓖麻仁 2 g，陈石灰、叶烟粉各 1 g。

将千足虫用 95% 乙醇浸泡后，捣烂，加入蓖麻仁泥（蓖麻子去壳捣烂）、陈石灰、叶烟粉调匀，最后加入捣烂的蓖麻根芯，调和均匀，即得。若膏太干，可加少许浸过千足虫的乙醇或二甲基亚砜，制成软膏。外用，先将癌肿创面用过氧化氢液或生理盐水清洗后，再涂敷此膏。每日或隔日换药 1 次，1~2 个月为 1 个疗程。

又方　血竭、紫草根各 30 g，水蛭、地鳖虫各 15 g，松香 120~150 g，麝香、蓖麻子各适量。

先将紫草根用麻油炸成紫草油，再将水蛭炒炭及穿山甲炒焦后，共研细末；血竭、地鳖虫、松香并研成细粉，加入蓖麻子（或用蓖麻植物油亦可）同放锅内加热溶化，趁热摊涂于牛皮纸或布面上。外用，贴敷于癌肿创面，每周换药 2 次。麝香可撒于膏药上使用。

（28）漏疮

刺猬皮、蓖麻子各 120 g，蜈蚣 2 条，松香 30 g，共捣匀，敷患处。

（29）针刺入肉

蓖麻子捣烂敷伤处。

（30）烧、烫伤

蓖麻仁、蛤粉等份，烫伤以油调，烧伤以水调涂患处。

（31）疯狗咬伤

蓖麻子 50 粒，先用盐水洗净患处，再将蓖麻子去壳，调水绞汁抹之。孕妇禁用。

（32）鸡眼

先用热水将鸡眼周围角质层浸软，用刃刮去。然后取蓖麻子适量，用铁丝将其串起置火上烧去外壳，炼出油时趁热按在鸡眼上，包扎固定。

又方　取蓖麻子 1 枚，去外壳，放灰火内埋烧，以爆胀为度。患处以热水泡洗，刮去老皮，将蓖麻子用手掐软，乘热敷于患处，用胶布固定，3~5天换药 1 次。1 次未愈，可进行 2~3 次。

（33）过期妊娠

取蓖麻油 50 mL，与鲜鸡蛋 2 个搅拌均匀，煎炒至蛋熟，但蛋与油不可分离，不加任何调料。1 次服完，服药后半小时内不进食、不喝水和各种饮料，注意观察宫缩情况，防止急产发生（本方需在医院有专业医师指导下使用）。如无动静，间隔 24 小时再用 1 次，连服 3 次无效者另改其他方法。

（34）诸疮不收口

蓖麻子（去皮）100 粒，红枣 10 枚（或煮热去核），合一起捣如泥，贴患处，每日一换。

（35）胎衣不下

蓖麻子仁 20 粒，捣碎敷产妇脚底，胎衣下后，即将药除去。

又方　蓖麻子仁 40 粒，去壳，铁锈 6 g，合捣，敷足心。

D　鹅血防治癌症

鹅，家禽。养鹅是"节粮型"以草换肉类养殖业。鹅全身都是宝，鹅胆、鹅血、鹅内金、鹅肠均是珍贵制药原料。

鹅血具有防癌治癌功效。鹅血中含有较高浓度的免疫球蛋白，能增强肌体的免疫功能，提升白细胞水平，促进淋巴细胞增殖，激活并增强淋巴细胞的吞噬功能。鹅血中含有抗癌因子，能增强人体的体液免疫而产生拮抗癌症的抗体。故鹅血具有补血、解毒、抗癌作用。大蒜中的脂溶性挥发油等有效成分有激活巨噬细胞的功能，增强免疫力，从而提高机体抵抗力；它还能抑制胃内硝酸盐还原菌的生长，从而阻断硝酸盐还原为亚硝酸盐的过程，起到预防肿瘤发生的作用。此外，大蒜中还含有微量元素硒、锗等多种抗癌物质。两味食物配合使用，更能增强防癌、抗癌的作用。

鹅血含血红蛋白、维生素、免疫球蛋白、无机盐等。鹅血能使癌细胞核发生"自毁性"核溶解等退行性变。我国古代就有用鹅血治疗癌症的实例。

蘑菇含有多糖类物质，可抑制人体癌细胞的增殖和分裂，有抗癌防癌的作用。与鹅血合用，抗癌效果更佳。

（1）鹅血烧豆腐

用料　新鲜鹅血 250 g，豆腐 1 块，新鲜大蒜苗 100 g，植物油、细盐、黄酒、味精各适量。

制法　鹅血用开水烫热后，切成厚块；豆腐亦切成厚片；蒜苗洗净，切成约长 2 cm，把蒜茎与蒜苗分开。先将蒜茎倒入锅中，加油炒片刻，随即倒入鹅血、豆腐炒数分钟后，放入黄酒、细盐、冷水适量，再翻炒片刻，放入蒜苗、味精炒片刻盛碗即可食。早、晚各 1 次，连服 5～10 天。

（2）鹅血蘑菇汤

用料　鹅血 200 g，蘑菇 100 g，盐、调料适量。

制法　鹅血凝固后，清水洗一下，切小块；蘑菇发好切条块；植物油适量先炒蘑菇 5 分钟后，倒入鹅血块，旺火快速翻炒至熟透即可。可常吃，适用于胃贲门癌食入即吐者。

E 防癌经典食谱选粹

（1）胡萝卜炒肉片

用料 胡萝卜250g，瘦猪肉100g，油、盐、酒、香葱适量。

制法 将胡萝卜洗净切成薄片，猪肉洗净，切片，入碗中加盐、酒适量拌匀。起锅烧热后不加油，倒入胡萝卜干炒至八成熟，盛入碗内。取猪肉倒入油锅中，翻炒片刻，加入胡萝卜、盐、酒少许翻炒2分钟，放水少量焖炒7~8分钟后，撒入葱花，装碗食之。每日1次，可以经常服食。

功效 用治肺癌、鼻咽癌等。

（2）海带萝卜汤

用料 海带50g，白萝卜100g，大头菜100g，鸡肉50g，胡椒、料酒、酱油、盐、醋适量。

制法 将萝卜、大头菜洗净切块，海带洗净切丝，鸡肉洗净切丝。先将萝卜、大头菜、海带置锅中，加水适量，煮沸后加鸡丝，熟烂后加胡椒等调味品即成。每日1次，连服15日。

功效 用治甲状腺癌。

（3）西瓜排骨汤

用料 鲜西瓜500g，牛排骨150g，调料适量。

制法 鲜西瓜皮洗净，切去外皮及残留的瓜瓤，切成块状。牛排骨洗净切块，放入锅中，加水适量，煮沸，加西瓜皮，小火煮20分钟，加调料即成。每日1次，连汤食用。

功效 凡癌症患者有烦渴、热盛津伤、小便不利、口疮等均可用之。

（4）红薯粥

用料 红薯250g，粳米200g，白糖适量。

制法 将红薯洗净切成小块，与粳米同入锅内，加水适量煮粥，待粥熟加入白糖调味服之。每日早晚各1次，温热服食，可常食之。

功效 用治各种癌症。

（5）苦瓜烧汤

用料　苦瓜 1 根，葱末、盐、味精适量。

制法　苦瓜洗净，切开去瓤，切片。锅中加水烧沸后放入苦瓜，小火慢炖煮至苦瓜熟软，加调味品即成，每日 1 次，连汤食用。

功效　喉癌、口腔癌、鼻腔癌、烦热口渴者饮用有效。

（6）薏苡仁冬瓜汤

用料　薏苡仁 50 g，鲜冬瓜 300 g，油、盐少许。

制法　鲜冬瓜去皮洗净切成方块待用。薏苡仁淘洗干净入锅内，加水适量煮汤，待薏苡仁开花时，放入冬瓜煮熟，调入油、盐少许即可食用，喝汤，吃薏苡仁及冬瓜，每日 1 次。

功效　对子宫癌、舌癌、喉癌、肉瘤和癌性腹水患者有效。

（7）豆芽炒猪肉

用料　大豆芽 250 g，瘦猪肉 250 g，葱 1 根。

制法　大豆芽去豆壳和根，洗净，切碎；葱去须，洗净，切葱花；猪瘦肉洗净，剁烂。把大豆芽放锅内炒干水，上碟，起油锅放猪瘦肉炒熟，放大豆芽、葱花同炒，调味并加淀粉勾芡，炒匀即可，随量食用或佐膳。

功效　胃癌形体虚弱者，其他癌肿放疗、化疗反应属胃液不足者，不思饮食、咽干口燥等用之有效。

（8）红枣红糖煮南瓜

用料　鲜南瓜 500 g，红枣（去核）15 ~ 20 枚，红糖适量。

制法　南瓜洗净去皮，切成小方块，红枣去核，洗净，加水煮熟至烂，入红糖拌匀服食。佐膳食用，空腹食更佳。

功效　适用于乳腺癌、老年性支气管炎、支气管哮喘、糖尿病等。

（9）米醋煮海带

用料　海带 39 g，米醋、白糖各适量。

制法　海带洗泡使之去净咸味，切丝，与米醋适量，同置于锅中煮，熟后调入白糖拌匀即可服食，每日 1 次。

功效　用治乳腺癌、甲状腺癌、子宫癌、直肠癌等。凡胃酸过多者忌用。

（10）雪梨鱼腥草

用料　梨 250 g，鱼腥草（干品）60 g，冰糖适量。

制法　生梨洗净，连皮切成碎块，去核；鱼腥草干品用 800 mL 水浸透后大火烧沸，文火煎 30 分钟，去渣取汁约 500 mL；将梨块置汁内，加冰糖，文火煮至梨烂熟即可，每日连汤随意服用。

功效 适用于喉癌、咽干烦渴者。

（11）牛乳饮

用料 鲜牛乳1杯，白糖适量。

制法 将牛乳煮开，加白糖调味饮之，每日1~2次，饮服。

功效 一切癌症及体虚者用之有效。

（12）酸牛奶

用料 鲜牛奶250 g，蔗糖30 g。

制法 鲜牛奶加入蔗糖，充分煮开后，放冷到30~40 ℃，加入1~1.5匙酸牛奶发酵剂，搅拌均匀，用干净纸封上瓶口，放在室内比较温暖的地方进行发酵。待牛奶完全凝固或有少量水析出时，制作酸牛奶的前段发酵便结束。把发酵好的酸牛奶放在1~6 ℃冰箱里进行后期发酵，待8~12小时后，就可取出饮用。若无电冰箱，也可以放在冰水或冷水中，其效果差不多。晨起空腹每次徐徐饮下250 mL。

功效 主要适用于大肠癌便秘严重的患者。

（13）蘑菇粥

用料 鲜蘑菇50 g，粳米250 g，猪瘦肉适量，油、盐、味精各少量。

制法 先将蘑菇洗净切碎，猪瘦肉切片；取蘑菇与粳米置于锅中，加水适量煮粥，粥将熟时加入猪瘦肉再煮成粥，入油、盐、味精等调味后即可食用。每日2次，每次1小碗，温热食之。

功效 用治胃癌、宫颈癌、癌症术后脾胃虚弱者。

（以上内容摘自《防癌经典食谱》，收录本书有删减。）

F 药粥治理婴幼儿腹泻

1. 药粥现方

（1）吴茱萸、生姜、大枣、赤石脂、干姜、粳米、炙甘草（摘自《老老恒言》）。

（2）将50 g山药饮片研成细末，放置锅内加凉水调匀后加热成粥，加少量糖，待粥凉后放入冰箱内保存，用时取少量加热，4~5次/天，4~6匙/次，

5 天为 1 个疗程。同时，头孢替唑钠加入 0.9% 氯化钠溶液 250 mL、炎琥宁加入 5% 葡萄糖溶液 250 mL 静脉滴注，有脱水症状者适当补充电解质。

（3）山楂苡仁鱼古大米粥

山楂 10 g，薏苡仁 10 g，鱼古 10 g，大米 20 g。发热加鲜紫苏 3 g、葱白 2 条；咳嗽加陈皮 3 g、杏仁 3 g；呕吐加生姜 5 g、大枣 10 g，每天 1 剂。煮法：先将山楂、薏苡仁、大米分别炒致微黄，加水适量与诸药同煮，粥成后每 500 mL 加盐，按损失体液量为标准量喂饲患儿。

（4）石膏粥

石膏 100 g（布包）、粳米 30 g，水煎粥后，去石膏，患儿频服米粥。

（5）玉露粥

生石膏 15 g（布包）、寒水石 15 g（布包）、西滑石 30 g（包）、粳米 30g，水煎，待粥煮成后，去 3 石加口服补液盐（按比例），患儿频服。

（6）山药芡实粥

山药 15 g、芡实 10 g、粳米 10 g，水煎待粥成后，加白糖少许以频服。

（7）山药粥

山药 300 g（鲜），切碎，加水 600 mL，煎至 350 mL，加入食盐 1.7 g，蔗糖 10 g，兑匀分次服，每日 1 剂。

2. 药粥经方

（1）山药扁豆粥

取鲜山药 30 g 去皮洗净，白扁豆 15 g，粳米 30 g，先将粳米、扁豆放入锅中加水适量煮八成熟，再将山药捣成泥状加入一起煮成稀粥，加白糖适量调味，每天 2 次温食。具有消暑化湿、健脾止泻之功效，适用于患儿湿热并重型腹泻。

（2）丝瓜叶粥

取鲜丝瓜叶 30 g，粳米 30 g，先将丝瓜叶洗净放入锅中加水适量煎煮 15 分钟，再滤取煎汁煮粳米为粥，粥成加白糖适量调味，每天分 2 次食用。具有清热解毒、消暑利湿之功效，适用于患儿感受外邪，热重于湿型腹泻。

（3）茯苓前仁粥

取茯苓粉 30 g，车前子 30 g，粳米 30 g，先将车前子布包放入锅中加水 500 mL，煎半小时后取出布包，再将茯苓粉、粳米一起放入煎汁中煮成稀粥，加白糖适量调味，每天早晚各服食 1 次。具有清热健脾、利湿止泻之功效，适用于患儿湿重于热型腹泻。

（4）山楂神曲粥

取山楂 50 g，神曲 15 g，粳米 30 g，先用纱布将山楂、神曲包好放入锅中加水适量，煎煮半小时后去掉药渣，再加入粳米煮成稀粥，加适量白糖调味食用，每天 2 次。具有健脾和胃、消食导滞之功效，适用于饮食不节或喂养不当，而致消化不良的患儿。

（5）茯苓大枣粥

取茯苓粉 30 g，大枣 15 g，粳米 30 g，先将大枣去核切碎，放入锅中加水浸泡 20 分钟，然后把粳米、茯苓粉一起加入煮成粥，服时加适量白糖，每天 2 次。具有健脾补中、利湿止泻之功效，适用于患儿脾虚久泻者。

（6）参莲大枣粥

取党参 10 g，莲子 10 g，大枣 15 g，粳米 30 g，先将党参、莲子研成细末，把大枣去核切碎，再将粳米与党参末、莲子末、枣肉一起加水适量煮成粥，加白糖少许，即可食用，每天 2 次。具有益气健脾止泻之功效，适用于脾胃虚弱之患儿。

（7）糯米固肠粥

取糯米 30 g，山药 15 g，先将糯米炒微黄，山药研成细末，然后把二者放入锅中加水适量共煮成粥，熟后加胡椒面少许，白糖适量调服，每天 2 次。具有健脾暖胃、温中止泻之功效，适用于小儿脾胃虚寒型腹泻。

主要参考文献

1. 王维 . 中国民间百草良方［M］. 北京：线装书局，2004.

2. 蒋建栋 . 新编偏方秘方大全［M］. 延吉：延边大学出版社，2002.

3. 薛建国，李缨 . 单方大全［M］. 南京：江苏科学技术出版社，2002.

4. 王有江 . 香草指南［M］. 长春：吉林科学技术出版社，2004.

5. 王有江，朱红霞 . 芳香花草［M］. 北京：中国林业出版社，2004.

6. 王有江，秦秀敏 . 画说芦荟［M］. 北京：中国林业出版社，2005.

7. 王有江 . 芦荟奇方［M］. 长春：吉林科学技术出版社，2001.

8. 王有江 . 芦荟欣赏与家庭盆栽［M］. 长春：吉林科学技术出版社，
2001.

9. 王有江 . 芦荟鲜叶健康美容法［M］. 长春：吉林科学技术出版社，
2001.

10. 王有江 . 芦荟保健食谱［M］. 长春：吉林科学技术出版社，2001.

11.《中国香料植物栽培与加工》编写组 . 中国香料植物栽培与加工［M］.
北京：轻工业出版社，1985.

12. 张卫明 . 芳香疗法和芳疗植物［M］. 南京：东南大学出版社，2009.

13. 徐昭玺 . 百种调料香料类药用植物栽培［M］. 北京：中国农业出版社，
2003.

14. 张卫明，肖正春 . 中国辛香料植物资源开发与利用［M］. 南京：东南
大学出版社，2007.

15. 关培生 . 香料调料大全［M］. 上海：上海世界图书出版公司，2005.

16. 陈重明 . 漫步百草园［M］. 南京：东南大学出版社，2004.

17. 胡正山，陈立君 . 花卉鉴赏辞典［M］. 长沙：湖南科学技术出版社，
1994.

18. 韦三立 . 芳香花卉［M］. 北京：中国农业出版社，2004.

19. 朱亮锋 . 芳香植物［M］. 广州：南方日报出版社，2009.

20. 夏礼清，王淑芳 . 百花治百病［M］. 成都：四川科学技术出版社，2000.

21. 王羽梅 . 中国芳香植物［M］. 北京：科学出版社，2008.

22. 高世良 . 百种花卉养、赏、用［M］. 北京：科学出版社，2001.

23. 张国庆 . 食疗传奇［M］. 北京：军事医学科学出版社，2010.

24. 张国庆 . 中药传奇［M］. 北京：军事医学科学出版社，2010.

25. 毕亚联 . 香熏美容与保健［M］. 北京：中国劳动社会保障出版社，2004.

26. 李保印，周秀梅，郝峰鸽，等 . 我国香薷属植物研究进展［J］. 河南科技学院学报（自然科学版），2012，40（1）：37-41.

27. 李树华 . 园艺疗法概论［M］. 北京：中国林业出版社，2011.

28. 丽丽 . 养生之道香花疗法［J］. 湖南林业，2002（1）：34.

29. 刘建福 . 香草的功效及有机栽培管理技术［J］. 江西园艺，2003（2）：29-30.

30. 刘敏 . "香草园" 遐想［J］. 合作经济与科技，2002（1）：37.

31. 玛格丽特·莫利 . 莫利夫人的芳香疗法指南［M］. 北京：东方出版社，2004.

32. 派翠西亚·戴维斯 . 芳香宝典［M］. 北京：东方出版社，2004.

33. 王海燕 . 芳香疗法［M］. 长沙：湖南科学技术出版社，2000.

34. 王有江 . 方兴未艾香草热［J］. 中国花卉园艺，2004（10）：8-9.

35. 吴梅东 . 与德加共享花草茶［M］. 上海：文艺出版社，2000.

36. 周秀梅，李保印，林紫玉 . ICP-AES 测定木香薷中 4 种宏量金属元素的含量［J］. 河南科技学院学报（自然科学版），2011，39（5）：26-29.

37. 周秀梅，李保印 . 抗寒耐旱的百里香属植物资源及其开发利用［J］. 干旱区资源与环境，2008，22（7）：197-200.

38. 王有江，刘海涛 . 香料植物资源学［M］. 北京：高等教育出版社，2021.

39. 本书编委会 . 新编偏方秘方大全［M］. 延吉：延边大学出版社，2002.

后 记

21世纪初，中国天然香料产业起步，芳香健康产业蓬勃兴起。2004年春，中国天然香料产业联盟应运而生；2019年5月29日，世界中医药学会联合会芳香健康产业分会成立，从此开辟了崭新的芳香健康天地。

中国天然香料产业联盟初创时，名为中华香草联盟；2007年4月在北京植物园举办中国香料植物文化节时，称为中国香草联盟；2009年7月15日，在苏州香草产业发展研讨会上，更改为中国香草产业联盟；2012年4月28日，在北京国林宾馆召开的天然香料文化创意产业启动大会上，更改为创意中国香草产业联盟；2013年4月25日，在北京植物园召开的全国天然香料产业发展研讨会上，更改为创意中国天然香料产业联盟，简称"香盟"；2016年3月15日，经中国食品土畜进出口商会发012号文件，定名为中国天然香料产业联盟。

中国天然香料产业联盟发展至今已19个年头，今天已发展成为世界中医药学会联合会芳香健康产业分会。多年来，无论名称怎样更改，时间跨度怎样大，人事变动如何频繁，海内外形势如何日新月异，香盟初衷不改，信心坚定，一直坚持高举天然香料大旗，从引进香料植物品种、开办香料植物园入手，大力开展科普、科研活动，在精油提取、加工、宣传、复配、营销上下功夫，决心打造中国天然香料产业和芳香健康产业的完整产业链，为成为芳香健康产业领军企业的优秀社会服务组织而奋斗。

创意放飞天然香料产业梦想，产品成就天然香料产业未来。这是我们的行动目标、准则，也是我们的前进方向。在成为全世界最大、最权威、最有作为的世界中医药学会联合会芳香健康产业分会后，天然香料产业与芳香健康产业并驾齐驱、相得益彰、优势互补，发展势头强劲。千里之行始于足下，漫道雄关真如铁，我们跨步从头越，用文化创意产业理念指导行动，用书推动天然香料产业和芳香健康产业跨越发展。《药方食谱集锦》就是这战略思想的具体体现。我们将出版一系列芳香健康产业科普、科研丛书，本书便是其中一册。

昔日的中国天然香料产业联盟已成为今日的世界中医药学会联合会芳香健康产业分会的天然香料产业与芳香健康产业融合发展推进组，当然，中国天然香料产业联盟还是合法合理的存在，只是今后对外一律以世界中联芳香健康产业分会名义对内外进行交往和活动。无论天香联盟，还是今日的芳香健康产业分会，一直坚持并强调天然、突出芳香、注重精油与纯露应用研究，努力用于临床实践。

本书是天香联盟和芳香健康产业团队文化创意工作者集体辛勤劳动的结果，是携手奋斗的结晶，是我们奉献给广大读者的礼物。

用书推动芳香健康产业发展，具有远见性、可操作性和独特性。分会常务副会长李思婷、副会长麻浩珍慧眼识珠、慷慨解囊，本书终于和大家见面了。这也是我们3位会长给众朋友的一份礼品、一份情怀！

最后，感谢乾宁斋为此书提供有价值的药方食谱及资助。

王有江

2023 年 3 月 13 日

注：中医老字号——乾宁斋简介

源于南宋，盛于明清。

乾宁斋宗旨：仁医良药，乾宁惠世。

乾宁斋使命：众生无疾，天下康宁。

乾宁斋核心文化：中正平和。

传承医药流派：固肾调脾。

乾宁斋"根"于南宋宫廷中医药，开创老中医新生活，中医生活方式医养结合健康管理。

乾宁斋集团分为智慧中医和创新中药两大事业部，涉及医、药、养、修产业，通过四体九法开展医生方案、方案跟踪、古法秘方、中药炮制、健康食养、中医外治、音乐疗疾、运动功法、实证实修等中医药文化产业。涵盖了乾宁斋文化、中医药博物馆、中医书院、中医药研究院、道地药材基地、药材生产加工、中医生物科技、中医生活馆超市、中医门诊连锁、中医养生馆连锁、中医药康养基地和中医旅居小镇。建立了医生资源数据库、道地药材溯源体系、可视化传承制剂生产工艺、生物制剂生产厂房、高科技生物制剂等，运用 QBD 的理念，进行多种药物剂型以及特殊给药系统的处方和工艺的开发、建设健康管理大数据、建设以中医药为特色的知识库。

顺应新时代的需求，守正创新、传承精华，致力于打造"老中医、新生活"中医药生活化的大健康生态平台。2023 年我们乾宁欧芳健康产业有限公司推出中医芳香疗法为主题的事业项目。该项目主推复配精油、药食同源、中医适宜技术，以治未病为核心的中医芳香疗法。